U0305634

陕西国际商贸学院
优秀学术著作基金项目

步长中成药
药材通论

——脑心同治理论临床实践

主编　赵步长　刘　峰　马存德

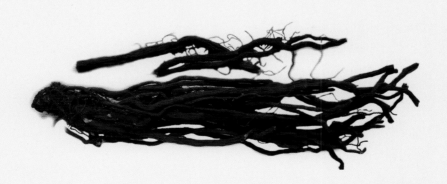

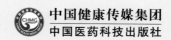
中国健康传媒集团
中国医药科技出版社

内 容 提 要

本书分为总论和各论两部分。总论部分重点介绍中药的起源与发展，中药的定义，中药的命名，中药的性能、应用，影响中药材质量的因素，中药材的采收、加工和贮藏，中药材的种植、开发与资源保护，步长中成药品牌优势，步长用中药材特点等内容。各论依次按心脑血管系统用药、呼吸系统用药、消化系统用药、内分泌系统用药、泌尿系统用药、妇科用药、肿瘤科用药、骨科用药 8章，共 72 种中成药，涉及中药原料药材 234 种。每种中成药首先介绍组方及其临床运用，其次介绍组成的中药材。每味药材详细介绍了出处和释名、别名、来源、产地与资源、采收加工、植物或动物形态、药材性状及鉴别要点、功能与主治、炮制、化学成分、药理、文献摘要和附注等内容。本书可作为中医药临床工作者，中医药院校师生，中医药企业中药资源管理人员、中药采购人员、中药质量管理人员、市场产品经理及相关人员的工具书。

图书在版编目（CIP）数据

步长中成药药材通论 / 赵步长，刘峰，马存德主编 . — 北京：中国医药科技出版社，2021.12
ISBN 978-7-5214-2715-8

Ⅰ.①步… Ⅱ.①赵…②刘…③马… Ⅲ.①中成药—研究 Ⅳ.① R286

中国版本图书馆 CIP 数据核字（2021）第 201312 号

美术编辑 陈君杞
版式设计 也 在

出版　**中国健康传媒集团** | 中国医药科技出版社
地址　北京市海淀区文慧园北路甲 22 号
邮编　100082
电话　发行：010-62227427 邮购：010-62236938
网址　www.cmstp.com
规格　889 × 1194mm $\frac{1}{16}$
印张　31 $\frac{3}{4}$
字数　865 千字
版次　2021 年 12 月第 1 版
印次　2021 年 12 月第 1 次印刷
印刷　三河市万龙印装有限公司
经销　全国各地新华书店
书号　ISBN 978-7-5214-2715-8
定价　**268.00 元**

获取新书信息、投稿、为图书纠错，请扫码联系我们。

工作委员会

编委会

主　审　詹志来　雷国莲

主　编　赵步长　刘　峰　马存德

副主编　彭修娟　任振丽　王　勇

编　委（按姓氏笔画排序）

王　青　王　珊　王　勇　王　娟　王　琪

王二欢　王月茹　王继强　田国庆　刘艳红

许　刚　许海燕　杜　蓓　杜　漠　杨　莎

杨长花　杨祎辰　杨新杰　李秀妮　李晓花

李燕魁　何　娟　何志鹏　沈锡春　宋艳丽

张瑞瑞　张福强　陈衍斌　胡亚刚　赵　欣

赵梅梅　侯敏娜　党小琳　党艳妮　殷会芳

黄　斌　常　晖　崔巧红　梁晓莉　逯　莉

程　芬　靳鹏博　雷亚贤

序 一

中医药学是中华民族文明瑰宝之一，是中华民族在长期生产与生活实践中认识生命、维护健康、战胜疾病的经验总结，是我国特色卫生与健康的战略资源。中成药是中医药的重要组成部分，已有两千多年的历史，它在预防、治疗疾病中发挥了很大的作用。

《黄帝内经》是我国现存最早的医学典籍，收载成方13首，其中就有9种中成药，具备了丸、散、膏、丹、酒醴等剂型。东汉末年，医圣张仲景撰成《伤寒杂病论》，收载中成药数十种，含丸、散、膏、丹、栓剂、灌肠剂、洗剂、烟熏剂等多种剂型，疗效显著，沿用至今，奠定了中药制剂的基础。但是受到历史条件的限制，成分不完全清楚、机制不完全明了，始终是掣肘中医药得到更广泛认可的重要原因。中医药要走向国际，即要做大，更要做强。因此，《中医药发展战略规划纲要（2016—2030年）》提出要"全面提升中药产业发展水平"，"促进中药工业转型升级"，"推进中药工业数字化、网络化、智能化建设，加强技术集成和工艺创新，提升中药装备制造水平，加速中药生产工艺、流程的标准化、现代化，提升中药工业知识产权运用能力，逐步形成大型中药企业集团和产业集群"。"开展中成药上市后再评价，加大中成药二次开发力度，开展大规模、规范化临床试验，培育一批具有国际竞争力的名方大药。"这为我国中成药生产企业的发展指明了方向。

"传承精华，守正创新"，步长制药作为我国中成药生产的重要骨干企业之一，经过20多年的辛勤耕耘，在继承好传统中医药理论的同时，始终高度重视科研和产品开发，坚持科技创新，积极打造现代专利中药，致力于中药现代化，以脑心同治论为理论基础，培育了脑心通胶囊、稳心颗粒和丹红注射液3个中成药大品种，机制明确，疗效安全，治疗范围涵盖中风、心律失常、供血不足和缺血梗塞等常见心脑血管疾病，充分发挥了中药在心脑血管这一"大病、慢病"领域中的重要作用，形成了立足心脑血管市场、覆盖中成药传统优势领域、聚焦大病种、培育大品种的立体产品格局。另外，步长制药以专利中成药为核心，作为中药专利处方药龙头企业，还在呼吸系统、消化系统、内分泌系统、泌尿系统、妇科、肿瘤科和骨科等方面实现了药品覆盖，拥有咳露口服液、胆石利通片、通脉降糖胶囊、前列舒通胶囊、红核妇洁洗液、祛风止痛胶囊等药品。

高品质中药材是中医药防病治病的重要基础，是中医药事业和中药产业可持续发展的重要保障。步长制药先后自建了10余个药源基地，其中新疆红花、山东丹参和陕西黄精等药源基地先后通过了

1

国家 GAP 认证，这从源头保证了原料中药材的质量。《步长中成药药材通论》一书以步长制药当前在线生产的中成药产品所涉及的中药材原料为抓手，对上市销售的 72 种中成药中共计 234 种中药材原料进行系统梳理和全面介绍，凝聚了步长人多年对中药材研究和质量管理的心血。本书全面展示了步长制药对其中药材原料的研究成果，充分反映了步长人坚持注重道地药材的品质，严格按照国家GAP、GMP 要求严把质量关的精神。全书内容丰富，资料详实，图文并茂，科学实用，具有较高的学术价值，对于中药材产业的健康可持续发展具有积极的推动作用。

该书即将付梓，乐之为序。

原卫生部副部长

原国家食品药品监督管理局局长

邵明立

2021 年 10 月

序 二

中医药学是中华民族的伟大创造，为中华民族繁衍生息做出了巨大贡献，对世界文明进步产生了积极影响。中药质量是中药临床疗效的保障，是中药产业发展的生命线，一直以来是行业关注的焦点，中药质量标准和质量控制研究是关系中医药科学和产业发展的战略性问题。

步长制药是以治疗心脑血管病中药产品为主的知名企业，经过 20 多年的发展，现代中成药产品涵盖了心脑血管、呼吸系统、消化系统、内分泌系统、泌尿系统、妇科、肿瘤科和骨科等治疗领域，将传统经典名方用现代技术发扬光大，深耕中药的研发和生产，培育了脑心通胶囊、稳心颗粒和丹红注射液 3 个中成药大品种，成为我国中药制药行业的龙头企业之一。本书以步长制药上市销售的 72 种中成药为纲，将其所涉及的 234 种中药材为目展开中药材研究。该书总论包含了中药学的基础知识，各论中对多基原的中药材以列表形式比较其植物形态特征和药材性状区别，并配有丰富的图片，内容实用而别致。"产地与资源"展现了中药工作者实践经验的积累和精华凝练。各论论述中成药制剂的组方、临床应用、临床研究，以及原料药材的出处、别名、来源、产地与资源、采收加工、植物或动物形态、药材性状及鉴别要点、功能与主治、炮制、化学成分、药理、文献摘要和附注等方面进行系统研究和文图编著，形成内容丰富且深入浅出、通俗易懂的药材通论专著。该书充分体现了中药质量观。因此，本书的出版一定能为中药行业的中药资源质量控制和中药资源评估提供科学参考。

中药资源是我国中医药赖以生存与发展的物质基础。中药的发展首先有赖于稳定、良好的中药材资源。中药行业竭力贯彻落实国家《药品管理法》《中医药法》《药品注册管理办法》等法律法规要求，把实现中药资源可持续利用，保障中药资源的稳定供给和中药产品的质量可控，更好地促进中药产业高质量发展作为行业发展的基础。为提升我国中药产品质量和质量控制水平，针对中药生物属性、制造过程及配伍理论等中医药体系自身的特点，本人于 2016 年提出了中药质量标志物（Q-marker）的新概念和新理论，2019 年出版了专著《中药质量标志物理论与实践》，提出复方中药质量标志物"五原则"，为发现和确认质量标志物的基本思路、方法和研究路径创建了中药质量研究新模式。该概念和理论的出现引起国内外的关注，被称为提升中药质量的"抓手"，大量研究文献和产业应用显示了理论发展的应用潜力，对步长制药从药材到成药的全过程质量控制产生了积极影响。

《步长中成药药材通论》的出版，必将丰富中药质量标志物的理论与实践，推动基于中药质量标志物的中药产品质量追溯系统建设，对中药资源开发和保护、原料药材的质量保障起到积极的促进作用，对中药产业健康发展必将产生新的影响。

　　发展中医药传统优势造福民生，"传承精华，守正创新"需要中医药战线同仁共同奋斗。为此，欣喜本书出版之际，特乐意以上述言词为序。

中国工程院院士

天津药物研究院研究员

天津市中药质量标志物重点实验室主任

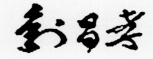

2020 年 10 月 20 日于天津

序 三

中医药学是一个伟大的宝库，中医药的特色和优势决定了其符合我国的国情，符合中华民族优秀文化的要求，符合我国卫生事业发展的方向。步长制药的发展历程就是典型的例证。

20 世纪 60 年代，我毕业于西安医学院，参加了首批"西学中"。我作为一名内科医生，常常看到"瘫痪病"（中风）患者被急匆匆地抬进医院，治疗之后又满脸绝望地被抬出医院，心情异常沉重。于是，我决心攻克中风偏瘫的医学难题。有一天，我在翻阅大量的中医书籍中，从清代名医王清任的《医林改错》中找到了灵感，发现其中有一首补阳还五汤的处方。古人中风偏瘫多为气虚，故补阳还五汤重用黄芪以补气虚，而现代人生活方式已经发生改变，患者多血瘀，应在补阳还五汤处方的基础上，增加活血化瘀通络药物。为了寻找突破心脑血管阻碍的虫类药引，我在自己卧室里建起了一间养蝎房，最多的时候养了上万只蝎子。经过反复亲身试验毒副作用和上万例患者的服用，最终在处方中增加了全蝎、水蛭两味虫类药。在历史巨人的肩膀上，我创新发明了按照中医传统的"君臣佐使"理论组方，虫类药与植物药配伍的"步长脑心通"。同时，通过 30 余年的临床实践感悟，我发现脑血管病和心血管病的共同病理基础是动脉粥样硬化，治疗脑卒中、冠状动脉粥样硬化性心脏病（冠心病）要有"脑心同治"的整体观念，因此我在 20 世纪 90 年代提出了"脑心同治"新理论，即"脑心同源，脑心同病"。在治疗脑血管病时，应兼顾心血管病和动脉粥样硬化；在治疗动脉粥样硬化的同时，也要做到预防和治疗心脑血管病，即"脑心同治"。脑心同治理论经 20 多年的发展与完善，成为当前心脑血管疾病中医整体观思维的创新思维体系，备受中西医专家认同，并被写入中医药院校本科、研究生教材中。科学技术部国家重点研发计划"中医药现代化研究"重点专项 2019 年度项目"基于脑心同治理念的益气活血类方治疗脑梗死/心肌梗死的病因病机与诊治方案的创新研究"的批准立项，对脑心同治理论具有重要的里程碑意义，对这一理论的发展也具有重要意义，将为降低心脑血管病发病率、解决疾病问题做出重要贡献，为人民生命健康保驾护航，这也正是中医学的中国智慧。

步长制药从创办以来，坚持"诚信为本，稳健经营"，注重产品质量，并提出"疗效才是硬道理"，严格按照国家 GAP、GMP 标准规范种植、生产，严把质量关。"聚焦大病种，培育大品种"，以"中药现代化、市场国际化"为己任，努力打造中国中药第一品牌，不断为国人健康贡献力量！

步长制药 20 多年的成功发展，取胜的法宝有两个：一是靠质量，二是靠疗效。高品质中药材是中医药的物质基础，也是中医临床疗效的保障。步长制药在成立之初就很重视中药材，严格实施"三固定"策略，确保中药材的道地性和高品质。一是固定基原，固化了道地中药材的物种；二是固定产地和种植加工技术，固化了道地中药材的品质；三是固定供应商，固化了道地药材的加工、贮运。2002 年，我们还成立了"步长集团中药资源管理委员会"，由我担任主任委员，亲自抓药源基地建设规划，南景一、王西芳、赵骅具体落实。公司第三个"五年计划"把建立中药材种植基地列入了重点任务，我们先后自建了 10 余个药源基地，在持续发展中，新疆红花、山东丹参和陕西黄精等药源基地先后通过了国家 GAP 认证，并建立了中药材流通追溯体系，基于一物一码技术，赋予中药材特有的二维码身份标识，保证原料中药材质量"稳定、均一、安全、可控"，确保了脑心通胶囊、丹红注射液、稳心颗粒等覆盖心脑血管、妇科、糖尿病、恶性肿瘤、消化系统和呼吸系统等大病种治疗领域的步长钻石产品的临床疗效，为步长制药的产品品牌建设和原料药材的质量保障夯实了质量基石。

逆境出品质、顺境出产量。深山僻壤是道地药材的宝地，在恶劣环境的胁迫下，药用植物次生代谢产物的产生和积累是临床功效物质的形成过程。高品质中药材人工种植技术的广泛推广，大量应用于高品质的中成药制造，在解决人民病痛、服务健康中国的同时，促进了深度贫困地区脱贫攻坚和绿色发展，更发挥了显著的社会效益和生态效应。刘峰、马存德等科研、药材供给、质量检验以及商贸学院教师等步长科技人员，提炼步长的中药材质量观和长期的实践经验，以步长制药目前上市销售的 72 种中成药为纲，将 234 种中药材编撰成《步长中成药药材通论》一书，这是继《步长中成药》之后，又一部以步长产品为内容的专业书籍。该书内容简洁实用，图文并茂，丰富多彩，诠释了"步长中药材质量观"，也是"疗效才是硬道理"的具体举措。该书不仅可作为医药院校中医药类师生的专业参考资料，还可以作为中药企业和中医药大健康企业中药材采购、生产、销售人员的中药知识科普书籍，同时也是"脑心同治理论"科技支撑的组成部分，可作为学术推广的教材。通过这本书，不仅可以让全国热爱中医药的读者熟悉步长的产品，而且对产品涉及的中药材也可以有更深入的了解，增强了步长科技中药、现代中药、品质中药的科学内涵，也是"弘扬中医药文化，传播中医药知识"的有效载体，这是一项非常有意义的工作。

尽显东方智慧和中国特色的中医药，是国际竞争中我国最具原始创新潜力的资源宝库。把中医药的特色优势上升为国家优势，我既是倡导者，也是践行者，此书出版问世，于提高中药品质大有裨益，是以欣然为序。

步长制药创始人　脑心通创始人

中国中西医结合学会脑心同治专业委员会主任委员

2020 年 10 月 18 日于西安

序 四

随着我国社会和经济水平的不断发展，民众对健康有了更高的追求，中医药作为中华文明的瑰宝，在维系全民健康、发展健康事业中发挥着独特作用。步长制药长期以来在中药领域耕耘坚守，勇担传承创新发展责任，在继承传统中医药理论的同时，应用现代技术，结合现代医学的特点研发，为大众提供防治心脑血管病、妇科疾病等相关治疗领域的优秀产品，已经成长为"中国医药工业百强系列榜单获奖企业""中国医药新冠疫情联防联控突出贡献企业""中国医药最具成长力产品品牌"。经过 20 多年的风雨兼程，步长制药已经打造成了我国中药企业的航空母舰，在风云多变的医药产业发展中，彰显了消费者和行业对步长的认可和作为品牌企业应有的价值。步长制药围绕中成药生产，涉及心脑血管、呼吸系统、消化系统、内分泌系统、泌尿系统、妇科、肿瘤科和骨科用药等 72 种中成药，成为我国中成药生产的重要骨干企业。

"步长人"主动担起保护人民健康和发展中药产业的历史责任，把企业定位为"做科技中药、现代中药、品质中药"。步长产品的原料药材的选用始终坚持注重道地药材的品质，长期开展道地原料药材的种植研究和资源保护。刘峰、马存德等专家针对步长制药 72 个上市中成药使用的 234 种原料药材进行整理，并结集成《步长中成药药材通论》一书。本书对涉及的药材进行了系统介绍，不仅对药材出处和释名、药材性状及鉴别要点、功能与主治、炮制、化学成分等进行系统论证，更重要的是对药材的来源、植物或动物形态、产地与资源、采收加工等进行了长期实际考察，形成了体系完整、内容丰富、资料翔实的成果。该书是以企业所用药材种类为内容，以企业采购、质量管理、资源评估、科研、教学为目的编写的中药学著作，此举不仅填补了我国中药学专著在这方面的空白，也为培养中药学实用人才提供了较好的课本。书中呈现的大量精美彩图，不仅便于读者学习，更重要的是对药材采供、管理人员辨别真伪提供了参考，也为患者提供了了解步长制药对药品生产的原料药材高度重视的资料。本书的出版是一个有益的尝试，且意义重大。

本书是作者在多年研究基础上的总结，针对性地选用步长生产药品的原料药进行了系统研究和梳理，将对企业的药材保障供应起到重要作用。全面评价本书，在整体结构上还可以改进，从专门学科角度看，有些论述还有待进一步深入，但它提供的丰富资料将使读者受益匪浅，从多方面给予我们的启示更是它的价值所在。

步长制药中药资源研究与管理团队长期进行药材系统研究，他们的辛苦努力使这部著作得以顺利出版。我很高兴为该书作序，该书对药用植物资源方面的科技工作者、教师和学生是一本很好的参考书。有理由相信，它的问世将会促使我国中药资源研究更好地向理论与实践结合的方向发展。

浙江理工大学生命科学与医药学院院长

2020 年 9 月于杭州

编写说明

"健康中国"已上升为国家战略，并且"人民对美好生活的向往"是新时代中国共产党人的奋斗目标。"没有全民健康，就没有全面小康"，人民身体健康是全面建成小康社会的重要内涵。

步长制药创始人赵步长教授和伍海勤教授在长期的临床治疗中发现，许多心血管疾病都与心脏和大脑密切相关，其病位在脑和心血管，如冠状动脉堵塞可引起心绞痛、心梗，脑血管堵塞可引起脑梗，周围血管堵塞可引起闭塞性血管病，眼动脉堵塞可引起视力障碍等。因此，他们与赵涛共同提出了"脑心同治理论"和"供血不足乃万病之源"的中医学理论。该理论从提出到如今经过30余年的临床印证，已被广大的业内专家所认可，并给予了高度评价。脑心同治理论和供血不足乃万病之源是中医学整体观念、养生观念和防治原则的运用和体现。脑心同治理论是中医治疗学的理论创新，对中医学实践起到了促进推动作用。其是在中医学异病同治的治则指导下，依据心、脑密切的生理关系及心脑血管病变共同的病理基础（即动脉粥样硬化）而提出的，是心脑血管疾病辨证治疗的中医整体观思维的创新与发展。中医脑心同治理论不仅扩大了异病同治的内涵，而且提高和丰富了中医论治的内容，对心脑血管疾病，尤其是心脑血管缺血性疾病的防治具有重大的指导意义，开辟了脑心同治同防新领域。这些已经写入了大学本科和硕士研究生课本。

步长制药是国家心脑血管疾病用药的生产基地，目前生产上市的中成药产品涉及心脑血管系统、呼吸系统、消化系统、内分泌系统、泌尿系统、妇科、肿瘤科、骨科疾病用药，这些产品均可用于慢性疾病的预防和治疗。其中，心脑血管系统疾病用药占比最大，尤其是脑心通胶囊、丹红注射液、稳心颗粒是步长制药的旗舰产品。脑心通胶囊立法有据，组方合理，扶正固本，攻补兼施，标本同治，有补而不滞、祛瘀而不伤正之功，药理作用明晰，治疗缺血性心脑血管病疗效确切，安全性好。丹红注射液以丹参、红花为主要成分，其中有效成分主要为丹参酮、丹参酚酸、红花黄色素等，其干预缺血性心脑血管病的作用和机制已被大量实验证实，并在缺血性心脑血管病的临床治疗中取得了较好的疗效。

好产品，要有好原料，正所谓"药材好，药才好"。因此，我们从2016年初开始，在科技管理中心南景一总经理的领导下，由科研总监刘峰主持开始编写《步长中成药药材通论》，目的在于诠释"步长中药材质量观"和"疗效才是硬道理"的深刻内涵。

《步长中成药药材通论》是围绕步长制药企业当前在线生产的中成药产品所涉及的中药材原料品种编写的。以步长中成药产品为纲，各产品所用药材为目，对药材进行解读，产品分类是参照顿宝生教授主编的《步长中成药》，并在此基础上增加了2011年后新获得生产批件的产品。

本书分为总论和各论两部分。总论部分重点介绍中药的起源与发展，中药的定义，中药的命名，中药的性能、应用，影响中药材质量的因素，中药材的采收、加工和贮藏，中药材的种植、开发与资源保护，步长中成药品牌优势，步长用中药材的特点等内容。各论部分依照《步长中成药》的分类和顺序进行排列，依次分为心脑血管系统用药、呼吸系统用药、消化系统用药、内分泌系统用药、泌尿系统用药、妇科用药、肿瘤科用药、骨科用药等8章，共72种上市销售的中成药，涉及中药原料药材234种。每个中成药项下，首先介绍组方及其临床运用，其次介绍其组方中的中药材。每味药材分条介绍，包括出处、释名、别名、来源、产地与资源、采收加工、植物形态、药材性状及鉴别要点、功能与主治、炮制、化学成分、药理、文献摘要和附注等内容。其中，以出处和释名作为该药材的前言，使读者了解最早收载这味药的本草著作；通过释名使读者了解这味药的"正名"的含义及其来历。

【别名】列出常见的别名。

【来源】即该药材的基原及其药用部位，此部分内容原则上与《中国药典》（2020年版）保持一致，未被《中国药典》收载的品种的来源则依据各地方标准或炮制规范等。

【产地与资源】重点叙述该药材的资源分布（道地产地和主产区的情况）和资源状况（野生还是家种、简单的习性和栽培方法、基地建设情况等）。此部分内容除了查阅大量资料并归纳总结外，还汇入了编写人员深入药材产地实地调查和咨询步长药材供应商获得的信息内容。

【采收加工】叙述药材的采收与加工过程，部分药材介绍了其传统加工方法。

【植物形态】简明扼要，突出识别该植物的特征要点。对于多基原的药材，则尽量将几个种间的区别点以列表的形式进行比较。

【药材性状】与《中国药典》中的"性状"一致，并归纳出鉴别要点。如青葙子的"小、黑、圆、亮"，商陆的"罗盘纹"，天麻的"上有鹦哥嘴，下有圆肚脐，中间点状呈环纹"，大黄的"星点"，何首乌的"云锦纹"，黄芪、桔梗的"金井玉栏"等，让读者快速掌握识别要点。

【功能与主治】情况同【来源】条。

【炮制】介绍常用的炮制规格，简单叙述该药材的炮制方法。

【化学成分】介绍已知报道的主要化学成分。

【药理】主要阐述该药材近些年研究报道的主要药理作用。

【文献摘要】主要摘录了古代和近现代知名本草有关该药材基原和产地的记述内容，目的是让读者了解该药的历史发展渊源、产地和基原的演变过程，为读者提供简单的药材考证资料。

【附注】对上述内容尚未能包括的其他情况，如极易混淆品、品质影响因素等。

此外，书中还记录了一些中药趣闻，如在陈皮项下介绍了"橘井"的典故，在杏仁项下介绍了"杏林"典故，让读者知道"橘井"和"杏林"这两个词的由来。在【植物形态】和【药材性状】部分附有精美彩图530余幅，通过图片与文字对应加深读者对药材的认识，通过不同种植物图片的比较，让读者能够清晰地区分不同种的区别，以便很好地运用于实践。书中的大部分图片是编著者近几年参与中药资源普查和药材产地调查时所拍摄，部分来自朋友提供，其中饮片照片实物主要由陕西步长制药、保定天浩制药、山东步长制药和陕西高新步长制药提供。

本书编写的初衷是立足简洁实用，可作为医药院校中医药类专业的师生，步长制药等中医药企业中药资源管理人员、中药采购人员、中药质量管理人员、市场产品经理及相关人员的工具书。

本书在构思和编写过程中得到了步长制药科技发展中心南景一总经理、刘峰总监的大力支持和鼓励。编写中听取了陕西步长制药雷亚贤、梁晓莉，步长制药山东药物研发中心任振丽，陕西国际商贸学院彭修娟等同事的宝贵意见，并参与了部分内容的撰写。本书的编写可谓集思广益，汇聚了参与人员的智慧和专业积累。编写人员充分利用业余时间和节假日不断收集资料，不停撰写，历时5年，方已完成，并在编写中得到了陕西中医药大学药学院王昌利教授的悉心指导。陕西中医药大学雷国莲教授对本书初稿进行了校审，中国中医科学院中药资源中心中药鉴定与评价研究室詹志来主任在百忙中，两次对本书的终稿进行了认真校审，提出了很多宝贵的修改意见。步长制药科研部杨祎辰对本书的统稿和样品拍摄花费了大量的时间。陕西步长制药梁晓莉副总、保定天浩制药殷会芳副总、山东步长制药田国庆主任和陕西高新步长制药李秀妮副总在样品提供方面给予了全力支持。本书还得到了业内人士的大力支持，康美（亳州）华佗国际中药城商业有限公司刘洋清为本书提供了近百幅高质量原药材图片，湖北黄冈周重建老师为本书提供了数十幅高质量的原植物图片。另外，酒泉市药品检验检测中心张继军主任、新疆维吾尔自治区裕民县红花红药店吴庆北经理、亳州市京皖中药饮片厂孟武威、北京康仁堂药业于立伟、陕西千阳云台林间中药材科技有限公司王玉良、云南昭通周海、北京隗立国、湖南陈仕恒等老师都为本书提供了原植物和药材的精美图片。本书完稿后，原卫生部副部长、原国家食品药品监督管理局局长邵明立，中国工程院院士刘昌孝，步长制药创始人、"脑心同治理论"提出者赵步长，浙江理工大学生命科学与医药学院院长梁宗锁对本书给予了高度评价，并欣然为之写序。另外，赵步长教授为本书题名。公司制药市场副总经理傅巍和品牌经理白晓君为本书的出版奔波劳顿，不辞辛苦。在此对各位的关心和付出表示衷心感谢。

本书的编写旨在抛砖引玉，由于编写人员的水平和专业知识有限，书中难免存在不足，真诚地希望各位同仁不吝赐教，提出宝贵意见。在此对支持我们工作的领导、专家、同仁表示衷心的感谢。

编　者

2021 年 5 月

目录

总　论

各　论

总　论

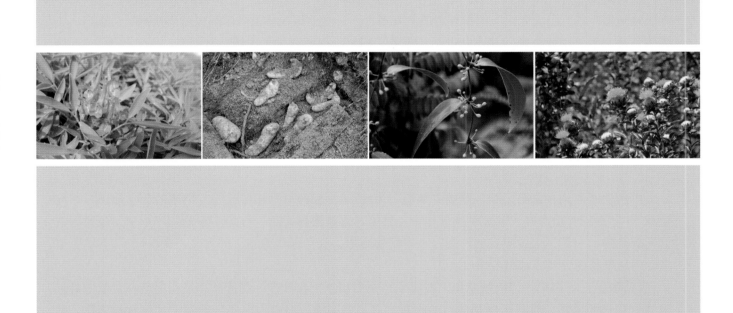

第一章 绪言

第一节 中药的起源与发展

一、中药的起源

中药起源于原始时代，人类为了生存，觅食充饥，往往会误食一些有毒的动物或植物，导致呕吐、腹泻等，甚至引起死亡，但也有时偶然发现食入一些动物或植物可以减轻或消除呕吐、腹泻、头痛等不适，于是引起注意，并不断记忆、流传、积累，逐渐产生了医药，从而有"医食同源""药食同源"之说。《淮南子·修务训》记载："古者民茹草饮水，采树木之实，食蠃蚌之肉，时多疾病毒伤之害，于是神农始教民播种五谷，尝百草之滋味，水泉之甘苦，令民知所避就，当此之时，一日而遇七十毒。"传说中的神农是无数民众在漫长生活中发现五谷、发现中药的智慧集于其一身的代表。

二、中药学的发展

中药从产生到有文字记载，形成"本草"，经历了漫长的口耳相传过程。早期的药学知识零散地记载于《诗经》《山海经》等文学类著作中。后来，逐步形成专著，称为"本草"。"本草"是我国古代记载药物的书籍，书中收载的药物以草本植物为主，有"以草为本"的含义。在汉代，"本草"也指专门从事药物管理的官职名称。

《诗经》是我国第一部诗歌总集，收集了自西周初年至春秋中叶的诗歌，是我国现存文献中最早记载有药物的书籍，所载药物总数有一百种之多，如车前、白薇、海藻、芦根、甘草、益母草、芍药、泽泻、白蔹、瓜蒌、香附、地黄、白芷、菟丝子、乌头、贝母、枸杞、苍耳子、商陆、远志、马鞭草、乌梅、萱草等。因为其不是医药典籍，所以很多植物没有说明作用，但其中的"七月蟋蟀""八月断壶"显然说的是采药季节。

《山海经》是我国春秋战国时期的一部历史地理典籍，其成书历时大约自春秋至汉武帝时期。该书虽然不是药物专书，但记述了相当多的动、植、矿物药材，而且明确记载了药物产地、形状、特点和效用，是先秦文献中最早记载药物功效的古籍。

《黄帝内经》是我国第一部医书，大约成书于战国时期。主要阐述人体的生理、病理及其与自然界的关系。书中只记载了部分医方，涉及药物数十种。

1972 年马王堆汉墓出土的帛书医方《五十二病方》，成书于春秋战国时期，是迄今发现最早的医方。该书已经有了丰富的用药知识，包括药物的药性、采收、炮制和制剂等。从该书中整理出 280 个医方，用药 247 种。

《神农本草经》是我国已知最早的药学专著，由秦汉时人托名"神农"所作。原书已佚，大部分内容被《证类本草》所保留，现单行本《神农本草经》多为后人辑佚本。该专著共三卷，载药共 365

种，详述性味、功能和主治，疗效大多确实，并把药分为三品，即无毒的称上品，为君；毒性小的称中品，为臣；毒性剧烈的称下品，为佐使。此书是汉代以前我国药学知识和用药经验的总结。

中医药学发展到汉代，经"医圣"张仲景的总结，起到了质的变化，形成了中国医药学独特的理论体系，成为人类历史上光辉灿烂的科学文化遗产。《伤寒杂病论》中的二百一十三方被后世称为经方。

《名医别录》简称《别录》。李时珍曰："神农本草药分三品，共计三百六十五种，以应周天之数。梁陶弘景复增汉、魏以下名医所用药三百六十五种，谓之《名医别录》。凡七卷，首叙药性之源，论病名之诊，次分玉石一品，草一品，木一品，虫兽一品，果菜一品，米食一品，有名未用三品。以朱书为《神农》，墨书《别录》。"陶弘景为南朝宋末时期的诸王侍读，后归隐于句曲山，专修道教和养生，并整理前人的药学经验。他在《名医别录》的基础上进行了注解，称为《本草经集注》。《本草经集注》首创以玉石、草木、果菜、虫兽等自然属性的分类方法，详述了产地、采制、加工、真伪等内容，对本草的发展有较大影响。

《雷公炮炙论》为我国第一部炮制专著，作者为南朝刘宋时药学家雷敩。但据现代本草考证学家尚志钧考证认为，其是唐代以后的托名作品。该专著共三卷，记载药物的炮、炙、煅、曝、露等17种炮制方法。原书已佚，大部分内容被《证类本草》所保留，现存《雷公炮炙论》为近人张骥等人的辑佚本。

《新修本草》又名《唐本草》，是唐代官修的药物文献，由苏敬等编辑，唐显庆四年（公元659年）完成颁行，为我国第一部药典。全书载药844种，书中收集全国郡县所产的药物标本，描绘成图，为最早的药物图谱，对中药学的发展具有重大的贡献。

《千金翼方》由唐代孙思邈所著。该书为《备急千金要方》的续编。卷首为"药录"，收载药物800余种，详述药物的性味、主治。其曰："其出药土地，凡一百三十三州，合五百一十九种，其余州土皆有，不堪进御。"以当时的政治区划单位"道"为范围，划分药物的产地，成为后世"道地药材"之肇端。此外，《千金翼方》还介绍了黄精、百合、地黄、枸杞、车前子、牛蒡、杏等19种常用中药的种植方法。

《经史证类备急本草》简称《证类本草》，由宋代蜀医唐慎微将宋初的《补注神农本草》《本草图经》两本书合并，收辑经史和百家文献内所载方药，并赴各地采访单方、本草编辑而成，载药1746种，附方3000余首。该专著总结了宋以前的药物成就，促进了中药的发展。

《本草纲目》为明代李时珍所著，成书于明万历六年（公元1578年）。该书以《证类本草》为蓝本。全书收录原有诸多本草所载药物1518种，新增药物374种，对每种药物以"释名"确定名称；"集解"叙述产地、形态、栽培、采集方法，考证品种真伪和纠正历史文献记载的错误；"修治"说明炮炙方法；"气味""主治""发明"分析药物的性味、功效及作用机制；"附方"搜集古代医学家和民间流传的方剂共11099首，另附有1109幅药物形态图。内容极为丰富，系统地总结了我国16世纪以前药物学的经验，是我国药物学、植物学等的宝贵遗产，对我国药物的发展做出了重大贡献。该书传到欧洲后，先后被译成7种文字，被译为《中国植物志》《中国百科全书》等。对于李时珍在《本草纲目》中根据植物、动物形态特征的自然属性的分类方法，林奈和达尔文给予了高度评价。

《本草纲目拾遗》由清代赵学敏著，全书载药921种，其中新增716种，对《本草纲目》略而不详的内容加以补充，错误的地方加以订正，不仅总结了16～18世纪本草学发展的新成就，而且保存了大量今已散佚的方药书籍的部分内容，具有很高的实用价值和文献价值。

中药学自汉代至清代，各个时期都有它的成就和特色，而且历代相承，逐渐繁富。通过统计，现存的本草书籍有 400 种以上，除了上述代表性的著作外，还有许多短小精悍、便于初学者使用的书籍和具有较强专业性的著作。新中国成立以后，中药的科研、生产、流通、应用、教育、管理等各方面得到了快速发展，取得了伟大成就。

第二节　中药的定义

一、中药的定义

凡具有治疗和预防疾病的物质，统称为药物。中药是指在中医理论指导下，用于预防、治疗、诊断疾病并具有康复与保健作用的物质。它对维护我国人民健康，促进中华民族繁衍昌盛做出了重要贡献。

二、中药材的定义

中药材是中药饮片和中药提取物的原料。中药材必须经过加工炮制才可作为调剂、制剂的原料。未经炮制的中药，称为中药材或药材。中药材种类繁多，资源丰富，来自动物、植物的全体或部分，生理、病理产物，矿物和少量加工品。中药材既具有农副产品的性质，又是防病、治病的特殊商品。

中药材所含的活性物质决定了中药材的质量。在特定自然条件、生态环境的地域内所产的药材，因生产较为集中，栽培技术、采收、加工也都有一定的讲究，以致形成同一药材较在其他地区所产者品质佳、疗效好，这类中药材称为道地药材。

自唐代开始，朝廷建有生药库，从全国各地收集的药材存放于生药库以供宫廷使用，人们把这种未经炮制的原药材称为"生药"。在古代的欧洲，也常用天然的植物或矿物治疗和预防疾病。其使用方式是将天然的植物或矿物不经过加工炮制，以单味药使用，无性味、归经等理论体系，功能单一，故称为"生药"，如他们将从中国进口的大黄，称为泻下剂，仅用于便秘。由此，欧洲学者或旅欧的中国学者把中药称为"生药"，把中药学称为"生药学"。

通常民间或地区性所用的、一般药店不常经营的药材，称为草药。草药和中药合称为中草药。"草药"是相对而言的，在草药不断扩大使用地域后，其疗效被广大医生所认识，被记载于本草书籍，便成了中药。

三、中药饮片的定义

中药饮片是指中药材按中医药理论、中药炮制方法，经过加工炮制后，可直接用于中医临床或中成药生产投料的中药。

四、中成药的定义

中成药是指在中医药理论指导下，以中药饮片为原料，按规定的处方和工艺成批生产的具有确切疗效和可控的治疗标准，可直接供临床辨证使用的制剂。

五、中医、草医和铃医

中医学包括汉族医学和各少数民族医学，如藏医学、蒙医学、彝族医学等都属于中医学范畴。少数民族医学基于汉族医学，但又有独特的民族医疗特点，其许多药物的功用不同于汉族医学。由于汉族医学使用范围广、历史悠久，所以中医学成了汉族医学的代名词。

汉族医学在历史发展中形成了3个支别。一是官医，又称"儒医"，是经官方承认的，时称"太医""大夫"，所用药材均记载于官方本草和著名本草著作中。二是草医，传承于"神农尝百草"，活动于民间，官方未被认可，群体庞大，发展相对封闭、缓慢，通过口耳相承而传承，使用的药材多以医者活动范围内就地取材，自采自用，常称为"草药"，很少来自商贸流通，有独特的用药指导原则。秦巴山区丰富的植物资源，是草医重要的发源地之一。草医认为，药物"有诸内必形诸外，观其外可知其内，有诸能必有诸味，品诸味可知其能"。在采药识药过程中，先看药物的形色气味，生长环境；次观药之形态质地；再品尝药的气味。阴坡之药，其性多阴；阳坡之药，其性多阳；山梁之品，性多温燥；水边之品，多能渗湿；"藤多走筋，仁多润肠，流白汁者善能解毒利湿，流红汁者多能补血活血"；"芳香者化湿，腥腐者入肾，味辛能祛风止疼，味甜者补气益损"；但凡"麻辣夹口伤人之药"，只用舌尖品尝，切忌入喉咽下。三是铃医，又称"游医""走方郎中"，多由道教士伴随着传教，走乡串户施治发展而来，对某些疾病治疗效果显著。通常用药制成丸、散、膏、丹等成方制剂，也通过针灸、火罐、放血等技艺施治于民。这3个支别，同宗同源，互相影响，互为补充，完整组成了汉族医学体系，广义的中医就包括上述3类。进入21世纪，由于种种原因，草医人群在迅速减少，铃医已销声匿迹。

第三节　中药的命名

一、中药材的命名

（一）以原植物、原动物、原矿物命名

这类药材的名称与原植物、原动物、原矿物名称一致。如丁香是桃金娘科植物丁香的花蕾；蛤蚧是壁虎科动物蛤蚧除去内脏的干燥体；硼砂为单斜晶系矿物硼砂经精制而成的结晶等。

（二）以药用部位命名

动物、植物药材的药用部位丰富，以其命名的药材很多。

（1）动物药的药用部位有骨、角、甲、肝、胆、胎、皮等，以之命名的药材有羚羊角、水牛角、龟甲、鳖甲、水獭肝、羊肝、熊胆、蛇胆、鹿胎等。

（2）植物药的药用部位有根、茎藤、叶、花、果实、种子、全草等，以其命名的药材有山豆根、白茅根、芦根、葛根、忍冬藤、海风藤、首乌藤、大血藤、大青叶、枇杷叶、桑叶、侧柏叶、红花、金银花、款冬花、菊花、旋覆花、青果、藏青果、草果、罗汉果、葶苈子、车前子、菟丝子、莱菔子、金钱草、伸筋草、益母草、仙鹤草等。

（三）以药材产地命名

以产地命名的药材多为各地的著名药材，习称"道地药材"。如四川的川乌、川芎、川贝母、川牛膝、川楝子、川厚朴、巴豆，广东的广藿香、广陈皮、广金钱草，河南（古怀庆府）的怀地黄、怀牛膝、怀山药、怀菊花，浙江的杭白菊、杭白芷、杭麦冬、温郁金、于白术、杭白芍、浙贝母，东北的关防风、辽细辛、辽五味，山西上党的潞党参，山东东阿的阿胶等。

（四）以药材性状命名

药材的性状包括形状、颜色、气味等。

（1）以药材形状命名的药材，如形似人体的人参、形似琵琶的枇杷叶、形似马鞭的马鞭草、形似锚钩的钩藤等。

（2）以颜色命名的药材较多，如红色的红花、丹参、赤芍、朱砂、血竭、赭石，黄色的大黄、黄连、黄芩、黄柏，紫色的紫草、紫苏、紫菀，白色的白果、白矾、白扁豆，黑色的黑芝麻、墨旱莲、玄参、乌梅，还有双色的牵牛子（黑白丑）、金银花等。

（3）以气味命名的药材或嗅气独特、味道特异的药材，如有特异香气的藿香、檀香、丁香、木香，鱼腥气的鱼腥草，败酱气的败酱草，甜味的甘草，苦味的龙胆，酸味的酸枣仁，咸味的咸秋石，辛味的细辛，多味的五味子等。

（五）以药材生长特性命名

如早春开花的迎春花，冬天绽放的款冬花，夏至即枯的夏枯草，四季常青的四季青，冬为虫、夏为草的冬虫夏草等。

（六）以药材功能命名

如能解表祛风的防风，泄热通便的番泻叶，清热明目的决明子，安神益智的远志，强筋骨、续折伤的续断，温肾壮阳的阳起石等。

（七）进口药材的命名

进口药材常冠以胡、洋、番等前缀，如胡椒、胡黄连；西洋参、东洋参，洋地黄；番红花、番泻叶、番木鳖等。

（八）其他命名

如以人命名的徐长卿、使君子、杜仲；以传说命名的当归、车前子、牵牛子；以译音命名的曼陀罗、诃子（诃黎勒）、没药、槟榔、胡芦巴等。

二、中药饮片的命名

中药饮片名称除直接用药材名称外，还有以下几种主要命名方法。

（1）在药材名前增加炮制方法，如炒杏仁、焦山楂、制乌头、煅石膏、炙甘草、煨豆蔻等。

（2）在药材名前增加炮制所用辅料名称，如蜜款冬花、酒当归、盐黄柏、姜半夏、醋香附、土白术等。

（3）在药材名前增加炮制所用辅料名称和方法，如麸炒枳壳等。

（4）生用或鲜用饮片，在药材名前加上"生""鲜"字即可，如鲜芦根、鲜石斛、生姜、生地黄、生蒲黄等。生用有时也不加"生"字，但毒性中药生用必须加"生"字，如生马钱子、生巴豆、生川乌、生草乌、生天南星、生半夏、生甘遂、生白附子等。

（5）炭、霜、粉类药饮片，在药材名后面加上"炭""霜""粉"即可，如荷叶炭、蒲黄炭、巴豆霜、千金子霜、珍珠粉、马钱子粉等。

第二章　中药的基础知识

第一节　中药的性能

一、四气五味

四气，是指寒、热、温、凉四种药性。药性是从性质上对中药多种医疗作用的高度概括。温热与寒凉属两类不同的性质。温与热、寒与凉具有共性，只是程度上有所差异，即温次于热，凉次于寒。疾病寒热有轻重之差；中药有大热、大寒、微温、微寒之别。治病有"疗寒以热药，疗热以寒药"的方法。能够减轻或消除热病症状的中药，属于寒性和凉性药，药力大者为大寒之品，药力弱者为微寒之药；反之为温热性药。在阴阳属性上，寒凉属阴，温热属阳。寒凉者大多具有清热泻火、凉血解毒、滋阴潜阳等作用，常用来治疗热证、阳证；温热药大多具有温里散寒、助阳益火、活血行气、芳香开窍等作用，常用来治疗寒证、阴证。此外，还有平性药，其药性寒热不明显，作用较为平和。

五味，即辛、甘、酸、苦、咸五种口感味道，但也有反应中药实际性能的描述，如辛温解表药、辛凉解表药的作用都具有辛味发散的特点，但这些药中不一定都具有"辛"味口感。

五味各有其作用。辛有发散、行气活血的作用。治疗表证或气滞血瘀的药物都具辛味，如麻黄、细辛、木香、红花等。甘有补益、缓急的作用。治疗虚证或挛急疼痛的药物都具甘味，如黄芪、甘草、熟地黄、黄精等。酸有收敛、固涩的作用。治疗盗汗、泄泻、尿频、遗精等药物都具有酸味，如五味子、山茱萸、金樱子等。苦有泻下、燥湿、坚阴的作用。治疗气逆咳喘、里热壅盛、湿热、寒湿、肾阴亏损、相火亢盛等的药物都具有苦味，如杏仁、黄芩、苍术、黄柏等。咸有软坚散结、通便的作用。治疗瘰疬、瘿瘤、痰核、大便燥结等的药物都具有咸味，如海藻、瓦楞子、芒硝等。

除五味外，还有淡味、涩味。淡有渗湿、利尿的作用。治疗小便不利、水肿等的药物都具有淡味，如茯苓、猪苓、薏苡仁等。由于淡味没有特殊的药味，所以一般和甘味并列，称"淡附于甘"。涩有收敛、固涩的作用。治疗虚汗、泄泻、遗精滑精等的药物都具有涩味，如龙骨、牡蛎、白矾等。由于涩味和酸味作用相似，即"涩则酸之变味"。

二、升降浮沉

升降沉浮是中药的作用趋向。升是上升，趋向于上；降是下降，趋向于下；浮是发散，趋向于表；沉是泄利，趋向于内。升浮药能上行，向外，具有升阳、发表散寒、催吐的作用；沉降药能下行，向里，具有清热、泻下、利水、收敛、平喘、止呃等作用。在阴阳属性上，升浮属阳，沉降属阴。在临床治疗上，病位在上、在表者，应用升浮药治疗，如风寒表证者可选用紫苏、生姜等发散风寒；病位在下、在里者，应用沉降药治疗，如里实便秘者可选用大黄、芒硝以通里攻下，这样能协调机体功能，使之恢复正常。

升降浮沉与药的气味有一定的关系。凡属温热、辛甘的药，大多为升浮药；凡属寒凉、苦酸咸的药大多为沉降药。故有"酸咸无升、辛甘无降、寒无浮散、热无沉降"的说法。

升降浮沉与药的质地也有一定的关系。凡花、叶以及质轻的药，大多为升浮药；种子、果实、矿石以及质重的药，大多为沉降药。但这并不是绝对的，如诸花皆升，旋覆独降；诸子皆降，苍耳子独升；麻黄向外解表发汗，内则降气平喘；川芎上行头目，下行血海等。

此外，升降沉浮通常还受加工炮制和配伍应用的影响，如酒炒则升、姜制则散、醋炒则收、盐制则下行。而通过中药的配伍应用，一种药的作用趋向还可以受其他药的制约。因此，对升降沉浮，除了掌握一般原则，还必须了解其中的变化，才能做到辩证用药。

三、补泻

人体患病的过程尽管很复杂，但总不外人体抗病的功能（"正气"）与致病因素（"邪气"）进行斗争的反应，其可概括为"虚""实"两大类。所谓"虚"，是指机体的功能和物质受到损害的表现；"实"是指人体的功能对病相抗的表现。因此运用的药物也可大体概括为"补"和"泻"两大类。所谓"补"，就是能滋补人体的亏损，改善机体衰弱现象，促进其活动能力和加强对疾病的抗御能力。如人参、党参补气，熟地黄、当归补血，黄精、玉竹滋阴，麦冬生津，仙茅助阳等，皆属于补的范围。所谓"泻"，就是能祛除致病因素，平其亢盛，或抑制病势的进程。如防风、荆芥解表，大黄、芒硝泻下，桃仁、红花活血，车前子、木通利尿，青皮、枳实破气，黄连、龙胆泻火，山楂、神曲消食导滞等，皆属于泻的部分。

补泻是针对虚实而用的，虚则用补，实则用泻，如果不应该用补的误用补药，则反助病势；不应该用泻的误用泻药，则更伤机体。因此补泻的运用，要根据病情的具体情况而正确使用，有的放矢。药的补泻，是为抵抗疾病创造有利的条件，最主要的还是机体本身情况，如体虚接受不了补药、邪实而经不起泻药，条件再好也不能发挥作用。

四、归经

归经是指药物对于机体某部分的选择性作用。其主要对某经（脏腑及其经络）或某几经发生明显的作用，而对其他经则作用较小，或没有作用。如同属寒性药物，虽然都有清热作用，但其作用范围，或偏于清肺热，或偏于清肝热，各有所长。又如同一补药，有补肺、补脾、补肾等的不同。因此，将各种药物对机体各部分的治疗作用进一步归纳，使之系统化，这便形成了归经理论。归经理论是基于对药物疗效的观察总结出来的。

归经是以脏腑、经络理论为基础，以所治具体病症为依据的。经络能沟通人体内外表里，在发生病变时，体表的疾病可以影响内脏，内脏的病变也可以反映在体表。因此人体各部分发生病变时所出现的证候，可以通过经络获得系统地认识。如肺经病变，每见喘、咳等症；肝经病变，每见胁痛、抽搐等症；心经病变，每见神昏、心悸等症。医家根据药物的疗效，与病机和脏腑、经络密切结合，来说明某药对某些脏腑、经络的病变起主要治疗作用。如桔梗、杏仁能治胸闷、喘咳，归肺经；全蝎能定抽搐，归肝经；朱砂能安神，归心经等。

归经理论的运用必须兼顾四气、五味、升降浮沉等性能。因为脏腑、经络发生病变，有寒、热、虚、实之不同，同归一经的药物也有温、清、补、泻之别。如肺病咳嗽，虽然黄芩、干姜、百合、葶芴子都归肺经，但在运用时有所不同，黄芩主要清肺热，干姜则能温肺寒，百合补肺虚，葶苈子则泻肺实。

此外，由于脏腑经络的病变可以相互影响，所以在临床用药时，并不单纯地使用某一经的药物。如肺病而见脾虚者，每兼用补脾的药物，使肺有所养而逐渐好转；肾阴不足而致肝阳上亢者，每加用滋补肾阴的药物，使肝有所涵而虚阳自潜。总之，既要了解每一味药物的归经，又要掌握脏腑、经络之间的相互关系，才能更好地指导临床用药。

五、有毒无毒

有毒无毒，是指中药用于人体后能否造成不良反应，有无明显毒性反应的性能。毒药古今定义不同。古代文献常以"毒药"为药物的总称，把药的偏性谓之"毒"，而当今的毒性中药概念则为"药理作用剧烈，治疗量与中毒量相近，使用不当会导致人中毒或死亡的一类中药"。中药根据毒性程度不同可分为有毒、无毒、大毒、小毒。凡是使用毒性中药，一定要严格把握用法用量，以确保用药安全。所谓无毒中药，并非绝对不会引起中毒反应，也有其"偏性"，故要注意对证使用，适可而止。

有些毒性大的中药通过炮制可变成毒性较小、使用较安全的中药，如半夏、附子等。附子无论在临床还是在民间都是使用最多的毒性中药。中医的温热派喜用附子，有日用量达 500g 的记录，但都是采用久煎、少量频服的给药方式；在附子产区，人们冬季常用鲜附子炖肉服食以抗病、御寒，但必须文火慢炖 24 小时以上才可食用，否则可能导致中毒，甚至危害生命。

第二节 中药的应用

一、中药的配伍与禁忌

（一）配伍

中国古代医药学家把单味药的应用同药与药之间的配伍关系总结为七个方面，称之为药物的"七情"。

1. 单行 单味药治病，称为单行。若病情比较单纯，选用一味针对性较强的药物即能获得疗效。如独参汤单用人参大补元气，治疗虚脱之证；清金散单用黄芩治疗轻度的肺热咳血。民间单方中有一部分就仅用一味药。

2. 相须 两种功效相似的药物配合应用，可相互增强疗效。如黄柏与知母同用，可增强滋阴降火作用；大黄与芒硝同用，可促进通泄大便作用等。

3. 相使 两种功效有一些共性的药物合用，可相互协同，提高疗效。如黄芪与茯苓合用，黄芪补气、利水，茯苓利水、健脾，两药合用加强了益气健脾利水功效。

4. 相畏 一种药物能抑制另一种药物的毒性或烈性。如生姜能制半夏毒，故半夏畏生姜。

5. 相杀 一种药物能消除另一种药物的毒性反应，如绿豆能杀巴豆毒等。相畏、相杀是药物不同程度的抗拒作用，二者意思相同，仅是两种提法。

6. 相恶 两种药物配合应用后，一种药物可以减弱或牵制另一种药物疗效。如黄芩能减低生姜的温性，故生姜恶黄芩。

7. 相反 两种药物配合应用后，可发生不良反应或剧毒作用，如甘草反甘遂等。相反药原则上不能同用。相反、相恶均属于配伍禁忌。

任何事物都不是绝对的，临床有经验的老中医常常运用相恶、相反配伍治疗肿瘤等疑难杂症，起底沉疴，疗效显著。

（二）禁忌

禁忌包括配伍禁忌、妊娠禁忌和服药禁忌。

1. 配伍禁忌 两种药物配合后，药效减弱或损失，或者产生毒副作用，这些都是属于配伍禁忌。在药物配伍方面，古代本草说法均不一致，金元时期概括为"十八反"和"十九畏"，并编成了歌诀。

2. 妊娠禁忌 某些中药具有损害胎元或有堕胎流产的副作用，所以对这类中药明确规定"妊娠禁忌"。根据中药对胎元损害程度不同，一般可分为禁用和慎用两类。禁用药多数毒性较强，或药性猛烈，能引起流产后果，如三棱、莪术、水蛭、红花等。慎用药可根据孕妇患病情况斟酌使用，如大黄、半夏、冰片、赭石等。

3. 服药禁忌 服药期间，一般忌食生冷、油腻等不易消化及有特殊刺激性的食物，如热证忌食辛辣、油腻，寒证忌食生冷，疮疡及某些皮肤病忌食鱼虾等。民间有"吃药不忌口，白劳医生手"之说。

（三）剂量、用法

1. 剂量 中药的剂量也就是用量，是指每一味中药的成人一日剂量。中药的用量临床医生是根据患者的年龄、体质、病程、病情急缓、病势强弱确定的。中成药的用量是根据某方长期在临床应用中的经验总结的，是指处方中各药间的比例计量，其为相对计量。如六味地黄丸，古人总结为"地八山山四、茯苓泽丹三"，即熟地黄 8 两，山药、山茱萸 4 两，茯苓、泽泻、牡丹皮 3 两的用量比例。如果不是这个剂量比例就达不到原方疗效。在中药处方中，主药往往用量比其他药剂量要大一些。在中药方剂中，同时几种相同的药物组成，增加或减少其中的某些药物剂量，就会改变其功能和主治。如小承气汤、厚朴三物汤、厚朴大黄汤同样由大黄、厚朴、枳实 3 味药组成，但分别改变 3 味药的剂量，就变成了主治不同的 3 个处方。

中药的计量单位，古代有重量（铢、分、钱、两、斤等）、度量（尺、寸等）及容量（合、升、斗等）等多种计量方法，用来量取不同的药物。明清以后，普遍采用 16 进位制，1 斤 =16 两 =160 钱。现在我国对中药剂量采用公制，即 1kg=1000g。

2. 用法 中药的用法通常是指汤剂在煎煮和服用时的方法和注意事项。中药煎煮的方法和注意事项包括中药在煎煮时的先煎、后下、包煎、用水、火候及煎煮时间等。中药服用时的方法和注意事项包括服药方法、服药时间及服药次数。

（1）服药方法：发散风寒的药最好热服；呕吐或药物中毒，宜小量频服；丸、散、胶囊等固体药剂，除特别规定外，一般用温开水吞服。

（2）服药时间：必须根据病情和药性而定。一般滋补药在饭前服；驱虫药和泻下药大多为空腹服；健胃药和对肠胃有刺激性的药物宜饭后服；安眠的药物宜在睡前服；交泰丸、鸡鸣散宜在天亮出现病症前服用；其他药物一般宜在饭后服。无论在饭前或饭后服药，都应间隔 1 ～ 2 小时，以免影响疗效。

（3）服药次数：1剂中药1天通常服3次；病缓可服2次；病重病急可隔4小时左右服药1次，昼夜不停，使药力持续，利于顿挫病势。在应用发汗、泻下等药时，若药力较强，要注意患者个体差异，一般以得汗、泻下为度，适可而止，不必尽剂，以免汗下太过，损伤正气。

二、中药材在中药制剂上的应用

中药材在中药制剂上的应用包括中药制药工业（包括大健康产业）、中药饮片生产等。

（一）中药材在中药制药工业的应用

1. 原粉固体制剂　是将中药材经炮制配料，粉碎、配研、过筛、混合直接制成散剂、蜜丸、生药片、胶囊等各种剂型，如脑心通胶囊等。

2. 浓缩固体制剂　是将中药材经炮制、配料，全部（或部分）提取、浓缩、干燥制成浓缩丸、半浓缩丸、浸膏片、半浸膏片、浓缩颗粒等各种剂型，如浓缩六味地黄丸、稳心颗粒等。

3. 液体制剂　是将中药材经炮制、配料、提取、浓缩、精制等工艺制成合剂（口服液）、糖浆剂、注射剂等各种剂型，如步长养正合剂、丹红注射液等。

4. 大健康产业　当今中药材在大健康产业的运用也非常广泛，如凉茶饮料、牙膏、猴头菇饼干、杜仲茶、薄荷糖、美白面膜、美白化妆品等。

（二）中药饮片生产

中药材是中药饮片生产的直接原料。中药饮片生产与中药制剂生产一样纳入了GMP（药品生产质量管理规范）规范化管理。中药饮片除了传统意义的饮片外，还开发出了精制粗粉式颗粒饮片和经过提取、制粒而成的配方颗粒饮片。这些都是以中药材为原料的。中药饮片生产企业生产的中药饮片主要在药店和医院药房根据医师处方进行临方调配，也有一部分用于制药企业的制剂原料。

三、中药材的商品分类

中药材进行买卖、流通，就具有了商品的属性。中药材商品在流通中通常以来源和入药部位分为以下10类。

1. 根和根茎类药材　如黄芪、党参、白芍、丹参、黄精、三棱、莪术等。

2. 果实和种子类药材　如五味子、木瓜、山楂、桃仁、陈皮、连翘等。

3. 全草类药材　如细辛、淫羊藿、鱼腥草、益母草、紫苏、荆芥等。

4. 花和叶类药材　如红花、金银花、西红花、款冬花、夏枯草、蒲黄等。

5. 树皮类药材　如杜仲、黄柏、厚朴、地骨皮、牡丹皮、肉桂等。

6. 藤木和树脂类药材　如桑寄生、鸡血藤、通草、竹茹、乳香、没药等。

7. 菌类和藻类药材　如茯苓、猪苓、冬虫夏草、海藻、昆布等。

8. 动物类药材　如全蝎、水蛭、地龙、蟾酥、鸡内金、牛黄、麝香等。

9. 矿物类药材　如朱砂、雄黄、石膏、滑石、琥珀等。

10. 其他类药材　如青黛、儿茶、天竺黄、冰片、神曲等。

第三节　影响中药材质量的因素

中药材绝大多数来自天然动物与植物，自然因素和人为因素均会对中药材有效成分的含量造成很大影响，致使中药材的质量不稳定。中药材的质量与下列因素密切相关。

一、药材的种质与种子

种质是决定生物遗传性状，并将丰富的遗传信息从亲代传递给后代的遗传物质总体。遗传物质是决定生物能否产生活性物质的前提，是决定药材品质的内在因素。种质的正确与否及优劣对药材的质量和产量有决定性的影响。各种药材含有的活性成分不同，其性味功能会有差别。同科不同属或同属不同种的药材，当其被作为同一种药材使用时，其质量常难以控制，临床疗效也难以保证，如天麻种质的退化，影响了天麻的性状和品质。

种子有广义和狭义之分。广义的种子是指农业生产上可直接作为播种材料的植物器官都称为种子；狭义的种子是植物学上所指的种子，由胚珠发育而成。中药材种子的质量也会直接影响药材的质量和产量，如目前柴胡种植有柴胡、狭叶柴胡、竹叶柴胡、黑柴胡、三岛柴胡等，柴胡种子的混乱造成了柴胡种质不纯，结果使药材质量不均一，甚者会出现临床中毒事件。

二、动植物的生长环境

动物、植物的生长发育与环境，如地形、气候、土壤、周围的生物、病虫害等，有着密切的关系。家养的动物和家种的植物还受到饲料或栽培方式的影响。动植物生长发育的各个阶段，体内有效成分的产生和积累情况不相同，当自然因素或人工条件有利于生长发育时，其体内有效成分含量会提高，药材的品质较优良，反之质量较差。陶弘景所说的"诸药所生，皆有境界"就强调的是药材的生长环境。

《新修本草》认为，药物"动植形生，因方舛性；春秋节变，感气殊功。离其本土，则质同而效异；乘于采摘，乃物是而时非"。1300 多年前，人们已经认识到了产地、采收时间对药材质量的影响。孙思邈在《备急千金要方》中也强调"用药必依土地，所以治十得九"。

三、药材的种植过程

目前，栽培药材的种类已接近 300 种，几乎常用药材均有种植，占总用量的 80% 以上。近些年来，在药材种植过程中，常出现单方面追求经济效益，过度使用化肥、过度浇灌、滥用生物激素和农药，严重违背了植物生长和活性物质产生、积累规律，造成药材质量严重下降的情况。这种现象目前在麦冬、党参、枸杞等药材的种植中表现突出。中药材有效成分的积累是受外界自然气候变化胁迫产生的，其积累过程是较漫长的。大多数根类药材传统种植一般要求生长 3～4 年，或 5 年以上，如党参、麦冬、黄芪、大黄等，生长到一定年份其有效物质的积累量才能达到传统剂量防病、治病的效果。在种植过程中，大肥、大水、使用膨大剂（壮根灵）等，生长 1～2 年就采挖，会导致外观形状似乎符合要求，但实际内在质量远远不足，此时若医生按传统剂量开出药方，则会出现证对、方对但疗效不佳的现象，造成药不治病的后果。这种现象严重影响了中医药的社会形象和传承发展。

2020 年版《中国药典》对人参、甘草、西洋参、红参、黄芪 5 种药材要求检验有机氯农药残留量；对人参、西洋参、三七、丹参、甘草、白芍、白芷、当归、黄芪、黄精、葛根、山茱萸、山楂、栀子、枸杞子、酸枣仁、桃仁、金银花、冬虫夏草、水蛭、牡蛎、阿胶、昆布、珍珠、海螵蛸、海藻、蛤壳、蜂胶 28 种药材要求检验重金属及有害元素。由此可见，要求特殊检验的药材几乎全是人工种植或养殖的药材，因为在种植或养殖过程中，易因土壤、水质、空气环境或人为因素造成中药材污染，影响中药材质量。

四、药材的采收时间和方法

中药材的采收时间和方法是否妥当，对质量的影响很大，由于动植物各部位生长旺盛的时期不同，入药部位也不同，所以采收时间也应不同，过早或过迟都会影响质量。如甘草宜在开花前采收，因为此时甘草苷的含量最高，达 10%，苗期甘草苷的含量为 6.5%，花后期甘草苷的含量为 4.5%；麻黄在春天生物碱含量很低，到了 8 ～ 9 月生物碱含量最高，此时采收最为适宜，过期生物碱含量会显著下降等。又如连翘在中医临床分青翘和黄翘，二者是功效不同的两味药材。在产区，目前以采青翘为主，原因有二：一是便于采摘，质地重，老翘相对不便采收，质地轻泡；二是抢青上市，及早销售。长期这样，会造成黄翘这味药材的消失，影响中医临床辨证施治的药物运用。孙思邈言"古之医者，自将采取，阴干、暴干，皆悉如法"，强调了药材的采收和干燥都要遵守法度，否则会影响疗效。

五、药材的产地加工

中药材采收后要进行产地加工，其过程主要包括除杂、干燥、搓揉整形等。产地加工的方法和加工过程中的精细、规范程度，直接影响中药材的质量，如除杂时，该去除的泥沙、杂草、非药用部位未除干净，可影响药材的纯净度；应阴干而晒干的药材，可导致其挥发性成分的含量下降或药材色泽发生改变；该干透而未干透的药材，易发霉变质；整形不按要求的药材，在外观上就不符合商品规格要求等。黄精、党参、天麻等药材，在加工中需进行多次搓揉，这样不仅易于充分干燥，而且质地紧密，色泽油润，外观品质较好。否则，质地会显得干瘪、皱缩。

目前，有些药材会在产地趁鲜切片，如黄芪、党参、当归、黄精、天麻等。这样做一是减小了流通运输体积，二是减少了干后切片的润泡程序。但有些药材的活性成分在长时间储存过程中，暴露在空气中易氧化分解，不宜长时间储存。另外，在产地切片，常因管理不规范而存在环境污染、掺入异物等现象，严重影响药材质量。因此，2020 年版《中国药典》只收载了 69 种药材可以在产地趁鲜加工。其中，可以趁鲜切片的有 29 种，即干姜、土茯苓、山奈、山楂、山药、附子、川木通、片姜黄、乌药、地榆、葛根、皂角刺、鸡血藤、佛手、苦参、狗脊、浙贝母、桑枝、桂枝、菝葜、粉萆薢、绵萆薢、紫苏梗、竹茹、三颗针、功劳木、黄山药、狼毒、滇鸡血藤；可以趁鲜切段的有 18 种，即大血藤、小通草、肉苁蓉、青风藤、钩藤、高良姜、益母草、通草、桑寄生、槲寄生、锁阳、首乌藤、铁皮石斛、桃枝、黄藤、颠茄草、野木瓜、广东紫珠；可以趁鲜切块的有 3 种，即何首乌、茯苓、商陆；可以趁鲜切瓣的有 4 种，即木瓜、化橘红、枳壳、枳实；可以趁鲜切瓣或片、段（指可选用多种切制方法加工的药材）的有 11 种，即大黄、天花粉、木香、防己、虎杖、粉葛、白蔹、大腹皮、香橼、两面针、丁公藤；需要在产地趁鲜去心、去粗皮的有 4 种，即远志、莲子、苦楝皮、椿皮。

如果符合 GMP 要求的合规中药饮片厂在中药材产地集中的区域建立饮片生产分厂，将饮片加工前移，扩大中药材趁鲜切制种类，由产地集中加工，分销全国，则这样既易于监管，又确保了饮片质量，还可以杜绝目前产地切制散、乱、脏、差的现状。

六、中药材的贮藏保管

中药材的贮藏保管是保证药材质量的又一关键环节。若贮藏不当，药材就会出现各种变异现象，如虫蛀、发霉、泛油、变色、气味散失、融化粘连、潮解风化等，使药材变质。

2020 年版《中国药典》对延胡索、远志、陈皮、桃仁、柏子仁、莲子、麦芽、酸枣仁、槟榔、肉豆蔻、决明子、薏苡仁、大枣、胖大海、使君子、九香虫、土鳖虫、水蛭、僵蚕、地龙、蜈蚣、全蝎22 种药材要求检验黄曲霉毒素。因为这些药材在加工过程中，若干燥不及时或贮藏中水分超限，则易感染黄曲霉。

七、中药材的包装

中药材的包装应牢固、适用、经济、美观。若包装不当，不仅会造成药材数量上的损失，还会引起虫蛀、污染等变异现象发生。如该密闭包装未密闭严实，不仅会导致气味丧失，有效成分含量下降，还会遭受微生物的侵袭等。在产地常能见到种植农户用装过肥料、饲料的包装袋盛装药材，甚至是产地切片的药材，这些在中药材规范化种植管理中都是禁止的。

第四节　中药材的采收、加工和贮藏

一、中药材的采收

中药材的采收，包括采挖、猎捕、捡拾和收集。中药材大多是植物类，其根、茎、花、果实、种子、全草都有一定的生长成熟期，各个不同的生长阶段所含有效成分的量也有所不同；动物类药材也有一定的捕捉与加工时期。中药品质的好坏，取决于有效物质含量的多少，有效物质含量的高低与产地、采收的季节、时间、方法有着密切的关系。"早则药势未成，晚则盛势已歇"，错过采集时节，则会浪费药源、影响质量。这方面早已被历代医家所重视。陶弘景谓："其根物多以二月八月采者，谓春初津润始前，未充枝叶，势力淳浓也，至秋枝叶干枯，津润归流于下也。大抵春宁宜早，秋宁宜晚，花、实、茎、叶，各随其成熟尔。"李杲曰："凡诸草、木、昆虫，产之有地；根、叶、花、实，采之有时。失其地，则性味少异；失其时，则气味不全。"这些宝贵的经验，已被长期实践所证实，如草麻黄中的生物碱，春天含量很低，8 ～ 9 月含量最高；薄荷在生长初期，挥发油中几乎不含薄荷脑，但至开花末期薄荷脑含量则急剧增加；槐米含有大量芦丁，如已开花，则芦丁含量会急剧下降；以前天麻多为野生，因采期不同，商品有"冬麻""春麻"之分，冬麻质坚体重，质佳，春麻质轻中空，质次。因此，适时采收可以提高中药的质量。

另外，植物药材由于药用部位不同，采收时间也不同。

（1）根及根茎类药材一般在秋、冬季节植物地上部分将枯萎时及春初发芽前或刚露苗时采收，此时根或根茎中贮藏的营养物质最为丰富，通常含有效成分较高，如牛膝、党参等。有时由于植物枯萎的时间较早，则在夏季采收，如浙贝母、延胡索、半夏、太子参等。

（2）果实种子类药材在果实自然成熟或将近成熟时采收，如瓜蒌、栀子、山楂；有的在成熟经霜后采摘为佳，如山茱萸经霜变红，川楝子经霜变黄；有的采收未成熟的幼果，如枳实、青皮、乌梅等；木瓜是随熟随采。种子类药材需在果实成熟时采收，如牵牛子、决明子、白芥子等。

（3）全草类药材多在植株生长茂盛时采收，如青蒿、穿心莲等；有的在开花时采收，如益母草、荆芥、香薷等；有的在初春时采收幼苗，如茵陈等。全草类中药大部分为较高大的植株，只采收地上部分，少数较小植株的药材会连根采挖，全株药用，如细辛、蒲公英等。

（4）花类药材有的在含苞待放时采收，如金银花、辛夷、丁香、槐米等；有的在花初开时采收，如红花、洋金花等；有的在花盛开时采收，如菊花、西红花等。对于花粉类药材，要适时采收，过期则花粉会自然脱落，如蒲黄、松花粉等。

（5）叶类药材多在植物枝叶繁茂期、开花期或果实未成熟前采收，如艾叶、荷叶、薄荷等；少数在秋冬时采收，如桑叶、罗布麻等。

（6）皮类药材一般在春末夏初采收，此时树皮养分及汁液较多，形成层细胞分裂较快，皮部和木部容易剥离，伤口较易愈合，如黄柏、厚朴、秦皮等；少树皮类药材于秋、冬两季采收，如苦楝皮、肉桂等，此时有效成分含量较高。根皮通常在挖根后剥去，如牡丹皮、五加皮等。

（7）茎藤木类药材一般在秋、冬两季采收，如大血藤、夜交藤、忍冬藤等；有些木类药材全年可采，如苏木、降香等。

（8）树脂类药材一般在干燥季节收集，如芦荟、阿魏、安息香等。

（9）菌藻类药材应掌握合理采收期，如马勃在子实体刚成熟时捡拾，过迟则孢子飞散、子实体变枯；茯苓宜在立秋后采挖，质佳。

（10）动物类药材一般在动物活动期捕捉，如蕲蛇、蟾酥、全蝎、水蛭等。潜伏在地下或泥沙中的小动物如地龙、土鳖虫等，应在夏、秋季捕捉；有翅昆虫如斑蝥、青娘子、红娘子等，须在夏、秋季清晨露水重时捕捉；桑螵蛸宜在3月中旬前采制，过时则已孵化；大动物一般在秋冬猎取，而驴皮则以冬季剥取为佳；鹿茸须在5月中旬至7月上旬锯取，过时茸则骨化为角。

（11）矿石类药材大多结合开矿采掘，如石膏、滑石、雄黄、自然铜等；动物化石类药材如龙骨、石燕等，常在开山掘地或水利工程中偶得。

二、中药材的加工

中药材的加工是指中药材的产地加工。中药材采收后，除少数要求鲜用外，绝大多数均需进行产地加工，促使干燥，从而符合商品规格，保证药材质量，便于包装运输。常见的加工方法有以下几种。

1. 拣、洗　将采收的新鲜药材除去泥沙杂质和非药用部分，如牛膝去芦头、须根，牡丹皮去木心，白芍、山药刮去外皮等。具有芳香气味和有效成分易溶于水的药材一般不宜淘洗，如薄荷、细辛、木香、防风、黄连等。

2. 撞击　有的根及根茎类药材须进行撞击加工，以除去须根、粗皮和泥沙，如黄连、泽泻、姜黄等。

3. 搓揉、打光　有些药材在加工过程中需反复搓揉或打光，如党参、光山药、三七等。种子类药材要筛去果壳。

4. 切片　较大的根和根茎类、藤木类和肉质的果实类药材大多趁鲜切成片、块，以利于干燥，如大黄、土茯苓、鸡血藤、木瓜、山楂、茯苓、葛根、桑枝、桂枝等。现在产地趁鲜切片的药材品种日益增多，这样不仅减少了干药材在切片前因浸泡造成的有效成分流失，而且能缩小药材体积，便于运输和贮藏，如黄芪、天麻等。有些含挥发性成分或有效成分容易氧化的药材，不宜切成薄片干燥或长期贮存，否则会降低药材质量，如当归、川芎、常山、槟榔等。

5. 蒸、煮、烫　含浆汁、淀粉、糖分多的药材，用一般方法不易干燥，须先经蒸、煮、烫的处理才易干燥。加热时间的长短及采取何种加热方法，要视药材的性质而定，如白芍、明党参宜煮至透心，天麻、红参宜煮透，太子参宜置沸水中略烫等。药材经加热处理后，不仅容易干燥，有的便于刮皮抽心，而且能杀死虫卵，防止孵化，如桑螵蛸、五倍子等；有的熟制后能起滋润作用，如黄精、玉竹等。

6. 熏硫　虽然现在国家禁止用硫黄熏蒸药材，但有些药材传统加工为了使色泽洁白，防止霉烂，促使干燥，常在干燥后或干燥中用硫黄熏制，如山药、白芷、贝母等。

7. 发汗　有些药材在加工过程中为了促使变色，增强气味或减少刺激性，有利于干燥，常将药材堆积放置，使其发热、回潮，内部水分向外发散，这种方法称为"发汗"，如厚朴、杜仲、玄参、续断等。药材在发汗过程中，一定要勤检查，防止发霉。

8. 干燥　大多数药材经加工后均应及时干燥。干燥的方法通常有晒干、烘干、阴干等，现有条件的地方采用热风烘干设备、远红外干燥机和微波干燥机干燥。含挥发油成分的花类、叶类及全草类药材，或易变色、变质的药材，均不宜在烈日下暴晒或高温烘干，一般宜放置通风处阴干，如薄荷、金银花、红花等。烘干法干燥的温度，一般以 50 ～ 60℃为宜。对于含维生素 C、多汁的果实类药材可以 70 ～ 90℃的温度干燥。

三、中药材的贮藏

（一）中药材在贮藏中的变质现象

中药材品质的好坏，除与采收加工得当与否有密切关系外，贮藏保管对其品质亦有直接的影响。如果贮藏不当，药材会产生不同的变质现象，降低质量和疗效。中药材在仓储保管中常发生的变质现象有虫蛀、生霉、变色和泛油等。

1. 虫蛀　含脂肪的药材如杏仁、桃仁、柏子仁等，含淀粉的药材如白芷、山药、薏苡仁等，含糖的药材如党参、黄精、黄芪等，含蛋白质的药材如金钱白花蛇、蕲蛇等动物类药材，在没有完全干燥或储藏过程中受潮易发生虫蛀。虫蛀后，有的形成蛀洞，有的被毁成蛀粉，破坏性极强。

害虫生长的适宜温度通常在 16 ～ 35℃，相对湿度在 60% 以上，药材中含水量在 11% 以上。5月到 10 月是害虫繁殖最旺的时期。

2. 生霉　大气中存在大量的霉菌孢子，若散落在药材表面，在适宜温度和湿度下，就会萌发为菌丝，分泌酵素，溶蚀药材的内部组织，促使药材腐败、变质、失去药效。

3. 变色　各类药材都有其固有的颜色，若贮藏不当，颜色改变，药材也有可能变质。变色的原因有的是因为药材本身含有的成分受到氧化、聚合等作用，产生了大分子有色化合物，使原来色泽加深，如含鞣质类药材等；有的是因为药材贮藏日久或虫蛀生霉以及经常日晒，也会变色。

4. **泛油**　又称"走油"，一般含有脂肪油、挥发油或糖类等成分药材，如苦杏仁、桃仁、柏子仁、当归、肉桂、麦冬、天冬、枸杞等，因贮藏温度过高、贮藏年久或长期受日光照晒，与空气接触等原因，油分向外溢出；或在受潮、变色、变质后表面出现油样物质的变化，这种现象称为"泛油"。容易泛油的药材应干燥后放置在阴凉干燥处贮藏。

5. **其他**　如樟脑、冰片易挥发；芒硝、胆矾易风化。

（二）中药材的气调养护

药材的气调养护是近几年在药材贮存方面推广的新技术。其方法是用特制的塑料帐将放置药材的堆垛密封起来，抽出垛内的空气，利用制氮机冲入氮气或二氧化碳，让害虫、螨、霉菌在缺氧状态失活，从而达到杀虫、杀菌目的。但气调药材一定要充分干燥，防止厌氧菌的滋生。

（三）中药材贮藏库房的种类

根据《药品经营质量管理规范》（GSP）对药品贮藏的要求，将库房分为冷库、阴凉库和常温库。

1. **冷库**　指温度为 $2 \sim 10℃$，相对湿度为 $35\% \sim 75\%$ 的仓库。在此温湿度条件下，中药材成分稳定，降低了与成分共存的酶的活性，中、高温性霉菌和害虫的生理活动受到抑制，从而较有效地保证了中药材的质量。

2. **阴凉库**　指温度不高于 $20℃$，相对湿度为 $35\% \sim 75\%$ 的仓库。在此温湿度条件下，对一些活性成分不稳定的中药材，可延缓品质陈化和质量变异速度。霉菌和害虫的生理活动在一定程度上可以控制，但若保管不善仍可造成危害。

3. **常温库**　指温度为 $0 \sim 30℃$，相对湿度为 $35\% \sim 75\%$ 的仓库。其温度范围主要指一年四季自然气候下的温度值，寒冬需要保温、盛夏则需要降温。

第五节　中药材的种植、开发与资源保护

一、中药材的道地产区

中药材讲究使用道地药材。道地药材是中药材中的精华，它是指历史悠久，品种优良，生产及加工技术成熟，质量优良的著名药材。如产于河南古怀庆府的"四大怀药"：怀地黄、怀牛膝、怀山药、怀菊花；产于浙江的"浙八味"：浙贝母、浙玄参、杭菊花、杭白芍、杭麦冬、山茱萸、延胡索、白术；产于东北的"三宝"：人参、辽细辛、辽五味子；产于云南的"云药"：云木香、云茯苓等；产于贵州的"贵药"：贵天麻、朱砂等；产于四川的"川药"：川乌、川厚朴、川黄柏、川芎、川楝子、黄连等；产于广东、广西的"广药"：广豆根、阳春砂、广地龙、新会陈皮、肉桂、桂枝等；产于陕西、甘肃、青海、新疆、内蒙古西部的"西药"：秦艽、秦皮、沙苑子、西大黄、岷当归、藏虫草、新疆紫草、新疆阿魏、雪莲、款冬花等；产于河北、山东、山西、内蒙古中东部的"北药"：潞党参、北柴胡、多伦赤芍、黄芪等；产于长江以南的湖北、湖南、江苏、安徽、江西、福建、台湾等地的"南药"：江枳壳、宣木瓜、建泽泻、苏薄荷、江栀子等。以上这些都是著名的道地药材。

二、中药资源的开发利用

从传统意义上讲，中药资源是指中医在传统理论体系指导下用于防病、治病的中药材资源。随着时间的推移，其包含的药材种类范围在不断扩大，现在通常泛指在我国自然资源中存在的一切可用于防病治病的生物种类和矿物质。

我国古代劳动人民长期在与自然灾害、疾病做斗争的过程中，不断认识自然，利用自然的一切资源为我所用。对中药资源的利用，从对单株植物的咀嚼、煎汤服用，到配伍组合；从简单的生用到经复杂炮制后应用；从单纯的煎煮发展到丸、散、膏、丹俱全；中药资源种类从远古时期的几十种乃至秦汉时期的三百多种发展到现在的一万多种。除了传统的汤、丸、散、膏等剂型外，现在还开发出了胶囊剂、滴丸剂、颗粒剂、注射剂等现代剂型。在 30 多年前，中药资源的利用主要是广大人民群众就地使用或中医处方配方使用，这部分占中药资源总利用的 60%，工业开发利用仅占 40%。如今对中药资源的开发利用除了药品，还包括中药保健品、食品、饮料、化妆品、日用品、食品添加剂、中药农药、中药兽药、中药饲料添加剂等方面，产业涉及制药、保健、化妆、食品等工业，对中药资源的开发利用占比可达 80%，同时传统的开发利用方式在不断减少。中药资源的产值从 1980 年的 10 亿多元发展大 2015 年底的 5600 亿元，中药资源市场消耗量达到了 200 万吨以上。

三、中药资源保护

（一）中药资源濒危的原因

1. **中药资源的不合理采挖和利用** 近些年中药产业和以中药材为原料的大健康产业蓬勃发展，用药需求日益扩大，导致对中药材的需求量逐年增加。与此同时珍稀中药材品种存在自然分布少、生态环境特殊、再生能力差、生长周期相对较长等特点，加之多年来对中药资源的过度采挖，导致珍稀药材品种濒临灭绝，道地药材的蕴藏量逐年减少，中药材资源供求市场失衡。

2. **中药材资源生态环境的逐年恶化** 珍稀、濒危的中药资源是大自然留给人类的宝贵财富，是人类赖以生存的物质基础。随着世界人口的急剧增长，加大了人们对自然资源的消耗，掠夺式的采挖和捕猎，导致森林面积急剧减少，森林植被严重破坏，生态环境极度恶化，使许多动物、植物失去了赖以生存的自然环境，处于濒危灭绝的境地。据联合国环境规划署统计，现存物种正以每天 100 种的速度消失，预计在今后的 20 ～ 30 年中，将有 1/4 的物种濒临灭绝。

3. **濒危中药材资源的自身弱势** 物竞天择、适者生存是自然界纷繁复杂的各类生物得以生存并世代繁衍的基础。一些野生的药用动、植物不能在演变的生态系统中正常生殖、生长，或者因受到其他物种和生存环境的影响不能正常生长，受到威胁，在生存斗争中被淘汰。

总之，人口剧增，消耗增大，利益刺激，计划失衡，滥采（捕）滥挖（猎），工业极速发展，全球气候变暖，药用动植物资源赖以生存的自然环境和生存空间在不断变化和缩小，不可再生的药用矿产资源也在不断减少，这些都是造成中药资源濒危的原因。

（二）中药资源保护管理的方法

1. 国家层面

（1）加强对中药资源保护的立法和执法工作。

（2）建立自然保护区，就地保护与迁地保护相结合。

（3）开展资源普查，摸清"家底"。

（4）开展濒危中药资源的生物学特性和物种保存技术研究。

（5）加强中药材生产的生物技术研究。

（6）开展濒危中药资源的繁育、栽培、养殖和引种驯化等方面的技术研究。

（7）积极开展宣传教育，提高全民意识，处理好保护与利用的关系。

2. 企业层面　这里的企业是指一切以中药资源开发为产品的企业，包括中药制药、中药饮片、中药保健品、食品、饮料、化妆品、日用品、食品添加剂、中药农药、中药兽药、中药饲料添加剂等生产企业。这些企业是中药资源消耗的主体，应该在中药材资源保护方面做出贡献。

（1）加大资金投入，开展濒危中药材原料野生变家种（养）的研究，开展规范化种植、养殖。

（2）不断优化生产工艺，提高利用率，减少中药资源的浪费。

（3）规范化包装、贮藏、运输，减少或避免生虫、发霉、磨损、有效成分流失等造成中药资源浪费。

（4）加大中药资源综合利用力度，将提取过的药渣再利用，生产有机肥和饲料等循环回归自然。

总之，中药资源是中华民族的共同财富，全社会都要重视，人人有责，尤其是中药制药企业的每一位员工，都要肩负起这种责任。正确认识和处理保护和利用的关系，保护的目的是利用，通过合理的利用进一步加强保护。提高全民意识，善待自然，爱护生态，切实纠正掠夺式的生产方式，走可持续发展的道路，实现人口、经济、社会和自然的协调发展，切实做好中药资源的保护和利用工作。

第三章　步长用中药材特点

第一节　步长中成药品牌优势

步长制药以脑心通胶囊为创业起步，在二十多年的发展中，步长制药构建了清晰的发展战略——"聚焦大病种、培育大品种"。公司以专利中成药为核心，致力于中药现代化，充分发挥了中药在心脑血管这一"大病、慢病"领域中的重要作用，形成了立足心脑血管市场、覆盖中成药传统优势领域、聚焦大病种、培育大品种的立体产品格局。

步长制药在研发战略上，坚持生产一代、储备一代、研制一代、构思一代的良性循环模式。以脑心同治论为理论基础，研发、培育出了脑心通胶囊、稳心颗粒和丹红注射液三个独家专利品种，治疗范围涵盖中风、心律失常、供血不足和缺血梗死等常见心脑血管疾病。形成了以脑心通胶囊、稳心颗粒、丹红注射液等10多个年销售超10亿元的中成药大品种。

步长制药作为中药专利处方药龙头企业，目前已上市的中成药有70余种，涉及心脑血管系统、呼吸系统、消化系统、内分泌系统、泌尿系统、妇科、肿瘤科、骨关节系统、皮肤系统9大类。主要中成药除了心血管系统用药市场，还在妇科、糖尿病及肿瘤领域具有较强的竞争力，如妇科用药红核妇洁洗液为国家中药三类新药且为公司独家品种。

步长制药目前可生产胶囊剂、颗粒剂、针剂等多种剂型。未来，公司将布局大健康产业，以专利中药为基础，积极开拓生物制药、儿科用药、互联网医药（移动医疗、穿戴医疗、电商等）、保健品、医疗器械、医院等。

第二节　步长用中药材的特点

目前已上市的中成药有70余种，涉及中药材230余种。

按照药材的功能，中药材通常可分为19类，其中使用较多的是补虚药、活血化瘀药、清热药、祛风湿药、平肝息风药和疏肝理气药。心脑血管系统用药主要是补虚药和活血化瘀药，这也符合步长脑心同治理论中的"气血虚乃万病之源"的理论。这类药中使用频率最高的是丹参，共涉及16种中成药，其次是当归15种中成药，甘草14种中成药，黄芪12种中成药，川芎11种中成药，白芍、赤芍各9种中成药，红花、三七各7种中成药，人参、党参各6种中成药，茯苓、桃仁、柴胡各5种中成药，三棱、地龙、全蝎、水蛭、冰片各4种中成药。

按照药材商品分类或入药部位分，根茎类药材约占30%，其余涉及果实种子类、全草类、花叶类、树皮类、藤木树脂类、菌藻类、动物类、矿石类和其他类。

按照资源来源分，人工种植品种类约占50%，野生资源种类约占50%。但从用量方面，人工种植类占总用量的80%，野生药材占比不到20%。

各 论

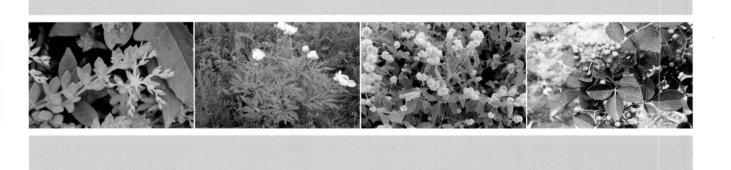

第四章　心脑血管系统用药

　　心脑血管系统疾病是心脏血管和脑血管疾病的统称，泛指由于高脂血症、血液黏稠、动脉粥样硬化、高血压等所导致的心脏、大脑及全身组织发生的缺血性或出血性疾病。常见的风湿病也属于心脑血管系统疾病。心脑血管疾病是对人类健康构成极大威胁的一类疾病，在人类各种疾病的发病率和死亡率中，心脑血管病占第一位。其特点是患病率高、致残率高和死亡率高。全世界每年死于心脑血管疾病的人数高达 1500 万人左右。

　　据 2019 年 6 月发布的《中国心血管病报告 2018》显示，脑（心）疾病患者达 2.9 亿，其中脑卒中就有 1300 万，脑（心）疾病占我国总死亡原因首位者达 40% 以上。自 2004 年以来，我国急性心肌梗死、颅内出血、脑梗死住院总费用年均增长速度分别为 29.15%、16.88% 和 22.24%。2016 年，农村和城市心血管病死亡占全部死因的比率分别为 45.5% 和 43.16%。2003 年至 2016 年，在脑血管病方面，全国死亡率呈上升趋势，且农村地区脑血管病死亡率高于城市地区。心脑血管疾病严重危害着人类生命与生存质量。

　　心血管疾病常见症状有心悸、气短、端坐呼吸、夜间阵发性呼吸困难、胸骨后的压迫性或紧缩性疼痛、胸闷不适、水肿、发绀、晕厥、咳嗽咯血、虚弱、嗳气、上腹痛、恶心、呕吐、左后背痛、左手臂痛等。

　　脑血管疾病常见症状有偏瘫、偏身感觉障碍、偏盲、失语，或交叉性瘫痪、交叉性感觉障碍、眼外肌麻痹、眼球震颤、吞咽困难、共济失调、眩晕等，或肢体无力、麻木，面部、上下肢感觉障碍，单侧肢体运动不灵活，语言障碍，说话不利索，记忆力下降，看物体突然不清楚，或眼球转动不灵活，小便失禁，平衡能力失调，站立不稳，意识障碍，头痛或恶心呕吐，头晕、耳鸣等。

　　心脑血管病在中医学中称为"中风""胸痹""心痛""厥心痛"等。中医学认为，这类疾病的病因是气血两虚、气血不和、脏腑失调、情志抑郁、气血瘀阻等，治疗原则为益气活血化瘀。因此，治疗这类疾病以补气、补血、活血化瘀、祛风化痰、通络止痛、温中散寒等中药组成。

　　步长制药创始人赵步长教授自 20 世纪 60 年代初，就开始潜心研究心脑血管疾病的中医治疗，吸取古今医学之精华，在中医学和西医学"脑心相通"理论基础上，结合现代人特点，从宏观准确性至微观精确性入手，于 1993 年，在继承和发扬中医学遗产中创新性提出了心脑血管疾病治疗的新理论体系——脑心同治理论，首次总结和创立了脑心同治理论，用脑心同治理论指导临床实践，在临床上取得了良好的效果。赵步长教授在创新性地提出脑心同治医学理论的基础上，结合 30 余年临床实践经验研制而成了脑心通胶囊，并广泛应用于临床治疗冠心病心绞痛和脑卒中等心脑血管疾病。经历 20 多年的发展与完善，脑心同治理论已成为目前心、脑血管疾病中医整体观思维的创新思想体系。脑心同治理论认为，心血管疾病和脑血管疾病有着密切的联系，脑心同治是联合防治心脑血管疾病的必由之路。这一理论目前被心脑血管疾病防治领域广泛认可和应用。

第一节　脑心通胶囊

一、组方

脑心通胶囊由补阳还五汤中的 7 味中药黄芪、当归、川芎、赤芍、红花、桃仁、地龙，加上 9 味活血通络止痛中药丹参、全蝎、水蛭、乳香、没药、牛膝、鸡血藤、桂枝、桑枝组成。

二、临床应用

（1）正气亏虚，脉络瘀阻，肌肉、筋脉失养之中风，临床表现为半身不遂、肢体麻木、口眼㖞斜、舌强语謇、舌暗、脉细涩。

（2）气虚心脉瘀阻之胸痹，临床表现为心痛、胸闷、心悸、气短、舌暗、脉细涩。

三、临床研究

脑心通胶囊可以保护脑细胞，抑制神经细胞凋亡，增加脑血流量，减少缺血再灌注损伤，缩小脑梗死范围，抗老年痴呆，有效防治脑缺血、脑梗死；增加心肌供血，减少心肌耗氧量，缩小心肌梗死面积，保护心肌细胞，改善心功能，有效防治冠心病心绞痛、心肌梗死、心衰；改善微循环，与丹红、木丹、通脉联合用药防治糖尿病并发症。

脑心通胶囊系根据现代人体质及发病特点，在补阳还五汤的基础上加味而成。其来源于补阳还五汤，优于补阳还五汤，从补阳还五汤到脑心通胶囊，从古方到现代方剂，从汤剂到胶囊剂，在中医基础理论的指导下，结合现代科学技术改变了汤剂的不方便性，扩展了方剂的疗效，达到了古方今用的创新，保证了安全性，提高了疗效。

《中西医结合神经病学临床研究》（国家卫生健康委员会"十三五"规划教材、全国高等中医药院校研究生教材）提出："脑心通胶囊立法有据，组方合理，扶正固本，攻补兼施，标本同治，有补而不滞、祛瘀而不伤正之功。药理作用明晰，治疗缺血性心脑血管病疗效确切，安全性好。"

四、原料药材

🌿 黄芪

黄芪始载于《神农本草经》。原名黄耆，李时珍谓："耆者长也，黄者色黄，为补药之长，故名。"明代以来，逐步将"耆"简写成"芪"。

【别名】绵黄芪、绵芪（古时产于山西绵山）、蒙芪、口芪、北芪、王孙、戴椹、蜀脂、百本。

【来源】为豆科植物膜荚黄芪 *Astragalus membranaceus*（Fisch.）Bge. 和蒙古黄芪 *Astragalus membranaceus*（Fisch.）Bge. *var. mongholicus*（Bge.）Hsiao 的干燥根。在产地前者称膜芪、高杆芪，后者称蒙芪、矮杆芪。

【产地与资源】蒙古黄芪生于干旱向阳草地及山坡，分布于东北、华北、西北，主产于山西、内蒙古、陕西和甘肃。

膜荚黄芪生于林缘、灌丛、林间草地及疏林下，分布于东北、华北、西北及山东、四川等地。

历代本草记载以甘肃、山西、内蒙古产者为好。2020 年出版的《道地药材标准汇编》认为，产于以恒山、太行山山脉为核心的山西北部，内蒙古中西部以及与此区域接壤或临近的甘肃、宁夏、陕西、河北，以及东北等中温带干旱地区的黄芪为道地药材。

20 世纪 70 年代后，黄芪野生资源逐年减少，已被列为《国家重点保护野生药用动植物名录》三类保护植物。栽培黄芪已成为商品的主要来源，以黄芪为原料生产的中成药达 200 多种，药食两用，又是传统大宗出口药材，年需用量超过 20000 吨。

栽培方式主要有直播与移栽两类。直播黄芪一般播种生长 4～5 年采收。在山西北部山区，药农秋末将黄芪种子漫山撒播后让羊群踩踏，翌年春季发芽，生长 4～5 年后采收。这种半野生种植，既给羊群提供了食物，又保证了黄芪品质。陕西榆林的子洲也是采用种子直播仿野生种植，4～5 年采收。现这种黄芪多加工为出口商品。

移栽黄芪则多来自甘肃定西和陇南的宕昌县以及内蒙古武川等地。第一年春季育苗，第二年春季移栽，移栽后的当年秋末采挖。便于采挖，多采用横沟平栽方式。在甘肃定西和陇南宕昌，为了减少除草和促进黄芪根的生长，现多采用横沟平栽露头覆膜移栽法。平栽法生长的黄芪根的下部多分枝，主根较短。该栽培模式因生长年限较短，所以有效成分物质积累少，品质较差。

据《中国药材产地生态适宜性区划》，蒙古黄芪栽培以内蒙古、黑龙江、新疆、吉林、河北一带为适宜区域；膜荚黄芪栽培以内蒙古、四川、山西、陕西一带为适宜区域。

截至 2015 年底，内蒙古丰镇市黑土台镇段家营村及柳家营村、山西省浑源县官儿乡、甘肃省定西市陇西县碧岩镇塄岸村的黄芪种植基地通过了国家 GAP 认证。

【采收加工】春、秋二季采挖，除去须根和根头，晒干。

【植物形态】蒙古黄芪是膜荚黄芪的变种，二者异同见表 4-1-1。

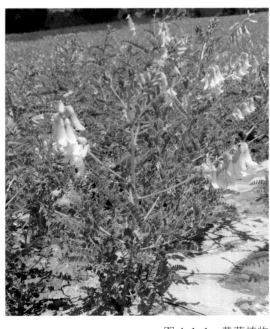 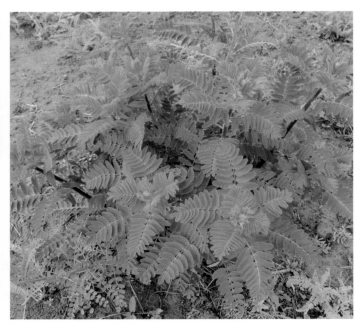

图 4-1-1　黄芪植物（左图为蒙古黄芪，右图为膜荚黄芪）

表 4-1-1　荚膜黄芪与蒙古黄芪比较

品种	相同点	不同点
膜荚黄芪	多年生直立草本。奇数羽状复叶。总状花序生于茎和枝的上部叶腋；蝶形花，花冠黄白色；雄蕊 10 枚，二体；荚果，半椭圆形，果皮膜质，稍膨胀	株高 100cm 以上。小叶 6 ～ 13 对，卵状披针形或椭圆形。子房被柔毛，荚果被黑色短柔毛。花期 7 ～ 8 月，果期 8 ～ 9 月
蒙古黄芪		株高 40 ～ 80cm。小叶 12 ～ 18 对，宽椭圆形。子房和荚果无毛。花期 6 ～ 7 月，果期 7 ～ 8 月

【药材性状】呈圆柱形，有的有分枝，上端较粗，长 30 ～ 90cm，直径 1 ～ 3.5cm。表面淡棕黄色或淡棕褐色，有不整齐的纵皱纹或纵沟。质硬而韧，不易折断，断面纤维性强，并显粉性，皮部黄白色，木部淡黄色，有放射状纹理和裂隙，老根中心偶呈枯朽状，黑褐色或呈空洞。气微，味微甜，嚼之微有豆腥味。

以条粗长、断面皮部白色、木部黄色、味甜、有粉性者为佳。"金井玉栏"特征（药材横切面上，外圈皮部和韧皮部白色，中心木质部或包括髓部黄色或浅黄色）显著者佳。

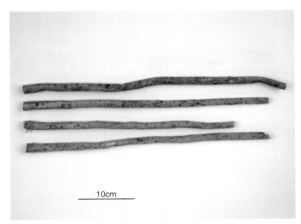
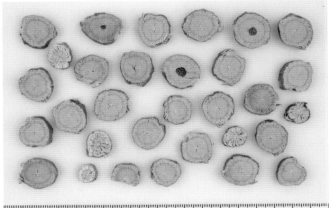

图 4-1-2　黄芪药材和饮片

【鉴别要点】

1. 原药材　圆柱形，表面淡棕黄色或淡棕褐色，质硬而韧，皮部黄白色，木部淡黄色，味微甜，嚼之微有豆腥味。仿野生优质黄芪的皮部白色，木部黄色，"金井玉栏"特征显著。生长时间较长的断面有裂隙。

2. 饮片　类圆形或椭圆形，切面圆形，皮部黄白色，木部淡黄色，皮部约占直径 1/2，嚼之微甜有豆腥味。

【功能与主治】补气升阳，固表止汗，利水消肿，生津养血，行滞通痹，托毒排脓，敛疮生肌。用于气虚乏力，食少便溏，中气下陷，久泻脱肛，便血崩漏，表虚自汗，气虚水肿，内热消渴，血虚萎黄，半身不遂，痹痛麻木，痈疽难溃，久溃不敛。

【炮制】

1. 黄芪片　取原药材切厚片，干燥。

2. 蜜黄芪　取黄芪片置锅内，文火炒至黄色，取出再将蜂蜜入锅煮沸后，投入黄芪片，炒至不粘手为度，取出摊凉。

【化学成分】含多糖类、黄酮类、三帖皂苷类、氨基酸类、黄芪磷脂等，另外还含硒、锌、铜等微量元素。

【药理】①调节免疫功能：现已知环磷酸腺苷（cAMP）与抗体生成有密切关系，免疫细胞的活化、干扰素的诱导均与 cAMP 的浓度有关。环核苷酸是黄芪影响免疫功能的重要物质。黄芪多糖能使 cAMP 的含量增加。②利尿：黄芪的利尿作用持续时间较长。③对心血管的作用：黄芪能显著提高心排出量。对心脏指数、每搏量及每搏指数有正性心力作用。④血液系统方面：黄芪煎液对有病理缺陷或损伤的红细胞（RBC）的变形能力，具有一定的修复和激活作用，使 RBC 变形能力得到显著改善。对离体长时间孵化的 RBC 具有延缓或保持其变形能力的作用。这是黄芪产生"理气"和益气作用的机制。⑤抗炎、抗衰老和抗应激。

【文献摘要】

《名医别录》：黄芪生蜀郡山谷、白水、汉中，二月、十月采，阴干。

《本草经集注》：第一出陇西洮阳，色黄白甜美，今亦难得。次用黑水宕昌者，色白肌理粗，新者亦甘而温补。又有蚕陵白水者，色理胜蜀中者而冷补。又有赤色者，可作膏贴，俗方多用，道家不须。

《新修本草》：今出原州及华原者最良，蜀汉不复采用。宜州、宁州者亦佳。

《本草图经》：今河东、陕西州郡多有之。根长二三尺以来。独茎，或作丛生，枝干去地二三寸。其叶扶疏作羊齿状，又如蒺藜苗。七月中开黄紫花。其实作荚子，长寸许。八月中采根用。其皮折之如绵，谓之绵黄芪。然有数种，有白水芪、赤水芪、水芪，功用并同，而力不及白水芪。木芪，短而理横。今人多以苜蓿根假作黄芪，折皮亦似绵，颇能乱真。但苜蓿根坚而脆，黄芪至柔韧，皮微黄褐色，肉中白色，此为异耳。

《汤液本草》：绵上即山西沁州，白水在陕西同州。黄芪味甘，柔软如绵，能令人肥；苜蓿根，微苦而坚脆，俗呼为土黄芪，能令人瘦。用者宜审。

《本草纲目》：黄芪叶似槐叶而微尖小，又似蒺藜叶而微阔大，青白色，开黄紫花，大如槐花。结小尖角，长寸许。根长二三尺，以坚实如箭杆者为良。嫩苗亦可煠淘茹食。其子收之，十月下种，如种菜法亦可。今人但捶扁，以蜜水涂炙数次，以熟为度。

《药物出产辨》：正芪产区分三处：一关东，二宁古塔，三卜奎，产东三省，现时山西大同、忻州地区，内蒙古及东北所产者为优。

《金世元中药材传统经验鉴别》：目前黄芪无论野生还是栽培，均来自膜荚黄芪和蒙古黄芪。因产地土壤不同，名称各异，如产于黑龙江、吉林的黑色土壤生长的黄芪，表面呈棕褐色，俗称黑皮芪；产于齐齐哈尔（卜奎）的黄芪称卜奎芪；产于宁安的黄芪称宁古塔芪；产于山西、内蒙古的黄芪，表面颜色相对较浅，多呈淡棕色，故称白皮芪。膜荚黄芪与蒙古黄芪由于植物品种不同，其形状也有差异，如膜荚黄芪（产于山西者）根头多膨大，多具空心，尾部渐细，质地韧而重。蒙古黄芪（产于内蒙古者）芦头小、头尾粗细均匀，质地娇嫩而柔软，俗称鞭竿芪或箭杆芪，为著名的道地药材。近年来，全国各药材市场所供应的黄芪大多是山东文登、甘肃定西、河北安国等地的栽培品，其中山东文登、甘肃定西的产品根条粗细、长短与以往的相比还算尚可，唯质过硬，木质化过高，几乎没有什么纤维性，粉性少，豆腥味较淡，切片质地坚实致密。蜜炙黄芪时，蜜液难以浸入，不如原来内蒙古、山西、东北的栽培品。河北安国种植的黄芪最多生长两年就采收，由于生长期短，故根长 30～40cm，粗细如笔管，形如鸡爪。多切成圆片或斜片销售。这些品种与以往的野生品或半野生半家种的黄芪形状相差甚远。

【附注】

（1）产于甘肃陇南的多序岩黄芪，过去作为黄芪的一个规格种类，自 2010 版药典将其单列为红芪。

（2）在 20 世纪 80 年以前，山西、内蒙古、东北的黄芪经营客商和企业为了市场竞争，挑选本地产的地道药材，用植物色素加工染色，形成了具有地域特色的黄芪规格等级，如山西北部的黑皮芪、纯正芪、冲正芪等。在山西北部，将优质箭杆芪捆成圆锥状小把，长者在中，短者在外，形如旧时铁炮，称为"炮台芪"。这些都享誉海外。

丹参

丹参始载于《神农本草经》。药中称"参"者，多有补益作用。本品表面棕红，古人认为有益气作用故名。近代书多将其归入活血祛瘀药类。

【别名】紫丹参、红丹参、赤参、血参。

【来源】为唇形科植物丹参 *Salvia miltiorrhiza* Bge. 的干燥根及根茎。

【产地与资源】我国除黑龙江、吉林、内蒙古北部高寒地区以外几乎各省均有分布，主产于山东、江苏、河南、陕西、安徽、四川等地，四川中江自清代中叶开始人工栽培，是最早开始人工栽培的产区，近代以来奉为道地。野生丹参多生于路旁、山坡、林下、溪边。目前，山东新泰、沂水、蒙阴、临朐、莒县是丹参种植最为集中的区域。

丹参是我国常用中药，也是医药工业的重要原料。目前我国大部分地区均有栽培，陕西商洛、河南方城和四川中江已获得国家地理标志产品保护。丹参在心脑血管疾病方面有独特疗效，并且有相当数量的出口，市场需求量很大，目前商品主要来自栽培。山东是丹参种植面积最大的省区。

丹参的繁殖材料较丰富，可分根繁殖、芦头繁殖、扦插繁殖、种子繁殖。目前以种子育苗移栽为主。7 月份在种子成熟时，随采随育苗，当年秋末冬初或翌年早春起苗移植，第 2 年或当年 10 ～ 11 月采挖，秋末来不及采挖的第 2 年初春解冻后未发芽前采挖。当年的种子发芽率高，放置 1 年，发芽率显著降低。丹参的轮作间隔在 6 年以上。

据《中国药材产地生态适宜性区划》，丹参栽培区域以云南、四川、湖北、贵州、陕西、河南一带为宜。

截至 2015 年底，陕西省商州区、洛南县、山阳县、柞水县、丹凤县、商南县，四川省中江县石泉乡，山西省芮城县陌南镇、古魏镇、南卫乡、西陌镇、大王镇、阳城镇，河南省方城县拐河镇、四里店乡、杨集乡、柳河乡，山东省蒙阴县垛庄镇、旧寨乡、坦埠镇，济南市长清区马山镇的丹参种植基地通过了国家 GAP 认证。

【采收加工】春、秋二季采挖，除去泥沙，干燥。

【植物形态】草本，根肥厚，肉质。茎四棱，密被长柔毛。叶为奇数羽状复叶，小叶 3 ～ 5 枚，两面有毛。轮伞花序组成顶生的或腋生的总状花

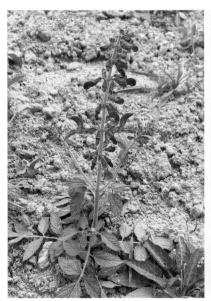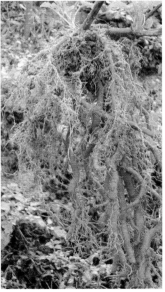

图 4-1-3 丹参植物（地上和地下部分）

序，花二唇形，花冠蓝紫色。小坚果，椭圆形，黑色。花期 4～7 月，果期 7～8 月。

【药材性状】根茎短粗，顶端有时残留茎基。根数条，长圆柱形，略弯曲，有的分枝并具须状细根，长 10～20cm，直径 0.3～1cm。表面棕红色或暗棕红色，粗糙，具纵皱纹。老根外皮疏松，多显紫棕色，常呈鳞片状剥落。质硬而脆，断面疏松，有裂隙或略平整而致密，皮部棕红色，木部灰黄色或紫褐色，导管束黄白色，呈放射状排列。气微，味微苦涩。

栽培品较粗壮，直径 0.5～1.5cm。表面红棕色，具纵皱纹，外皮紧贴不易剥落。质坚实，断面较平整，略呈角质样。

以条粗壮，色紫红色者为佳。

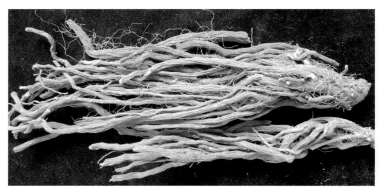
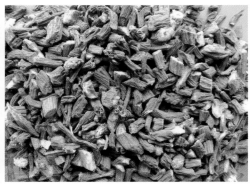

图 4-1-4　丹参药材和饮片

【鉴别要点】

1. 原药材　野生或栽培多年生者，弯曲皱缩圆柱形，表面棕红或暗棕，外皮疏松易剥落，断面灰黄有裂隙；移栽后生长一年者，粗壮顺直略皱缩，表面紫红略浅淡，外皮紧密质坚实，断面黄白角质样。

2. 饮片　类圆形或椭圆形厚片，表面棕红色或红色，切面灰黄色或黄白色。陈货或干燥不及时或堆闷发汗者，断面紫黑色。

【功能与主治】活血祛瘀，通经止痛，清心除烦，凉血消痈。用于胸痹心痛，脘腹胁痛，癥瘕积聚，热痹疼痛，心烦不眠，月经不调，痛经经闭，疮疡肿痛（丹参功效谚语：一味丹参，功同四物汤）。

【炮制】

1. 丹参片　取原药材除去杂质及残茎，洗净，润透，切厚片，干燥。筛去碎屑。

2. 酒丹参　取丹参片置容器内，加入黄酒拌匀，闷至酒吸尽，倒入热锅内，用文火炒至颜色加深，取出晾干。

【化学成分】主要有脂溶性的丹参酮类化合物和水溶性的酚酸类化合物两大类。

【药理】有扩张冠状动脉、增加血流量、改善心肌缺血、提高耐缺氧、降血压、降血脂和降低动脉粥样硬化等作用，并能抑制血小板聚集、促进纤溶活性、改善微循环障碍，又有改善肾功能、学习记忆、抑制肿瘤、镇静安定作用。此外，对金黄色葡萄球菌、大肠埃希菌、变形杆菌、福氏痢疾杆菌、伤寒杆菌、结核杆菌和某些皮肤真菌均有抑制作用。现代药理研究表明，丹参药理作用广泛。

【文献摘要】

《吴普本草》：茎叶小房如荏有毛，根赤色，四月开紫花，二月、五月采根阴干。

《名医别录》：丹参生桐柏山川谷及太山，五月采根曝干。

《本草经集注》：桐柏山在义阳，是淮水发源之山，非江东临海之桐柏也。今近道处处有之。茎方有毛，紫花，时人呼为逐马。

《本草图经》：今陕西、河东州郡及随州皆有之。二月生苗，高一尺许。茎方有棱，青色。叶相对，如薄荷而有毛。三月至九月开花成穗，红紫色，似苏花。根赤色，大者如指，长尺许，一苗数根。恭曰冬采者良，夏采者虚恶。

《本草纲目》：处处山中有之。一枝五叶，叶如野苏而尖，青色皱毛。小花成穗如蛾形，中有细子。其根皮丹而肉紫。丹参，活血，通心包络。治疝痛。按《妇人明理论》云，四物汤治妇人病，不问产前产后，经水多少，皆可通用，唯一味丹参散，主治与之相同。盖丹参能破宿血，补新血，安生胎，落死胎，止崩中带下，调经脉，其功大类当归、地黄、川芎、芍药故也。

《药物出产辨》：产四川龙安府为佳，名川丹参。有产安徽、江苏，质味不如。

《500味常用中药材的经验鉴别》：丹参商品以条肥粗壮，表面紫红（故名紫丹参），皮细紧，肉质饱满，断面黄棕或棕褐，质坚纤维性少、裂隙少者为佳。栽培品优于野生品，栽培品中又以四川所产者量大质优，其他地区（河南等地）栽培品亦优于野生品，各地野生品（山丹参、会丹参）较次。

《金世元中药材传统经验鉴别》：新中国成立前丹参基本都是野生品，种植丹参极少，只有四川中江、平武有少量出产，并主销广东及出口。新中国成立后由于药用量增加，大量发展种植，当今丹参货源野生品和种植品并存，但以种植品为主。

【附注】

（1）在甘肃渭源县、陇西县和成都荷花池药材市场，常见到一种被称为"大丹参"或"红秦艽"的药材，通过查阅文献鉴定为同科同属植物甘西鼠尾草的根及根茎。其根长圆锥形，上粗下细，长10～20cm，直径1～4cm。表面呈暗红棕色，根头常有数个根茎合生。根扭曲成辫子状，外皮常有部分脱落而显红褐色，需注意区分。

（2）山东产的白花丹参，有的专家提出是丹参的变种，有的提出是亚种或变型，意见未统一，除了花色外没有发现其他差异。现与紫花丹参同等入药。

（3）西南地区尚有将滇丹参作为野丹参使用。

当归

当归始载于《神农本草经》。北宋陈承曰："能使气血各有所归，恐当归之名必因此出也。"李时珍曰："当归调血为女人要药，有思夫之意，故有当归之名。"明李中梓谓："气血昏乱，服之而定，能领诸血分药物各归其所当之经，故名当归。"

【别名】秦归（天水旧时称秦州）、西归、岷归、干归、白蕲、文无。

【来源】为伞形科植物当归 *Angelica sinensis*（Oliv）Diels 的干燥根。

【产地与资源】当归的产地分为4个片区：一是甘肃的岷县、渭源、宕昌、漳县、陇西、武都、文县；二是云南的鹤庆、维西、丽江、中甸、德钦、兰坪；三是四川的宝庆、平武、九寨沟（原南坪）、青川、小金；四是湖北的恩施。但以岷县的梅川、麻子川、南川、西寨和宕昌的阿坞、白龙产量最大，又以岷县产品质量最优，被称为"岷归"，为著名的道地药材。2020年出版的《道地药材标准汇编》收录"岷归"的同时，又收录了产于云南西北部鹤庆、丽江、兰坪、剑川、维西、德钦、香格里拉等地高寒冷凉地区的"云当归"。

目前，野生当归资源仅残存分布于甘肃漳县、舟曲境内人迹罕至的高山丛林地区，商品药材全部来源于家种。当归的种植历史悠久，据《本草纲目》记载："今陕、蜀、秦（甘肃岷县）、汶川诸处，人多栽莳为货。"说明明代已普遍种植。

当归药食两用，国内外年需求量约 12000 吨。商品全部来自栽培。

当归生于海拔 2000 ～ 3000m 的高寒阴湿地方。在甘肃产地，当地农民把高海拔（2300 ～ 2500m）的岷县称为"后山"，又把岷县 2700m 以上的高山林地称为"里山"；把白龙江低海拔流域称为"前山"。"前山腿子，后山王，里山产的王中王。"后山产的主根肥长，支根少较粗，质油润；前山产的主根短，支根多如马尾状，欠油润。里山、后山、前山产的当归质量有显著差异。

当归用种子繁殖，在高山背风的肥沃荒地育苗，在相对较低的海拔地移栽。在甘肃，于 6 月下旬将前一年秋天采的种子播种，8 月中旬将苗全部挖出，用草捆成小把，中间夹以泥土，挖窖贮藏或埋藏于阴凉处。以前有春栽与冬栽两种，现在多春栽。但经验证明，冬栽苗生长旺盛，产量高，品质好。目前，当归种植存在的最大问题是春化抽薹和麻口病。当归抽薹后根柴化，不能药用。若对当归苗的底细不清，移栽了春化苗，则整块地抽薹率可高达 80%，可造成重大损失。麻口病会影响当归的品质，生荒地种植的当归麻口病少。当归的亩产量约为 100 公斤干药材。

据《中国药材产地生态适宜性区划》，当归栽培区域以四川、西藏、甘肃、青海、云南一带为宜。截至 2015 年底，甘肃岷县禾驮乡、麻子川乡，云南曲靖市沾益县播乐乡的当归种植基地通过了国家 GAP 认证。

【采收加工】秋末采挖，除去茎叶、须根及泥土，放置，待水分稍蒸发后根变软时，捆成小把，上棚，以烟火慢慢熏干。目前，在甘肃卓尼还有这种加工方法，在其他地方几乎见不到这种传统加工方法了。过去要求，当归的加工不能阴干或晒干，阴干质轻，皮肉发青；日晒、土炕焙干或火烤，易枯硬如柴，皮色发红，失去油分，降低质量。现在在产地，多采用边晒边搓揉，堆成圆堆发汗，反复多次，直至全干。

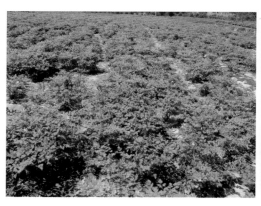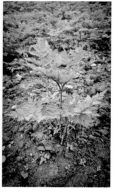

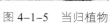
图 4-1-5　当归植物

【植物形态】茎直立，带紫色，有明显的纵直槽纹、无毛。叶为 2 ～ 3 回奇数羽状复叶，叶鞘膨大；叶片卵形，小叶 3 对，近叶柄的一对小叶柄较长，近顶端的一对无柄，呈 1 ～ 2 回分裂。复伞形花序顶生，伞梗 10 ～ 14 枚，长短不等；花瓣白色，稀紫红色。花期 7 月，果期 8 ～ 9 月。

【药材性状】略呈圆柱形，下部有支根 3 ～ 5 条或更多，长 15 ～ 25cm。表面浅棕色至棕褐色，具纵皱纹和横长皮孔样突起。根头（归头）直径 1.5 ～ 4cm，具环纹，上端圆钝，或具数个明显突出的根茎痕，有紫色或黄绿色的茎和叶鞘的残基；主根（归身）表面凹凸不平；支根（归尾）直径 0.3 ～ 1cm，上粗下细，多扭曲，有少数须根痕。质柔韧，断面黄白色或淡黄棕色，皮部厚，有裂隙和多数棕色点状分泌腔，木部色较淡，形成层环黄棕色。有浓郁的香气，味甘、辛、微苦。

柴性大、干枯无油或断面呈绿褐色者不可供药用。以主根粗长、油润、外皮色黄棕、断面色黄白、气味浓郁者为佳。

商品以甘肃岷县生荒地种植的产品质量较好，主根长，皮细，质坚实，油润。云南产品主根粗短如拳状，皮较粗，质较虚泡，略带辣味，质较差。

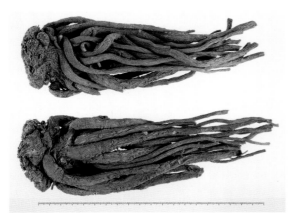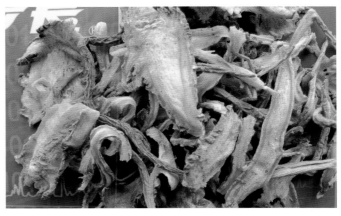

图 4-1-6　当归药材和饮片

【鉴别要点】

1. 原药材　归头、归身、归尾明显，归头茎痕明显；表面浅棕色至棕褐色，质柔韧，断面黄白色；有浓郁的当归特殊香气。

2. 饮片　切面黄白色或淡黄棕色，皮部厚，有裂隙和多数棕色点状分泌腔，木部色较淡，形成层环黄棕色。有浓郁的当归香气。

【功能与主治】补血活血，调经止痛，润肠通便。用于血虚萎黄，眩晕心悸，月经不调，闭经痛经，虚寒腹痛，肠燥便秘，风湿痹痛，跌打损伤，痈疽疮疡。酒当归活血通便，用于经闭痛经、风湿痹痛、跌扑损伤。

当归在临床上常分全归、归头、归身、归尾使用，各规格主治病证不同。

【炮制】

1. 当归片　取原药材洗净，稍润切薄片，晒干或低温干燥。

2. 当归头　取原药材，将当归头部（根茎）切下 4 ~ 6 片（薄片），晒干或低温干燥。

3. 当归身　取原药材，去除归头和支根，取中部主根部分，切薄片，晒干或低温干燥。

4. 当归尾　取原药材，取须根部分，切片，晒干或低温干燥。

5. 酒当归　取当归片放容器内，加入黄酒拌匀，闷至酒吸尽，置锅内，用文火炒至黄色略带焦斑为度，取出摊凉。

6. 土炒当归　取伏龙肝粉或陈墙土细粉置热锅内，待疏松时，投入当归片，用文火不断翻炒至土黄色为度，取出筛去土粉。

7. 当归炭　取当归片置热锅内，炒至外表微黑色即可。

【化学成分】含挥发油和非挥发性成分两类。非挥发性成分多为水溶性的。

【药理】有兴奋和抑制子宫平滑肌的"双向性"作用，可增强心肌血液供应，另外还有抑制血小板聚集、抗血栓形成、抗贫血、镇痛、护肝，促进血红蛋白和红细胞生成等作用。

【文献摘要】

《名医别录》：当归生陇西川谷，二月、八月采根阴干。

《本草经集注》：今陇西、四阳、黑水当归多肉少枝，气香名马尾当归。

《新修本草》：今出当州、宕州、翼州、松州，以宕州者最胜。

《本草纲目》：今陕、蜀、秦（甘肃岷县）、汶川诸处，人多栽莳为货，以秦归头圆尾多，色紫气香，肥润者马尾归，最胜也。

【附注】过去常见以独活经处理后假冒当归的情况，现少见。现产地市场有发霉后水洗、硫熏现象。目前甘肃定西种有不少欧当归，因产量高而混入当归内。

川芎

川芎始载于《神农本草经》，原名芎䓖。川芎原植物从古代至今有数种，产地不同，植物各异，因此芎䓖一名常冠以地名，以示区别，出自四川者故名"川芎"。

【别名】芎䓖、西芎。

【来源】为伞形科植物川芎 *Ligusticum chuanxiong* Hort. 的干燥根茎。均为栽培。

【产地与资源】主产于四川都江堰（原灌县）、彭州、崇州、什邡、邛崃、眉山、苍溪等县，均为栽培。

川芎主要有两种栽培方式，一是异地育苓法，即山区育苓，坝区栽种。山区育苓的川芎称山川芎，其地下块茎也称山川芎；坝区栽种的称坝川芎、正川芎，其地下块茎通称川芎。这种方法生产的川芎块大，质优，产量大，为川芎之上品。生产的川芎苓盘（山川芎膨大的茎节）供应各川芎产区作栽培材料。二是同地育苓法，即山区育苓，山区栽种。育苓的川芎也产山川芎。这种方法生产的川芎块小，质量略逊。山川芎质量较次。目前在四川和其他产区栽培川芎无育苓阶段。将收获川芎时收集的茎节（苓盘）经过一段时间贮藏（多贮藏于冷库）后栽种，或者不经贮藏直接栽种，至第2年夏至、小暑之间收获川芎。这种方法种植的川芎不产生山川芎。

截至2015年底，四川成都彭州市葛仙山镇群柏村、百顺村，敖平镇兴泉村；汶川县水磨镇灯草坪村的川芎种植基地通过了国家 GAP 认证。

【采收加工】夏季当茎上的节盘显著突出，并略带紫色时采挖。除去泥沙，晒后烘干，再去须根。

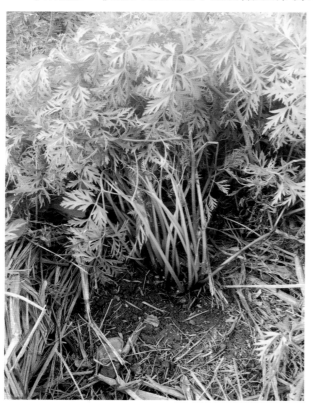

图 4-1-7　川芎植物

【植物形态】根茎粗，节显著膨大，节间短。茎直立，具纵沟纹，有分枝。基生叶有叶柄 3～4 回三出式羽状全裂，茎生叶无叶柄，1 回羽状分裂。复伞形花序顶生或侧生；伞幅近等长，花瓣白色。花期 7～8 月，果期 9～10 月。

【药材性状】为不规则结节状拳形团块，直径 2～7cm。表面灰褐色或褐色，粗糙皱缩，有多数平行隆起的轮节，顶端有凹陷的类圆形茎痕，下侧及轮节上有多数小瘤状根痕。质坚实，不易折断，断面黄白色或灰黄色，散有黄棕色的油室，形成层环呈波状。气浓香，味苦、辛，稍有麻舌感，微回甜。

【鉴别要点】

1. 原药材　不规则结节状拳形团块，粗糙皱缩，有多数平行隆起的轮节。气浓香。

2. 饮片　切面黄白色或灰黄色，具有明显波状环纹或多角形纹理，散有黄棕色的油室，形成层环呈波状。气浓香。

【功能与主治】活血行气，祛风止痛。用于

胸痹心痛，胸胁刺痛，跌扑肿痛，月经不调，经闭痛经，癥瘕腹痛，头痛，风湿痹痛。

【炮制】

1. 川芎片　取原药材分开大小，洗净，润透，切厚片，干燥。

2. 酒川芎　取川芎片用黄酒淋洒均匀，稍闷，置锅内，用文火炒干，取出放凉。

【化学成分】川芎根茎含挥发油、生物碱、酚性物、有机酸、有机酸酯类及其他成分等。

【药理】川芎嗪能使心脏振幅增大，心率减慢，并且明显抑制心肌钙内流的作用。川芎及提取物均具有扩张冠状动脉、增加冠状动脉流量、降低心肌耗氧量等作用。川芎及其有效成分有抗血栓形成、抗心肌缺血、镇静、抗维生素 E 不足的作用，川芎嗪可使麻醉犬脑血流量显著增加，血管阻力下降。川芎能改善软脑膜微循环，增加脑血流量，对慢性微循环障碍有明显调理作用，

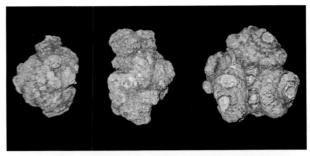
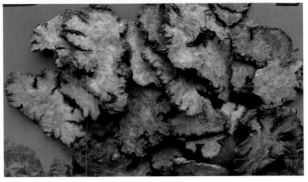
图 4-1-8　川芎药材和饮片

其作用优于罂粟碱和低分子右旋糖酐，能明显加速肠系膜微循环血流量速度，增加微血管开放数目。

【文献摘要】

《名医别录》：一名胡䓖，一名香果。其叶名蘼芜。生武功、斜谷、西岭。三月、四月采根，暴干。

《本草纲目》：蜀地少寒，人多载莳，深秋茎叶也不萎也。清明后宿根生苗，分其枝横埋之，则节节生根。八月根下始结川芎，乃可掘取，蒸暴货之。

《常用中药材品种整理和质量研究》：川芎的原植物随着时代和产区的不同而变化。唐代以前的本草均记载芎䓖产于关中、秦川或蜀川，而以产于关中及秦川的马街芎䓖为主，川产者次之。宋以后，除《本草图经》还同时记载产于关中和蜀川外，其他本草很少见产于关中或秦川的记载，多记载产于川蜀。宋代寇宗奭记载：芎䓖"凡用以川中大块、黑色、白不油、嚼之微辛者佳，他种不入药"。李时珍称："古人因其根节状如马街，谓之马街芎䓖，后世因其状如雀脑，谓之雀脑芎䓖"。所以，芎䓖以'蜀川者胜'，以蜀川产者为道地，概从宋代始。产于四川的芎䓖又称川芎䓖（药物学备考），简称川芎（《汤液本草》）。

《金世元中药材传统经验鉴别》：川芎产地非常集中，主产于四川都江堰市（原灌县）石羊场、太平场、中兴场、河坝场，崇州市元通场，彭州市的敖平，成都市新都区，总产量占全国川芎生产的90%，但以都江堰市产量大，又以石羊场产品质量最优。此外，上海、云南、广东、山东、陕西、湖北、江苏等地也曾引种，都因产品个大、质泡、香气淡、品质低劣而弃种。

【附注】从古代到近代使用的芎䓖有 4 种，植物形态很相似，只有产于四川的芎䓖才是川芎。

🌿 赤芍

赤芍以芍药之名始载于《神农本草经》，列为中品。《本草经集注》将其分为白芍药和赤芍药。李时珍谓："白芍药益脾……赤芍药散血。"本品为野生芍药的根。采收后不除外皮，表面赤褐色，故名。最早的赤芍药之名，是根据红花芍药和因产地不同有赤根芍药而得名。

【别名】赤芍药、红芍药。

【来源】为毛茛科植物芍药 *Paeonia lactiflora* Pall. 或川赤芍 *Paeonia veitchii* Lynch 的干燥根。

【产地与资源】芍药野生于山坡、山谷、灌木丛。野生分布于河北、山西、内蒙古、甘肃、宁夏、四川等地。主产于内蒙古、黑龙江、吉林、辽宁、河北、山西等地，均为野生。在内蒙古呼伦贝尔、黑龙江、吉林有大面积种植。据中国中医科学院中药研究所相关专家通过对内蒙古东部地区野生赤芍和黑龙江、吉林的栽培赤芍进行比较研究认为，黑龙江大庆和吉林梨树县所产的赤芍栽培品的芍药苷、儿茶素含量与野生品没有显著差异，因此建议以芍药苷及儿茶素共同作为评判赤芍道地药材质量的指标性成分，黑龙江省和吉林省为适宜进行赤芍栽培的地域，区域纬度不能低于北纬39°。

赤芍的道地产区为内蒙古东部和黑龙江西部、吉林西部的大兴安岭地区，海拔480～700m 的山坡、山沟草地、灌丛、林缘、林下，或海拔500～1500m 草木繁茂的固定沙丘。

川赤芍生于海拔3000～3900m 的山坡林下、林缘、灌丛或草丛中。野生分布于四川、甘肃、陕西、青海、西藏、山西、云南等地。主产于四川阿坝、甘孜、凉山等州以及青海、西藏、云南、甘肃南部等地。以野生为主，在四川阿坝州和甘孜州有种植。两种赤芍目前均没有成规模的规范化种植基地。

赤芍是常用大宗药材，目前国内年需求量已超过10000 吨，每年出口1000 余吨，兽药生产年需500 余吨。由于资源持续减少，种植规模发展缓慢，开发途径广泛，市场需求激增，资源现已严重不足。

据《中国药材产地生态适宜性区划》，芍药仿野生栽培区域以黑龙江、内蒙古、辽宁、吉林一带为宜；川赤芍栽培区域以四川、西藏、甘肃、辽宁一带为宜。

【采收加工】春、秋二季采挖，除去根茎、须根及泥沙，晒干。

【植物形态】芍药与川赤芍植物形态比较见表4-1-2。

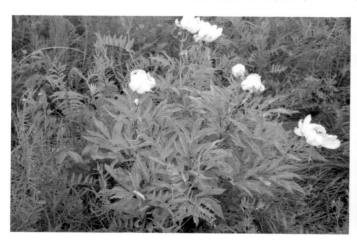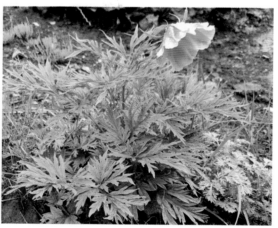

图 4-1-9　赤芍植物（左图为芍药，右图为川赤芍）

表 4-1-2　芍药与川赤芍植物形态比较

品种	相同点	不同点
芍药	多年生草本。根圆柱形，粗壮，黑褐色。茎无毛，叶为2回3出复叶。	上部为3出复叶，小叶不分裂，狭卵形、椭圆形或披针形；花单生于花枝的顶端，花大，花瓣9～13片，白色、粉红色或红色。蓇葖果无毛。花期5～7月，果期6～8月
川赤芍		小叶常羽状深裂，小裂片条状披针形或披针形；花2～4朵生于茎的顶端和其下的叶腋，花瓣较少，紫红色或粉红色。蓇葖果密被黄色绒毛。花期6～7月。果期7～9月

【药材性状】呈圆柱形，稍弯曲，长 5 ～ 40cm，直径 0.5 ～ 3cm。表面棕褐色，粗糙，有纵沟和皱纹，并有须根痕和横长的皮孔样突起，有的外皮易脱落。质硬而脆，易折断，断面粉白色或粉红色，皮部窄，木部放射状纹理明显，有的有裂隙。气微香，味微苦、酸涩。

以根粗壮，断面粉白色，粉性大者为佳。

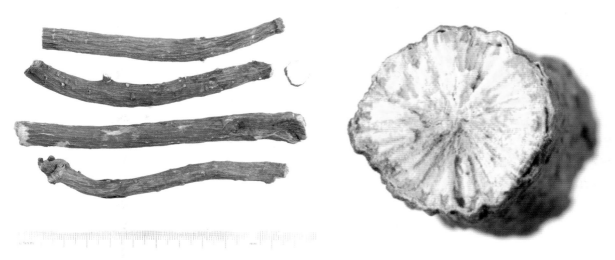

图 4-1-10　赤芍药材（右图赤芍的断面示糟皮粉碴特征）

【鉴别要点】

1. 原药材　圆柱形，表面棕褐色，外皮脱落呈现粉白色花斑，质硬而脆，易折断，断面粉白色或粉红色，木部有明显放射状纹理。

2. 饮片　切面粉白色或粉红色，皮部窄，木部放射状纹理明显，有的有裂隙。气微香。

【功能与主治】清热凉血，散瘀止痛。用于热入营血，温毒发斑，吐血衄血，目赤肿痛，肝郁胁痛，经闭痛经，癥瘕腹痛，跌扑损伤，痈肿疮疡。

【炮制】除去杂质，分开大小，洗净，润透，切厚片，干燥。

【化学成分】赤芍中已鉴定的化合物大都是单萜成分，这些成分有芍药苷、芍药内酯苷、氧化芍药苷、苯甲酸芍药苷、芍药吉酮、芍药新苷等。

【药理】具有抗血栓形成、降血糖、抗动脉硬化、抗血小板聚集、抗菌、抗病毒、抗肿瘤、保肝作用。

【文献摘要】

《神农本草经》：生川谷及丘陵。

《名医别录》：芍药生中岳川谷及丘陵，二月、八月采根曝干。

《本草经集注》：今出白山、蒋山、茅山最好，白而长大，余处亦有而多赤，赤者小利。

《开宝本草》：此芍药有两种，其花亦有赤白二色，赤者利小便下气，白者止痛散血。

《本草图经》：芍药，生中岳川谷及丘陵，今处处有之，淮南者胜。春生红芽作丛，茎上三枝五叶，似牡丹而狭长，高一、二尺。夏开花，有红、白、紫数种，子似牡丹子而小。秋时采根，根亦有赤白二色。

《本草别说》：芍药生丘陵川谷。今世所用者，多是人家种植。欲其花叶肥大，必加粪壤，每岁八、九月取其根分削，因利以为药，遂暴干货卖，今淮南真阳尤多。根虽肥大而香味绝不佳，入药少效。今考，用宜依《本经》所说，川谷丘陵有生者为胜尔。

《本草衍义》：芍药须用单叶红花者为佳。花叶多即根虚。然其根多赤色，其味涩苦，或有色白粗肥者益好。

《本草纲目》：昔人言洛阳牡丹、扬州芍药甲天下。今药中所用，亦多取扬州者。十月生芽，至春乃长，三月开花。其品凡三十余种，有千叶、单叶、楼子之异。入药宜单叶之根，气味全厚。根之赤白，随花之色也。今人都生用。

《植物名实图考》：盖芍药盛于西北，维扬诸花，始于宋世。

《本草药品实地之观察》：北方药市中，有赤芍及白芍二种，赤芍即为本地西北一带山中野生者。白芍为四川及浙江之培植品，在原产地已略去枹皮，拣选品质，加工制成。在杭州笕桥培植者，特称杭白芍，为芍药中之上品。

《金世元中药材传统经验鉴别》：本品为芍药和川赤芍的干燥根。按现代植物学白芍与赤芍的区别主要分为家种与野生和是否经过去皮、水煮等加工过程为准则。若加工去皮、水煮者为白芍，野生晒干者为赤芍。一般认为，白芍与赤芍同为毛茛科植物芍药属芍药组的品种，为同一植物，无区别。赤芍主产内蒙古锡林郭勒盟的多伦（旧称"喇嘛庙"）、大仆寺旗、镶黄旗；赤峰市（旧称"哈达"）的敖汉旗、翁牛特旗；呼伦贝尔市的扎兰屯、牙克石、阿荣族、阿伦春旗；兴安盟的突泉、乌兰浩特；河北的丰宁、赤城、围场（旧称"锥子山"）、崇礼、沽源、张北、兴隆、平泉（旧称"八沟"）；以及山西、黑龙江、吉林、辽宁等省。川赤芍主产四川阿坝、色达、马尔康、黑水、红原、茂县、北川、平武、沪霍、金川、天全、汶川，以及云南、青海、甘肃等省。赤芍以内蒙古多伦野生品为佳。其以根条粗长、质松、具有"糟皮粉碴"为特点，为著名的地道药材"多伦赤芍"，销于全国大部分地区及出口。

【附注】

（1）芍药一词最早见于《诗经·郑风·溱洧》，其曰："维士与女，伊其相谑，赠之以芍药。"长沙马王堆汉墓出土的《五十二病方》（春秋战国时期）是始载芍药入药的现存最古文献，用于治疗"疽"病。

（2）川赤芍之名在国内最早出现在由方文培刊登在1958年《植物分类学报》上的《中国芍药属的研究》一文中。据方文培当时调查，川赤芍的根在四川称赤芍，在成都各草药店及四川西部、西北部的产区作赤芍用，只有与四川以外的赤芍相区别，才称为川赤芍。

（3）赤芍商品除了上述两种外，尚还有同属的草芍药、毛叶草芍药、美丽芍药、窄叶芍药和块根芍药的干燥根部作赤芍用。

🌿 红花

红花，汉书名红蓝花，《开宝本草》释名红花。药用为红色的花，故名。

【别名】红蓝花、草红花（与西红花区别）、刺红花、川红花、怀红花、杜红花（产于浙江宁波）。

【来源】为菊科植物红花 *Carthamus tinctorius* L. 的干燥花。

【产地与资源】原产埃及，西汉时期由新疆传入内地种植，主产于新疆、云南、甘肃等地。经过数千年的种植，原野生红花种已很难寻觅，红花是为数很少的以栽培种为模式标本定名的植物物种。

早期的红花作为染料被人类种植使用，后来才发现其药用价值。红花是以种子繁殖的一年生或两年生植物。张骞出使西域，带回红花种子，最先在陕西、河南等地种植，后传播到江苏、浙江一带，经过长期在全国各地种植演变，形成了上百种以采花药用为主的栽培品种。

红花的品种分三大类，即药用红花、油用红花和药油两用红花。药用红花的总苞片和叶缘几乎无刺，花的品质和产量相对较高；油用红花的总苞片和叶缘有刺，种子粒大，含油较高；药油两用的介于二者之间。全世界油用红花栽培面积主要集中于亚洲的印度、北美的墨西哥和美国、北非的埃塞俄比亚、欧洲的西班牙、大洋洲的澳大利亚。目前印度的红花栽培面积和红花籽产量均居世界首位，长期以来约占全世界红花面积的一半以上。其次是北非和埃塞俄比亚。中国栽培的红花大部分为药用红花，其中新疆大部分是药用红花，少部分是药油两用红花。在巴基斯坦、阿富汗和中东一些国家和地区栽培红花作为饲料。

红花是新疆四大油料作物之一，种植面积达到了全国红花种植面积的 80%。目前，主要分布在新疆的塔城地区、伊犁地区、昌吉州，甘肃的敦煌、酒泉、张掖，宁夏的固原，云南的巍山、永胜、宾川、凤庆等地。在河南平顶山市、陕西渭南市、山东菏泽市等地现有零星种植。过去以河南怀红花色红鲜艳、质量最优，称为道地药材。在新疆，4 月初播种，7 月中旬采花，8 月中旬收籽，整个生长周期约 130 天。在云南和内地均为秋播，与当地小麦或油菜同期播种，采花期因海拔和纬度不同，从翌年 3 月初至 6 月底。红花种子的生命力很强，储藏 10 年的种子，其发芽率尚在 60% 以上。

据《中国药材产地生态适宜性区划》，红花以新疆、内蒙古、四川、河南、河北一带为种植适宜区域。

截至 2015 年底，新疆裕民县哈拉布拉乡、江格斯乡，伊宁市霍城县果子沟，乌鲁木齐市铁厂沟镇、柏杨河乡、水磨沟区的红花种植基地通过了国家 GAP 认证。

【采收加工】夏季花由黄变红时采摘，阴干或晒干。红花为头状花序，每个花序有管状花 20 ～ 150 朵，一个花序从开放到蔫萎大约 4 天时间。一棵植株最多可达 80 个花序（未开放的称为花球），从顶花开放到全部结束可持续一个月的时间。红花初开时是黄色或橘黄色，采下后在干燥过程中，逐步变为红色。目前红花全为人工采收，熟练工 10 个小时可采鲜花约 16kg，折合干花约 5kg。

【植物形态】茎直立，上部分枝。叶无柄，抱茎，边缘羽状齿裂，齿端有针刺。头状花序；总苞近球形，外层苞片边缘具针刺。管状花橘红色。瘦果白色，无冠毛。云南花期为 4 ～ 5 月，新疆花期 6 ～ 7 月。

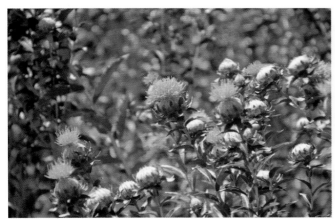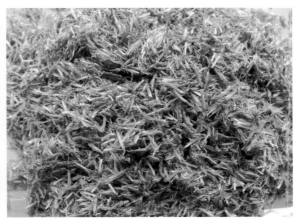

图 4-1-11　红花植物和药材

【药材性状】为不带子房的管状花，长 1 ～ 2cm。表面红黄色或红色。花冠筒细长，先端 5 裂，裂片呈狭条形，长 5 ～ 8cm；雄蕊 5 枚，花药聚合成筒状，黄白色；柱头长圆柱形，顶端微分叉。质柔软。气微香，味微苦。花浸水中，水染成金黄色。

以花细，色红而鲜艳、无枝刺、质柔润、手握软如茸毛者为佳。

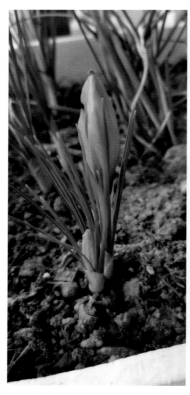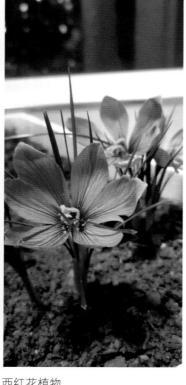

图 4-1-12　西红花植物

现知红色花中有效成分比黄色花含量高，证实"红花越红越好"的传统经验是有科学道理的。

【鉴别要点】红色，花冠筒细长柔软。

【功能与主治】活血通经，散瘀止痛。用于经闭，痛经，恶露不行，癥瘕痞块，胸痹心痛，瘀滞腹痛，胸胁刺痛，跌扑损伤，疮疡肿痛。

【化学成分】主要含红花黄色素、红花红色素、异红花苷、新红花苷山奈素及木脂素等。橘红色花中含红花醌苷，淡黄色花中含新红花醌苷。同时，红花富含铬、锰、锌、钼等元素，可以增强心血管功能。

【药理】①对心血管系统的作用：红花善通利经脉，对血液循环有多方面的作用。西医学应用红花制剂治疗冠心病、心绞痛有明显疗效。②抗血栓，降血脂，镇静、镇痛，抗炎和免疫抑制作用。③增强子宫兴奋性和增加收缩频率，有雌激素样的作用。④对肠管、血管、支气管平滑肌有不同程度的兴奋作用，能使肾血管收缩，肾血流量减少。⑤毒性低，不良反应轻微。⑥有降低血压作用，而且维持时间较长。

【文献摘要】

《开宝本草》：红蓝花即红花也，生梁汉及西域。博物志云：张骞得种于西域，今魏地亦种之。颂曰今处处有之。人家场圃所种，冬月布子于熟地，至春生苗，夏乃有花。花下作梂猬多刺，花出梂上。圃人乘露采之，采已复出，至尽而罢。梂中结实，白颗如小豆大。其花暴干，以染真红，又作胭脂。

《本草纲目》：红花二月、八月、十二月皆可以下种，雨后布子，如种麻法。初生嫩叶，苗亦可食。其叶如小蓟叶。至五月开花，如大蓟花而红色。侵晨采花捣熟，以水淘，布袋绞去黄汁又捣，以酸粟米泔清又淘，又绞袋去汁，以青蒿覆一宿，晒干，或捏成薄饼，阴干收之。入药搓碎用。其子五月收采，淘净捣碎煎汁，入醋拌蔬食，极肥美。又可为车脂及烛。

《金世元中药材传统经验鉴别》：红花产区甚广，根据产量和质量一般以产区命名。"怀红花"主产于河南盐津、封丘、原阳、汲县、长垣等地。"川红花"主产于四川简阳、遂宁、南充、安岳等地。"杜红花"主产于浙江慈溪、余姚，江苏南通、如皋等地。"云红花"主产于云南巍山、凤庆等地。"新疆红花"主产于新疆昌吉、吉木萨尔、莎车、奇台、呼图壁、霍城、库车、裕民、塔城等地。上述红花产地的产品以河南怀红花色红鲜艳、质量最优，称为地道药材，以新疆产量最大。

【附注】

（1）红花的种子在中药中称"白平子"，具有解毒活血作用。

（2）西红花与红花是不同科属的两种植物。西红花，又名番红花、藏红花，为鸢尾科西红花的干燥柱头。别名泊夫兰（《饮膳正要》）、撒法即（《医林集要》）、撒馥兰（《品汇精要》）。该植物地下鳞茎呈球状；叶基生，叶片狭长线形；单花顶生，直径 2.5 ～ 3cm，花被 6 片，淡紫色，雄蕊 3 枚，雌蕊 3 枚，花柱细长，黄色，顶端 3 深裂，伸出花筒外端，柱头顶端略膨大，有一开口，呈漏斗状；蒴果；种子多数，圆球形，秋季开花。药材为弯曲的细丝状，暗红棕色，带有黄棕色部分。质轻松，无光泽及油润感。浸于水中时，柱头即扩大膨胀，呈长喇叭状，水被染成黄色。气香甜，味苦。具有活血化瘀、散郁开结作用，用于治疗忧思郁结、胸膈痞闷、吐血、伤寒发狂、惊怖恍惚、妇女经闭、产后血瘀腹痛、跌扑肿痛。

"藏红花，因产地而得名"，这完全是误会，正规的药材名称应该是番红花或西红花。其实，西藏并不产所谓的"藏红花"。该品原产西班牙、意大利、希腊、土耳其、利比亚、阿尔及利亚等地中海沿岸国家，后传到西藏，因此长期流传叫"藏红花"，在《本草纲目拾遗》中就有"藏红花来自西藏"的记载，这一名称习用至今。

在新疆及西北其他地区、云南等地种植的菊科植物红花，为了与西红花相区别，称为"草红花"。

桃仁

桃仁始载于《神农本草经》。药用桃的种仁。

【别名】山桃仁、毛桃仁。

【来源】为蔷薇科植物桃 *Prunus persica*（L）Batsch 或山桃 *Prunus davidiana*（Carr.）Franch. 的干燥成熟种子。

【产地与资源】桃全国大部分地区均产。

山桃生于海拔 800 ～ 3200m 的林中、山谷中或山坡上，分布于辽宁、河北、山西、内蒙古、陕西、甘肃、宁夏、河南、山东、四川、云南等地。

【采收加工】果实成熟后采收，除去果肉和核壳，取出种子，晒干。以秋桃或野桃的种子饱满，质佳。夏桃桃仁瘦瘪无肉，多不用。

【植物形态】桃与山桃植物形态比较见表 4-1-3。

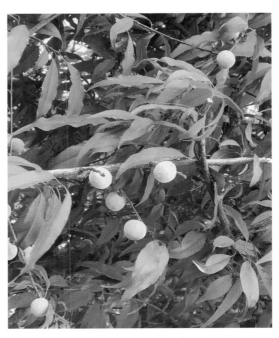

图 4-1-13　桃仁植物

表 4-1-3　桃与山桃植物形态比较

比较	桃	山桃
树皮	暗褐色，粗糙	光滑，暗紫红色
托叶	宿存	早落
叶片	基部阔楔形	近基部最宽，鲜绿色
花萼	外面密被白色短柔毛	外面多无毛
果实	直径 5 ～ 7cm，或更大	直径约 3cm

【药材性状】桃仁呈扁长卵形，长 1.2 ～ 1.8cm，宽 0.8 ～ 1.2cm，厚 0.2 ～ 0.4cm。表面黄棕色至红棕色，密布颗粒状突起。一端尖，中部膨大，另端钝圆稍偏斜，边缘较薄。尖端侧有短线形种脐，圆端有颜色略深不甚明显的合点，自合点处散出多数纵向维管束。种皮薄，子叶 2，类白色，富油性。气微，味微苦。

山桃仁呈类卵圆形，较小而肥厚，长约 0.9cm，宽约 0.7cm，厚约 0.5cm。

以颗粒饱满、均匀、完整者为佳。

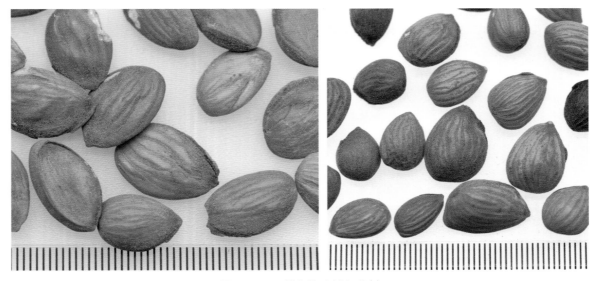

图 4-1-14　桃仁和山桃仁药材

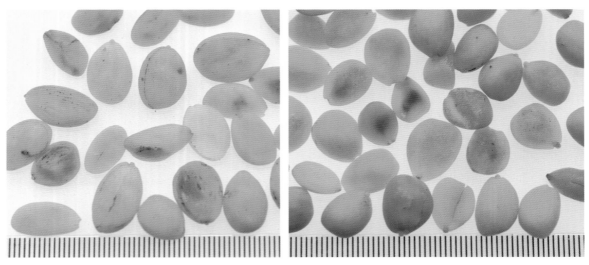

图 4-1-15　燀桃仁和燀山桃仁药材

【鉴别要点】桃仁、杏仁、郁李仁的区别见表 4-1-4。

表 4-1-4　桃仁、杏仁、郁李仁比较

比较	桃仁	杏仁	郁李仁
外形	长扁圆形或椭圆形，最宽处在中部，边缘较薄，呈刃状	心形，最宽处偏下部，边缘较厚	心形，小、圆、鼓
基部	钝圆	偏斜	圆形
颜色	表面多黄棕色，密布颗粒状突起	红棕色，较光滑	红棕色，较光滑

【功能与主治】活血祛瘀，润肠通便，止咳平喘。用于经闭痛经，癥瘕痞块，肺痈肠痈，跌扑损伤，肠燥便秘，咳嗽气喘。

【炮制】

1. 生桃仁　去除杂质，带种皮的桃仁。用时捣碎。

2. 净桃仁　去掉种皮。用时捣碎。

3. 炒桃仁　将净桃仁炒至黄色，略带焦斑。用时捣碎。

【化学成分】含苦杏仁苷约 15%，苦杏仁酶约 3%，尿囊素酶，乳酸酶，维生素 B_1，挥发油约 0.4%，脂肪油约 45%，油中主含油酸、甘油酯、少量软脂肪酸和硬脂肪酸的甘油酸。桃的未成熟种子尚含赤霉素 A5 及 A32。

【药理】增加脑血管及外周血管流量，扩张耳血管，抗凝及抑制血栓形成，改善血流阻滞、血行障碍，润肠缓泻，抗炎，扩张脑血管等。

【文献摘要】

《本草经集注》：今处处有之，桃仁入药。

《本草纲目》：唯山中毛桃，小而多毛，核黏味恶，其仁充满多脂，可入药用。

《金世元中药材传统经验鉴别》：古代桃仁来源于桃属多种植物的种子，但以山桃为好，与今用商品一致。桃仁分为桃仁和山桃仁。桃仁市场习称大桃仁或家桃仁，其原植物北方各地多有栽培，由于品种不同，只有部分品种的桃能够生产桃仁；另一种山桃仁，原植物为山桃，又称毛桃，山区多有野生，城市常作为观赏植物。

【附注】

（1）近些年来桃仁货源较少，价钱较贵，药材市场有些药商常掺以苦杏仁混充出售，需注意鉴别。

（2）碧桃干：是未成熟被风吹落的毛桃干燥后或者在树上未成熟而干燥的毛桃。中药作为固涩药，用于治疗盗汗、呕血、妊娠下血等。

水蛭

水蛭始载于《神农本草经》。《说文》曰："蛭，虮也。"本品类虮能叮咬人体食血，但生于水中又与之有别，故名水蛭。

【别名】蚂蟥。

【来源】为水蛭科动物蚂蟥 *Whitmania pigra* Whitman、水蛭 *Hirudo nipponica* Whitman 或柳叶蚂蟥 *Whitmania acranulata* Whitman 的干燥全体。

【产地与资源】全国大部分地区均有出产。以山东、江苏、黑龙江等地区较多。水蛭的养殖存在很多技术瓶颈。一是二代繁殖困难，即人工养殖均以采捉野生水蛭产卵繁殖，繁殖的水蛭再繁殖存在困难。二是防逃较困难，即水蛭身体伸缩性较强，攀爬光滑面能力较强且喜钻土，尽管在养殖中用较厚的塑料膜和致密的尼龙网，仍难防逃跑。三是没有理想的饵料，活螺残物污染养殖池严重。四是水污染和天敌。江苏高邮湖、白马湖、金湖等地曾掀起养水蛭热潮，但最后均未成功。目前市场上仍然以来自江苏、山东、黑龙江的野生水蛭为多，养殖的以蚂蟥（宽体金线蛭）为种源。

【采收加工】夏、秋二季捕捉，用沸水烫死，晒干或低温干燥。在江苏产区，多用细铁丝穿起挂吊，晒干。

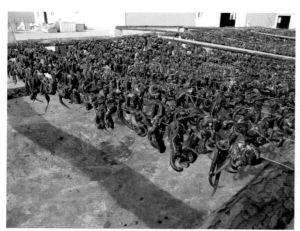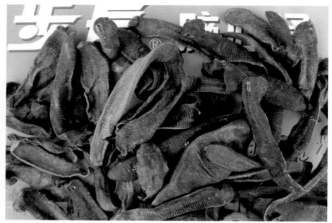

图 4-1-16　水蛭（蚂蟥）加工和药材

【动物形态】3 种水蛭动物形态比较见表 4-1-5。

表 4-1-5　3 种水蛭动物形态比较

品种	相同点	不同点
蚂蟥	有 5 条纵纹，前后具吸盘，吸盘大小有差异，身体具环	体大型，长 6～12cm，宽 13～14mm。背面暗绿色，纵纹由黑色和淡黄色两种斑纹间杂排列组成；腹面两侧各有 1 条淡黄色纵纹。体环数 107。前吸盘小，不吸血
柳叶蚂蟥		呈柳叶形，长 7～15cm，最宽处 6～7mm。背面茶褐色，纵纹由黑褐色斑点组成；腹面浅黄色，散布着不规则暗绿色斑点。前吸盘不显著，后吸盘圆大
水蛭		体长 3～5cm，宽 4～6mm。背面黄绿或黄褐色，纵纹黄白色，背中线的一条纵纹延伸至后吸盘上。腹面暗灰色。无斑纹。体环数 103。前吸盘较大，吸血，后吸盘呈碗状，朝向腹面

【药材性状】蚂蟥呈扁平纺锤形，有多数环节，长 4～10cm，宽 0.5～2cm。背部黑褐色或黑棕色，稍隆起，用水浸后，可见黑色斑点排成 5 条纵纹；腹面平坦，棕黄色。两侧棕黄色，前端略尖，后端钝圆，两端各具 1 吸盘，前吸盘不显著，后吸盘较大。质脆，易折断，断面胶质状。气微腥。

水蛭扁长圆柱形，体多弯曲扭转，长 2～5cm，宽 0.2～0.3cm。

柳叶蚂蟥狭长而扁，长 5～12cm，宽 0.1～0.5cm。

以体小、条整齐、黑褐色、有光泽、无杂质者为佳。

【鉴别要点】3 种水蛭药材性状比较见表 4-1-6。

表 4-1-6 3种水蛭药材性状比较

比较	蚂蟥	柳叶蚂蟥	水蛭
体形体长	扁平纺锤形，前尖后圆，体长 5～9cm，宽 0.8～2cm	被拉长呈长条形，两端稍细，长 5～12cm，宽 1～5mm	扁长圆柱形，弯曲扭转，长 2～5cm，宽 2～3mm
背腹面	背稍隆起，腹平坦	背腹两面均呈黑棕色	通体黑棕色
折断面	易折断，断面角质样有光泽	折断面不平坦，无光泽	折断面不平坦，无光泽

【功能与主治】破血通经，逐瘀消癥。用于血瘀经闭，癥瘕痞块，中风偏瘫，跌扑损伤。

【炮制】

1. 水蛭段　洗净，切段，干燥。

2. 烫水蛭　取净水蛭段用滑石粉炒至微鼓起。

【化学成分】水蛭和蚂蟥含 17 种氨基酸，氨基酸总含量约占水蛭的 49% 以上。此外，水蛭主要含蛋白质、肝素、抗凝血酶，新鲜水蛭唾液中含有一种抗凝血物质，名为水蛭素。另外，水蛭还含有人体必需常量元素和微量元素。

【药理】具有抗血栓形成和抗凝、溶栓、抗血小板聚集作用，可使血液黏度降低，红细胞电泳时间缩短。

【文献摘要】

《神农本草经》：生池泽。

《名医别录》：水蛭生雷泽池泽，五月、六月采，暴干。

《新修本草》：此物，有草蛭、水蛭一名马蜞，并能咂牛、马、人血；今俗多取水中小者用之，大效，不必要须食人血满腹者。

《蜀本草》：水蛭，唯采水中小者用之。别有石蛭生石上，泥蛭生泥中，二蛭头尖腰粗色赤，误食之，令人眼中如生烟，渐致枯损。

《本草图经》：水蛭，生雷泽池泽，今近处河池中多有之。

《本草崇原》：水蛭，处处河池有之，种类不一。在山野中者，名山蜞；在草中者，名草蛭；在泥水中者，名水蛭。

《本草害利》：五六月采，以水中马蟥啮人，腹中有血者，曝干为佳。当展其身令长，腹中有子者去之。

《金世元中药材传统经验鉴别》：水蛭以往用量较小，近年来由于研制开发治疗心脑血管疾病的中成药如脑血康、通心络、脑心通等新药均配伍本品，致使用药猛增。水蛭只生于沼泽、湖泊、沟渠、水田等浅水中。近年来野生资源较少，故有些地区利用湖泊进行人工养殖，如山东的昭阳湖、独山湖、南阳湖，江苏地区的湖泊多有养殖，曾大量提供商品。由于近年来水质受到严重污染，水蛭失去生存环境，故产量大量减少。

【附注】

（1）《中国药典》收载的水蛭为 2 个属 3 个种，即金线蛭属的蚂蟥和柳叶蚂蟥，医蛭属的水蛭。在这 3 个种中，通过文献考证，古代只用吸人血的水蛭，而蚂蟥和柳叶蚂蟥都不入药。古代对于水蛭品种划分的主要依据是其生长环境。依水蛭的生境不同可分为水蛭（生长在水中，又名蚂蟥、至掌，长尺者名马蜞）、泥蛭（生长在泥中）、草蛭（生长在草中）和石蛭（生长在山中或石上，又名山蛭、山蛭）4 种。由于草蛭"于肉中产育，亦大为害"，石蛭、泥蛭"令人眼中如生烟，渐致枯损"，三者均不作为药用，只有生于水中的水蛭作为药用，而且是以个头较小且能吸食人及牛马血的水蛭作为药用品种。因此，1935 年出版的《中国药学大辞典》也只收载了水蛭这个种。1963 年版《中国药典》收录水蛭药材时，鉴于水蛭种类繁多，当时各地使用的水蛭来源纷乱复杂，实难确定，就参照了 1961年出版的《中药志》的水蛭来源，即水蛭科动物蚂蟥、柳叶蚂蟥或水蛭的干燥全体。1977 年版《中国药典》修订水蛭药材来源时，组织专家对水蛭主产地山东和江苏进行了调查。通过调查发现，山东和江苏的药材公司收购的水蛭药材几乎都是宽体金线蛭，即蚂蟥。广东、广西和香港的水蛭药材都是日本医蛭，即水蛭。考虑到柳叶蚂蟥在全国分布较广，具有广泛的资源量，因此，还是继承了 1963 年版的水蛭来源。在以后的历版都维持了这种现状。

（2）通过市场调查和查阅现代文献，目前市场流通的水蛭药材来源有蚂蟥、柳叶蚂蟥、菲牛蛭、天目山蛭、海南山蛭。除了上述 6 种外，有专家建议将以下种类的水蛭纳入使用范围：①丽医蛭，分布于浙江。②光润金线蛭，分布几遍全国。③细齿金线蛭，分布于江苏、广东、四川。④秀丽黄蛭，分布于江苏、浙江。⑤日本山蛭，分布山东、云南。当地民间用于血瘀经闭，跌打损伤。

（3）水蛭药材的产地加工有多种，如捕捉，洗净，开水烫死或用石灰、草木灰闷死，晒干或烘干；开水烫死后，在矾水中浸泡一天，晒干；捕捉后趁活用细铁丝穿起，挂晒，吊干。市场上以吊干货最好，药厂一般都喜欢选吊干货，因其干净、颜色黑亮有光泽且杂质少。

🔥 全蝎

全蝎始载于《开宝本草》。全蝎古名为"虿""虿尾虫""虿蜋""蝎"。"虿"最早见于《诗经·小雅·都人士》，其曰："彼君子女，卷发如虿。"用蝎尾上翘来形容西周贵妇人的发型。《说文》："虿，毒虫也。"其甲骨文字象形于全蝎。《广雅》称："虿、虿尾虫"，同时释名"虿，蝎也"。李时珍谓："今入药有全用者，谓之全蝎。"

【别名】全虫、蝎子、干蝎。

【来源】为钳蝎科动物东方钳蝎 *Buthus martensii* Karsch 的干燥体。

【产地与资源】主要分布于长江以北的河南、山东、山西、陕西、河北、辽宁、安徽等地，甘肃、宁夏、新疆也产。山东的潍坊市部分区域是古青州的辖区，所产的全蝎被历代称为道地药材，其全蝎个大，色棕褐质优。青州蝎道地分布为山东青州、临朐、昌乐、沂源等鲁中沂山山脉和鲁北平原过渡地带。

目前全蝎药材主要来源于野生，人工养殖仅仅是几个月的育肥过程，商品中很少有从种苗繁育到成年蝎的全过程养殖品。全蝎的养殖难度在于其是少见的卵生和胎生相结合的动物，繁殖过程要经历产卵、回腹、胎生 3 个过程，这 3 个过程受环境温度、湿度、噪音、天敌影响较大。从幼蝎到成年蝎要蜕皮 7 次，历时 3 年，每次蜕皮后 1～2 天中，嫩弱的身体会遭到先脱皮已恢复体力或还未脱皮同伙或其他昆虫蚕食。这些是影响人工养殖的关键环节。我国在长期研究全蝎的人工养殖，但因其养殖时间长，集中养殖病害多，种群蚕食等因素，影响了养殖发展。目前，陕北有人在退耕的山坡进行仿野生养殖，也有人在温棚里搭建蝎房，饲以黄粉虫仿野生快速养殖。在河南内乡有工厂化养殖，控制温湿度，每次脱皮后人工及时分离，按龄龄分批养殖，有母蝎越冬措施，此方式具备了规模化、规范化养殖，可产业化发展，但这些刚刚起步，还存在一些需要研究的技术问题。蝎子是地球上古老的子遗生物之一。目前，全蝎的药用年需用量为 2000～2500 吨。每只成年蝎干体重 0.3～0.7g，春夏孕蝎可达 1g。除了药用，餐饮用量也大，药用除了饮片，还涉及约 180 种中成药产品的原料。国内用量大的企业有石家庄以岭药业股份有限公司、陕西步长制药有限公司、山西振东制药有限公司等。

【采收加工】春末至秋初捕捉，除去泥沙，置沸水或沸盐水中，煮至全身僵硬，捞出，置通风处，阴干。蝎子的背部甲片中含有荧光物质，夜晚在荧光灯下极易捕捉，不分大小通捕，破坏了蝎子的繁衍生息，这也是全蝎资源锐减的主要原因。

野生蝎子多栖息在温暖山坡片状岩石下或土房墙缝处，夜出昼伏。春、夏、秋均可捕捉，以春季清明、谷雨两节气为多。此时蝎子尚未食泥土，称为"春蝎"；夏季产量较大，已食泥土，称为"伏蝎"。

【动物形态】头胸部与前腹部呈扁平长椭圆形，后腹部呈尾状，皱缩弯曲，完整者体长约 6cm。呈尾状的后腹部末节有锐钩状毒刺，毒刺下方无距。气微腥，味咸。

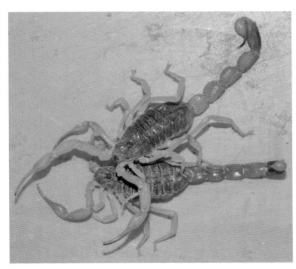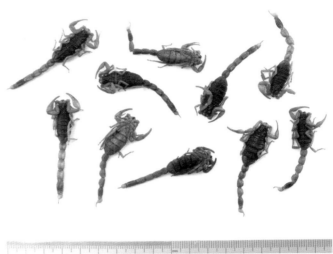

图 4-1-17　全蝎动物和药材

【药材性状】头胸部与前腹部呈扁平长椭圆形，后腹部呈尾状，皱缩弯曲，完整者体长约 6cm。头胸部呈绿褐色，前面有 1 对短小的螯肢和 1 对较长大的钳状脚须，形似蟹螯，背面覆有梯形背甲，腹面有足 4 对，均为 7 节，末端各具 2 爪钩；前腹部由 7 节组成，第 7 节色深，背甲上有 5 条隆脊线。背面绿褐色，后腹部棕黄色，6 节，节上均有纵沟，末节有锐钩状毒刺，毒刺下方无距。气微腥，味咸。

以身干、完整、色绿褐、腹中少杂质者为佳。

【鉴别要点】形状特别；体长 6cm 以内；绿褐色至棕黄色。

【功能与主治】息风镇痉，通络止痛，攻毒散结。用于肝风内动，痉挛抽搐，小儿惊风，中风口喝，半身不遂，破伤风，风湿顽痹，偏正头痛，疮疡，瘰疬。

【炮制】传统要求用时洗去盐分，去头尾。

【化学成分】含钳蝎毒，这是一种毒性蛋白，蝎毒中含有多种酶类，如磷脂酶类 A2 等。

【药理】具有抗惊厥、镇痛作用。可使离体豚鼠心脏收缩力增强、心率减慢，并呈现频繁心律失常。

【文献摘要】

《开宝本草》：蝎出青州，形紧小者良。疗诸风瘾疹，及中风半身不遂，口眼喝斜，语涩，手足抽掣。

《证类本草》：蝎，味甘、辛，有毒。形紧小者良。出青州者良。采无时。今人捕得，皆火逼干死收之。

《本草蒙筌》：陕西江北具多，青州出者独胜。今市家收取无时，先日曝逼其热渴。饲青泥满腹，向烈火炙亡。令色赤容易售人。致体重又多谋利。拯病入剂，悉以土除。用全用稍，并复炒褐。

《本草纲目》：蝎形如水龟，八足而长尾，有节色青。今捕者多以盐泥食之，入药去足焙用。其毒在尾，今入药有全用者，谓之全蝎，有用尾者，谓之蝎梢，其力尤紧。

《中国药材学》：主产于河南、山东，前者习称"南全蝎"，后者习称"东全蝎"；河北、辽宁、湖北等地亦产。野生或饲养。销全国并出口。原药有清水货和盐水货两种。

《金世元中药材传统鉴别经验》：主产于河南南阳、邓州、禹州、鹤壁，山东益都、临朐、沂水、蒙阴、博山、栖霞，以及湖北、安徽等地。此外，河北、辽宁、云南、浙江、江苏、陕西等地亦产。以河南禹县、鹿邑产品最优，尤以禹县狼岗所产最著名，有"狼岗全虫"之称。以完整、色青褐、干净、身挺、腹硬、脊背抽沟、无盐霜者为佳。据现存药材资料记载，全蝎未发现有混乱品种，所以可以推断古全蝎为单一动物来源的药材。古时主产地为青州（山东省潍坊境内）一带，现今山东省亦是全蝎的主产地。可以推断出古今所用全蝎为同一物种。

【附注】

（1）目前，世界上已发现且有记录的蝎约有2200多种，分属16科210属；在中国有记载的蝎种约有54种（含6个亚种），分属5科12属。我国分布蝎类种类最多的是西藏，有28种；其次是新疆，有11种；陕西、山西、河北、河南、山东等地仅发现东亚钳蝎1种。

（2）现在全蝎用量大增，野生资源锐减，收购价格较高，采收时无论大小全部捕捉，出现了商品中全蝎个体大小差异明显。《中国药典》标准全蝎体长完整者6cm，但在市场调查和产地调查发现，体长达到6cm的很少，多数在4.5～5.5cm之间。因此，对于全蝎消耗较大的企业，应及早从培育资源考虑，开展全蝎人工养殖和野生资源抚育工作，否则今后会无全蝎药材可用。

（3）在市场调查中发现，现在市场上的全蝎，商家为了增加其重量而加盐过多，导致许多全蝎身体上都挂有盐霜，这对于疗效有很大影响。

地龙

地龙以"蚯蚓"之名始载于《神农本草经》，以"地龙"之名始载于《本草图经》。李时珍曰："蚓之行也，引而后神，其墤如丘，故名蚯蚓。术家言蚓可兴云，又知阴晴，故有土龙、龙子之名。土地相连，故又称地龙。"

【别名】蚯蚓、曲蟮、土龙。

【来源】为钜蚓科动物参环毛蚓 *Pheretima aspergillum*（E.Perrier）、通俗环毛蚓 *Pheretima vulgaris* Chen、威廉环毛蚓 *Pheretima guillelmi*（Michaelsen）或栉盲环毛蚓 *Pheretima Pectinifera* Michaelsen 的干燥体。前一种习称"广地龙"，后三种习称"沪地龙"。

【产地与资源】广地龙主产于广东、广西、福建。广地龙的道地产区为以西起广西钦州市灵山县，东至广东省梅州市梅县，南至广西、广东海岸线以北，西北至广西贵港市，东北至广东韶关市以南，南北宽约150km，东西长约800km，呈西南—东北倾斜的狭长区域。主要以广西钦州市灵山县，玉林市陆川县、博白县、北流市、容县；广东茂名市高州、电白、信宜，佛山市南海区，广州市番禺区，清远市清新区、英德区、佛冈县，惠州市博罗县、惠东县，梅州市梅县区、兴宁县、平远县等地为代表产地。

沪地龙主产于江苏、安徽、河南、上海、浙江等地。

现在两种地龙商品均来源于野生。人工养殖蚯蚓的较多，但都不是药用蚯蚓，多为日本赤蚓，用于饵料和饲料添加原料。

【采收加工】广地龙春季至秋季捕捉，沪地龙夏季捕捉，及时剖开腹部、除去内脏及泥沙，洗净，晒干或低温干燥。

地龙喜湿怕热，在炎热夏天白天钻入土中，半夜钻出地面，吸入雾露。以往捕捉方法是用鲜辣蓼草搓碎，加茶卤，清水拌匀，倒入蚯蚓聚集地，蚯蚓受到刺激纷纷爬出，然后捕捉。现多在蚯蚓聚集地插入两根电极棒，用电刺激蚯蚓爬出，然后捕捉。

过去因沪地龙小，剖破费工费时，不易从头到尾剖开，常常两头未剖，商品含泥土较重。现在已研制出了地龙剖破机，速度快，剖破干净，解决了以前地龙产地加工存在的问题。

【动物形态】4种蚯蚓动物形态比较见表4-1-7。

表4-1-7　4种蚯蚓动物形态比较

品种	环毛蚓特点	不同点
参环毛蚓	体节上除前后两端的1～2节缺少刚毛外，其余具很多刚毛，并排列成环。环带在14～16节，呈戒指状，无刚毛	体长110～380mm，宽5～12mm，背部呈紫灰色，后部色稍浅，自第2节起每节有刚毛。刚毛圈呈白色。鲜体重每条20g左右
通俗环毛蚓		体长130～150mm，体宽5～7mm，体节102～110个
威廉环毛蚓		体长96～150mm，体宽5～8mm，体节88～156个。体背面为青黄色或灰青色，背中线为深青色，俗称"青蚯蚓"
栉盲环毛蚓		体长100～150mm，宽5～9mm，背面及侧面深紫颜色或紫红色，刚毛圈不白

【药材性状】广地龙呈长条状薄片，弯曲，边缘略卷，长15～20cm，宽1～2cm。全体具环节，背部棕褐色至紫灰色，腹部浅黄棕色；第14～16环节为生殖带，习称"白颈"，较光亮。体前端稍尖，尾端钝圆，刚毛圈粗糙而硬，色稍浅。雄生殖孔在第18环节腹侧刚毛圈一小孔突上，外缘有数个环绕的浅皮褶，内侧刚毛圈隆起，前面两边有横排（一排或二排）小乳突，每边10～20个不等。受精囊孔2对，位于7/8至8/9环节间一椭圆形突起上，约占节周5/11。体轻，略呈革质，不易折断，气腥，味微咸。

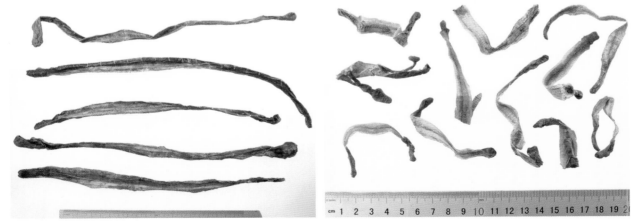

图4-1-18　地龙药材（左图为广地龙药材，右图为沪地龙）

沪地龙长8～15cm，宽0.5～1.5cm。全体具环节，背部棕褐色至黄褐色，腹部浅黄棕色；第

14～16 环节为生殖带，较光亮。第 18 环节有一对雄生殖孔。通俗环毛蚓的雄交配腔能全部翻出，呈花菜状或阴茎状；威廉环毛蚓的雄交配腔孔呈纵向裂缝状；栉盲环毛蚓的雄生殖孔内侧有 1 或多个小乳突。受精囊孔 3 对，在 6/7 至 8/9 环节间。

【鉴别要点】广地龙与沪地龙大小相差悬殊，易分别。3 种沪地龙干后颜色均呈背部棕褐色至黄褐色，腹部浅黄棕色。直观区别不大，区别的意义也不大。需要区分时，可按《中国药典》中 3 种沪地龙性状区分。

【功能与主治】清热定惊，通络，平喘，利尿。用于高热神昏，惊痫抽搐，关节痹痛，肢体麻木，半身不遂，肺热喘咳，水肿尿少。

【炮制】

1. 地龙段　取原药材除去杂质，洗净，切段，干燥。

2. 酒地龙　取净地龙段用黄酒炙。

【化学成分】各种蚯蚓均含蚯蚓解热碱、蚯蚓素、蚯蚓毒素。蚯蚓含一种酶，在 pH 值为 8.0～8.2 时能使蚯蚓溶解。

【药理】具有溶栓、抗凝、抗心律失常、降血压、抗惊厥、镇静、解热、抗癌、平喘作用。

【文献摘要】

《名医别录》：白颈蚯蚓，大寒。一名土龙。三月取，阴干。入药用白颈，是其老者。

《本草纲目》：郭义恭广志云：闽越山蛮啖蚯蚓为馐。大明曰：路上踏杀者，名千人踏，入药更良。其性寒而下行，性寒故能解诸热疾，下行故能利小便，治足疾而通经络也。

《中药材商品规格质量鉴别》：广地龙品质远优于土地龙，在虫体大小、体壁薄厚、腹内泥土除净等方面明显区别出来。

《500 味常用中药材的经验鉴别》：以条大，肉厚，干燥，剖开、摊平成卷，无泥杂，色棕褐，无臭味者为佳。广地龙要优于沪地龙。

【附注】

（1）"蚯蚓"一名最早出现在西汉戴圣编撰的《礼记》月令章节中，云："蝼蝈鸣，蚯蚓出，王瓜生，苦菜秀。"说明在西汉年间人们已经注意到蚯蚓是在孟夏时节，即五月期间开始大量活跃的生活习性。

（2）目前已知蚯蚓有 2500 多种，仅环毛蚓属，我国就有 100 余种。1837 年被生物学家达尔文称蚯蚓为地球上最有价值的动物。

（3）市场调查中发现一种产自海南的地龙，称为"海南地龙"，体长达 40cm，灰褐色。据暨南大学药学院的孙洁、马志国等鉴定其为大腔蚓，主产于海南，是广地龙的伪品。据他们调查，市场上广地龙还有一个伪品为暗孔远盲蚓，俗称"山地龙"，主产于广西。另外，还有产自越南的广地龙伪品，品种有待鉴定（表 4-1-8）。

表 4-1-8　广地龙及其伪品性状比较

品种	性状特征
参环毛蚓	呈长条状薄片，弯曲，边缘略卷，长 15～25cm，宽 1～2cm。全体具环节，背部棕褐色至紫灰色，腹部浅黄棕色；第 14～16 环节为生殖带，宽 0.8～1.5cm，与其他环节颜色一致，习称"白颈"，较光亮。生理盐水浸泡后，生殖带泛白。略呈革质，不易折断，气腥，味微咸

续表

品种	性状特征
大腔蚓	呈长条状薄片，弯曲，边缘略卷，长 15～35cm，宽 1～2.5cm。全体具环节，背部棕黑色，腹部浅黄棕色；第 14～16 环节为生殖带，宽 1.6～2.2 cm，呈棕黑色。生理盐水浸泡后，生殖带呈黑色。肉质厚，纤维较多，略呈革质，不易折断，气腥，味微咸
暗孔远盲蚓	呈长条状薄片，弯曲，边缘略卷，长 15～35cm，宽 1～3cm。全体具环节，背部、腹部均为黑褐色；第 14～16 环节为生殖带，宽 1.8～2.6cm，棕黄色，较光亮。生理盐水浸泡后，生殖带呈黑褐色。肉质较厚，呈革质，不易折断，气腥，味微咸

乳香

乳香始载于《名医别录》，列为上品，原名熏陆香，因其垂滴如乳头，气味芳香而得名。

【别名】熏陆香、滴香、乳香珠、乳香米。

【来源】为橄榄科植物乳香树 *Boswelliacarterii* Birdw. 及同属植物 *Boswellia bhaw-dajiana* Birdw. 树皮渗出的树脂。分为索马里乳香和埃塞俄比亚乳香，每种乳香又分为乳香珠和原乳香。

【产地与资源】主产于非洲东北部索马里、埃塞俄比亚及阿拉伯半岛南部。此外，土耳其、利比亚、苏丹、埃及亦产。中国使用的全部为进口商品，以索马里产者质优。

【采收加工】乳香树干的皮部有离生树脂道，通常以春季为盛产期。采收时，于树干的皮部由下向上顺序切伤，开一狭沟，使树脂从伤口渗出，流入沟中，数天后凝成硬块，即可采取。落于地面者常黏附砂土杂质，品质较次。宜密闭防尘。遇热易软化变色，宜贮于阴凉处。

【药材性状】呈长卵形滴乳状、类圆形颗粒或粘合成大小不等的不规则块状物。大者长达 2cm（乳香珠）或 5cm（原乳香）。表面黄白色，半透明，被有黄白色粉末，久存则颜色加深。质脆，遇热软化。破碎面有玻璃样或蜡样光泽。具特异香气，味微苦。

以色淡黄、颗粒状、半透明、无杂质、气芳香者为佳。

【鉴别要点】形如乳滴，气味芳香。加水研磨，水呈白色乳状液，火烧之香气明显，冒黑烟。

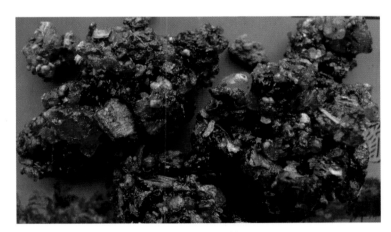

图 4-1-19　乳香药材（制）

【功能与主治】活血定痛，消肿生肌。用于胸痹心痛，胃脘疼痛，痛经经闭，产后瘀阻，癥瘕腹痛，风湿痹痛，筋脉拘挛，跌打损伤，痈肿疮疡。

【炮制】饮片分生乳香、醋炙乳香和清炒乳香，但醋乳香用得较多。醋乳香，取净乳香置热锅内，用中火炒至表面熔化，喷入米醋，继续炒至表面光亮，取出放凉，打碎。

【化学成分】含树脂 60%～70%、树胶 27%～35%、挥发油 3%～8%。

【药理】有镇痛、消炎防腐作用。

【文献摘要】

《本草纲目》：乳香今人多以枫香杂之，唯烧之可辨。南番诸国皆有。宋史言乳香有一十三等。按叶廷珪香录云：乳香一名薰陆香，出大食国南，其树类松。以斤斫树，脂溢于外，结而成香，聚而成块。上品为捡香，圆大如乳头，透明，俗呼滴乳。次曰明乳，其色亚于捡香，又次为瓶香，以瓶收者。又次曰袋香，言收时只置袋中。次为乳塌，杂沙石者。次为黑塌，色黑。次为水湿塌，水渍色败气变者。次为斫削，杂碎不堪。次为缠末，播扬为尘者。观此则乳有自流出者，有斫树溢出者。道书乳香、檀香谓之浴香，不可烧祀上真。

【附注】

（1）乳香分为乳香珠和原乳香两类。多呈乳头状或圆珠状，黄白色，半透明的，称为乳香珠；呈碎粒状，黏结成大小不同的块状，称为原乳香。以乳香珠品质为优。

（2）过去有用与乳香形色极为相似的白胶香（枫香脂）冒充乳香者。两者鉴别方法如下。

火试法：乳香烧之稍有香气，熔化慢；枫香脂烧之香气浓郁，熔化快。

水试法：乳香投入带水的烧杯中，表面吸水后呈乳白色；加热至沸，乳香熔融，水变成乳白色。枫香脂投入带水的烧杯中，不变色；加热至沸，略软化，但不溶于水，水仍澄明清澈。

没药

没药始载于宋《开宝本草》。李时珍认为其是由外语音译而得名，"没"为阿拉伯语"mu"的音译。

【别名】末药、明没药。

【来源】为橄榄科植物地丁树 *Commiphora myrrha* Engl. 或哈地丁树 *Commiphora molmol* Engl. 的干燥树脂。分为天然没药和胶质没药。

【产地与资源】主产于非洲东部的索马里、埃塞俄比亚、阿拉伯半岛南部及印度等地。以索马里所产没药最佳，销世界各地。

【采收加工】11月至次年2月间将树刺伤，树脂由伤口或裂缝口自然渗出（没药树干的韧皮部有多数离生的树脂道，受伤后，附近的细胞逐渐破坏，形成大型溶生树脂腔，内含油胶树脂）。初为淡黄白色液体，在空气中渐变为红棕色硬块。采后拣去杂质。

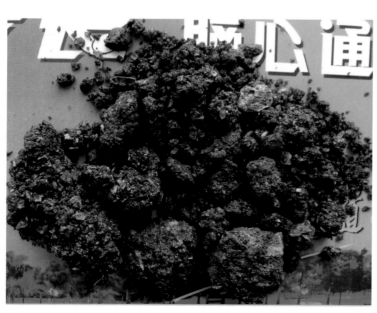

图 4-1-20　没药药材（制）

【药材性状】天然没药呈不规则颗粒性团块，大小不等。大者直径长达6cm以上。表面黄棕色或红棕色，近半透明部分呈棕黑色，被有黄色粉尘。质坚脆，破碎面不整齐，无光泽。有特异香气，味苦而微辛。

胶质没药呈不规则块状和颗粒，多黏结成大小不等的团块，大者直径长达6cm以上，表面棕黄色至棕褐色，不透明，质坚实或疏松，有特异香气，味苦而有黏性。

以块大、棕红色、半透明、微粘手、无杂质、气味浓而持久者为佳。习惯认为天然没药优于胶质没药。

【鉴别要点】黄棕色或红棕色，有

特异香气。

【功能与主治】散瘀定痛，消肿生肌。用于胸痹心痛，胃脘疼痛，痛经经闭，产后瘀阻，癥瘕腹痛，风湿痹痛，跌打损伤，痈肿疮疡。

【炮制】饮片分生没药、醋炙没药和清炒没药，但使用醋没药者较多。醋没药，取净没药置热锅内，用中火炒至表面见熔化点，喷入米醋，继续炒至表面光亮，取出放凉，打碎。

【化学成分】因来源不同而常有差异，一般商品含树脂25%～35%、树胶57%～61%、挥发油7%～17%。尚含有少量苦味质、蛋白质、甾体、没药酸、甲酸、乙酸及氧化酶等。

【药理】有镇痛、消炎防腐作用。

【文献摘要】

《开宝本草》：没药生波斯国，木之根株皆如橄榄，叶青而密。岁久者，则有脂液流滴在地上，凝结成块，或大或小，亦类安息香，采无时。

《本草纲目》：没药树高大如松，皮厚一二寸。采时掘树下为坎，用斧伐其皮。脂流于坎，旬余方取之。乳香活血，没药散血，皆能止痛消肿，生肌，故二药每每相兼而用。

《金世元中药材传统鉴别经验》：天然没药多由树皮的裂缝处自然渗出，10～20年的树干处渗出的没药质量优，产量高；嫩树或树枝渗出的量少，质次。初渗出为乳白色液体，渐凝成黄白色透明状（当地称为嫩没药，香气小，味苦淡），在空气中逐渐变为红棕色块状（称为老没药）。收集后除去树皮、沙石等杂质，即为商品。

【附注】

（1）没药称"myrrha"，古埃及用没药防腐以保存除去内脏的尸体，作为干尸，称为木乃伊，"myrrha"一词之语源于此。

（2）现代研究表明，水浴加热溶化没药，滤除杂质，水浴浓缩成膏，60℃烘至不粘手，收得率较传统水煮法高。水、醇浸出物及挥发油含量均较高，薄层图谱基本上与原生药一致，同时杂质少、洁净、色泽均匀、无焦化现象、刺激性较小、容易粉碎。

牛膝

牛膝始载于《神农本草经》，列为上品。其原植物的茎直立而有节，每节处均膨大，颇似牛之膝关节，故名。

【别名】怀牛膝、牛夕、淮夕。

【来源】为苋科植物牛膝 *Achyranthes bidentata* Bl. 的干燥根。

【产地与资源】生于山野路旁，分布于山西、陕西、山东、安徽、江苏、江西、四川、贵州、浙江、湖南、湖北等地，大量栽培于河南、河北。其中河南武陟、博爱、温县、孟州、沁阳、修武是怀牛膝栽培的发源地，为牛膝的传统道地产区。这里产的怀牛膝量大、质优，为著名的"四大怀药"之一。河北安国、定州、深泽、安平，内蒙古赤峰喀喇沁等地已成了牛膝的新产地，与河南武陟、温县合称为牛膝三大产区。但河北和内蒙古的商品根条短、细，欠油润，品质较差。河南禹州、商丘等地也有零星种植。

牛膝用种子繁殖，是深根性植物。因此，在种植时要求选择土层深厚、排水良好的沙质土壤。牛膝的种植与其他众多药材不同的是可以连作2～3茬，连作第2茬和第3茬的根皮较光滑，须根和侧根较少。但连续种植超过3茬后也会积累病害，表现最多的是牛膝根结线虫病（水珠子）。一般连续种3茬就要换地块。古代本草记载，从北宋开始河南就已经种植牛膝了，在近千年的种植过程中，药农培育出了很多优良品种，如"核桃纹""风筝棵""白牛膝""大疙瘩""小疙瘩"等。目前，还在产地广泛使用的传统当家品种有怀牛膝 1 号（原名"核桃纹"）和怀牛膝 2 号（原名"风筝棵"）。

【采收加工】冬季茎叶枯萎时采挖，除去须根及泥沙，捆成小把，晒至干皱后，将顶端切齐，晒干。

【植物形态】多年生草本。茎四棱，节略膨大，具对生的分枝。叶椭圆形或椭圆披针形。穗状花序腋生或顶生，花后，花向下折贴近总花梗。花被片 5 片，绿色，边缘膜质。胞果长圆形，果皮薄，包于宿萼内。花期 7 ～ 9 月，果期 9 ～ 10 月。

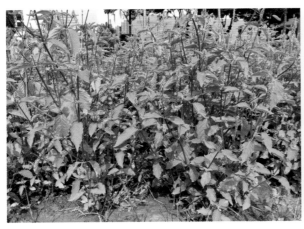 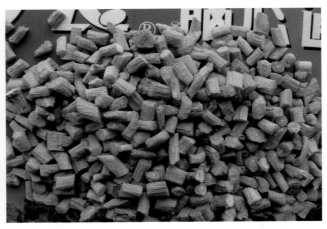

图 4-1-21　牛膝植物和饮片

【药材性状】呈细长圆柱形，挺直或稍弯曲，长 15 ～ 70cm，直径 0.4 ～ 1cm。表面灰黄色或淡棕色，有微扭曲的细纵皱纹、排列稀疏的侧根痕和横长皮孔样的突起。质硬脆，易折断，受潮后变软，断面平坦，淡棕色，略呈角质样而油润，中心维管束木质部较大，黄白色，其外周散有多数黄白色点状维管束，断续排列成 2 ～ 4 轮。气微，味微甜而稍苦涩。以根长、肉厚、皮细、黄白色者为佳。

【鉴别要点】

1. **药材**　折断面角质样，淡棕色，黄白色维管束断续排列成 2 ～ 4 轮。

2. **饮片**　切面中央有一黄白色圆心，周围异型维管束断续排列成 2 ～ 4 轮。

【功能与主治】逐瘀通经，补肝肾，强筋骨，利尿通淋，引血下行。用于经闭，痛经，腰膝酸痛，筋骨无力，淋证，水肿，头痛，眩晕，牙痛，口疮，吐血，衄血。

【炮制】

1. **牛膝段**　取原药材除去杂质，洗净，润透，除去残留芦头，切段，干燥。

2. **酒牛膝**　取净牛膝段用黄酒拌匀，稍闷，置热锅内，用文火炒干，取出放凉。

3. **盐牛膝**　取净牛膝段置热锅内，用文火炒至色黄、质松软时，喷洒盐水炒干，取出放凉。

【化学成分】含三萜皂苷，多糖，糖肽，精氨酸、甘氨酸、酪氨酸等 12 种氨基酸，生物碱类和香豆素等。另外，还含大量钾盐及甜菜碱、蔗糖等。

【药理】具有蛋白质同化、兴奋子宫和抗生育作用。促蜕皮甾醇能使高血糖素、抗胰岛素血清、四氯嘧啶等所致的高血糖有所降低，但不影响正常血糖作用。

【文献摘要】

《吴普本草》：叶如夏蓝，茎本赤。

《名医别录》：牛膝生河内川谷及临朐，二月、八月、十月采根，阴干。

《本草经集注》：今出近道蔡州者，最长大柔润。其茎有节，茎紫节大者为雄，青细者为雌。

《本草图经》：今江淮、闽粤、关中亦有之。然不及怀州者为真。春生苗，茎高二三尺，青紫色，有节如鹤膝及牛膝状。叶尖圆如匙，两两相对。于节上生花作穗，秋结实甚细。以根极长大至三尺而柔润者为佳。茎叶亦可单用。

《本草纲目》：牛膝处处有之，谓之土牛膝，不堪服食。唯北土及川中人家栽莳者为良。秋间收子，至春种之，其苗方茎暴节，叶皆对生，颇似苋叶而长其尖稍。秋月开花，作穗结子，状如小鼠负虫。有涩毛，皆贴茎倒生。九月采取根，水中浸两宿，捋去皮，裹扎暴干，虽白直可贵。嫩苗可作菜茹。

【附注】在中药中有一种川牛膝，与怀牛膝同科不同属植物，主产于四川的雅山、乐山、西昌等地，入药部位也是根，但药材性状和功效不同，属两种药材，在配方中也分别使用。

🌿 鸡血藤

鸡血藤始载于《本草纲目拾遗》。本品药用藤茎，鲜时割断有红色汁液流出，颇似鸡血，故名。

【别名】血风藤、血风、血藤等。

【来源】为豆科植物密花豆 *Spatholobus suberectus* Dunn 的干燥藤茎。

【产地与资源】生于林下、灌丛中或山沟，主产于广东、广西、云南、福建、贵州等地。国外越南、缅甸、老挝、泰国、柬埔寨也产。云南是我国鸡血藤最大最集中的省份，主要分布在普洱市、临沧市、红河州、保山市等50多个县，蕴藏量约30万吨。全国鸡血藤年需求量约为17000吨，每年从越南、缅甸、老挝进口5000吨左右。

截至2015年底，广东省梅州市平远县大柘镇黄花陂、石正镇中东村的鸡血藤种苗繁育基地，广东省梅州市平远县大柘镇黄花陂、石正镇周畲村、周正村的鸡血藤产业化种植基地通过了国家GAP认证。

【采收加工】秋、冬两季采收，除去枝叶，切片或切段，晒干。

【植物形态】攀援木质藤本，长可达30m。枝圆柱形，灰绿色，老茎扁圆柱形，灰棕褐色，砍断后有鲜红色汁液流出。叶互生，近革质，叶柄较长，小叶3，小叶柄上面有一条纵槽。圆锥花序生于枝顶的叶腋内，蝶形花冠黄白色。荚果扁平，长8～11cm。花期7月，果期8～10月。

本品茎被砍断后有鸡血状汁液流出，为原植物的鉴别要点。

【药材性状】为椭圆形、长矩圆形或不规则的斜切片，厚0.3～1cm。栓皮灰棕色，有的可

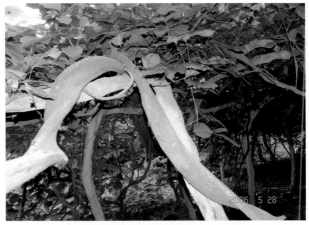
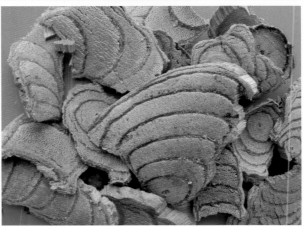

图4-1-22 鸡血藤植物和药材

见灰白色斑，栓皮脱落处显红棕色。质坚硬。切面木部红棕色或棕色，导管孔多数；韧皮部有树脂状分泌物呈红棕色至黑棕色，与木部相间排列呈数个同心性椭圆形环或偏心性半圆形环；髓部偏向一侧。气微，味涩。

以树脂状分泌物多者为佳。

【鉴别要点】药材全为产地加工的厚斜片。切面棕色，有数个黑褐色半圆形环圈和众多的小孔。木质坚硬。

【功能与主治】活血补血，调经止痛，舒筋活络。用于月经不调，痛经，经闭，风湿痹痛，麻木瘫痪，血虚萎黄。

【炮制】顺着厚片横切成片。

【化学成分】含鸡血藤醇（$C_{29}H_{50}O_2$）和铁质等成分。

【药理】具有降血压作用，对离体子宫有抑制作用，对子宫有兴奋作用，能增强子宫节律性收缩。

【文献摘要】

《本草纲目拾遗》：壮筋骨，已酸痛，和酒服……治老人气血虚弱、手足麻木、瘫痪等证；男子虚损，不能生育及遗精白浊；男妇胃寒痛；妇人经水不调，赤白带下，妇女干血劳及子宫虚冷不受胎。

《中药材品种论述》：现时中药业老师傅辨认鸡血藤的经验，认为鸡血藤以中等条粗如竹竿、略有纵棱、质硬、色棕红、刀切处有红墨色汁痕者为佳，一般系指豆科密花豆藤而言。

【附注】

（1）鸡血藤在过去是被加工成鸡血藤膏（胶）用的，功效相同，疗效更好，后因用量增加，用于煎膏的原植物种类较多，鱼目混珠，所以市场上的鸡血藤膏就少见了，出现了鸡血藤药材。

（2）鸡血藤在各产地的别名较多，但大多以"血藤""红藤"冠名。因此，常与木通科的大红藤相混淆。两者的切面纹理不同，功效也不同。除此之外，在全国称为"鸡血藤"的植物还有数种，应注意区分。

桂枝

桂枝以"牡桂"之名始载于《神农本草经》，列为上品。药用肉桂树的嫩枝，故名。

【来源】为樟科植物肉桂树 *Cinnamomum cassia* Presl 的干燥嫩枝。多为栽培。

【产地与资源】肉桂树是亚热带特殊树种，广泛栽培于广西东南部及广东西南部的沟漏山、十万大山及云浮山脉间的广大山区。主产于广西防城、平南、容县、桂平、藤县、岑溪、钦州、博白、陆川、北流、苍梧，广东信宜、高安、德庆、罗定等地。广西栽培历史悠久，产量约占全国的90%。

繁殖方法分种子繁殖、萌蘖繁殖、压条繁殖和扦插繁殖。一般采用种子繁殖，其繁殖经培育1～2年便可起苗定植。

【采收加工】春、夏二季采收，割下嫩枝，晒干或阴干；或略晒后趁鲜切片晒干。

【植物形态】乔木，树皮灰褐色，幼枝多有四棱，被褐色茸毛。叶互生或近对生，革质，矩圆形近披针形，上面绿色，中脉及侧脉明显凹下，下面有疏柔毛，具离基三出脉；花小，白色。果实黑紫色。花期6～7月。果期10～12月。

【药材性状】呈长圆柱形，多分枝，长30～75cm，粗端直径0.3～1cm。表面红棕色至棕色，有纵棱线、细皱纹及小疙瘩状的叶痕、枝痕和芽痕，皮孔点状。质硬而脆，易折断。切片厚2～4mm，切面皮部红棕色，木部黄白色至浅黄棕色，髓部略呈方形。有特异香气，味甜、微辛，皮部味较浓。以枝条嫩细均匀、色棕红、香气浓者为佳。

【鉴别要点】药材在产地切成多种规格的厚片、薄片、斜片。鉴别要点：切面皮部红棕色，木部黄白色至浅黄棕色，髓部略呈方形。有特异香气。

【功能与主治】发汗解肌，温通经脉，助阳化气，平冲降气。用于风寒感冒，脘腹冷痛，血寒经闭，关节痹痛，痰饮，水肿，心悸，奔豚。

【炮制】桂枝多在产地切片。将桂枝片挑拣除杂即可。

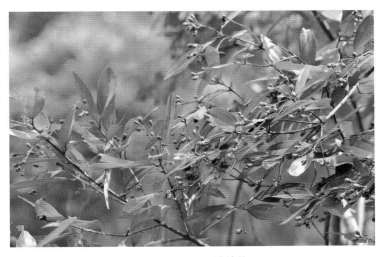

图 4-1-23 桂枝植物

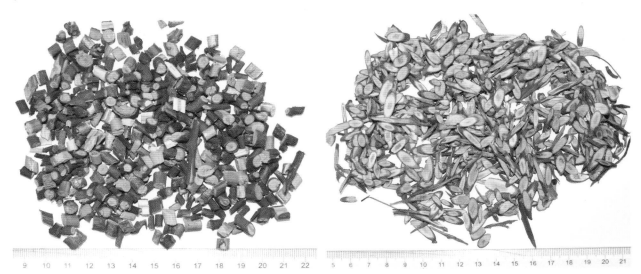

图 4-1-24 桂枝饮片

【化学成分】主要有效成分为挥发油，含量为 0.43% ~ 1.35%，油中主要成分为桂皮醛，其含量为 62.29% ~ 78.75%。

【药理】具有扩血管、抗凝、抑制血小板聚集、解热与降温、镇痛、镇静、抗惊厥、抗病原体和防辐射作用。

【文献摘要】

《新修本草》：桂有两种，桂皮稍有不同，若箘桂老皮坚极无肉，全不堪用；其小枝薄卷及二三重者，或名箘桂，其杜桂嫩枝皮，亦名肉桂，亦名桂枝。

《蜀本草》：桂有三种：菌桂，叶似柿叶而尖狭光净。花白蕊黄，四月开，五月结实，树皮青黄，薄卷如筒，亦名筒桂。其厚硬味薄者，名板桂，不入药用。牡桂，叶似枇杷叶，狭长于菌桂叶一二倍。其嫩枝皮半卷多紫，而肉中皱起，肌理虚软，谓之桂枝。削去上皮，名曰桂心。其厚者名曰木桂。药中以此为善。

《本草别说》：今有一种柳桂，桂之嫩小枝条也，尤以入上焦药用。

《本草蒙筌》：柳桂，系至软枝梢。肉桂指至厚脂肉。桂枝，枝梗小条，非身干粗厚之处。

《本草崇原》：本经有牡桂、菌桂之别，今但以桂摄之。桂木臭香，性温。其味辛甘。始出桂阳山谷及合浦、交趾、广州、象州、湘州诸处。色紫暗，味辛甘者为真。若皮色黄白，味不辛甘，香不触鼻，名为柳桂，又名西桂。今药肆中此桂最多。

《本草求真》：桂枝系肉桂枝梢，其体轻，其味辛，其色赤。

《本草从新》：桂枝横行手臂，以其为枝也；肉桂乃近根之最厚者；桂心即在中之次厚者。桂枝即顶上细枝。

《500味常用中药材的经验鉴别》：本品以嫩细者均匀、色棕红、气香浓者佳；足干，枝条幼嫩。直径不超过1cm，无枯枝、无霉坏。

《金世元中药材传统经验鉴别》：系肉桂的干燥嫩枝。肉桂原产于越南，故有"交趾肉桂"之称。后逐渐向北移植，目前我国广西东南及广东西南部的沟漏山、十万大山及云浮山脉间的广大山区都有桂树栽培。主产于广西防城、平南、容县、桂平、藤县、岑溪、钦州、博白、陆川、北流、苍梧，广东信宜、高安、德庆、罗定等地。广西栽培历史悠久，产量约占全国的90%。

【附注】"桂枝"之名首次出现在《尔雅》中，据柴瑞霁的《桂枝古今名实考》考证："唐以前本草记载的桂枝，为樟科植物肉桂的粗枝或细枝之皮，并非现今使用的该植物的细小嫩枝。现在所用的桂枝，原名柳桂，始载于宋代陈承《本草别说》。"

桑枝

桑白皮、桑椹、桑叶的药用最早记载于《神农本草经》，桑枝药用始载于《本草图经》。桑是我国古老的农家植物，种植桑树已有3000多年历史。桑，系会意字。药用桑树的嫩枝条，故名。

【别名】桑枝、桑条、嫩桑枝。

【来源】为桑科植物桑 *Morus alba* L. 的干燥嫩枝。

【产地与资源】多栽培于村旁、田间，分布全国各省。

【采收加工】春末夏初采收为宜，采后去叶，晒干；或趁鲜切片晒干。

【植物形态】落叶乔木。单叶，互生，卵形或宽卵形，基部近心形，叶缘具锯齿，有时呈不规则的分裂，脉腋有簇生毛。花单性，雌雄异株，雌、雄花均成柔荑花序。聚花果（桑椹），成熟时为黑紫色或白色。花期5月，果期6月。

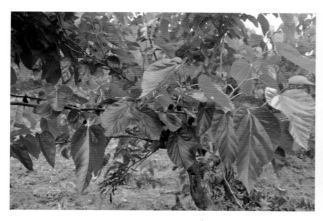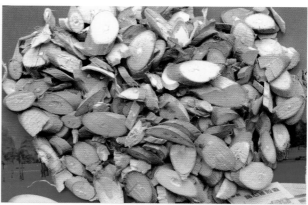

图 4-1-25 桑枝植物和药材

【药材性状】呈长圆柱形，少有分枝，长短不一，直径 0.5 ～ 1.5cm。表面灰黄色或黄褐色，有多数黄褐色点状皮孔及细纵纹，并有灰白色略呈半圆形的叶痕和黄棕色的腋芽。质坚韧，不易折断，断面纤维性。切片厚 0.2 ～ 0.5cm，皮部较薄，木部黄白色，射线放射状，髓部白色或黄白色。气微，味淡。

【鉴别要点】该药材在产地已趁鲜切成薄片。皮部较薄，木部黄白色，中间有白色的髓。

【功能与主治】祛风湿，利关节。用于风湿痹病，肩臂、关节酸痛麻木。

【炮制】传统有炒桑枝和酒炒桑枝的炮制规格，现很少用。

【化学成分】皮部含黄酮成分桑皮素、桑皮色烯、环桑皮素、环桑皮色烯，木部含桑皮素、二氢桑皮素、二氢山柰酚、桑酮等。另外还含鞣质及果糖、葡萄糖等多种糖类。

【药理】有提高淋巴细胞转化率的作用。

【文献摘要】

《玉楸药解》：治中风㖞斜，咳嗽。

《本草撮要》：桑枝，功专去风湿拘挛，得桂枝治肩臂痹痛；得槐枝、柳枝、桃枝洗遍身痒。

《金世元中药材传统经验鉴别》：以身干、质嫩、断面黄白色为佳。

【附注】

（1）桑，《诗经》即有记载，《神农本草经》列入中品。《本草纲目》收载于木部灌木类，曰："桑有数种，有白桑，叶大如掌而厚；鸡桑，叶花而薄；子桑，先椹而后叶；山桑，叶尖而长。"说明传统的药用桑不止一种，其中白桑与中药通用的桑相符。

（2）桑树除了桑枝外，还有以下部位入药。

桑叶：秋季经霜脱落的树叶。功用疏散风热，清肺明目。

桑白皮：根皮。功用泻肺平喘，利水消肿。

桑椹：果穗。功用滋阴养血，生津润肠。

桑黄：多孔菌科真菌火木层孔菌的子实体。功用活血止血，化饮止泻。汉中民间用其磨汁涂敷治腮腺炎，效极佳。现发现其抗肿瘤、抗癌、抗纤维化、抗氧化、镇痛作用明显。

蚕沙：家蚕食桑叶的干燥粪便。功用祛风除湿，和胃化浊，活血通经。

桑叶汁：鲜叶乳汁。功用清热明目，消肿解毒。

桑叶霜：叶的蒸馏液。功用清热明目。

桑沥：枝条经烧灼后沥出的液汁。功用祛风止痉，清热解毒。

桑霜：桑柴灰上清液结晶物。功用解毒消肿散积。

桑皮汁：树皮中之白色液汁。功用清热解毒止血。用于口舌生疮。

桑瘿：老树上的结节。功用祛风除湿，止痛消肿。用于鹤膝风。

桑根：树根。功用清热定惊，祛风通络。

桑柴灰：茎枝烧成的灰。功用利水，止血，蚀恶肉。

第二节　丹红注射液

一、组方

丹红注射液由丹参和红花两味药组成。丹参祛瘀生新而不伤正，为调理血分之首药；红花具破血、行血、和血、调血之功，为活血通经、祛瘀止痛之要药。

二、临床应用

（1）瘀血闭阻所致的胸痹及中风，临床表现为胸痛、胸闷、心悸、半身不遂、口眼㖞斜、语言謇涩、肢体麻木、活动不利、舌暗、脉涩等。

（2）西医学冠心病、心绞痛、心肌梗死、瘀血型肺心病、缺血性脑病、脑血栓见上述证候者。

三、临床研究

丹参和红花均为临床多年经典活血化瘀用药，丹红注射液在符合中医君臣佐使原则的基础上，最大化减少了药味数，通过现代注射剂制备技术，使药液直接进入组织或血管，吸收快，药效迅速，作用可靠。通过近20年的临床应用，该药安全有效。不仅用于常规治疗，还用于临床急救。对脑梗死、心肌梗死等梗死性供血不足效果明显；与脑心通联合用药有效治疗糖尿病所致大血管及微血管等各类并发症；与脑心通联用有效预防冠心病经皮冠状动脉介入治疗（PCI）术后血管再狭窄、再堵塞。

《中西医结合神经病学临床研究》（国家卫生健康委员会"十三五"规划教材、全国高等中医药院校研究生教材）曰："丹红注射液以丹参、红花为主要成分，其主要有效成分为丹参酮、丹参酚酸、红花黄色素等，其干预缺血性心脑血管病的作用和机制已被大量实验证实，并在缺血性心脑血管病的临床治疗中取得了较好的疗效。"

四、原料药材

丹参、红花详见前章节。

第三节　稳心颗粒

一、组方

稳心颗粒由党参、黄精、三七、琥珀、甘松组成。

二、临床应用

用于气阴两虚、心脉瘀阻证，临床表现为心悸不宁、气短乏力、头晕心烦、胸闷胸痛、脉结代。

三、临床研究

稳心颗粒处方来自当代名医的经验方，经过 30 多年的临床应用，疗效明确，并具有以下特点：①显著抑制心房选择性钠通道，高效防治房颤，且疗效与剂量正相关。②抑制晚钠电流，增强心肌收缩力，广谱抗心律失常，有效改善心功能。③抑制瞬时外向钾电流和拟交感神经作用。④安全、高效防治早搏。⑤活血化瘀，抗心肌缺血缺氧，防治冠心病。⑥镇静安神，改善睡眠。

四、原料药材

🌿 党参

党参本为古本草人参之别名，指产于山西上党（今长治地区）之人参。至清代《本草从新》《本草纲目拾遗》及《植物名实图考》才专有党参之条。长治地区是党参最早的发源地，因秦时置此地为上党郡，党参由此而得名。唐代改为潞州，故又有潞党之名，并沿用至今。

【别名】上党人参、防风党参、黄参、防党参、上党参、狮头参、潞党。

【来源】为桔梗科植物党参 *Codonopsis pilosula*（Franch.）Nannf.、素花党参 *Codonopsis pilosula* Nannf. *var. modesta*（Nannf.）L.T.Shen 或川党参 *Codonopsis tangshen* Oliv. 的干燥根。

【产地与资源】党参除了《中国药典》收载的上述 3 种外，党参属其他植物的根在不同地区亦作党参或党参代用品。我国有党参属植物 40 余种，全国均产（表 4-3-1）。

表 4-3-1　3 种党参在不同地区的药材名及产地

基原	商品名	产地
党参	潞党	山西平顺、壶关、黎城、长治、陵川、武乡、潞城及河南林州
	凤党或西党	陕西凤县、甘肃两当（两省交界处）
	东党	辽宁本溪、桓仁，吉林和龙、汪清、敦化、永吉，黑龙江穆棱、青冈、五常
	白条党	甘肃渭源、陇西
	台党	沿山西五台山脉的五台、代县、应县、浑源、阳高、天镇等地及太行山脉的野生党参
	目前以上党参中以渭源、陇西、宕昌理川产的白条党量最大	
素花党参	文党，又称文元党、纹党、晶党、西党	甘肃文县、武都，四川南坪（今九寨沟县）、平武、青川等地，以文县、南坪产量大，以文县中寨产品质量最优
川党参	单枝党，又称条党、八仙党、板桥党、大宁党	重庆巫山、巫溪、奉节，湖北恩施、利川，陕西岚皋、镇坪、平利等地。以巫山、大宁河（小三峡）产品质量最优

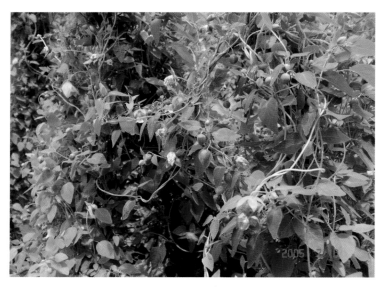

图 4-3-1　党参植物

目前，党参的产区主要分为山西产区和甘肃产区。山西产区主要分布在平顺、壶关、黎城、长治、陵川、武乡、潞城及河南林州等地，商品称为"潞党"。甘肃产区主要分布在陇西、渭源、岷县、礼县、宕昌等地，商品称为"白条党"。市场上的党参商品主要来自甘肃产区。在甘肃党参产区几乎每一个乡镇都有药材农贸市场。陕西的凤党，因产量低，生长时间长，已很少种植。

素花党参主要产在甘肃的文县，尤其是中寨镇种植面较大。在文县有文党药材农贸市场。另外，在四川九寨沟（原南坪）和小金等地也有一定种植面积。川党参主要分布在湖北恩施、利川，重庆巫山、巫溪、奉节和陕西安康，种植较分散，没有形成规模。

党参药食两用，用途广泛，年需求量超过 30000 吨。

党参的繁殖有两种方法，一是种子直播，二是育苗移栽。在山西和甘肃以育苗移栽为主。有春、秋育苗，但以秋季育苗为好。秋季育苗者，在第 3 年春季起苗移栽，移栽后生长到当年的 10 月中旬开始采挖。生长 2 ～ 3 年的较好，但由于药农急于出售，多数在生长 1 年就采挖了。文县的素花党参，多采用种子直播，生长 3 年或 3 年以上才采挖。

截至 2015 年底，山西陵川县，甘肃陇西县福星镇、岷县梅川的党参种植基地通过了国家 GAP 认证。

【采收加工】秋季采挖，除去地上部分及须根，洗净泥土，晒至半干，反复搓揉 3 ～ 4 次，晒至七八成干时，捆成小把，晒干。

【植物形态】3 种党参植物形态比较见表 4-3-2。

表 4-3-2　3 种党参植物形态比较

比较	党参	素花党参	川党参
相同点	茎缠绕，绿色。叶片卵形、狭卵形或披针形；花单生于枝端，萼筒半球形。花钟状，黄绿色，内侧有明显紫斑，蒴果半球形，上部短圆锥状。种子卵形或椭圆形。花期 7 ～ 9 月，果期 9 ～ 10 月		
不同点	茎具疏毛。叶片上面绿色，下面灰绿色，两面密被疏密不等的贴伏的长硬毛或柔毛，有的具缘毛。花萼贴生至子房中部；种子卵形或长卵形	全株光滑无毛，茎有时带紫色；叶狭卵形或披针形，植株上部叶基部呈楔形；花萼裂片较小，长 1 ～ 1.4cm	除叶片两面被柔毛外，全体近无毛。茎下部微带紫色；叶片长可达 8.5cm，宽 1 ～ 4.5cm；花萼几乎完全与子房分裂，近全裂，裂片矩圆状披针形；花冠淡黄绿色而内有紫斑；蒴果成熟时变成紫红色；种子椭圆形

【药材性状】党参呈长圆柱形，稍弯曲，长 10 ～ 35cm，直径 0.4 ～ 2cm。表面灰黄色、黄棕色至灰棕色，根头部有多数疣状突起的茎痕及芽，每个茎痕的顶端呈凹下的圆点状；根头下有致密的环状横纹，向下渐稀疏，有的达全长的一半，栽培品环状横纹少或无；全体有纵皱纹和散在的横长皮孔样

突起，支根断落处常有黑褐色胶状物。质稍柔软或稍硬而略带韧性，断面稍平坦，有裂隙或放射状纹理，皮部淡棕黄色至黄棕色，木部淡黄色至黄色。有特殊香气，味微甜。

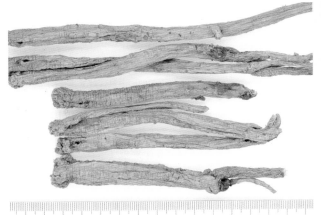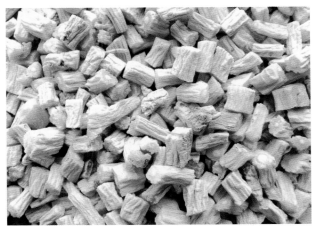

图 4-3-2　党参药材和饮片

素花党参长 10 ～ 35cm，直径 0.5 ～ 2.5cm。表面黄白色至灰黄色，根头下致密的环状横纹常达全长的一半以上。断面裂隙较多，皮部灰白色至淡棕色。

川党参长 10 ～ 45cm，直径 0.5 ～ 2cm。表面灰黄色至黄棕色，有明显不规则的纵沟。质较软而结实，断面裂隙较少，皮部黄白色。

均以条粗壮、质柔润、气味浓、嚼之无渣者为佳。

【鉴别要点】3 种党参药材性状比较见表 4-3-3。

表 4-3-3　3 种党参药材性状比较

比较	党参	素花党参	川党参
相同点	具狮子盘头，疏生横长皮孔，具环状皱纹，破碎处可见乳汁流出凝成的黑褐色胶状物（有点）。质地柔韧，断面平坦，略角质，皮部厚，黄白色，常有裂隙，木部淡黄色，形成层环深棕色。气香，味甜		
不同点	长 15 ～ 45cm。上部多环纹，近根头部较细密，栽培时间段的稀少，木质部占根直径的 1/2 ～ 1/3，淡黄色。嚼之无渣。野生的生长时间长，狮子盘头大，栽培时间短的小	较党参短，长 30cm 以下，栓皮粗糙，表面灰棕色，上部环纹密集，油点多。断面不平坦，皮部棕色，木部黄色，约占根直径的 1/2，嚼之有渣	根上部环纹较稀。栓皮常局部脱落。断面皮部较厚，浅棕色，裂隙较少，木部淡黄色或鲜黄色，较小，仅占根直径的 1/2 ～ 1/3

【功能与主治】健脾益肺，养血生津。用于脾肺气虚，食少倦怠，咳嗽虚喘，气血不足，面色萎黄，心悸气短，津伤口渴，内热消渴。

【炮制】临床用生党参片、蜜炙党参、米炒党参等炮制品。

1. 蜜炙党参　先将蜂蜜用开水稀释，置锅中煮沸，取党参片投入，用文火翻炒至黄色不粘手为度，取出晾凉。

2. 米炒党参　先将大米加入少量水拌湿，撒入热锅内，见冒烟时，投入党参片，用文火炒至深黄色，取出，筛去米，放凉。

【化学成分】甾醇类，糖类和苷类，生物碱及含氮成分，挥发性成分，三萜类成分，氨基酸，钾等宏量元素和铁等微量元素。

【药理】抑制胃酸分泌，降低胃液酸度，促进胃黏液的分泌，增强胃黏液－碳酸氢盐屏障，增加对胃黏膜有保护作用的内源性前列腺素（PGEZ）含量。还有调整胃肠运动功能，强心、抗休克，提高机体对有害刺激的抵抗能力，增强造血功能，增强腹腔巨噬细胞吞噬红细胞的能力，延缓衰老，辅助抗肿瘤等作用。

【文献摘要】

《本草纲目拾遗》：本经逢原云：产山西太行山者，名上党人参。虽无甘温峻补之功，却有甘平清肺之力。百草镜云：党参，一名黄参，黄润者良，出山西潞安太原等处。有白色者，总以净软壮实味甜者佳。嫩而小枝者，名上党参。老而大者，名防党参。治肺虚，益肺气。防风党参，从新云：古本草云参须上党者佳，今真党参久已难得，肆中所市党参，种类甚多，皆不堪用。唯防党性和平足贵，根有狮子盘头者真，硬纹者伪也。白党即将此参煮晒已成，原汁已出，不堪用。翁有良辨误云：党参功用，可代人参，皮色黄而横纹，有类乎防风，故名防党。江南徽州等地处呼为狮头参，因芦头大而圆凸也，古名上党人参。产于山西太行山潞安州等处为胜，陕西者次之，味甚甜美，胜如枣肉。近今有川党，盖陕西毗连，移种栽植，皮白味淡，类乎桔梗，无狮头，较山西者迥别，入药亦殊劣不可用。

《植物名实图考》：山西多产，长根至二三尺，蔓生，叶不对节，大如手指，野生者根有白汁。秋开花如沙参花，青白色，土人种之为利，气极浊。

《金世元中药材传统经验鉴别》：党参品种来源较多，产区广泛，既有野生，又有家种，不仅是一种畅销国内外的大宗药材，而且也是常用的保健食品。所以历来产地和品质是非常讲究的。

【附注】党参除了《中国药典》收载的 3 种外，各地还有 10 种以上地方习用品。如东北广泛种植的四叶参，又名羊乳、奶参，当地也称为党参，但功效有别，应注意区分。

🌿 黄精

黄精始载于《名医别录》。晋代葛洪的《抱朴子》谓："昔人以本品得坤土之气，获天地之精，故名。"据史料记载，黄精作为服食之品，已有两千多年历史。

【别名】太阳草、老虎姜、山姜、鸡头参。

【来源】为百合科植物滇黄精 *Polygonatum kingianum* Coll. et Hemsl.、黄精 *Polygonatum sibiricum* Red. 或多花黄精 *Polygonatum cyrtonema* Hua 的干燥根茎。按形状不同，习称大黄精、鸡头黄精、姜形黄精。

【产地与资源】黄精分布在秦岭 – 淮河以北至大兴安岭地区内蒙古和黑龙江的广大地区，秦岭山脉向南延伸至商洛盆地 – 安康盆地 – 汉中盆地 – 武都盆地的北缘。多花黄精分布在秦岭山脉南麓的商洛盆地 – 安康盆地 – 汉中盆地 – 武都盆地的南缘，淮河以南至广东梅岭以南的广大地区。滇黄精分布于广西、贵州、云南、四川西南部等地。均生于林下、山地林缘、灌丛、沟边。

黄精在北方分布广，每个省均产，但较分散，没有较集中的资源量。多花黄精在南方诸省均产，但以湖南、安徽、贵州、重庆武陵山区产量最大，是商品黄精的主要来源地。《中国药典》虽然把滇黄精排在第一位，但据调查，滇黄精的分布区域较窄，在贵州、广西、云南生长滇黄精的地方也生长有多花黄精。

黄精用种子和根茎繁殖，但种植以根茎繁殖为主。根茎繁殖快，一般移栽后 3 ～ 4 年即可采挖。而种子繁殖，形成产量需要 7 ～ 9 年。

截至 2015 年底，陕西省汉中市略阳县五龙洞镇、观音寺镇、西淮坝镇的黄精种植基地通过了国家 GAP 认证。

【采收加工】春、秋二季采挖，除去须根，洗净，置沸水中略烫或蒸至透心，干燥。

【植物形态】3 种黄精植物形态比较见表 4-3-4。

表 4-3-4　3 种黄精植物形态比较

比较	黄精	滇黄精	多花黄精
相同点	根茎横生，肥大，结节状		
不同点	根状茎圆柱形，节部膨大，株高 60～120m，高可达 2m，常呈攀援状，叶轮生，4～6 枚，全缘、线状披针形，叶尖拳卷，以拳卷钩附在其他植物的细枝叶上而攀援。花序伞形，生叶腋，花被筒状，绿白色，下垂。浆果，球形成熟时黑色。花期 5～6 月，果期 7～8 月	根茎呈块状或结节状膨大叶轮生，无柄，每轮通常 4～8 枚，叶片线性至线状披针形，先端渐尖并拳卷。花腋生，下垂，花被筒状，通常粉红色。浆果球形，成熟时红色。花期 3～5 月，果期 9～10 月	根茎串珠状或结节成块叶互生，通常具叶 10～15 片，两列状，无柄，叶片椭圆形，卵状披针形至矩圆状披针形；花通常 2～7 朵，下垂，花被筒状，淡黄绿色或绿白色；浆果球形，成熟时紫黑色。花期 4～6 月，果期 6～10 月

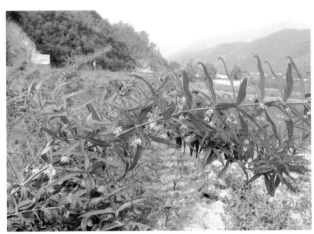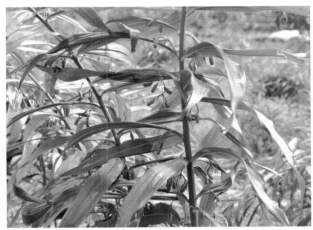

图 4-3-3　黄精、多花黄精植物

【药材性状】大黄精呈肥厚肉质的结节块状，结节长可达 10cm 以上，宽 3～6cm，厚 2～3cm。表面淡黄色至黄棕色，具环节，有皱纹及须根痕，结节上侧茎痕呈圆盘状，圆周凹入，中部突出。质硬而韧，不易折断，断面角质，淡黄色至黄棕色。气微，味甜，嚼之有黏性。

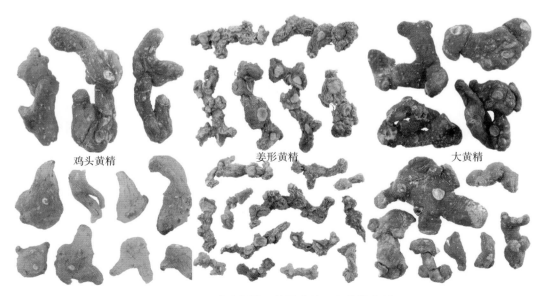

图 4-3-4　鸡头黄精、姜形黄精、大黄精药材

鸡头黄精呈结节状弯柱形，长 3 ～ 10cm，直径 0.5 ～ 1.5cm。结节长 2 ～ 4cm，略呈圆锥形，常有分枝。表面黄白色或灰黄色，半透明，有纵皱纹，茎痕圆形，直径 5 ～ 8mm。

姜形黄精呈长条结节块状，长短不等，常数个块状结节相连。表面灰黄色或黄褐色，粗糙，结节上侧有突出的圆盘状茎痕，直径 8 ～ 15mm。

味苦者不可药用。以块大、肥润、色黄、断面透明者为佳。

【鉴别要点】3 种黄精药材性状比较见表 4-3-5。

表 4-3-5   3 种黄精药材性状比较

比较	鸡头黄精	姜形黄精	大黄精
相同点	结节状，表面基本颜色为黄色。具环节，有皱纹及须根痕，结节上侧有圆盘状茎痕，断面角质，半透明，气微，味甜，嚼之有黏性		
不同点	结节弯柱形，略呈圆锥形，常有分枝，形似"鸡头"，茎痕圆形，直径 5 ～ 8mm	结节长条块状，长短不等，常数个块状结节相连。茎痕圆盘状，直径 8 ～ 15mm	结节块状，结节长可达 10cm 以上，茎痕呈圆盘状，圆周凹入，中部突出

【功能与主治】补气养阴，健脾，润肺，益肾。用于脾胃虚弱，体倦乏力，口干食少，肺虚燥咳，经血不足，内热消渴。

【炮制】

1. 蒸黄精   取原药材除去杂质，洗净，反复蒸至内外呈滋润黑色，切厚片，干燥。

2. 酒黄精   取原药材除去杂质，洗净，加黄酒拌匀，装入罐内或其他适宜的容器内，密闭，隔水蒸，中途翻动一次，直至酒被吸尽后，色泽黑润，口尝无麻味为度。取出，切厚片，干燥。

【化学成分】糖类（包括多糖），皂苷，氨基酸及微量元素，黄酮及其他成分。

【药理】①对心血管系统的作用：保护造血功能、降血压、强心。②对血脂及动脉粥样硬化的影响：降低血脂。③对超氧化物歧化酶（SOD）和心肌脂褐素有影响。④对血糖的影响：可引起血糖暂时性增高，随后降低。⑤抑制肾上腺皮质的作用：对肾上腺皮质功能亢进所引起的脂肪、糖代谢紊乱有一定的改善作用。⑥对免疫功能的影响：抗疲劳、抗衰老。⑦对环核苷酸含量的影响：能降低血浆 cAMP 和环磷酸鸟苷（cGMP）的含量。⑧对 Na^+、K^+-ATP 酶的影响：可升高红细胞膜 Na^+、K^+-ATP 酶的活性。⑨抗病原微生物：对伤寒杆菌、金黄色葡萄球菌和抗酸杆菌有抑制作用。

【文献摘要】

《名医别录》：生山谷，处处有之。

《本草经集注》：二月始生。一枝多叶，叶状似竹而短，根似葳蕤。葳蕤根如荻根及菖蒲，概节而平直；黄精根如鬼臼、黄连，大节而不平……黄精叶乃与钩吻相似，唯茎不紫，花不黄为异。

《千金翼方·药出州土》：黄精出华州。

《新修本草》：黄精南北皆有，以嵩山、茅山者为佳。根如嫩生姜而黄色，二月采根，蒸过暴干用。今遇八月采，山中人九蒸九暴作果卖，黄黑色而甚甘美，其苗初生时，人多采为菜茹，谓之笔菜，味极美。黄精肥地生者，即大如拳；薄地生者，犹如拇指。

《食疗本草》：根、叶、花、实，皆可食之。

《滇南本草》：根如嫩生姜色，俗呼山生姜。

《本草纲目》：黄精野生山中，亦可劈根长二寸，稀种之，一年后极稠，子亦可种……其根横行，状如葳蕤，俗采其苗煠熟，淘去苦味食之，名笔管菜。

《植物名实图考》：黄精一名葳蕤，即与葳蕤同名，一名太阳草。黄帝问天老曰，太阳之草，可以长生，而本经乃只载葳蕤，至别录始出黄精。黄精高至五六尺，四面垂叶，花实层缀，根肥嫩可烹肉，大至数斤重。又按黄精，原有对叶及数叶作一层者，图经虽到十种，大体不过两端。今江湘皆对叶，滇南数叶一层，其根肥大无异。

【附注】

（1）据《中国植物志》记载，我国黄精属植物有 31 种。在同一地区，一般都有 3 种以上黄精植物分布，而且根茎多呈结节状肥厚。药材中除了《中国药典》中的 3 种外，实际混杂的有多种，黄精根茎在不同区域、不同生长阶段，其形状差异较大。多种黄精药材混在一起，很难区分。因此，《中国药典》规定，味苦者不可药用。

（2）陕西是最早记载服食黄精的地方。早在秦始皇时代，修建阿房宫的伐木工人在秦岭山中常常以黄精充饥。据《汉相张良》考证，西汉开国名相张良功成名就之后，辟谷于秦岭南麓山中长达 1 年之久，终日以黄精、山果为食。秦岭南麓留坝县的紫柏山就是当年张良隐居活动之地，现有张良庙等遗址。唐代孙思邈的《千金翼方·药出州土》曰："黄精出华州。"并介绍了黄精的种植方法。唐代许多与黄精有关的诗词，出处地均在陕西。

古代记载黄精食用和种植的诗词和故事较多。如唐代有名的道士许宣平在回李白题诗《见李白诗又吟》中写道："一池荷叶衣无尽，两亩黄精食有余。"唐代诗人张籍的《寄王侍御》曰："爱君紫阁峰前好，新作书堂药灶成。见欲移居相近住，有田多与种黄精。"岑参的"莲花峰头饭黄精"，姚合的"绕篱栽杏种黄精"等。

🌿 三七

三七始载于《本草纲目》，为金疮要药。李时珍谓："疗金疮之疾，如漆粘物，故有山漆之名。""三七"疑为"山漆"之略笔。

【别名】田三七（产于广西田阳）、金不换（因其珍贵）、山漆、广三七、田漆、血参。

【来源】为五加科植物三七 *Panax notoginseng*（Burt.）F. H. Chen 的干燥根茎。

【产地与资源】主于云南文山、砚山、西畴、马关、麻栗坡、广南、富宁、邱北，广西靖西、德宝、凌云、那坡、田阳、右江等地。2020 年出版的《道地药材标准汇编》把三七的道地药材分为田七和滇三七。田七产于广西百色田阳、右江、靖西、德保、那坡等市县及周边，滇三七产于云南文山、砚山、马关、西畴、麻栗坡、广南、富宁等市县及周边地区。

三七虽然产于云南、广西两省，但实为土地接壤的近邻地区。云南保山地区是近些年新发展的产区。中药材种植由于连作障碍，尤其人参属植物，重茬连作间隔时间很长，老产区长时间大面积种植，已无可倒茬土地，不得不重新开辟新的适生产区，这也是传统道地药材发展所面临的尴尬境地。近几年，三七不仅用于临床配方、中成药生产、民间服食（三七粉），而且是传统出口大宗商品，目前年需求量约 1500 吨。

截至 2015 年底，云南文山州砚山县平远镇、盘龙镇，红河州石屏县牛街镇，红河州建水县临安镇、官厅镇，昆明市石林县圭山镇、宜良县老竹乡，弥勒市西二乡的三七种植基地通过了国家 GAP 认证。

【采收加工】三七种后需 3～4 年才能采挖，过去多生长 6～7 年。如在秋季开花前采收称为"春七"，根肥壮饱满质佳；冬季结子后采挖称为"冬七"，根较泡松，质次。三七采挖后需经产地加工，并按个头大小分等级。加工方法为将鲜品修剪后，主根（三七头子）晒至半干反复搓揉、发汗，再暴晒足干，以牙咬后无印痕者为度，即"毛货"。将毛货置于麻袋反复震荡，使主根表面呈光亮的棕黑色时即为成品。现用机械化专用设备，撞至表面光滑，有的在撞的过程中加入蜂蜡。剪下芦头（根茎）称为"剪口三七"；较大的支根晒干后称为"筋条"；较细的支根及须根称为"三七尾""三七须"或"绒根"，虽仍作三七药用，但为次品。

【植物形态】根茎短，主根粗壮肉质，纺锤状。掌状复叶 3 ～ 6 片轮生茎顶；叶柄基部有托叶或托叶状附属物；小叶片膜质，长椭圆状倒卵形或倒卵形，叶缘有密锯齿，先端渐尖或长渐尖。伞形花序单个顶生，有花 80 ～ 100 朵或更多。核果熟时红色。种子 1 ～ 3 枚，扁球状，白色。花期 7 ～ 8 月，果期 8 ～ 10 月。

【药材性状】主根呈类圆锥形或圆柱形，长 1 ～ 6cm，直径 1 ～ 4cm。表面灰褐色或灰黄色，有断续的纵皱纹和支根痕。顶端有茎痕，周围有瘤状突起。体重，质坚实，断面灰绿色、黄绿色或灰白色，木部微呈放射状排列。气微，味苦回甜。筋条呈圆柱形或圆锥形，长 2 ～ 6cm，上端直径约 0.8cm，下端直径约 0.3cm。剪口呈不规则的皱缩块状或条状，表面有数个明显的茎痕及环纹，断面中心灰绿色或白色，边缘深绿色或灰色。

以个大、体重、质坚、表面光滑、断面灰绿色或黄绿色者为佳。

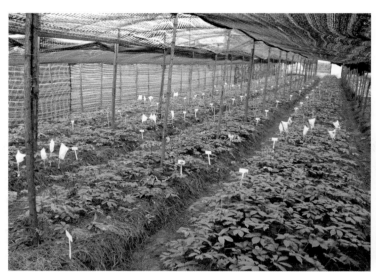 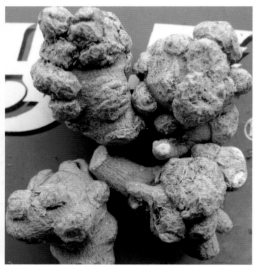

图 4-3-5　三七植物和药材

【鉴别要点】"铜皮铁骨、狮子头、疙瘩丁"，断面皮部树脂道。

【功能与主治】散瘀止血，消肿定痛。用于咯血，吐血，衄血，便血，崩漏，外伤出血，胸腹刺痛，跌扑肿痛。

【炮制】

1. 净三七　取原药材除去杂质。用时捣碎。

2. 三七粉　取三七洗净，干燥，研细粉。

3. 熟三七　取净三七打碎，分开大小块，用食油炸至表面棕黄色，取出，沥去油，研细粉。

【化学成分】三七含有多种化学成分，其中三七皂苷为主要有效成分之一。三七中含三七总皂苷可达 8.19% ～ 29.4%。目前已从三七各不同生长部位分离并鉴定出 20 多种单体皂苷成分。三七还含三七素、黄酮、挥发油、氨基酸、植物甾醇、糖类（蔗糖及葡萄糖）、无机盐、无机离子等药用成分。三七所含的人参皂苷与人参的相似，只是各皂苷比例不同。另外，三七含有丰富的微量元素。

【药理】三七的药理作用非常广泛，对机体多个系统都有影响，与人参同样被誉为"适应原样"药物。①止血活血，调节免疫，滋补、强壮、抗衰老、抗肿瘤、抗真菌、抗病毒、抗休克、抗应激、抗炎。②在心血管系统方面：抗冠心病、扩张血管、降血压、抗心律失常。③在中枢神经系统方面：具有抑制中枢和镇痛作用，对急性脑缺血有保护作用。④对实验性肝损伤有治疗作用。⑤在代谢方面，对血脂、胆固醇、血糖、蛋白质、核酸及激素代谢都有影响。⑥对放射性损伤有保护作用。

【文献摘要】

《本草纲目》：生广西南丹诸州，番峒深山中，采根曝干，黄黑色，团结者状略似白及，长者如老干地黄，有节，味微甘而苦，颇似人参之味。

《中药大全》：三七的栽培和生长情况与人参相似，一般3年产品多为200～300头，4年产品多为120～160头，5～6年产品多为80头，20头的多为生长了7年以上的三七。

【附注】

（1）三七的规格等级较多。三七头（主根）按大小分成若干等级，如每500g约20个者称为20头，每500g30个者称为30头，以此类推有40头、60头、80头、100头、120头、160头、200头等；200～250头者称为"大二外"；251～300头者称为"小二外"；300头以上者称为"无数头"。此外，还有剪口、支根的不同。过去三七的大小与生长年限有关，但现在在产区有使用壮根灵的现象，用壮根灵生长3～4年的根的大小与自然生长5～6年的相当，但内在质量差别较大，一般人很难鉴别。

（2）中药中还有菊三七、藤三七、景天三七、白三七等，均来自不同植物的块根，应注意区分。过去，陕南和四川一些街头草药摊以小莪术冒充三七。

甘松

甘松始载于《开宝本草》，原名甘松香。李时珍曰："产于四川松州（今四川松潘），其味甘，故名。"

【别名】甘松香、香松、香甘松。

【来源】为败酱科植物甘松 *Nardostachys jatamansi* Dc. 的干燥根及根茎。

【产地与资源】生于海拔2600～5000的高山草原地带或疏林中，分布于四川、青海、甘肃、云南、西藏等地。目前主要来自野生资源。甘松的道地产区是青藏高原东部边缘的四川省阿坝州、甘孜州，青海果洛州、玉树州及甘肃甘南州的高山草原、草甸及其周边丘状高原地带。甘松用种子繁殖。西南民族大学青藏高原濒危植物保护研究院已开始在四川阿坝的红原县开展甘松人工种植研究。但因其生长区域海拔高、地处偏远等原因，工作进展缓慢。

【采收加工】春秋皆可采收，以秋季采者为佳。采挖后，去净泥沙，除去残茎及须根，晒干或阴干。

【植物形态】多年生草本，高15～30cm。根茎短，顶端常分枝，顶端密被叶鞘纤维或片状老叶鞘，有强烈松脂臭。叶丛生，长匙形或倒披针形。聚伞花序近圆头状，花淡红色，花冠漏斗状，上部5裂；花萼宿存。花期6～8月，果期8～9月。

【药材性状】略呈圆锥形，多弯曲，长5～18cm。根茎短小，上端有茎、叶残基，呈狭长的膜质片状或纤维状。外层黑棕色，内层棕色或黄色。根单一或数条交结、分枝或并列，直径0.3～1cm。表面棕褐色，皱缩，有细根和须根。质松脆，易折断，断面粗糙，皮部深棕色，常呈裂片状，木部黄白色。气特异，味苦而辛，有清凉感。

以身干、主根肥壮、气芳香、味浓、条长无杂质者为佳。

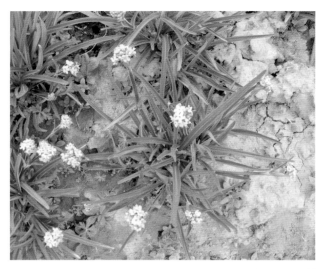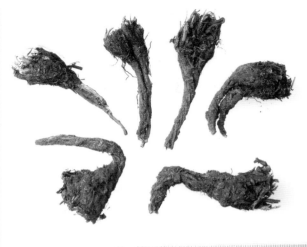

图 4-3-6　甘松植物和药材

【鉴别要点】根表面棕褐色，质松脆，易折断，皮部深棕色，常呈裂片状，木部黄白色。气特异。

【功能与主治】理气止痛，开郁醒脾。用于脘腹胀满，食欲不振，呕吐；外治牙痛，脚肿。

【化学成分】甘松的根和根茎含甘松香酮、缬草酮、L（10）- 马兜铃烯、9- 马兜铃烯、马里醇、β-马里烯、甘松酮等。

【药理】①抗心律失常，抗心肌缺血，增强耐缺氧能力，降压，镇静、抗癫痫、抗惊厥，对平滑肌有解痉作用。②促神经生长，改善认知能力，抗抑郁。③甘松所含的挥发油对 5 种真菌及副伤寒杆菌、炭疽杆菌等 8 种细菌均有抑制作用。④抗疟：甘松过氧化物对恶性疟原虫有抗疟活性。

【文献摘要】

《本草拾遗》：甘松香，丛生，叶细，出凉州，主黑皮皯黯，风疳，齿䘌，野鸡痔。得白芷、附子良，合诸香暑衣妙也。

《本草图经》：甘松香出姑藏，今黔、蜀州郡及辽州亦有之。丛生山野、叶细如茅草，根极繁密，八月采，作汤浴，令体香。

《植物名实图考》：甘松香，开宝本草使著录。图经曰叶细如茅草，根极繁密，生黔、蜀、辽州。李时珍以寿禅师做五香饮，其甘松饮即此。滇南同山柰等为食料用，昆明山中亦产之。高仅五六寸，似初生茅而劲，根大如拇指，长寸余，鲜时无香，干乃有臭。

《500 味常用中药材的经验鉴别》：过去，甘松商品规格有把松、正甘松、条把松等名称，多分为两等。现不分等级，均为统货。甘松商品以身干，主根肥壮、气芳香、味浓、条长、无碎末及泥沙者为佳。

【附注】

（1）《中国药典》在 1990 年版首次收载甘松药材。该版收载了甘松和匙叶甘松两个种。直到 2010 年版将甘松去掉，将匙叶甘松的中文名改成了甘松。2015 年版与之相同。

（2）《中国药典》规定，甘松入药部位是根及根茎，但我们对亳州、安国、荷花池、玉林几个较大的药材市场调查时发现，市场上的甘松药材大部分都是甘松全草，几乎没见到纯净的甘松根和根茎药材。其主要原因是现在甘松用量大，野生资源得不到休养生息，连年采挖，资源枯竭。甘松全部生长在藏区的草原牧场，当地牧民种植和野生抚育意识较差，开展人工种植比较困难。过去，甘松不仅调味品用、药用，藏香中也大量使用甘松。现在，藏族活佛已经禁止在藏香中使用甘松了，也是为了减少对野生甘松资源的消耗，具有积极的资源保护意识。

（3）败酱科甘松属植物在 1979 年出版的《中国植物志》中仅有匙叶甘松和甘松两种。1980 年《云南植物研究》杂志发表了"大花甘松"后经过国内外植物分类学家研究，认为这 3 种是不同的表现型，属同一种。于是 2004 年出版的《中国植物志》将 3 种合为 1 种，即甘松。2015 年版《中国药典》也改为甘松。

琥珀

琥珀始载于《名医别录》。其得名来源于神话传说，李时珍曰："虎死则精魄入地化为石，此物状似之，故谓之'虎魄'，俗文从'玉'，以其类玉也。"据此，"琥珀"二字由"虎魄"转来。

【别名】血琥珀、血珀、云珀、煤珀、红琥珀、虎珀。

【来源】松科树木的树脂埋藏于地层中，经过多年转化而成为化石样物质，故有"千年松脂化琥珀"之说。多在开山、挖土或采煤时发现。从煤层中挖出者，特指煤珀。

【产地与资源】我国的琥珀产地主要是辽宁抚顺、福建漳浦，其次是湖北恩施、云南丽江、吉林珲春、重庆奉节、河南西峡至内乡等地，广西和贵州也有少量出产。目前国内以辽宁产量最大。琥珀在世界上的产地遍及 30 个国家，著名的产地主要是波罗的海沿岸国家及俄罗斯等。美洲的多米尼加和加拿大等地也是重要的产地。日本和缅甸是亚洲占有突出地位的琥珀产地。琥珀是不可再生资源，国外产量大，资源丰富，但国内资源在减少。据市场调查，目前国内加大了环境治理，许多地方已禁止开采，包括一些小煤矿，加之以前的长期开采，使得琥珀越来越少，市场上的商品除了一部分来自辽宁，还有一部分通过边贸来自缅甸等国。

【药材性状】琥珀为不规则的块状、颗粒状或多角形，大小不一，块状者可长达 6cm。血红色（习称"血珀"）或黄棕色，表面不平，有光泽。质松脆，捻之即成粉末。气无，味淡，嚼之易碎无沙感。以火燃之易熔，爆炸有声，冒白烟，微有松香气。

煤珀为多角形不规则的块状物，少数呈滴乳状，大小不一。表面棕色至乌黑色，略有光泽，若将表面黑色部分除去，则呈透明或半透明玻璃样体。质坚硬，不易碎。气无，味淡，嚼之坚硬无沙感。

以色红、明亮、块整齐、质松脆、易碎者为佳。块碎小、质较硬、色暗棕者次之。本品不容于酸，微溶于乙醚、氯仿及温热的酒精中。

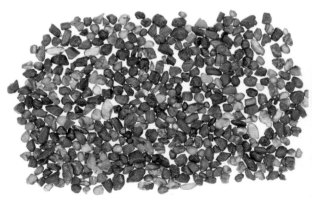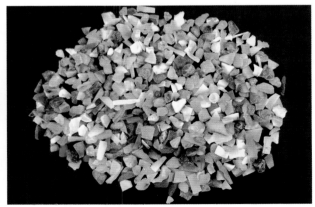

图 4-3-7　琥珀药材（左图为煤珀，右图为琥珀）

【功能与主治】镇惊安神，散瘀止血，利水通淋。用于惊风癫痫，惊悸失眠，血淋血尿，小便不通，妇女经闭，产后停瘀腹痛，痈疽疮毒，跌打创伤。

【化学成分】含树脂、挥发油、琥珀氧松香酸、琥珀松香酸、琥珀银松酸、琥珀脂醇、琥珀松香醇、琥珀酸等。

【药理】具有中枢抑制作用。琥珀中的琥珀酸有抗惊厥、镇静、降低体温及镇痛等作用，可短暂地兴奋呼吸和升高血压。

【文献摘要】

《名医别录》：旧说松脂沦入地下千年所化，今烧之亦作松气。

《本草衍义》：琥珀今西戎亦有之，气色差而明彻，彼土人多碾为物形。

《中药材商品规格质量鉴别》：琥珀为一般常用药材，多用于中成药原料。国内历史上主产于云南，有云珀，云血珀之称，但产量不大。过去，商品有一种进口琥珀，大多来自缅甸、巴基斯坦，称为"洋珀"，质量好次不一。陈仁山《药物出产辨》记载云："产云南为上，其次坤甸。现有出自仰光，名为洋珀，又有一种洋珀，来自石叻埠，色黑。更有一种洋珀，专作饰料用，出自印度摩啰。"约在20世纪初，国内广西、河南等地相继发现有产，特别是辽宁抚顺发现煤层中蕴藏有数量相当多的煤珀可供药用，从此，琥珀进口已逐渐成为历史陈迹。品质评价：琥珀以色红、质硬脆、透明样、块大者为佳。煤珀以棕黄色、有光泽者为好。品质以云南产者最好，煤珀质较次。

【附注】

（1）琥珀药材只在《中国药典》1963年版和1977年版里收载。1963年版只收载了琥珀一种，1977年版收载了琥珀和煤珀两种，1985年版和1990年版只收载于附录中，之后版本没有收载。

（2）琥珀是地质历史时期植物分泌出的树脂经石化作用的产物。我国古称其为"遗玉""育沛""顿牟""虎魄""虎珀""江珠""兽魄""光珠"等。古希腊人则称其为"电"。在亚洲，琥珀的产地除了南亚诸国外，俄罗斯的西伯利亚等地也出产，并有相当数量。目前市场上80%的琥珀都产自波罗的海沿岸与加勒比海区域，是琥珀珠宝原矿的主要产地。琥珀的种类较多，主要按照其颜色、透明度、质地及所含包裹物等的不同分为白珀、黄（金）珀、红（血）珀、褐珀、橙珀（灵珀、蜡珀）、骨珀、黑珀、香珀、浊珀、虫珀、花珀等。其中以红珀、金珀为极品。琥珀按产出特点可分砂珀、豆珀及砾珀。其品种的划分依据主要是颜色、块度、透明度及所含包裹物，包括动植物化石及其他包裹体，以及包含化石的完整度、清晰度及大小数量等。琥珀可划分为4个品级：特级品为红色、绿色、金黄色及花珀，很透明，含有动植物化石，无裂纹，质地细腻，块度大小不限；Ⅰ级品为黄色、蜜黄色，透明，含有少量动、植物化石，块度大，质地致密，裂纹极少；Ⅱ级品为黄色、灰白色，半透明，块度较大，质地较好，有时含昆虫或昆虫花纹化石，允许少量裂纹存在；Ⅲ级品为浅黄、褐色及其他杂色，微透明、半透明至不透明，块度中等，含杂质，有裂纹，不含动植物化石。上述这些都是工艺品琥珀的划分，药用琥珀一般是不能加工工艺品的质次琥珀。

（3）历史上药用琥珀主要有两种，一种是产在砂质黏土层中的琥珀，一种是产在煤层中的煤珀。一般认为前者药用优于后者，因为后者无机物成分（主要是碳质黏土）较多。

（4）琥珀中的掺伪品或充伪品常是松香（或土埋松香）、老材香（古墓棺木椁填底者）、蛋白石、多糖等，或其他树的树脂。目前市场上有很多是橄榄科树脂伪品。

第四节　参仙升脉口服液

一、组方

参仙升脉口服液由红参、淫羊藿、补骨脂、枸杞子、麻黄、细辛、丹参、水蛭组成。

二、临床应用

用于心肾阳虚、心血瘀阻证，临床表现为脉迟、脉结、心悸、胸闷、畏寒肢冷、腰膝酸软、气短乏力或头晕、舌暗淡或有齿痕，或舌有瘀斑、瘀点。

三、临床研究

（1）提高窦房结功能，缩短房室传导时间。
（2）显著提高平均心率 12 次 / 分钟，有效改善头晕、黑蒙、乏力等临床症状。
（3）对窦性心动过缓和病态窦房结综合征，总有效率分别高达 94.25% 和 91.80%。

四、原料药材

丹参、水蛭详见前章节。

🍃 红参

红参是人参的一种加工后的产品，即将人参用高温蒸 2 小时以上，直至全蒸透、蒸熟为止，干燥后除去参须，干燥，有的压成不规则方柱状，再干燥。具有温补功效，补气中带有刚健温燥之性，长于振奋阳气，适用于急救回阳。

🍃 人参

人参始载于《神农本草经》。人参原名"人薓"。李时珍曰："人参年深，浸渐长成者，根如人形，有神，故谓之人薓、神草。薓字从薓，亦浸渐之义。薓即浸字，后世因字文繁，遂以参星之字代之，从简便尔。然承误日久，亦不能变矣。"参星是二十八星宿之一，"人参"之名是讹变而来。

【别名】人薓、黄参、血参、神草、土精、地精、棒槌（东北）。

【来源】为五加科植物人参 Panax ginseng C.A.Mey. 的干燥根和根茎。

【产地与资源】现在很难寻觅纯野生的人参，全为栽培。人参产区主要分布在长白山和大兴安岭山区，以吉林产量最大。人参种植区域分布在吉林的通化、抚松、集安、靖宇、桦甸、汪清、安图、教化，辽宁的凤城、宽甸、桓仁，黑龙江的宁安、依兰、五常、尚志等大兴安岭和小兴安岭地区。上述区域产的人参均为道地药材。

人参的种植大约起于清代乾隆年间，距今有 250 多年。当时，东北地区开始将小支野生人参移植栽种，后逐渐发展为采其种子种植，其产品称为"园参"。最先栽植的是辽宁宽甸的石柱沟，故在相当长时期内石柱参成为园参中的质量佳品。1850年以后，相继在辽宁桓仁，吉林集安、抚松等地大量种植，成为当今商品人参的主流品种。人参国内外年需求量为6000～7000吨。

过去，种植人参是在大树林中选好适宜地块，伐林开荒种植，搭架用树枝遮阴，种几年后采收了再重新找适宜林地，对林地资源破坏严重。现在的人参种植分两种情况，一是在种过玉米的平缓山坡地种植，用遮阳网遮阴；另一种是选择适宜的林地，清除杂灌，在林下直播，仿野生种植。按照吉林省制定的野山参标准，种植15年以上的，方可称为野山参，也有种植7～8年采挖的，质量介于园参和野山参之间。据2016年调查，自2010年开始，在吉林抚松、集安、长白、浑江、延边、敦化、安图、汪清、珲春，辽宁宽甸、桓仁、凤城、本溪，黑龙江的哈尔滨、佳木斯、牡丹江等地约15个县，采用仿野生种植人参约200万亩。

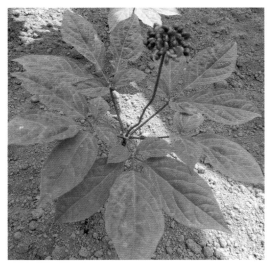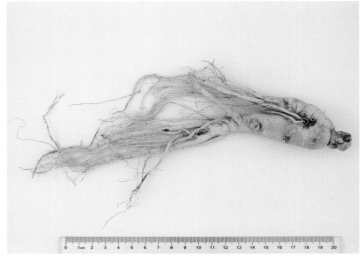

图4-4-1　人参植物和药材

【植物形态】多年生宿根草本植物，高30～60cm。主根肥厚肉质；根状茎（芦头）短而直立。茎直立，不分枝。第1年茎顶只有1叶，具3小叶，俗名"三花"；第2年茎顶仍生1叶，但具5小叶，叫"巴掌"；第3年生两个具5小叶的复叶，叫"二甲子"；第4年生3个轮生复叶，叫"灯台子"；第5年生4个轮生复叶，叫"四批叶"；第6年茎顶生5个轮生复叶，叫"五批叶"；少数轮生6个复叶叫"六批叶"。此后复叶数不再增加。复叶掌状，小叶3～5片。初夏开黄绿色小花，伞形花序单一顶生叶丛中，浆果扁圆形，成熟时鲜红色。

一棵人参只有一个茎，秋天茎枯萎后留下一个凹窝状茎痕，习称"芦碗"。鉴别参龄多少年的依据就是数芦碗数。山参造假者常常将多个芦碗拼接在一起冒充老参。

【规格等级】人参是规格等级最多的中药材。

（1）按国内外产地分：国产参和进口参。

（2）按生长方式分：山参和园参。

（3）按加工方式分：生晒参、糖参、红参、白糖参。

（4）红参按产地分：普通红参、边条红参、大力红参。

（5）山参分：正野山参、林下山参、移山参、池底参。

由黄璐琦、詹志来、郭兰萍主编，2019年出版的《中药材商品规格标准汇编》中，人参的规格等级为以下几种。

（1）生晒野山参：特级、1～7级，共8个规格，每个规格又分3个等级。

（2）生晒移山参：1～7级，共7个规格，每个规格又分3个等级。

（3）全须长脖生晒参：1～6级，共6个规格，每个规格又分3个等级。

（4）全须边条生晒参：10支～80支，共8个规格，每个规格又分3个等级。

（5）全须普通生晒参：10支～100支，共10个规格，每个规格又分3个等级。

（6）边条生晒参：10支～80支，共8个规格，每个规格又分3个等级。

（7）普通生晒参：10支～60支，共8个规格，每个规格又分3个等级。

【功能与主治】大补元气，复脉固脱，益气摄血。用于体虚欲脱，肢冷脉微，气不摄血，崩漏下血。

【炮制】润透，切薄片，干燥，用时粉碎或捣碎。

【化学成分】人参主要含人参皂苷类。不同的加工方法其成分略有变化。

【药理】人参的药理研究比较深入，具体有以下主要药理作用：①促进学习和记忆功能。②对心血管和血液系统有正向影响作用。③对垂体－肾上腺系统功能有刺激作用。④对核酸和蛋白质的合成有促进作用。⑤有降血糖作用。⑥对免疫功能有广泛影响，无论细胞和体液免疫都有广泛影响。⑦有抗肿瘤、抗氧化、抗应激、抗辐射、增强内分泌系统功能、抗衰老、抗溃疡等。

【文献摘要】

《名医别录》：人参生上党山谷及辽东，二月、四月、八月上旬采根，竹刀刮暴干，无令见风。根如人形者有神。

《本草经集注》：上党在冀州西南，今来者形长而黄，状如防风，多润实而甘。俗乃重百济者，形细而坚白，气味薄于上党者。次用高丽者，高丽地近辽东，形大而虚软，不及百济，并不及上党者。其草一茎直上，四五叶相对生，花紫色。高丽人作人参赞云：三桠五叶，背阳向阴。欲来求我，椵树相寻。椵音贾，树似桐，甚大，阴广则多生，采时甚有法。今近山亦有，但作之不好。

《本草纲目》：上党，今潞州也，民以人参为地方害，不复采取。今所用者皆辽参，其高丽、百济、新罗三国，今皆属朝鲜矣，其参犹来中国互市。亦可收子，于十月下种，如种菜法。

【附注】

（1）过去由于人参稀少，市场稀缺，所以常会出现以桔梗、沙参、党参等植物的根经加工处理伪造成人参的情况，现在这些假人参市场少见。

（2）市场上有一些不良药商将硫酸镁、明矾、滑石粉、盐、焦亚硫酸钠等掺在人参中增重。

淫羊藿

淫羊藿始载于《神农本草经》。陶弘景曰："服之使人好为阴阳，四川北部有淫羊，一日百遍合，盖食此藿所致，故名淫羊藿。"

【别名】仙灵脾、三枝九叶草、牛角花、三叉风、羊角风、三角莲。

【来源】为小檗科植物淫羊藿 *Epimedium brevicornu* Maxim.、箭叶淫羊藿 *Epimedium sagittatum*（Sieb.et Zucc.）Maxim.、柔毛淫羊藿 *Epimedium pubescens*Maxim. 或朝鲜淫羊藿 *Epimedium koreanum* Nakai 的干燥叶。夏、秋季茎叶茂盛时采收，晒干或阴干。

【产地与资源】陕西是淫羊藿的主产地，《中国药典》收载的4种在陕西均有分布。陕西的箭叶淫羊藿和柔毛淫羊藿产量较大，尤其是陕西的安康市和汉中市的淫羊藿蕴藏量较大。2016年，淫羊藿被陕西省政府列为今后重点发展的 30 味中药材之一。但目前淫羊藿的人工种植尚有一定难度，尤其是在平地规范化种植。

　　淫羊藿既可种子繁殖，又可用根茎剪段移栽。淫羊藿的种子生命较短，一般在 6 月中旬种子成熟，采种后立即播种。其对生态环境要求较严，一般按照淫羊藿野生生态环境，选择坡度在 25°以下，树冠郁闭度在 50% ～ 70% 之间，土质疏松、有机质含量在 3% 以上，林下腐殖质土层厚度达 15cm 以上的阔叶林或针阔混交林下坡地，坡向以阴坡为好。平地栽植，一般选择土层深厚、有机质含量高、排水良好、透水性强的砂质壤土，并要种植遮阴作物或搭设荫棚，否则生长不好。

　　截至 2015 年底，贵州省贵阳市修文县龙场镇，龙里县龙山镇莲花村、湾寨乡红岩村，雷山县丹江镇固鲁村以巫山淫羊藿为种质的淫羊藿种植基地通过了 GAP 认证。

　　【植物形态】常见 5 种淫羊藿植物形态比较见表 4-4-1。

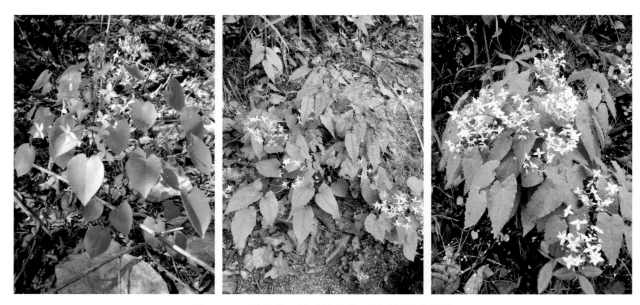

图 4-4-2　淫羊藿、箭叶淫羊藿、柔毛淫羊藿植物

表 4-4-1　常见 5 种淫羊藿植物形态比较

比较		淫羊藿（心叶淫羊藿）	箭叶淫羊藿	柔毛淫羊藿	朝鲜淫羊藿	巫山淫羊藿
相同点		多年生草本，根茎木质化，结节状，多须根。一至二回三出复叶基生和茎生，小叶具柄，边缘有齿。萼片 8，2 轮排列，外轮 4 片颜色较深暗，内轮花瓣状，常为白色、黄色或粉红色；花瓣 4 片，蜜腺状，有距；雄蕊 4 枚，单心皮，花柱宿存，呈喙状。				
不同点	复叶	二回三出，小叶 9 枚	一回三出，小叶 3 枚	一回三出，小叶 3 枚	二回三出，小叶 9 枚	一回三出，小叶 3 枚
	叶片形状	小叶纸质或厚纸质，卵形或阔卵形，长 3 ～ 7cm，宽 2.5 ～ 6cm，先端急尖或短渐尖，基部深心形	小叶革质，卵形至卵状披针形，长 5 ～ 19cm，宽 3 ～ 8cm，叶片大小变化大，先端急尖或渐尖，基部心形	小叶革质，卵形、狭卵形或披针形，长 3 ～ 15cm，宽 2 ～ 8cm，先端急尖或短渐尖，基部深心形，有时浅心形。叶脉基部密被长柔毛	小叶纸质，卵形，长 3 ～ 13cm，宽 2 ～ 8cm，先端急尖或渐尖，基部深心形	小叶革质，披针形至狭披针形，长 9 ～ 23cm，宽 1.8 ～ 4.5cm，长度是宽度的 5 ～ 6 倍，先端渐尖或长渐尖，基部心形
	叶柄	具长柄，光滑无毛	光滑无毛	小叶柄长约 2cm，疏被柔毛	光滑无毛，具明显细纵棱	具长柄，光滑无毛

续表

比较		淫羊藿（心叶淫羊藿）	箭叶淫羊藿	柔毛淫羊藿	朝鲜淫羊藿	巫山淫羊藿
不同点	顶生叶	基部裂片圆形，近等大	基部两侧裂片近相等，圆形	基部裂片圆形，几乎等大	基部裂片圆形	基部具均等的圆形裂片
	侧生叶	基部裂片稍偏斜，急尖或圆形，上面常有光泽，网脉显著，基出7脉，背面苍白色，光滑或疏生少数柔毛	基部高度偏斜，外裂片远较内裂片大，三角形，急尖，内裂片圆形，上面无毛，背面疏被粗短伏毛或无毛	基部裂片极不等大，急尖或圆形，上面深绿色，有光泽，背面密被绒毛、短柔毛和灰色柔毛	基部裂片不等大，上面暗绿色，无毛，背面苍白色，无毛或疏被短柔毛	基部裂片偏斜，内边裂片小，圆形，外边裂片大，三角形，渐尖，上面无毛，背面被绵毛或秃净
	花茎叶	具2枚对生叶	具2枚对生叶	具2枚对生叶	仅具1枚二回三出复叶	具2枚对生叶
	花序	圆锥花序长10～35cm，具20～50朵花	圆锥花序长10～20(30)cm，宽2～4cm，具20～60朵花	圆锥花序长10～20cm，具30～100余朵花	总状花序长10～15cm，具4～16朵花	圆锥花序长15～30(50)cm，具多数花朵
	花	白色或淡黄色，长约10mm，宽约4mm	花较小，白色，直径约8mm	花直径约1cm	花大，直径2～4.5cm，颜色多样，白色、淡黄色深红色或紫蓝色	淡黄色，较大，直径达3.5cm
	蒴果	纺锤形，长约1mm	卵圆形，长约1cm	长圆形	狭纺锤形，长约6mm	长约1.5cm
生态环境与分布		生于山坡灌丛下或山沟及阴湿沟边，分布于陕西、山西、安徽、河南、宁夏、广西等地	生于竹林下及路旁岩石缝中，分布于陕西、甘肃、江苏、安徽、浙江、江西、福建、湖北、广东、广西、四川、云南等地	生于山坡沟边、岩石旁等草丛或灌木丛中，分布于四川、陕西、贵州、湖北等地	生于林下、草丛、灌丛中，分布于辽宁、吉林、黑龙江、山东、陕西、河南、湖北等地	生于草丛、沟边灌木林中，分布于陕西、四川、贵州、河南、湖北等地

【药材性状】淫羊藿三出复叶；小叶片卵圆形，长3～8cm，宽2～6cm；先端微尖，顶生小叶基部心形，两侧小叶较小，偏心形，外侧较大，呈耳状，边缘具黄色刺毛状细锯齿；上表面黄绿色，下表面灰绿色，主脉7～9条，基部有稀疏细长毛，细脉两面突起，网脉明显；小叶柄长1～5cm。叶片近革质。气微，味微苦。

箭叶淫羊藿三出复叶，小叶片长卵形至卵状披针形，长4～12cm，宽2.5～5cm；先端渐尖，两侧小叶基部明显偏斜，外侧呈箭形。下表面疏被粗短伏毛或近无毛。叶片革质。

柔毛淫羊藿叶下表面及叶柄密被绒毛状柔毛。

朝鲜淫羊藿小叶较大，长4～10cm，宽3.5～7cm，先端长尖。叶片较薄。

以色青绿、无枝梗、叶整齐不破者为佳。

【鉴别要点】5种淫羊藿药材性状比较见表4-4-2。

表 4-4-2　5 种淫羊藿药材性状比较

比较	（心叶）淫羊藿	箭叶淫羊藿	柔毛淫羊藿	朝鲜淫羊藿	巫山淫羊藿
相同点	三出复叶，叶片革质。朝鲜淫羊藿叶片纸质				
不同点	小叶片卵圆形，长 3 ～ 8cm，宽 2 ～ 6cm	小叶片长卵形至卵状披针形，长 4 ～ 12cm，宽 2.5 ～ 5cm	叶下表面及叶柄密被绒毛状柔毛	小叶较大，长 4 ～ 10cm，宽 3.5 ～ 7cm，先端长尖	小叶片披针形，长度可大于宽度 5 ～ 6 倍

【功能与主治】补肾阳，强筋骨，祛风湿。用于肾阳虚衰，阳痿遗精，筋骨痿软，风湿痹痛，麻木拘挛。

【炮制】

1. 淫羊藿丝　除去杂质，喷淋清水，稍润，切丝，干燥。

2. 炙淫羊藿　取羊脂油加热熔化，加入淫羊藿丝，用文火炒至均匀有光泽，取出，放凉。每 100kg 淫羊藿用羊脂油（炼油）20kg。

【化学成分】主要含淫羊藿苷和淫羊藿次苷，苷元为黄酮类化合物。

【药理】①增加冠状动脉流量，耐缺氧，保护心肌缺血，降压。②增强性腺功能，调节机体免疫。③促进骨生长，有"补骨"作用，对骨质疏松有良好的防治作用。④抑菌，抗病毒，抗炎，降血脂，降血糖，抗肿瘤等。

【文献摘要】

《名医别录》：淫羊藿生上郡阳山山谷。

《新修本草》：所在皆有。叶形似小豆而圆薄，茎细亦坚，俗名仙灵脾是也。

《本草图经》：江东、陕西、泰山、汉中、湖湘间皆有之。茎如粟秆。叶青似杏，叶上有刺。根紫色有须。四月开白花，亦有紫花者，碎小，独头子。五月采叶，晒干。湖湘出者，叶如小豆，枝茎紧细，经冬不凋，根似黄连。关中呼为三枝九叶草，苗高一二尺许，根叶俱堪用。

《本草纲目》：生大山中。一根数茎，茎粗如线，高一二尺。一茎三桠，一桠三叶，叶长二三寸。如杏叶及藿，面光背淡，甚薄而细齿，有微刺。

【附注】

（1）《中国药典》2015 年版把巫山淫羊藿已单列。

（2）《中国植物志》收载淫羊藿属植物有 40 种。《全国中草药汇编》中记载除了上述 5 种外，尚有 8 种同属植物在全国各地作淫羊藿用，功效相似。

（3）《中药大全》记载，在贵州湄潭、遵义地区，药用根茎，商品称"仙灵脾"。

（4）本品对利尿有双向调节作用，小剂量利尿，大剂量抗利尿。

补骨脂

补骨脂始载于《开宝本草》。本品富含油脂，主治"骨髓伤败，肾冷精流"，故名。李时珍曰："补骨脂，言其功也。胡人呼为'婆固脂'，而俗讹为'破故纸'也。"

【别名】破故纸、黑故子、故子。

【来源】为豆科植物补骨脂 Psoralea corylifolia L. 的干燥成熟果实。

【产地与资源】主产于河南、四川、安徽、陕西等地，江西、山西、湖北、云南亦产。生于原野、山坡、溪边或田边草丛中，各地多有栽培。以重庆合川、江津，四川金堂、都江堰、广元产者质量最优，为道地药材，《道地药材标准汇编》称为"川骨脂"。补骨脂为一年生草本植物，用种子繁殖，4月播种，秋季采收，为产区农家常种品种。

【采收加工】秋季果实成熟时采收果序，晒干，搓出果实，除去杂质。

【植物形态】一年生草本，高达1.5cm，全株被白色柔毛及黑棕色腺点。茎直立，具纵棱。单叶互生，两面均有显著黑色腺点。夏季叶腋抽出总状花序，总梗甚长，小花多数，密集上部成头状，花梗短，花萼钟状，具黄棕色腺点；蝶形花冠淡紫色。荚果椭圆状卵形，成熟后呈黑色，不开裂，有宿存花萼。种子1粒，与果皮粘贴，有香气。花期7～8月，果期9～10月。

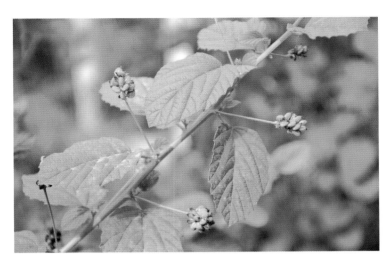

图 4-4-3 补骨脂植物

植株特点为全株被白色柔毛及黑棕色腺点。蝶形花冠淡紫色，荚果成熟后黑色，与种子不分离。

【药材性状】呈肾形，略扁，长3～5mm，宽2～4mm，厚约1.5mm。表面黑色、黑褐色或灰褐色，具细微网状皱纹。顶端圆钝，有一小突起，凹侧有果梗痕。质硬。果皮薄，与种子不易分离；种子1枚，子叶2，黄白色，有油性。气香，味辛、微苦。

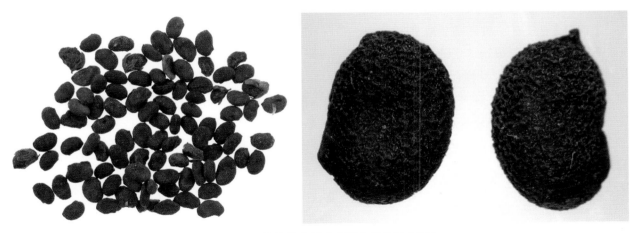

图 4-4-4 补骨脂药材（右图为果实放大图）

【鉴别要点】外黑内黄，表面具细微网状皱纹，果皮与种子不分离，有特殊香气，味苦辛。

【功能与主治】温肾助阳，纳气平喘，温脾止泻；外用消风祛斑。用于肾阳不足，阳痿遗精，遗尿尿频，腰膝冷痛，肾虚作喘，五更泄泻；外用治白癜风，斑秃。

【炮制】盐补骨脂，取净补骨脂用盐水拌匀，闷透，置炒制容器内，以文火炒至微鼓起，取出，晾干。

【化学成分】含挥发油、香豆素、黄酮类、单萜酚、脂类化合物、树脂及豆甾醇等。

【药理】①扩张心脏冠状动脉。②促使皮肤黑色素新生：补骨脂加黑光疗法对皮肤病损伤常见致病性真菌和细菌有抑制作用，异补骨脂素加黑光照射有抗皮肤移植排斥效应，对酪氨酸酶有激活作用，可使黑色素生成的速度和数量增加。③补骨脂有显著增强机体免疫功能、抗肿瘤、抗生育和雌激素样作用。④抗衰老作用。

【文献摘要】

《本草纲目》：（马）志曰：补骨脂生岭南诸州及波斯国。颂曰：今岭外山坂间多有之，四川合州亦有，皆不及番舶者佳。茎高三四尺，叶小似薄荷，花微紫色，实如麻子，圆扁而黑，九月采。大明曰：徐表《南州记》云，是胡韭子也。南番者色赤，广南者色绿，入药微炒用。

《金世元中药材传统鉴别经验》：补骨脂多来源于栽培品，主要分布于四川、河南、陕西、安徽、江苏等地。主产于重庆江津、合川，四川金堂、广元、灌县，河南商丘、新乡、博爱、沁阳、信阳，陕西兴平，安徽阜阳、六安等地。以河南及四川所产质量最佳。

【附注】

（1）补骨脂的入药部位是果实。因为荚果成熟后不开裂，种子与果皮粘贴，不仔细观察会误认为是种子，所以《中药大全》《全国中草药汇编》等书籍均记以种子入药。历版《中国药典》记以果实入药。从植物组织部位严格说，应该是"果实"。

（2）传说唐朝元和年间，郑愚相国出任海南节度使时，有个诃陵国的船主李摩诃进献补骨脂治好了他的腰酸腿痛、腹胃胀泻和阳气衰竭证，随后引进中原，广为传播。原名叫"破故纸"，后来正名为"补骨脂"。

枸杞子

枸杞子始载于《神农本草经》。"枸"和"杞"本是两种树名。此物茎上有刺似枸，枝条柔软似杞，故名"枸杞"。

【别名】甜菜子、红耳坠、地骨子。

【来源】为茄科植物宁夏枸杞 *Lycium barbarum* L. 的干燥成熟果实。

【产地与资源】宁夏枸杞自然分布在宁夏、内蒙古、甘肃、青海等干旱地带。从海拔很低的天津到青海高原都有栽培。目前，宁夏、内蒙古、新疆、青海、甘肃、河北等地均有规模化栽培，以宁夏中宁、中卫等县栽培面积最大，新疆精河和河北巨鹿等地也有较大面积栽培。近些年宁夏除中宁、中卫传统产区外，银川市西夏区镇北堡镇、贺兰县南梁镇、同心县红寺堡区、固原市三营镇、海原县七营镇等地已发展成为枸杞商品产地。

枸杞繁殖一般分为播种育苗移栽和扦插繁殖，其中采用育苗移栽较普遍。家种枸杞分软条和硬架两种。软条枝密长而下垂，顶端似圆锥形，一般分3层，俗称"三层楼"。硬架顶似伞状，枝条短而较稀，俗称"霸王乱点头"。枸杞栽培历史较长，在产区有很多栽培品种，而且品种在不断更新。育苗移栽后，4～5年开始结果；栽植后5～35年为枸杞盛果期，所结的果实最多，此后逐年衰老，结果减少，栽植生长55年后开始衰亡。最老的树可以生长100年以上。

截至2015年底，宁夏中宁县舟塔乡孔滩村的宁夏枸杞种植基地通过了国家GAP认证。

【采收加工】夏、秋二季果实呈红色时采收，热风烘干，除去果梗，或晾至皮皱后晒干，除去果梗。

【植物形态】落叶灌木或小乔木状。主枝数条，粗壮，果枝细长，先端通常弯曲下垂，外皮淡灰黄色，刺状枝短而细，生于叶腋。叶片披针形或卵状长圆形，全缘。花簇生在短枝上；花冠漏斗状，粉红色或紫红色，具暗紫色条纹；浆果，熟时鲜红色；种子多数。花期5～9月，果期6～10月。

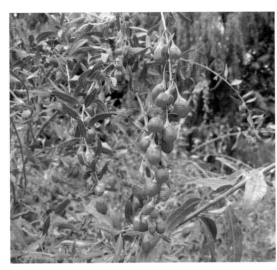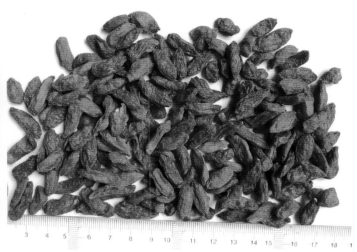

图 4-4-5 枸杞植物和药材

【药材性状】呈类纺锤形或椭圆形，长 6～20mm，直径 3～10mm。表面红色或暗红色，顶端有小突起状的花柱痕，基部有白色的果梗痕。果皮柔韧，皱缩；果肉肉质，柔润。种子 20～50 粒，类肾形，扁而翘，长 1.5～1.9mm，宽 1～1.7mm，表面浅黄色或棕黄色。气微，味甜。

【鉴别要点】类纺锤形，红色，柔软，味甜。

【功能与主治】滋补肝肾，益精明目。用于虚劳精亏，腰膝酸痛，眩晕耳鸣，阳痿遗精，内热消渴，血虚萎黄，目昏不明。

【化学成分】果实中含有甜菜碱、胡萝卜素、烟酸、维生素 B_1、维生素 B_2、维生素 C、硫胺素、抗坏血酸、玉蜀黍黄素、酸浆红素等多种维生素及游离氨基酸，牛磺酸等。

【药理】提高免疫功能，降血糖，抗脂肪肝，降血压，提高耐缺氧，抗疲劳，抗肿瘤，保护肝脏等。

【文献摘要】

《名医别录》：枸杞，生常山平泽及诸丘陵阪岸。冬采根，春夏采叶，秋采茎、实，阴干。

《本草经集注》：今出堂邑，而石头烽火楼下最多。

《梦溪笔谈》：枸杞，陕西极边生者，高丈余，大可柱，叶长数寸，无刺，根皮如厚朴，甘美异于他出者。

《本草纲目》：古者枸杞、地骨取常山者为上，其他丘陵阪岸者皆可用，后世唯取陕西者良，而又以甘州者为绝品。今陕西之兰州、灵州、九原以西枸杞，并是大树，其叶厚根粗。河西及甘州者，其子圆如樱桃，暴干紧小少核，干亦红润甘美，味如葡萄，可作果食，异于他处……则入药大抵以河西者为上也。

《金世元中药材传统鉴别经验》：主产于宁夏中宁、中卫。该地区栽培枸杞历史悠久，品质优良，畅销国内外，为地道药材。现扩种到宁夏银川、固原、平罗、惠农，内蒙古乌拉特前旗、土默特左旗、托克托旗，以及巴彦淖尔的磴口、新疆的精河、陕西的靖边、甘肃的庄浪等地。现今全国枸杞药材仍以宁夏枸杞为佳。

【附注】

（1）2019 年出版的《中药材商品规格等级标准汇编》将宁夏枸杞的规格等级分为四等。一等：每 50g 少于或等于 280 粒；二等：每 50g 少于或等于 370 粒；三等：每 50g 少于或等于 580 粒；四等：

每 50g 少于或等于 900 粒。此标准与 1984 年发布的《七十六种药材商品规格标准》相比，各等级的颗粒明显大了许多，说明枸杞在经过三十多年的选育，颗粒大小普遍有所提高。以前，枸杞的规格按果实大小分为贡果王、超王、枣王、奎杞等。

（2）历史上，甘肃张掖（古甘州）一带的产品称"甘枸杞"，宁夏中卫、中宁地区的产品称"西枸杞"，天津地区的产品称"津枸杞"。

（3）过去，在宁夏枸杞货源紧张时，出现了一些地方习用品。分布于河北、天津、山西等地，主产于河北巨鹿、大城、深州，山西清徐，天津静海等地者，习称"血枸杞"。产于甘肃张掖、敦煌、武威一带者，称为"甘肃枸杞"。这些枸杞颗粒长皮薄，子多，糖分少，颜色暗红，质量较宁夏枸杞为次。

（4）据专家调查，河北等地种植和销售的是同属植物北方枸杞。1977 年版《中国药典》把枸杞从"枸杞子"基原中删去了。

（5）枸杞的根皮也是一味较常用的中药地骨皮，属退虚热药。

🌿 麻黄

麻黄始载于《神农本草经》。味麻，色黄，故名麻黄。

【别名】龙沙、狗骨、卑相、卑盐。

【来源】为麻黄科植物草麻黄 Ephedra sinica Stapf、中麻黄 Ephedra intermedia Schrenk et C.A.Mey. 或木贼麻黄 Ephedra equisetina Bge. 的干燥草质茎。

【产地与资源】草麻黄生于砂质干燥地，分布于吉林、辽宁、河北、河南、陕西、山西、内蒙古、宁夏、甘肃、新疆等地。

中麻黄生于干旱荒漠、多砂石的山地或草地，分布于辽宁、河北、内蒙古、陕西、山西、宁夏、甘肃、青海、新疆、山东、西藏等地。

木贼麻黄生于干旱砾质山地、山间谷地、悬崖峭壁之处，分布于西北及河北、山西、内蒙古等地。

麻黄是易制毒植物，其种植属于国家管控品种，需经特批方可种植。

【采收加工】立秋后霜降前采收，割取绿色的草质茎，晒干。采收太早则质嫩茎空，麻黄碱含量小，受霜冻则色变红，暴晒过久则色发黄，均会影响疗效。

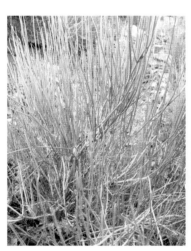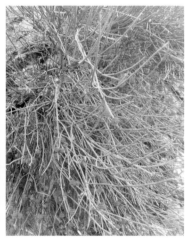

图 4-4-6　木贼麻黄植物

【植物形态】3 种麻黄植物形态比较见表 4-4-3。

表 4-4-3　3 种麻黄植物形态比较

比较	草麻黄	木贼麻黄	中麻黄
全形	草本状小灌木，高 20 ～ 40cm	小灌木，高可达 1m	灌木，高 1m
木质茎	横卧土中或稍露地上	明显，直立或部分匍匐	茎枝较前两种粗壮

续表

比较	草麻黄	木贼麻黄	中麻黄
草质茎	分枝少，节间长 2.5 ～ 5.5cm	分枝多，节间短 1.5 ～ 2.5cm	节间长 5 ～ 6cm
叶	2 片，裂片锐三角形，下部筒状占 1/3 ～ 2/3	叶大部合生，上部 1/4 分离	叶多为三片轮生，基部 2/3 合生，裂片短，三角形

【药材性状】草麻黄呈细长圆柱形，少分枝，直径 1 ～ 2mm。有的带少量棕色木质茎。表面淡绿色至黄绿色，有细纵脊线，触之微有粗糙感。节明显，节间长 2 ～ 6cm。节上有膜质鳞叶，长 3 ～ 4mm；裂片 2（稀 3）片，锐三角形，先端灰白色，反曲，基部联合成筒状，红棕色。体轻，质脆，易折断，断面略呈纤维性，周边绿黄色，髓部红棕色，近圆形。气微香，味涩、微苦。

中麻黄多分枝，直径 1.5 ～ 3mm，有粗糙感。节上膜质鳞叶长 2 ～ 3mm，裂片 3（稀 2）片，先端锐尖。断面髓部呈三角状圆形。

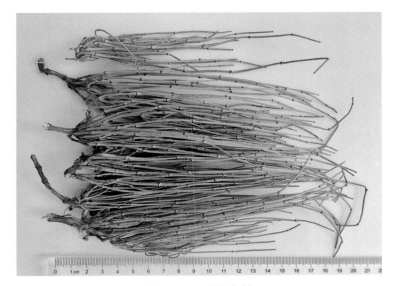

图 4-4-7　麻黄药材

木贼麻黄较多分枝，直径 1 ～ 1.5mm，无粗糙感。节间长 1.5 ～ 3cm。膜质鳞叶长 1 ～ 2mm；裂片 2（稀 3）片，上部为短三角形，灰白色，先端多不反曲，基部棕红色至棕黑色。

【鉴别要点】细圆柱形，黄绿色，断面中心红色，味麻涩。

【功能与主治】发汗散寒，宣肺平喘，利水消肿。用于风寒感冒，胸闷喘咳，风水浮肿。蜜麻黄润肺止咳，多用于表证已解、气喘咳嗽。

【炮制】

1. 麻黄段　取原药材除去木质茎，残根及杂质，抖净灰屑，切段，或洗净后稍润切段，干燥。

2. 蜜麻黄　取炼蜜加适量开水稀释，淋入麻黄段中拌匀，闷润，置炒制容器内，用文火炒至不粘手时，取出晒凉。

3. 麻黄绒　取麻黄段，碾绒，筛去粉末。

【化学成分】3 种麻黄主要含左旋麻黄碱和右旋伪麻黄碱。麻黄碱主要存在于草质茎的髓部，节部含量为节间的 1/2 ～ 1/3，但伪麻黄碱的含量高。

【药理】①增加心脏冠状动脉流量、心肌收缩力和心率。②使疲劳的骨骼肌紧张度显著且持久地升高。③调节血压，散瞳，使胃肠道平滑肌松弛，抑制蠕动，延缓胃肠道内容物的推进及排空。④收缩子宫，使膀胱三角肌和括约肌的张力增加。⑤调节中枢神经系统，发汗解热，抗菌，抗病毒，抗过敏，调节免疫功能，镇咳平喘祛痰。⑥伪麻黄碱有显著的利尿作用。

【文献摘要】

《名医别录》：麻黄生晋地及河东，立秋采茎，阴干，令青。

《本草经集注》：今出青州、彭城、荥阳、中牟者为胜，色青而多沫。蜀中亦有，不好用之。

《新修本草》：郑州鹿台及关中沙苑河旁沙洲上太多，同州沙苑最多也。其青、徐者今不复用。

《本草图经》：今近京多有之，以荥阳、中牟者为胜。苗春生至夏，五月则长及一尺。已来梢上有黄花，结实如百合瓣而小，又似皂荚子味甜，微有麻黄气，外红皮，里仁子黑。根紫赤色。俗说有雌雄二种，雌者于三月、四月内开花，六月内结子。雄者无花，不结子。至立秋后收采其茎阴干，令青。

【附注】麻黄根也是一味中药，具有止汗功效，与茎的功效相反。

🌿 细辛

细辛始载于《神农本草经》。根细，味辛，故名。

【别名】辽细辛、华细辛。

【来源】为马兜铃科植物北细辛 *Asarum heterotropoides* Fr. Schmidt *var. mandshuricum*（Maxim.）Kitag.、汉城细辛 *Asarum sieboldii* Miq. *var. seoulense* Nakai 或华细辛 *Asarum sieboldii* Miq. 的干燥根和根茎。前两种习称"辽细辛"。

【产地与资源】3 种细辛均生于湿润、腐殖质较厚的肥沃林下。北细辛分布于黑龙江、吉林、辽宁等地，吉林、辽宁有大量栽培，吉林主要分布在抚松、临江，辽宁主要分布在盖州、海城、丹东。汉城细辛分布于吉林、辽宁，且有人工栽培。《道地药材标准汇编》将北细辛和汉城细辛统称为"北细辛"，道地产区以辽宁盖州、辽阳、海城、本溪、新宾、清原、桓仁及周边为核心区域。华细辛分布于陕西、河南、山东、安徽、浙江、江西、湖北、湖南及四川等地，在陕西华阴和汉中的宁强、南郑等地有栽培，栽培者生长 7 年以上的质量较好。

【采收加工】夏季果熟期或初秋采挖，除净地上部分和泥沙，阴干。

【植物形态】3 种细辛植物形态比较见表 4-4-4。

表 4-4-4　3 种细辛植物形态比较

比较		北细辛	汉城细辛	华细辛
相同点		多年生草本，根状茎横斜生长，细长。叶基生，有长柄，叶片心形至肾状心形，全缘。花单生，花被钟形或壶形，紫棕色，顶端三裂，雄蕊 12 枚，药隔不伸出，花柱 6 个。蒴果肉质，半球形。花期 5 月，果期 6 月		
不同点	根茎	柱状，稍斜升，顶端生长数棵植株	较长，节间密	较长，节间密
	叶	每株 1～3 片，基生，叶柄通常无毛或少许短毛，上面有疏短毛，下面的毛较密	叶片成对着生，叶柄有毛，叶下面密生较长的毛	叶片成对着生，叶柄无毛，叶片上面散生短毛，下面仅叶脉散生较长的毛
	叶片先端	钝圆或急尖	短渐尖	短渐尖
	花被裂片	三角宽卵形，污红褐色，由基部向外反卷，紧贴花被管上	与华细辛同	三角宽卵形或宽卵形，先端常急尖，淡红褐色，由基部呈水平向展开，不向下反卷
	花药	花药与花丝等长		花丝比花药长 1.5 倍

【药材性状】北细辛常卷曲成团，根茎横生呈不规则圆柱状，具短分枝，长 1～10cm，直径 0.2～0.4cm；表面灰棕色，粗糙，有环形的节，节间长 0.2～0.3cm，分枝顶端有碗状的茎痕。根细长，密生节上，长 10～20cm，直径 0.1cm；表面灰黄色，平滑或具纵皱纹；有须根和须根痕；质脆，易折断，断面平坦，黄白色或白色。气辛香，味辛辣、麻舌。

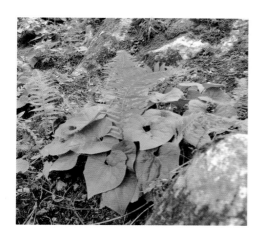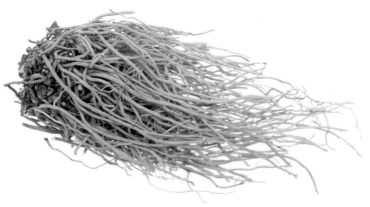

图 4-4-8　华细辛植物和细辛药材

汉城细辛根茎直径 0.1～0.5cm，节间长 0.1～1cm。

华细辛根茎长 5～20cm，直径 0.1～0.2cm，节间长 0.2～1cm。气味较弱。

【鉴别要点】根细直径约 1mm，味辛辣麻舌，有辛香气。

【功能与主治】解表散寒，祛风止痛，通窍，温肺化饮。用于风寒感冒，头痛，牙痛，鼻塞流涕，鼻鼽，鼻渊，风湿痹痛，痰饮喘咳。

【炮制】除去杂质，喷淋清水，稍润，切段，阴干。

【化学成分】3 种细辛均含挥发油，油中均含甲基丁香酚、细辛醚、黄樟醚、α- 蒎烯、β- 蒎烯等。

【药理】①具有麻醉、镇痛、抗炎、抑菌、提高机体新陈代谢功能。②有抗组胺及抗炎态反应。③影响微循环，对心血管系统、中枢神经系统、呼吸系统有影响。

【文献摘要】

《名医别录》：细辛生华阴山谷，二月、八月采根阴干。

《本草经集注》：今用东阳临海者，形段乃好而辛烈不及华阴、高丽者。用之去其头节。

《本草图经》：今处处有之，然他处所出者，皆不及华州者为真。其根细而其味极辛，故名之曰细辛。二月、八月采根阴干用。今人多以杜衡当之。杜衡吐人，用时须细辨耳。

《本草衍义》：细辛叶如葵，赤黑色，非此则杜衡也。杜衡叶如马蹄之下，故俗名马蹄香。盖根似白前，又似细辛。按沈括梦溪笔谈云：细辛出华山，极细而直，柔韧，深紫色，味极辛，嚼之习习如椒而更甚于椒。

《本草纲目》：博物志言杜衡乱细辛，自古已然矣。沈氏所说甚详。大抵能乱细辛者，不止杜衡，皆当以根苗色味细辨之。叶似小葵，柔茎细根，直而色紫，味极辛者，细辛也。叶似马蹄，茎微粗，根曲而黄白色，味亦辛者，杜衡也。一茎直上，茎端生叶如伞，根似细辛，微粗直而黄白色，味辛微苦者，鬼督邮也。似鬼督邮而色黑者，及己也。叶似小桑，根似细辛，微粗长而黄色，味辛而有臊气者，徐长卿也。叶似柳而根似细辛，粗长黄白色而味苦者，白薇也。似白薇而白直味甘者，白前也。

【附注】

（1）细辛的伪品较多，外形相似，但伪品多无辛辣味或辛而味苦，真细辛无苦味。

（2）2000 年版《中国药典》中细辛的入药部位是全草，2005 年版以后改为了根和根茎，现市场还有以全草入药者。

第五节　冠心舒通胶囊

一、组方

冠心舒通胶囊由广枣、丹参、丁香、冰片、天竺黄组成。其处方来自蒙医治疗"吉如很额布钦"（蒙语：心脏病）的经典名方。

二、临床应用

（1）用于心血瘀阻之胸痹，临床表现为胸痛、胸闷、心慌、气短。
（2）用于西医学冠心病、心绞痛见上述证候者。

三、临床研究

（1）对冠心病心绞痛有明显缓解作用。
（2）能有效保护急性心肌梗死后的心肌细胞，抗动脉粥样硬化，保护血管内皮，并对血脂异常有益。
（3）在常规治疗基础上加用冠心舒通胶囊能显著提高心绞痛疗效 30%，整体中医证候改善率达 90% 以上。

四、原料药材

丹参详见前章节。

广枣

广枣始载于公元 8 世纪初叶的藏医书《月王药诊》。主产于广东，形色如枣，故名。

【别名】五眼果、人面果、南酸枣、酸枣子、鼻涕果、芍沙（内蒙古）。

【来源】本品系蒙古族习用药材。为漆树科植物南酸枣 *Choerospondias axillaris*（Roxb.）Burtt et Hill 的干燥成熟果实。

【产地与资源】生于山坡、丘陵或沟谷常绿阔叶林中，分布于中南及云南、贵州、福建、浙江等地，主产于广东。广枣资源较为丰富，但树干高大，果实成熟后不脱落，需要人工敲打采摘，枝脆易断。近些年常因采摘广枣发生人员伤亡事件，故当地政府禁止采摘。每年市场流通仅有 600 ～ 700 吨，满足不了药用需求。步长制药年需求量约 100 吨。

【采收加工】秋季果实成熟时采收，除去杂质，干燥。

【植物形态】落叶乔木，高达 22m。树皮纵裂呈片状剥落。羽状复叶互生，小叶披针形或卵状披针形，全缘。花杂性异株，雄花和假两性花淡紫红色，排成聚伞状圆锥花絮，雌花单生于上部叶腋。核果椭圆形，黄色，核先端具有 4 ～ 5 个小孔。花期 3 ～ 5 月，果期 8 ～ 9 月。

【药材性状】呈椭圆形或近卵形，长 2～3cm，直径 1.4～2cm。表面黑褐色或棕褐色，稍有光泽，具不规则的皱褶，基部有果梗痕。果肉薄，棕褐色，质硬而脆。核近卵形，黄棕色，顶端有 5 个（偶有 4 个或 6 个）明显的小孔，每孔内各含种子 1 粒。气微，味酸。

以个大、肉厚、色黑褐者为佳。

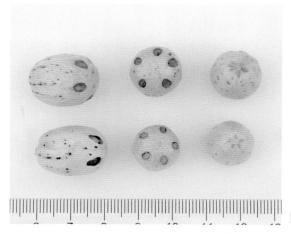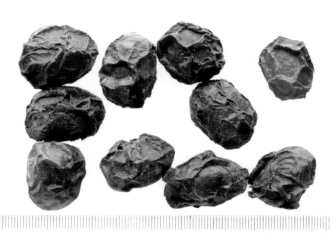

图 4-5-1　广枣药材（左图已去果肉）

【功能与主治】行气活血，养心安神。用于气滞血瘀，胸痹作痛，心悸气短，心神不安。

【炮制】去除杂质。

【化学成分】含二氢黄酮类、酚酸类成分。

【药理】广枣经现代研究证明具有抗实验性心律失常作用。对动物耐缺氧和急性心肌缺血有保护作用。对 ADP 诱导的血小板聚集有明显对抗作用，其乙酸乙酯提取部分尤为明显。所含酚酸类成分均有不同程度的抗血小板聚集作用。

【文献摘要】

《广西中草药》：鲜果，消食滞，治食滞腹痛果核，清热毒，杀虫收敛。治汤火伤。

《南川常用中草药手册》：果核，醒酒解毒；治风毒起疙瘩成疮或疡痛。

【附注】

（1）广枣的树枝、皮、叶含鞣质较高。树枝含鞣质 8.2%，树皮含鞣质 7.25%～19.55%，叶含鞣质 11.45%。树皮可治烧伤及外伤出血。

（2）2020 年，中国、美国古生物学者在福建漳浦发现一种 1500 万年前的南酸枣化石。

丁香

丁香始载于《雷公炮炙论》。形似小钉，香气浓烈，故名。

【别名】公丁香。

【来源】为桃金娘科植物丁香 *Eugenia caryophyllata* Thunb. 的干燥花蕾。

【产地与资源】分布于印度尼西亚、马来西亚、越南及东非沿海等地，我国海南、广西、云南有栽培。主产于坦桑尼亚、印度尼西亚、马来西亚等地，我国海南等地有少量生产。目前市场上的丁香全部来源于进口，主产于印度尼西亚、马来西亚和埃塞俄比亚等东非国家。药用为花蕾，资源充足。

【采收加工】8～9 月当花蕾由白变绿并转现红，花瓣尚未开放时采收，除去花梗，晒干。

【植物形态】常绿乔木，高达 10m。花芬芳、浓烈、成顶生聚伞圆锥花序，花冠白色稍带淡紫，短管状，具 4 裂片。浆果红棕色，稍有光泽，长方椭圆形，先端有肥厚宿存花萼裂片，有香气。种子长方形，种子与果皮分离。

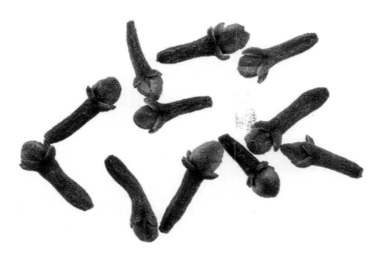

图 4-5-2　丁香药材

【药材性状】略呈研棒状，长 1 ～ 2cm。花冠圆球形，直径 0.3 ～ 0.5cm，花瓣 4 片，复瓦状抱合，棕褐色或褐黄色，花瓣内为雄蕊和花柱，搓碎后可见众多黄色细粒状的花药。萼筒圆柱状，略扁，有的稍弯曲，长 0.7 ～ 1.4cm，直径 0.3 ～ 0.6cm，红棕色或棕褐色，上部有 4 枚三角状的萼片，十字状分开。质坚实，富油性。气芳香浓烈，味辛辣、有麻舌感。

以个大、粗壮、色红棕、油性足、能沉于水、香气浓郁、无碎末者为佳。

【鉴别要点】形似小钉，红棕色，气芳香浓烈。

【功能与主治】温中降逆，补肾助阳。用于脾胃虚寒，呃逆呕吐，食少吐泻，心腹冷痛，肾虚阳痿。

【炮制】除去杂质，筛去灰屑。用时捣碎。

【化学成分】含挥发油 15% ～ 20%，油中主要成分为丁香酚（含量为 80% ～ 95%）、β- 丁香烯（9.12%）、乙酰基丁香酚（7.33%）以及其他少量成分（甲基正戊酮、醋酸苄酯、苯甲醛、水杨酸甲酯、葎草烯、α- 依兰烯、胡椒酚等）。

【药理】具有抗菌、抗真菌、驱虫、健胃、止痛、耐缺氧、平喘作用，可明显抑制番泻叶引起的腹泻。丁香的水、盐水以及乙醇提取物中含有一种含酚和糖醛酸的复杂糖苷，具有抑制脑乙酰胆碱酯酶的作用。

【文献摘要】

《雷公炮炙论》：凡使（丁香）。有雌雄，雄颗小，雌颗大，似枣核。方中多使雌，力大，膏煎中用雄。

《齐民要术》：鸡舌香，俗人以其似丁子，故呼为丁子香。

《开宝本草》：丁香，二月、八月采。按广州送丁香图，树高丈余，叶似栎叶，花圆细，黄色，凌冬不凋。医家所用唯用根子如钉子，长三、四分，紫色，中有粗大如山茱萸者，俗呼为母丁香，可入心腹之药尔。

《本草图经》：丁香，出交广南蕃，今唯广州有之。木类桂，高丈余，叶似栎，凌冬不凋。花圆细黄色。其子出枝，蕊上如钉子，长三、四分，紫色。其中有粗大如山茱萸者，谓之母丁香。二、八月采子及根。又云：盛冬生花、子，至次年春采之。

《本草蒙筌》：丁香，生交趾广州，收春前秋后。形有大小，名列雌雄。雄丁香如钉子长，雌丁香似枣核大。凡资主治，母者用多。

《本草原始》：丁香，始生交广南蕃。今唯广州有之，木类桂，高丈余，叶似栎，凌冬不凋。花圆细，黄色。其子出枝蕊上，紫色，长三四分，形如钉子，故名丁香。有雄雌，雄颗小，俗呼公丁香。

雌颗大，俗呼母丁香。

《植物名实图考长编》：丁香生广州，木高丈余。叶似栎，花圆细而黄。子色紫，有雌有雄，雄颗小，称公丁香。雌颗大，其力亦大，称母丁香。从洋舶来者珍，番奴口常含嚼以代槟榔。其树多五色，鹦鹉所栖，以丁香未熟者为饵，子既收则啄丁香。

【附注】

（1）母丁香：为近于成熟的果实。能温中散寒。

（2）丁香柄：为丁香的花序轴与花柄部分。含挥发油。

（3）丁香油：主含丁香酚，为局部镇痛药。

冰片

冰片始载于《新修本草》。本品为半透明片状结晶，形如碎的薄冰，故名。

【别名】梅片、艾片、龙脑、龙脑香、合成龙脑。

【来源】为樟脑、松节油等经过化学方法合成的结晶。

【产地与资源】上海、武汉等地有生产企业，资源充足。

【性状】为无色透明或白色半透明的片状松脆结晶；气清香，味辛凉；具挥发性，点燃发生浓烟，并有带光的火焰。

本品在乙醇、三氯甲烷或乙醚中易溶，在水中几乎不溶。

【鉴别要点】有强烈的辛凉香气。

【功能与主治】开窍醒神，清热止痛。用于热病神昏、惊厥，中风痰厥，气郁暴厥，中恶昏迷，胸痹心痛，目赤，口疮，咽喉肿痛，耳道流脓。

【化学成分】主要成分为消旋龙脑。

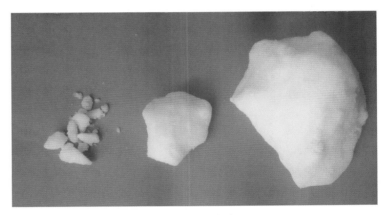

图 4-5-3　冰片

天然冰片（右旋龙脑）

【来源】为樟科植物樟 *Cinnamomum camphora*（L.）Presl 的新鲜枝、叶经提取加工制成。

【性状】本品为白色结晶性粉末或片状结晶。气清香，味辛凉。具挥发性，点燃时有浓烟，火焰呈黄色。

本品在乙醇、三氯甲烷或乙醚中易溶，在水中几乎不溶。

依据《中国药典》规定的方法测定，熔点应为 204～209℃。

比旋度：取本品适量，精密称定，加乙醇制成每 1ml 含 0.1g 的溶液，依据《中国药典》规定的方法测定，比旋度应为 +34°～+38°。

【功能与主治】开窍醒神，清热止痛。用于热病神昏、惊厥，中风痰厥，气郁暴厥，中恶昏迷，胸痹心痛，目赤口疮，咽喉肿痛，耳道流脓。

【化学成分】主要成分为右旋龙脑。同时还含有樟脑。

【药理】有明显镇痛、镇静、抗炎、抗菌、抗生育作用，另外还有止痛和防腐作用。

【文献摘要】

《新修本草》：龙脑香及膏香出婆律国，树形似杉木，脑形似白松脂，作杉木气，明净者善。

《本草图经》：龙脑香出婆律国，今唯南海番舶贾客货之。南海山中亦有之。相传云，其木高七八丈，大可六七围，如积年杉木状，傍生枝，其叶正圆而背白，结实如豆蔻，皮有甲错，香即木中脂也。膏即根下清液，谓之婆律膏。唐天宝中交趾贡龙脑，皆如蝉、蚕之形。彼人云：老树根节方有之，然极难得。禁中呼为瑞龙脑，带之衣襟，香闻十余步外，后不复有此。今海南龙脑多用火煏成片，其中亦容杂伪。入药惟贵生者，状若梅花片，甚佳也。

《本草纲目》：龙脑者，因其状如贵重之称也，以白莹如冰及作梅花片者为良，故俗呼之冰片脑，或云梅花脑。龙脑香，南番诸国皆有之。

【附注】

（1）《中国药典》将上述两种冰片单列。冰片的来源有多种，除了上述两种外，尚还有：①龙脑香科植物龙脑香树树干经蒸馏冷却而得的结晶，称天然龙脑，分布于东南亚。②菊科植物艾纳香（大枫艾）的叶经水蒸气蒸馏，冷却而得的结晶，再精制而成，称罗甸冰片、艾片、梅片。③以松节油、艾纳香草酸为原料，用硼酸酐催化合成。

（2）江西林科龙脑科技有限公司现有 GAP 龙脑樟种植基地 5 万亩，主要分布于吉安市周边的区县。2018 年，龙脑樟种植基地扩大到了 10 万亩，并与种植户合作建立了 10000 亩以上的合作种植基地，每年稳定采收、加工和销售 100 吨以上天然冰片。

🌿 天竺黄

天竺黄始载于《开宝本草》。原产于印度，中国称印度为天竺国，本品又为竹之黄，故名。

【别名】天竹黄、竹黄。

【来源】为禾本科植物青皮竹 *Bambusa textilis* McClure 或华思劳竹 *Schizostachyum chinese* Rendle 等秆内的分泌液干燥后的块状物。

【产地与资源】主产于云南、广东、广西以及江南各地，国外产于越南、印度、印尼等地。现主产于云南，年产出约 20 吨；广东、广西、福建产量较小。天竺黄资源量不大，但能满足市场需求。

【采收加工】秋、冬二季采收。天然竹黄是竹子因病虫侵害，流出汁液长期存留在茎秆内，凝固成片块状而成的。过去采收竹黄，多用火烧竹林，使竹子受暴热伤害，产生竹沥，溢于节中，凝固而成，但浪费太大，现已不采用这种方法。产地群众发现被竹蜂咬洞寄居过的竹节中，多有竹黄生成，故现采用人工钻孔促使竹黄生成并取得成功。

【药材性状】为不规则的片块或颗粒，大小不一。表面灰蓝色、灰黄色或灰白色，有的洁白色，半透明，略带光泽。体轻，质硬而脆，易破碎，吸湿性强。气微，味淡。

本品以干燥、块大、淡黄白色、质脆、光亮、吸水性强者为佳。

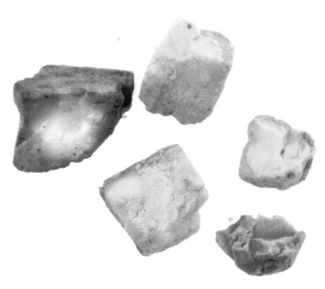

图 4-5-4　天竺黄药材

【鉴别要点】色白，吸湿性强，易吸附在舌头上。

【功能与主治】清热豁痰，凉心定惊。用于热病神昏，中风痰迷，小儿痰热惊痫、抽搐、夜啼。

【化学成分】约含二氧化硅 90%，另含微量胆碱、甜菜碱、氰苷、核酸酶、尿囊酶、解朊酶、糖化酶、乳化酶以及氧化铝、氢氧化钾、氧化铁、氧化钙等。

【药理】具有清热、镇静、祛痰作用。

【文献摘要】

《本草纲目》:（马）志曰：天竺黄生天竺国。今诸竹内往往得之。人多烧诸骨及葛粉杂之。大明曰：此是南海边竹内尘沙结成者。宗奭曰：此是竹内所生，如黄土着竹成片者。按吴僧赞宁云：竹黄生南海镛竹中，此竹极大，又名天竹，其内有黄，非矣，篆竹也有黄，此说得之。天竺黄出于大竹之津气结成，其气味功用与竹沥同，而无寒滑之害。

【附注】

（1）合成天竺黄原产于印度，我国上海、天津也有产。

（2）竹黄：又名竹花、竹茧、竹赤斑菌、竹三七、竹参，为肉座菌科寄生在竹亚科刚竹属、刺竹属等竹的幼茎上引起的赤团子病。入药部分为子座。分布于四川、安徽、江苏、浙江等地。本品呈不规则瘤状，外表粉红色，中间常夹有竹的枝条，质较柔韧，稍有弹性。具有镇咳化痰作用，用于小儿惊风、胃气痛。

第六节　龙生蛭胶囊

一、组方

龙生蛭胶囊由黄芪、水蛭、川芎、当归、红花、桃仁、赤芍、地龙、木香、石菖蒲、桑寄生、刺五加浸膏组成。该方是在治疗偏瘫的经典名方补阳还五汤的基础上增加了活血化瘀药水蛭，理气止痛药木香、石菖蒲，补肾强腰药桑寄生、刺五加而组成，加强了补阳还五汤活血理气和增补肝肾的功能。

二、临床应用

用于气虚血瘀之中风，临床表现为半身不遂、偏身麻木、口角㖞斜、语言不利、舌暗、脉细涩等症。

三、临床研究

有效改善神经功能和认知、记忆障碍；多个有效成分可穿透血脑屏障作用靶标。

四、原料药材

黄芪、水蛭、川芎、当归、红花、桃仁、赤芍、地龙详见前章节。

🌿 木香

木香始载于《神农本草经》。李时珍认为，本品原名"蜜香"（因香气似蜜）后讹音为"木香"。

【别名】云木香、广木香、蜜香、南木香。

【来源】为菊科植物木香 *Aucklandia lappa* Decne. 的干燥根。

【产地与资源】原引种于云南丽江玉龙纳西族自治县的鲁甸镇，后扩种至鹤庆、维西、福贡、宁蒗、永胜、兰坪。而后又引种到重庆市的万州、四川的绵阳、湖北的恩施及湖南、贵州、陕西、甘肃等高海拔地区。以云南丽江地区气候、土壤等自然条件适合云木香生长，产出的产品根条肥壮、油性大、香气浓郁为优。湖北、重庆、甘肃、陕西产的根条细瘦、油性小、香气淡，质量较逊，目前这些地区只有少量种植。

云木香的道地产区以丽江、迪庆、大理、怒江为核心的云南西北部及周边地区。该区域的栽培木香为道地药材。

云木香系用种子繁殖，多种于海拔 2700～3300m 的高寒山区，适于生长耐寒、喜肥沃、排水良好的土壤中。幼苗时怕阳光，常与玉米兼种。生长 3 年即可采收，但在生长 2 年时，需将地上部分割掉，以利于木香根部生长。

【采收加工】种植 3 年后于 9～10 月地上茎叶枯萎时采收。将根部挖出后，除去茎叶、泥土（忌水洗），切成 8～10cm 小段，粗者可以切成 4 瓣，然后晒干，再装入麻袋或特制撞笼内撞去泥土、须根和粗皮，即为商品。

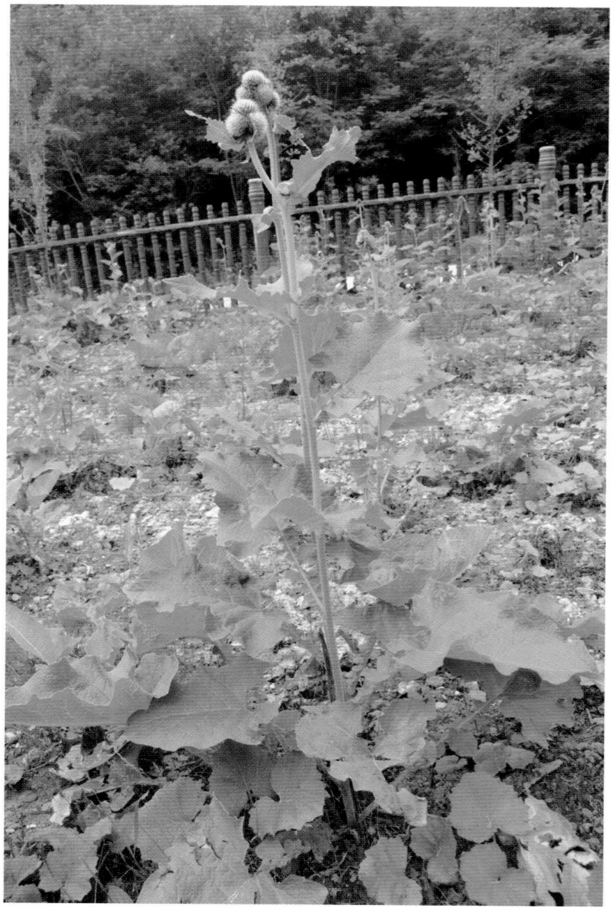

图 4-6-1　木香植物

【植物形态】多年生高大草本。基生叶大型，具长柄，叶片三角状卵形或长三角形，基部心形，叶柄下延呈不规则分裂的翅状，茎生叶较小。花全部管状，暗紫色，花柱伸出花冠外，柱头二裂。瘦果线形。花期 5～8 月，果期 9～10 月。

【药材性状】本品呈圆柱形或半圆柱形，长 5～10cm，直径 0.5～5cm。表面黄棕色至灰褐色，有明显的皱纹、纵沟及侧根痕。质坚，不易折断，断面灰褐色至暗褐色，周边灰黄色或浅棕黄色，形成层环棕色，有放射状纹理及散在的褐色点状油室。气香特异，味微苦。

以质坚实、香气浓、油性大者为佳。

【鉴别要点】

1. 药材　圆柱形或半圆柱形；质坚，不易折断，断面灰褐色至暗褐色；断面有散在的褐色点状油室；气香特异。

2. 饮片　切面棕色至褐色，有散在的褐色点状油室；有令人愉快的清香气。

【功能与主治】行气止痛，健脾消食。用于胸胁、脘腹胀痛，泻痢后重，食积不消，不思饮食。煨木香实肠止泻，用于泄泻腹痛。

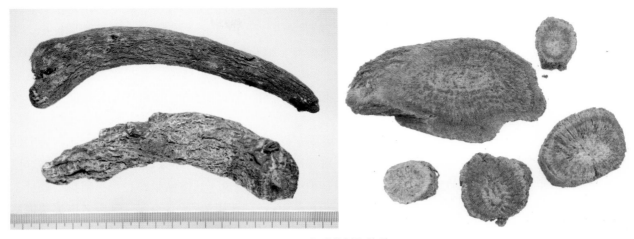

图 4-6-2　木香药材和饮片

【炮制】李时珍曰："凡入理气药，只生用，不见火。若实大肠用，宜面煨熟用。"

1. **木香片**　取原药材除去杂质，洗净，闷润至软，切厚片晾干，筛去碎屑。

2. **煨木香**　取未干燥的木香片平铺于吸油纸上，一层木香片一层纸。如此间隔平铺数层，上下用平坦木板夹住，以绳捆扎结实，使木香与吸油纸紧密接触，放烘干室或温度较高处，煨至木香所含挥发油渗透到纸上，取出木香，放凉，备用。

【化学成分】含挥发油，油中主要成分为木香内酯、去氢木香内酯、木香羟内酯、二氢木香内酯、α-木香酸、α-木香醇等。尚含有 α-环木香烯内酯、β-环木香烯内酯、豆甾醇、白桦酯醇、棕榈酸、天台乌药酸、木香碱、菊糖、氨基酸（约 20 种）等。

【药理】多种木香内酯对心血管系统有较明显的影响作用。

【文献摘要】

《名医别录》：木香生永昌山谷。

《本草经集注》：此即青木香也。永昌不复贡，今多从外国舶上来，乃云出大秦国。今皆以合香，不入药用。

《新修本草》：此有二种，当以昆仑来者为佳，西胡来者不善。叶似羊蹄而长大，花如菊花，结实黄黑，所在亦有之，功用极多。陶云不入药用，非也。

《本草图经》：今唯广州舶上来，他无所出。根窠大类茄子，叶似羊蹄而长大，亦有叶如山药而根大开紫花者。不拘时月，采根芽为药。以其形如枯骨，味苦粘牙者为良。江淮间亦有此种，名土青木香，不堪药用。

《本草纲目》：木香，草类也。本名蜜香，因其香气如蜜也。缘沉香中有蜜香，遂讹此为木香尔。昔人谓之青木香，后人因呼马兜铃根为青木香，乃呼此为南木香、广木香以别之。今人又呼一种蔷薇为木香，愈乱真矣。木香，南方诸地皆有。一统志云：叶类丝瓜，冬月取根，晒干。

《金世元中药材传统鉴别经验》：古代药用的优质木香，均系进口木香而言，并且均从广州进口，故称"广木香"。盖因木香原产印度，与我国喜马拉雅山、昆仑山相接壤，故自然环境与我国云南西北部接近，所以将木香引种于云南是合适的。1935 年，云南鹤庆籍华侨张茂名由印度携回木香种子，在丽江纳西族自治县的鲁甸乡、榕丰乡引种成功，称为"云木香"。现我国已大量生产云木香，满足药用，其质量与进口木香相媲美，故已不进口。

【附注】

（1）土木香：北京称为"青木香"，2015 年版《中国药典》以"土木香"收载。为菊科植物土木香的干燥根。因主产河北祁州（现安国），是传统的栽培品，行内又称"祁木香"。本品为圆锥形，略弯曲，长 5～20cm，表面黄棕色，有纵皱纹及须根痕。根头粗大，顶端有凹陷的茎痕及叶鞘残基，周围有圆柱形支根。质坚硬，不易折断，断面略平坦，黄白色至浅灰黄色，有凹陷点状油室。气微香，味苦辛。功能健脾和胃，调气解郁，止痛安胎，用于胸肋、脘腹胀痛，呕吐泻痢，胸胁挫伤，岔气作痛，胎动不安。

（2）川木香：为菊科植物川木香或灰毛川木香的干燥根。2015 年版《中国药典》以"川木香"收载。均为野生，主产于四川阿坝、甘孜州及凉山州等地。每年 10～12 月份采收，挖出根后去掉茎叶、泥土及根头上的胶状物，长的切两节，粗大的纵切两瓣，晒干或烘干。本品呈圆柱形，俗称"铁杆木香"，有纵槽的半圆柱形，俗称"槽子木香"，长 10～30cm，直径 1.5～3.5cm，根头多焦黑（俗称"油头""糊头"）而发黏。表面呈黄棕色或暗棕色，粗糙，具支根痕，刮去外皮露出丝瓜瓤状纤维网。体轻，质硬，难折断，断面有黄色或黄棕色的放射状花纹，且显许多裂痕，有的中心枯朽状。香气特殊，味苦，嚼之粘牙。功效行气止痛。用于胸胁、脘腹胀痛，肠鸣腹泻，里急后重，两肋不舒，肝胆疼痛。

（3）越西木香：为菊科植物越西木香及其同属植物木里木香的干燥根。主产四川凉山州的越西、木里、盐源、德昌、石棉、布拖等地，均为野生。本品多呈圆柱形，表面黄褐色或灰褐色，有纵皱纹及裂隙，并有侧根痕。质坚硬，形如鸡骨头。断面棕黄色，有偏心性放射状纹理及油室，皮部较薄，形成层颜色较深，油质较重。味微甜后苦，气特殊，嗅之有不愉快感。20 世纪 60 年代，在木香货源紧张、供不应求时，我国药学家在四川越西一带发现本品，定名为"越西木香"，暂时代替木香用。现已淘汰。

（4）青木香：为马兜铃科植物马兜铃或异叶马兜铃的干燥根，也是一味使用历史较久的药材，但该药材因为具有肾毒性，已被禁用。在陕南和四川、云南、贵州等地民间仍然常用，民间称"铁扁担""扁担七"。功能行气解毒，消肿祛风，用于胸腹胀痛、痧症、疝气、风湿痹痛、腰脚疼痛、跌打损伤、蛇咬毒、痈肿疔疮、皮肤瘙痒或湿烂。

🌿 石菖蒲

石菖蒲始载于《神农本草经》。李时珍曰："菖蒲，乃蒲类之昌盛者，故曰菖蒲。生于水石之间，曰石菖蒲。"

【别名】菖蒲、山菖蒲、药菖蒲、金钱蒲。

【来源】为天南星科植物石菖蒲 *Acorus tatarinowii* Schott 的干燥根茎。

【产地与资源】生于山涧浅水石上或溪流旁的岩石缝中，分布于黄河流域以南各地。主产于浙江的浦江、兰溪、乐清、文成、长兴、奉化、新昌，江苏的苏州、泰州、宜兴，安徽的歙县、六安以及四川、湖南、湖北等省。陕西汉中、安康亦产。以浙江产量大，质量佳。

在略阳、留坝山区被广泛栽植于大鲵养殖池四周，用于给大鲵遮阴和净化水质。

石菖蒲的栽植历史悠久。因为它比水菖蒲矮小，所以古人作为观赏植物广栽于庭园、案头。明代王象晋的《群芳谱》对其的栽植记载非常详细。

【采收加工】秋、冬二季采挖，除去须根和泥沙，晒干。

【植物形态】多年生常绿草本，茎丛生，高 20～50cm，全株有香气。根茎横走，圆柱形或稍扁，细长而弯曲，节密集，节上密布须根，分枝甚多。叶基生，叶片剑状线形，无明显中肋。肉穗状花序，佛焰苞片叶状。花小，密生，淡黄绿色。花期4～7月，果期8月。

【药材性状】呈扁圆柱形，多弯曲，常有分枝，长3～20cm，直径0.3～1cm。表面棕褐色或灰棕色，粗糙，有疏密不匀的环节，节间长0.2～0.8cm，具细纵纹，一面残留须根或圆点状根痕；叶痕呈三角形，左右交互排列，有的其上有毛鳞状的叶基残余。质硬，断面纤维性，类白色或微红色，内皮层环明显，可见多数维管束小点及棕色油细胞。气芳香，味苦、微辛。

【鉴别要点】

1. 药材　扁圆柱形，多弯曲，表面棕褐色，有疏密不匀的环节和三角形叶痕。直径小于1cm。

2. 饮片　切面纤维性，类白色或微红色，有明显环纹及油点。气芳香。

【功能与主治】开窍豁痰，醒神益智，化湿开胃。用于神昏癫痫，健忘失眠，耳鸣耳聋，脘痞不饥，噤口下痢。

【炮制】除去杂质，洗净，润透，切厚片，干燥。

【化学成分】根茎含挥发油。

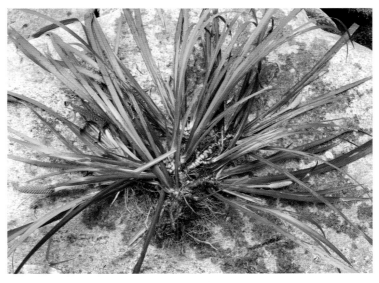

图 4-6-3　石菖蒲植物

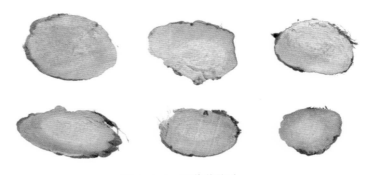

图 4-6-4　石菖蒲饮片

【药理】可促进正常小鼠学习和记忆的获得，对多种原因引起的记忆再现缺失有改善作用。

【文献摘要】

《名医别录》：菖蒲生上洛池泽及蜀郡严道，一寸九节则良，露根不可用。五月、十二月采根，阴干。

《本草经集注》：上洛郡居梁州，严道县在蜀郡，今乃处处有。生石碛上，概节为好。在下湿地，大根者名昌阳，不堪服食。真菖蒲叶有脊，一如剑刃，四月、五月亦作小厘花也。

《图经本草》：处处有之，而池州、戎州者佳。春生青叶，长一二尺许，其叶中心有脊，状如剑。无花实。今以五月五日收之。其根盘屈有节，状如马鞭大。一根旁引三四根，旁根节尤密，亦有一寸十二节者。采之初虚软，暴干方坚实。折之中心色微赤，嚼之辛香少滓。人多植于干燥沙石土中，腊月移之尤易活。黔蜀蛮人常将随行，以治卒患心痛。其生蛮谷中者尤佳。人家移种者亦堪用，但干后辛香坚实不及蛮人持来者。此皆医方所用石菖蒲也。又有水菖蒲，生溪涧水泽中，不堪入药。今药肆所货，多以二种相杂，尤难辨也。

《本草纲目》：菖蒲凡五种：生于池泽，蒲叶肥，根高二三尺者，泥菖蒲，白菖也；生于溪涧，蒲叶瘦，根高二三尺者，水菖蒲，溪荪也；生于水石之间，叶有剑脊，瘦根密节，高尺余者，石菖蒲也；人家以砂栽之一年，至春剪洗，愈剪愈细，高四五寸，叶如韭，根如匙柄粗者，亦石菖蒲也；甚则根长二三分，叶长寸许，谓之钱蒲是亦。服食入药须用二种石菖蒲，余皆不堪。此草新旧相代，四时常青。

《本草原始》：石菖蒲色紫，折之有肉，中实多节者良，不必泥于九节。

【附注】

（1）水菖蒲：为天南星科植物水菖蒲的干燥根茎。全国各地均产。古名"蒲""菖""菖阳"。《诗经》中"彼泽之坡，有蒲与荷"的"蒲"即是此物。

（2）九节菖蒲：为毛茛科植物阿尔泰银莲花的干燥根茎。本品分布于西北较高海拔山区林下的沟边阴湿地或灌丛中，主要分布于陕西、甘肃东南部、山西、四川、湖北等地。药材呈纺锤形，稍弯曲，表面棕黄色至暗黄色；具许多半环状突起环节，节上有鳞叶痕，斜向交错排列，并有圆形突起的细根痕；质硬而脆，易折断，断面白色或灰白色，有粉性；气微，味微酸。功能开窍化痰，醒脑安神，用于热病神昏、癫痫、神经官能症、耳鸣耳聋、胸闷腹胀、食欲不振；外治痈疽疮癣。

🌿 桑寄生

桑寄生始载于《神农本草经》。药用寄生性小灌木全株，最早发现于桑树上，故名。

【别名】桑上寄生、广寄生、寄生、寄生泡。

【来源】为桑寄生科植物桑寄生 *Taxillus chinensis*（DC.）Danser 的干燥带叶茎枝。

【产地与资源】寄生于桑、构、榆、槐、栎、朴、木棉、荔枝、白兰、八角枫等多种树上，分布于福建、台湾、广东、广西、云南、贵州等地。

【采收加工】春末夏初采收，去叶，晒干，或趁鲜切片，晒干。

【植物形态】常绿寄生小灌木。叶互生或近对生，革质，卵圆形或长卵圆形。花两性，紫红色，总花梗与花梗均被红褐色星状柔毛；花冠管状，稍弯曲，外面密被红褐色星状柔毛，先端4裂，裂片外展。浆果椭圆形。花期8～9月，果期9～10月。

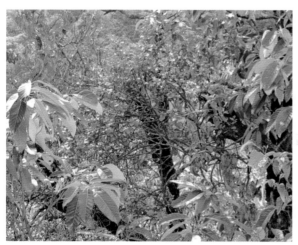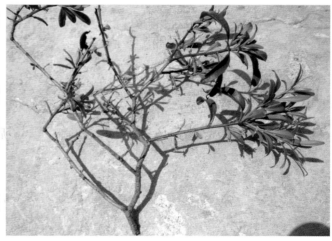

图 4-6-5　桑寄生植物

【药材性状】本品茎枝呈圆柱形，长3～4cm，直径0.2～1cm；表面红褐色或灰褐色，具细纵纹，并有多数细小突起的棕色皮孔，嫩枝有的可见棕褐色茸毛；质坚硬，断面不整齐，皮部红棕色，木部色较浅。叶多卷曲，具短柄；叶片展平后呈卵形或椭圆形，长3～8cm，宽2～5cm；表面黄褐色。幼叶被细茸毛，先端钝圆，基部圆形或宽楔形，全缘；革质。气微，味涩。

【功能与主治】祛风湿，补肝肾，强筋骨，安胎元。用于风湿痹痛，腰膝酸软，筋骨无力，崩漏经多，妊娠漏血，胎动不安，头晕目眩。

【炮制】除去杂质，略洗，润透，切厚片或短段，干燥。

【化学成分】含有槲皮素及广寄生苷。

【药理】抗心律失常，抑制血小板聚集，防治急性心肌梗死，对去氧皮质酮醋酸（DOCA）盐性高血压大鼠的中枢脑啡肽异常改变具有双向调节作用。

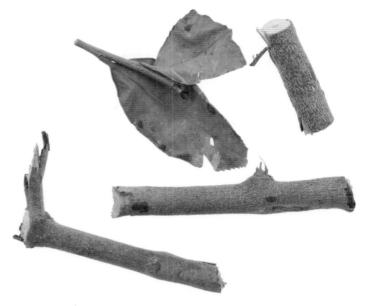

图 4-6-6　桑寄生药材

【文献摘要】

《名医别录》：桑上寄生，生弘农川谷桑树上。三月三日采茎叶，阴干。

《本草经集注》：寄生松上、杨上、枫上皆有，形类是一般，但根津所因处为异，则各随其树名之。生树枝间，根在枝节之内，叶圆青赤，厚泽易折。旁自生枝节。冬夏生，四月花白。五月实赤，大如小豆。处处皆有，以出彭城者为胜。

《新修本草》：此多生枫、槲、榉柳、水杨等树上。叶无阴阳，如细柳叶而厚脆。茎粗短、子黄色，大如小枣。唯赣州有桑上者，子汁甚黏，核大如小豆，九月始熟，黄色。

《本草纲目》：寄生高者二三尺。其叶圆而微尖，厚而柔，面青而光泽，背淡紫而有茸。人言川蜀桑多，时有生者。他处鲜得。须自采或连桑采者乃可用。世俗多以杂树上者充之，气性不同，恐反有害也。

《金世元中药材传统鉴别经验》：槲寄生又称柳寄生，主产河北涞阳、易县、青龙、平泉、遵化、承德，辽宁绥中、铁岭、开源、桓仁、凤城、宽甸、本溪，吉林通化，安徽滁县，河南嵩县、栾川、洛宁、卢氏，北京怀柔、密云、昌平、延庆以及山西、内蒙古等地。桑寄生主产于广东三水、南海、顺德、中山，广西容县、苍梧；云南、贵州也产。两种寄生均为野生。槲寄生四季可采，以冬、春两季采者最好（俗称"冻青"），去粗茎，切段晒干或蒸后晒干。桑寄生冬季至次年春采收，去粗茎，切段晒干或蒸后晒干。

【附注】

（1）槲寄生：为桑寄生科植物槲寄生的干燥带叶茎枝。2015版《中国药典》以"槲寄生"收载。冬季至次春采割，除去粗茎，切段，干燥，或蒸后干燥。本品茎枝呈圆柱形，2～5叉状分枝；表面黄绿色、金黄色或黄棕色，有纵皱纹；节膨大，节上有分枝或枝痕；体轻，质脆，易折断，皮部黄色，木部色较浅，射线放射状，髓部常偏向一边。叶易脱落。气微，味微苦，嚼之有黏性。功能祛风湿，补肝肾，强筋骨，安胎元，用于风湿痹痛、腰膝酸软、筋骨无力、崩漏经多、妊娠漏血、胎动不安、头晕目眩。在中医临床统称为"寄生"或"桑寄生"入药，功效无区别。

（2）除了《中国药典》收载的上述两种寄生外，尚有寄生在麻栎等栎属植物上的毛叶桑寄生在桑寄生商品中常见。

（3）在野外，常常在一棵老杨树或老柳树上同时生长有两种寄生植物。

（4）桑寄生与槲寄生药材性状比较见表4-6-1。

表4-6-1　桑寄生与槲寄生药材性状比较

比较	桑寄生	槲寄生
表面颜色	红褐色或灰褐色，并有多数细小突起的棕色皮孔	黄绿色、金黄色或黄棕色
枝、节	节不膨大或不明显，嫩枝有的可见棕褐色茸毛	2～5叉状分枝，节膨大，无茸毛
质地断面	质坚硬，皮部红棕色，木部色较浅	体轻，质脆，易折断，皮部黄色，木部色较浅，射线放射状，髓部常偏向一边
叶	叶多卷曲，具短柄	叶易脱落，无柄（药材几乎见不到叶）

刺五加

刺五加始载于《神农本草经》。李时珍曰："此药以五叶交加者良，故名五加。"

【别名】刺拐棒、坎拐棒子、一百针、老虎潦。

【来源】为五加科植物刺五加 Acanthopanax senticosus（Rupr. et Maxim.）Harms 的干燥根和根茎或茎。刺五加浸膏是刺五加用水或乙醇提取加工制成的浸膏。步长龙生蛭胶囊用的是刺五加浸膏。

【产地与资源】分布于黑龙江小兴安岭、伊春市带岭，吉林吉林市、通化、安图、长白山、靖宇，辽宁沈阳，河北雾灵山、承德、百花山、小五台山、内丘和山西霍县、中阳、兴县。朝鲜、日本和俄罗斯也有分布。

《中国常用中药材》：刺五加主要分布于黑龙江、吉林、辽宁、内蒙古、河北，湖南、四川、陕西、宁夏亦有部分分布。主产于黑龙江伊春、铁力、通河、延寿、五常、尚志、林口、宁安、木兰、虎林、绥棱、方正、宝清、阿城、北安、穆棱、依兰，吉林桦甸、舒兰、蛟河、水吉、通化、长白、汪清、安阁、抚松、敦化，辽宁新宾、清源、桓仁、本溪，内蒙古赤峰、阿鲁科沁、宁城，河北围场、平泉、兴隆、隆化，湖南桂东、道县，四川马尔康、阆中、武隆、万县等地。

刺五加多生长在山坡中下部较湿润的山地中，适宜灰化棕色、腐殖质多、偏酸性的森林土壤。其多用种子和枝条扦插两种繁殖方式。近些年，由于刺五加用量较大，野生资源恢复较慢，所以许多地方都建立了野生刺五加保护区，开展人工抚育栽培，如四川的马尔康刺五加保护区。

【采收加工】夏、秋二季采收。全株挖取，去除泥土、杂质，趁鲜切成段或厚片，晒干。

【植物形态】灌木，高2～3m。枝多针刺，掌状复叶，互生，小叶5片，具柄，有毛或针状细刺。伞形花序呈球形生于枝端；雄花淡紫色，雌花淡黄色。核果球形黑色，具明显的5棱。花期6～7月。果期8～10月。

【药材性状】根茎呈结节状不规则圆柱形，直径1.4～4.2cm。根呈圆柱形，多扭曲，长3.5～12cm，直径0.3～1.5cm；表面灰褐色或黑褐色，粗糙，有细纵沟和皱纹，皮较薄，有的剥落，剥落处呈灰黄色。质硬，断面黄白色，纤维性。有特异香气，味微辛、稍苦、涩。茎呈长圆柱形，多分枝，长短不一，直径0.5～2cm。表面浅灰色，老枝灰褐色，具纵裂沟，无刺；幼枝黄褐色，密生细刺。质坚硬，不易折断，断面皮部薄，黄白色，木部宽广，淡黄色，中心有髓。气微，味微辛。

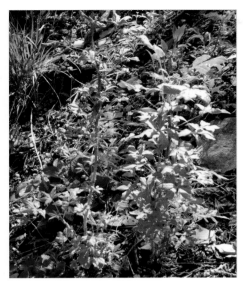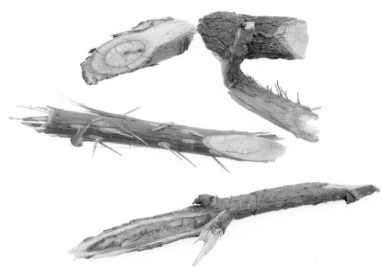

图 4-6-7　刺五加植物和药材

厚片呈类圆形或不规则形的厚片。根和根茎外表皮灰褐色或黑褐色，粗糙，有细纵沟和皱纹，皮较薄，有的剥落，剥落处呈灰黄色；茎外表皮浅灰色或灰褐色，无刺，幼枝黄褐色，密生细刺。切面黄白色，纤维性，茎的皮部薄，木部宽广，中心有髓。根和根茎有特异香气，味微辛、稍苦、涩；茎气微，味微辛。

【功能与主治】益气健脾，补肾安神。用于脾肺气虚，体虚乏力，食欲不振，肺肾两虚，久咳虚喘，肾虚腰膝酸痛，心脾不足，失眠多梦。

【炮制】除去杂质，洗净，稍泡，润透，切厚片（现多产地切厚片），干燥。

【化学成分】主要含多种糖苷，如刺五加苷 A（即 β- 谷甾醇葡糖苷）、刺五加苷 B_1（即紫丁香苷，为异香豆精苷）及刺五加苷 B、C、D、E、F、G 等。

【药理】具有人参样作用，提高机体的免疫功能，增强对有害刺激的非特异性抵抗力，改善垂体 – 肾上腺皮质功能、机体的适应力和耐受性；调节中枢神经系统和心血管系统功能，并有雄性激素样作用。此外，刺五加多糖具有诱生和促诱生干扰素的能力，并有极显著的增强机体免疫功能和调节新陈代谢功能等作用。刺五加制剂能提高视觉、听觉的敏锐性及抑杀某些菌体。

现代研究证明，刺五加含有多种皂苷类化合物，其药用价值与人参相似，但比人参有更多的"适应原"作用。它能调节人体内各器官的功能，使其正常化，增强人体的防御功能，增强对外界各种有害刺激的非特异抵抗力，耐劳、耐寒、耐受高山缺氧、耐受射线辐射、耐受化学刺激等，促使人体更好地适应各种不利环境。

【文献摘要】

《名医别录》：五加皮五叶者良，生汉中及冤句。五月、七月采茎，十月采根，阴干。

《本草经集注》：近道处处有之，东间弥多。四叶者亦好。

《本草图经》：今江淮、湖南州郡皆有之。春生苗，茎、叶具青，作丛。赤茎又似藤蔓，高三五尺，上有黑刺。叶生五叉作簇者良。四叶、三叶者最多，为次。每一叶下生一刺。三四月开白花，结细青子，至六月渐黑色。根如荆根，皮黄黑，肉白色，骨坚硬。

《本草纲目》：春月于旧枝上抽条，山人采为蔬茹。唐时惟取峡州者充贡。

【附注】

（1）自《中国药典》1977年版始，将五加皮和刺五加按来源、功用不同的两味药分别收载。五加皮的来源为五加科植物细柱五加的干燥根皮。刺五加的来源为五加科植物刺五加的干燥根和根茎或茎。古代本草所载述的五加，经现代考证，主要是五加科五加属的多种植物，刺五加是其中的一种，入药部位主要是根皮。

（2）刺五加地方习用品：无梗五加，分布于东北、河北、山西；细柱五加，分布于华北、西北至东南各地；红毛五加，分布于青海、宁夏、甘肃、四川、湖北、河南；藤五加，分布于长江流域各省区及甘肃、陕西；糙叶五加，分布于山西、陕西、四川、湖北、河南、安徽、浙江；蜀五加，分布于甘肃、陕西、河南、湖北、四川、贵州；白簕，分布于我国中部至南部；锈毛吴茱萸五加，分布于我国西南至东南及陕西；康定五加，分布于西藏、云南；轮伞五加，分布于西藏。

（3）刺五加与同属药用五加的特征比较见表4-6-2。

表4-6-2　刺五加与同属药用五加的特征比较

品种	小叶（片）	茎	刺	花序及花
刺五加	5	直立	细长呈针状，下向，灰黄色至灰棕色；幼茎密生，老枝疏生	伞形花序单个顶生，或2～6个呈圆锥花序；子房5室；花柱合生成柱状，宿存，长1.5～1.8mm
细柱五加	5	蔓生状	反曲而扁，节上疏生	伞形花序单生或2个腋生，子房2室，花柱离生或基部合生
无梗五加	3～5	直立	直或弯曲，粗壮，基部膨大，疏生	头状花序5～10个顶生，呈圆锥花序或复伞形花序；子房2室，花柱离生或基部合生
红毛五加	5	直立	细长呈针状，下向，红棕色；茎上密生；硬毛刷状	伞形花序单个顶生；子房5室；花柱离生或基部合生
藤五加	5	有时蔓生	细长，节上疏生，下向	伞形花序单个顶生或数个呈圆锥花序，子房5室，花柱合生柱状，宿存，长1～1.2mm
糙叶五加	5	直立	较粗，下曲，疏生	伞形花序数个，呈短圆锥花序；子房5室，花柱合生，柱状
蜀五加	3	直立	细长呈针状，节上疏生	伞形花序单个顶生，或数个呈短圆锥花序，子房5室，花柱合生成柱状
白簕	3	软弱而铺散，依他物上升	短而先端勾曲，基扁平，节上单或双疏生	伞形花序3～10个顶生，呈复伞形花序或圆锥花序；子房2室，花柱离生或基部合生
锈毛吴茱萸五加	3	直立	无刺	复伞形花序顶生；子房4～2室；花柱基部合生
康定五加	3	直立	扁平而先端勾曲，基部膨大，疏生	伞形花序3～7个顶生成短圆锥花序，子房2室；花柱基部合生
轮伞五加	3～5	直立	较短而先端钩状，基部下延	伞形花序总状，子房5室，花柱合生成柱状

第七节　仙桂胶囊

一、组方

仙桂胶囊由红参、麻黄、桂枝、枳实、熟地黄、麦冬、络石藤、仙鹤草、阿胶、天麻组成。

二、临床应用

用于气阴两虚、经脉不畅所致的眩晕，临床表现为头晕目眩、心悸健忘、神疲乏力、口干、舌淡红少津、脉细无力等症。也可用于原发性低血压病见上述证候者。

三、临床研究

治疗原发性低血压，总有效率达93%，同时可升高白细胞、红细胞、血小板，用于低血压伴贫血者。该方来自民间老中医治疗眩晕的经验方。

四、原料药材

红参、麻黄、桂枝详见前各章节。

枳实

枳实始载于《神农本草经》。李时珍曰："枳乃木名，实乃其子，故曰枳实。"

【别名】小枳实、鹅眼枳实、鹅枳实。

【来源】为芸香科植物酸橙 *Citrus aurantium* L. 及其栽培变种或甜橙 *Citrus sinensis* Osbeck 的干燥幼果。

【产地与资源】酸橙多栽培于丘陵、低山地带，分布于我国长江流域地区，主产于江西、湖南、四川。甜橙均系栽培。分布于长江以南各省区。江西是枳实的道地产区。《道地药材标准汇编》将产于重庆江津、铜梁、綦江、万州及周边地区的枳实，称为"川枳实"；将产于江西樟树、新干及周边的枳实，称为"江枳实"。

【采收加工】5～6月收集自落的果实，或者在夏至前采收幼果，除去杂质，按大小分开。大者自中部横切为两瓣，先仰晒（保持绿色），后再晒干或低温干燥，小者直接晒干或低温干燥。小者称为鹅眼枳实。

【植物形态】酸橙为常绿小乔木，分枝多。茎枝三棱形光滑，有长刺。单身复叶，互生；叶柄有狭长形或倒心形的翼；叶片革质，卵形或倒卵形。花排列成总状花序，亦有单生或簇生于当年枝顶或叶腋；花瓣白色。果圆形有些扁，橙黄色，果皮粗糙。花期5～7月，果期11～12月。

甜橙为常绿小乔木或灌木，枝少刺或近于无刺。小枝有棱。单数复叶互生，翼叶狭长，叶片卵形至椭圆形。花单生叶腋或数朵成总状花序；花瓣白色。果圆球形、扁圆形或椭圆形，橙黄至橙红色，果皮较难剥离，瓢囊9～12瓣，果心实或半充实，果肉淡黄、橙红或紫红，味甜或稍带酸。花期

3～5 月，果期 10～12 月。

【药材性状】呈半球形，少数为球形，直径 0.5～2.5cm。外果皮黑绿色或暗棕绿色，具颗粒状突起和皱纹，有明显的花柱残迹或果梗痕。切面中果皮略隆起，厚 0.3～1.2cm，黄白色或黄褐色，边缘有 1～2 列油室，瓤囊棕褐色。质坚硬。气清香，味苦，微酸。

以外果皮绿褐色、果肉厚、白色、瓤小、质坚实、气香浓者为佳。

酸橙枳实与甜橙枳实药材比较见表 4-7-1。

表 4-7-1　酸橙枳实与甜橙枳实药材比较

比较	酸橙枳实	甜橙枳实
外皮	黑绿色或暗棕绿色，具颗粒状突起和皱纹	黑褐色，较平滑，具微小颗粒状突起
切面	光润，灰白色，厚 3～7mm，瓤囊 7～12 瓣	类白色，厚 3～5mm，瓤囊 8～13 瓣
味	苦，微酸	酸甘苦

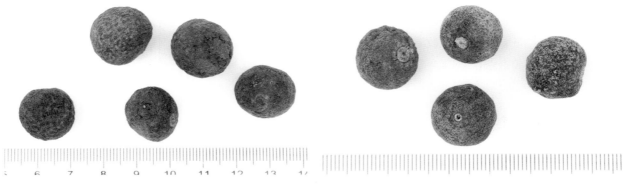

图 4-7-1　枳实药材（左图为江枳实，右图为川枳实）

【功能与主治】破气消积，化痰散痞。用于积滞内停，痞满胀痛，泻痢后重，大便不通，痰滞气阻，胸痹，结胸，脏器下垂。

【炮制】

1. 枳实片　取原药材除去杂质，用清水浸泡至八成透，洗净捞出，润透，切薄片，干燥，筛去碎屑。

2. 麸炒枳实　将锅烧热，均匀撒入定量的麦麸，待冒烟时投入枳实片，急速翻炒至呈淡黄色时出锅，筛去麦麸，取出放凉。

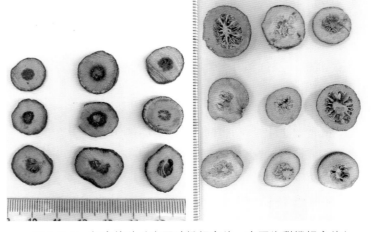

图 4-7-2　枳实饮片（左图酸橙枳实片，右图为甜橙枳实片）

【化学成分】酸橙枳壳含挥发油。油中主要成分为右旋柠檬酸（约 90%）、枸橼醛、右旋芳樟醇和邻氨基苯甲酸甲酯等。此外，尚含辛弗林、N- 甲基酪胺、橙皮苷、新橙皮苷、油皮苷、川陈皮素，以及苦味成分苦橙苷、苦橙酸。

【药理】现已证实，枳实的行气破积作用为兴奋胃肠功能，能促使肠胃有节律地蠕动。同时，对子宫也有显著地兴奋作用。

【文献摘要】

《神农本草经》：生川泽。

《名医别录》：枳实生河内川泽。九月、十月采，阴干。

《本草图经》：今洛西、江湖州郡皆有之，以商州者为佳。木如橘而小，高五七尺。叶如橙，多刺。春生白花，至秋成实。七月、八月采者为实，九月、十月采者为壳。今医家以皮厚而小者为枳实，完大者为壳，皆以翻肚如盆口唇状，陈久者为胜。近道所出者，俗呼臭橘，不堪用。

《本草纲目》：后人因小者性速，又呼老者为枳壳。生则皮厚而实，熟则壳薄而虚，正如青橘皮、陈橘皮之义。宋人复出枳壳一条，非矣。寇氏以为破结实而名，亦未必然。枳实、枳壳气味、功用俱同，上世亦无分别。魏晋以来，始分实、壳之用。

《金世元中药材传统鉴别经验》：商品中以圆球形、个小者称"鹅眼枳实"；个稍大，切成小瓣者称"片子枳实"。一般认为前者品质较佳，酸橙的未成熟果实为枳壳。有的地区尚将同科同属香圆或枸橘的幼果作枳实入药。枸橘的幼果因色灰绿，故称"绿衣枳实"。香圆幼果作枳实，其特征是果顶略显"金钱环"；枸橘幼果作枳实其特征是表面密被茸毛。

【附注】

（1）枳实药材基原的变迁：通过考证，古代使用的枳实是分布较广的枳（枸橘）。1963年版《中国药典》为酸橙和香圆，1977年版《中国药典》只收载了酸橙，把香圆列为"香橼"药材的基原。自1985年版《中国药典》到2015年版《中国药典》的基原一致，即为酸橙和甜橙。

《中药大全》收载枳实原植物有酸橙、香圆和同科植物枳（枸橘）3种。在历版药典中，枸橘是"香橼"药材的原植物。《全国中草药汇编》的枳实基原与《中药大全》一样。

《中国常用中药材》认为枳实的混淆品有香圆枳实、枸橘（绿衣）、宽皮柑橘和柚。

表4-7-2　5种枳实比较

品种	形状	表面特征
酸橙枳实	球形或半球形	绿黑色或棕褐色，粗糙
绿衣枳实	圆球形	绿褐色，具毛茸（表面密被茸毛）
香圆枳实	半球形	棕褐色或灰褐色，果顶略显"金钱环"
甜橙枳实	圆球形或半球形	棕色
云南枳实	圆球形	褐色，有10数条断续弧形纵棱

（2）枳实与枳壳的区别：枳壳的原植物为酸橙及其栽培变种的未成熟果实。枳实的入药部位是幼果。二者的采收阶段不同，枳壳采收期为7月，较晚。枳实用量小，没有枳壳常用。《中国常用中药材》云："据调查，枳实的产量占枳实、枳壳总产量的15%左右。为产收前遭受风灾或病虫害侵袭，或肥力不足、果树营养不良落果而成，多时可达总产量的20%～25%。"

（3）枳壳：理气宽中，行滞消胀。用于胸胁气滞，胀满疼痛，食积不化，痰饮内停，脏器下垂。

《金世元中药材传统鉴别经验》：商品常以产地或品质差异进行划分，如四川产者皮细，青绿色，个大，肉厚，质坚而细腻，习称"川枳壳"；江西产者皮略粗，黑绿色，肉质亦厚，习称"江枳壳"；湖南产者皮棕褐色而粗，习称"湘枳壳"；产于江苏、浙江者品质与湘枳壳相似，习称"苏枳壳"。此外还有同科植物未成熟果实在部分地区亦作枳壳入药，如代代花香圆、枸橘。

川枳壳主产于重庆江津、綦江、万州、云阳、酉阳、秀山、铜梁、合川，四川蓬溪、遂宁、南充等地。江枳壳主产于江西樟树（清江）、新干、新余、丰城、吉安、弋阳、都昌、贵溪、抚州等地。湘枳壳主产于湖南沅江、益阳、辰溪、麻阳、龙山、汉寿、常宁等地。上述枳壳以湖南产量大，占全国总产量的40%，以重庆江津、綦江，江西樟树的黄冈和新干县三湖镇的产品质量最优。

川枳壳分为炕货和晒货两种。炕货青皮白肉，边缘为肉包皮，俗称"翻肚枳壳"，品质佳。

（4）香园的未成熟果实，在江西、浙江、湖北个别地区作枳壳用。其果实亦切成半球形，直径3.5～7cm，外果皮黄棕色或棕褐色，略粗糙，散有许多小油点。果顶花柱基痕周围有一圆圈式环纹，俗称"金钱环"，基部有果柄痕。切面果肉黄白色，厚7～13mm，瓤囊10～12瓣，中心柱坚实。气香，味酸而辛苦。

（5）枸橘的未成熟果实在福建作枳壳用，名"绿衣枳壳"，主产于福建。本品果实较小，直径2.5～3.5cm，外果皮淡黄色或黄绿色，被有白色茸毛，切面果肉薄，黄白色。瓤囊6～8瓣，棕褐色。气香，味淡微酸苦。该种在陕南分布较多，过去幼果作枳实用，近成熟的加工成枳壳用，现已不收购。

🌿 地黄

地黄始载于《神农本草经》。《本草纲目》曰："生者以水验之，浮者名天黄，半浮半沉者名人黄，沉者名地黄。入药沉者为佳。半沉者次之，浮者不堪。"本品鲜者时内外皆黄，质量沉底者良，故名"地黄"。地黄采收加工后变为黑色。

【别名】生地、生地黄、熟地黄、熟地。

【来源】为玄参科植物地黄 *Rehmannia glutinosa* Libosch. 的新鲜或干燥块根。前者习称"鲜地黄"，后者习称"生地黄"。

【产地与资源】均为栽培，主产于河南省焦作市武陟、博爱、温县、孟州、沁阳、修武，山西河津、芮城、绛县、平陆、襄汾、翼城，山东省成武、定陶，陕西省大荔、蒲城、渭南，河北邯郸、衡水、石家庄、安国、安平，浙江笕桥、仙居等地。此外，江苏也有少量出产。以河南、山西产量大，以河南温县、武陟、孟州、沁阳、博爱、修武为道地产区，所产产品质量佳。野生分布于河南、山西、内蒙古、辽宁、河北、陕西、甘肃、山东、湖南、江苏、安徽、湖北等地，生于山坡、路旁。地黄的繁殖力较强，凡是种植过地黄的地方，在其地块周边及附近都有逸生地黄存在。野生地黄块根细如指。

地黄是重要的常用药材，年需求量25000～30000吨。其中，年出口7000～8000吨。

据文献记载，地黄的栽培已有近千年历史。从古至今主要栽培于太行山山前的平原和黄河冲积平原。产区四季分明，气候温和，沙质土壤，土层深厚，土质疏松，利水，酸碱度为中性，或微碱性，适宜地黄生长。地黄切忌连坐，最好与禾本科农作物轮作倒茬。地黄在长期种植过程中，广大药农通过杂交、提纯复壮、个体选育等方法，培育出很多农家优良品种，如金状元、白状元、怀地黄1～3号等，尤其是怀地黄3号，是当前看家品种，每亩可产鲜地黄4000kg，最高可达5000kg。

地黄有块根繁殖和种子繁殖两种方法，商品生产主要用块根繁殖（种栽），种子繁殖主要用于杂交良种。地黄分早地黄和晚地黄两种。早地黄（春地黄）在清明至谷雨时节栽种，晚地黄（秋地黄）在小满至芒种时节栽种。无论是早地黄还是晚地黄，所用的种栽块根均应选取如小拇指大小肥壮的无病虫害的小生地黄，折取中部，长约4cm，每段必须有3个以上的芽眼。折断的小地黄在栽种前必须晾晒，待伤口愈合再种。栽种时平放于穴内，覆土压实即可。

【采收加工】早地黄在寒露时节采挖，晚地黄在霜降时节采挖。采挖后，除去芦头、须根及泥沙，鲜用；或将地黄缓缓烘焙至约八成干。

【植物形态】多年生草本，全株密被灰白色长柔毛和腺毛。根肉质。叶多基生，莲座状，向上逐渐缩小而在茎上互生；叶片倒卵状披针形至长椭圆形。总状花序顶生，或分散排列；花冠筒状微弯曲，呈二唇形，外紫红色，内黄色有紫斑。花期 4 ～ 5 月，果期 5 ～ 7 月。

【药材性状】鲜地黄呈纺锤形或条状，长 8 ～ 24cm，直径 2 ～ 9cm。外皮薄，表面浅红黄色，具弯曲的纵皱纹、芽痕、横长皮孔样突起及不规则疤痕。肉质，易断，断面皮部淡黄白色，可见橘红色油点，木部黄白色，导管呈放射状排列。气微，味微甜、微苦。

生地黄多呈不规则的团块状或长圆形，中间膨大，两端稍细，有的细小，长条状，稍扁而扭曲，长 6 ～ 12cm，直径 2 ～ 6cm。表面棕黑色或棕灰色，极皱缩，具不规则的横曲纹。体重，质较软而韧，不易折断，断面棕黑色或乌黑色，有光泽，具黏性。气微，味微甜。

熟地黄为不规则的块片、碎块，大小、厚薄不一。表面乌黑色，有光泽，黏性大。质柔软而带韧性，不易折断，断面乌黑色，有光泽。气微，味甜。

生地黄以块根肥大、体重、断面乌黑色者为佳，小条者为次。

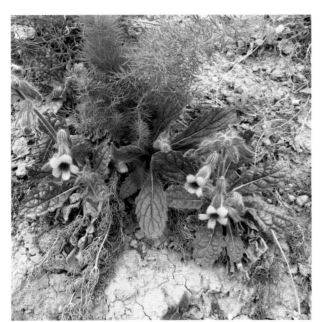
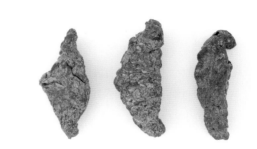
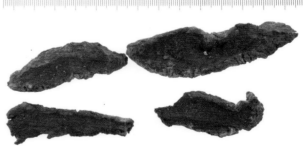

图 4-7-3　地黄植物和生地黄药材、饮片

【鉴别要点】色黑，柔润，味甜。

【功能与主治】鲜地黄清热生津，凉血止血。用于热病伤阴，舌绛烦渴，温毒发斑，吐血，衄血，咽喉肿痛。

生地黄清热凉血，养阴生津。用于热入营血，温毒发斑，吐血衄血，热病伤阴，舌绛烦渴，津伤便秘，阴虚发热，骨蒸劳热，内热消渴。

熟地黄补血滋阴，益精填髓。用于血虚萎黄，心悸怔忡，月经不调，崩漏下血，肝肾阴虚，腰膝酸软，骨蒸潮热，盗汗遗精，内热消渴，眩晕，耳鸣，须发早白。

【炮制】

1. 生地黄片　除去杂质，洗净，闷润，切厚片，干燥。

2. 熟地黄　取大生地黄用清水洗净，装入容器内隔水用中火蒸 8 ～ 12 小时，蒸至黑润，取出，晒至约八成干时，切厚片或块，干燥。

3. 酒炙熟地　取大生地黄用清水洗净，装入容器内隔水用中火蒸 8 ～ 12 小时，取出，晾晒 1 天，再放入容器内，加入黄酒拌匀，隔水炖至酒吸尽，取出，晾晒至外皮黏液稍干时，切厚片或块，干燥。每 100kg 生地黄，用黄酒 30 ～ 50kg。

【化学成分】含较少量的环烯醚萜类成分，如梓醇，地黄苷 A、B、C、D，地黄素 A、D 等；又含氨基酸，以精氨酸含量最高（2% ～ 4%）；还含糖类。

【药理】抑制糖皮质激素，抗衰老，对肌体环苷酸系统反应性的调节作用，增加冠状动脉流量，双向调节血压，抗真菌，止血，增强抗肿瘤等。

【文献摘要】

《名医别录》：地黄生咸阳川泽黄土地者佳，二月、八月采根阴干。

《本草经集注》：咸阳即长安也。生渭城者乃有子实如小麦。今以彭城干地黄最好，次历阳，近用江宁板桥者为胜。

《本草图经》：今处处有之，以同州者为上。古称种地黄宜黄土。今不然，大宜肥壤虚地，则根大而多汁。

《本草纲目》：今人唯以怀庆地黄为上，亦各处随时兴废不同尔。古人种子，今唯种根。

《金世元中药材传统鉴别经验》：原名干地黄。载有"填精髓，长肌肉，久服轻身不老"之功效。明代《本草蒙筌》记载：地黄江浙种者，受南方阳气，质虽光润而力微。怀庆生者秉北方纯阴，皮有疙瘩而力大。李时珍亦云：今人唯以怀庆地黄为上。清代《本草从新》云：地黄以怀庆肥大而短、糯体细皮、菊花心者良。清代《本草问答》曰：河南居王下之中，名产地黄。其色本黄，河南地厚水浮，得中央湿土之气而生，内含润泽。从上述历代医药学家所论述，再结合当今产品质量实际情况，都证明了河南所产的地黄是名副其实的"地道药材"。《中国药典》2005 版收载的中成药共计 564 种，其中 96 种配方中有地黄，所以地黄是一种大宗常用药材。

【附注】

（1）过去生地黄分为五等：每千克 14 支以内为一等，每千克 32 支以内为二等，每千克 60 支以内为三等，每千克 100 支以内为四等，每千克 100 支以上、直径 1cm 以上为五等。《中药材商品规格标准汇编》中将地黄分为"选货"和"统货"两个规格。在"选货"项下，又分为 16 支、32 支、60 支、100 支、无数支 5 个等级。

（2）野生地黄过去在各地作鲜地黄使用。浙江杭州笕桥栽培的地黄过去一直被列入野地黄使用。

（3）唐代诗人白居易的《采地黄者》曰："岁晏无口食，田中采地黄。采之将何用？持以易糇粮。"

🌿 麦冬

麦冬始载于《神农本草经》。李时珍曰："麦须曰虋，此草根似麦而有须，其叶如韭，凌冬不凋，故谓之麦虋冬，俗作门冬，便于字也。"

【来源】为百合科植物麦冬 *Ophiopogon japonicus*（L.f）Ker-Gawl. 的干燥块根。

【别名】麦门冬、沿阶草、书带草、寸冬。

【产地与资源】麦冬种植和野生均有，药用的均来自种植。种植麦冬主要分为浙麦冬和川麦冬两类。杭麦冬主产于浙江省慈溪、余姚、萧山、杭州及江苏省，杭州笕桥、余姚坎墩是杭麦冬的原产地。川麦冬主产于四川绵阳地区三台县，以三台县花园乡、光明乡为中心的三台涪江沿岸的冲积平原和开阔谷地及周边地区。浙江产的为浙麦冬，四川产的为川麦冬，二者皆为道地药材。野生于林下、山沟边或阴湿的山坡草地。全国大部分省区均有分布。

目前，产于浙江杭州、宁波慈溪、台州三门，包括钱塘江流域、浙北平原区、浙东丘陵低山区及周边地区栽培 3 年的麦冬为优质地道药材。目前，四川三台县在麦冬栽培中，生长时间短，大量使用膨大剂（壮根灵），产出的药材个大，但质量堪忧。

麦冬采用分株繁殖。四川于清明前后种植，浙江于立夏至芒种节气种植。在挖麦冬时，选择颜色深绿、健壮的植株，斩下块根和须根，分成单株，剪去部分茎基，立即栽种。四川于 4 月进行条栽，浙江于 5 月进行穴栽，每穴栽苗 5 ～ 10 株，栽后用土覆盖压实。麦冬忌连作。

截至 2015 年底，四川省绵阳市三台县花园镇涪城村、老马乡、花园镇营城村的川麦冬种植基地通过了国家 GAP 认证。

【采收加工】浙江麦冬由栽培后第 3 年立夏至芒种节采收，四川麦冬于栽培后次年 4 月上旬采收。采挖后，洗净，反复暴晒、堆置，至七八成干，经搓揉、碰撞、修剪等方法，除去须根，再干燥。

【植物形态】多年生常绿草本，地下匍匐茎细长，须根中部或先端膨大为纺锤形的块根。叶丛生，禾叶状。花葶通常比叶短，花 1 ～ 2 朵，生于苞片腋内；花白色或淡紫色；浆果球形，成熟时深绿色或蓝黑色。花期 5 ～ 7 月，果期 7 ～ 10 月。

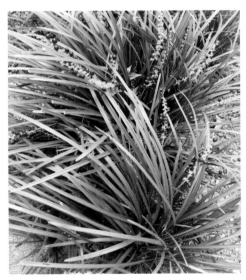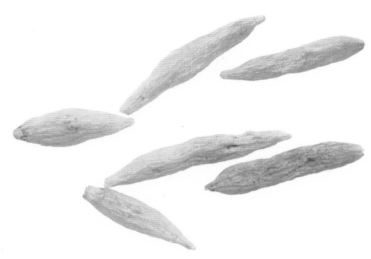

图 4-7-4　麦冬植物和药材

【药材性状】呈纺锤形，两端略尖，长 1.5 ～ 3cm，直径 0.3 ～ 0.6cm。表面黄白色或淡黄色，有细纵纹。质柔韧，断面黄白色，半透明，中柱细小。气微香，味甘、微苦。

以身干、个肥大、黄白色、半透明、质柔、有香气、嚼之发黏者为佳。

【鉴别要点】纺锤形，黄白色，半透明，有木心（细短纺锤形，表面淡黄棕，小者如麦粒，大者一寸许）。杭麦冬中央有细小的木质心，湿润后可以抽出；川麦冬中央的小木心较细弱，湿润后不易抽出。

【功能与主治】养阴生津，润肺清心。用于肺燥干咳，阴虚痨嗽，喉痹咽痛，津伤口渴，内热消渴，心烦失眠，肠燥便秘。

【炮制】除去杂质，洗净，润透，轧扁，干燥。

【化学成分】含麦冬皂苷 A、B、B′、C、C′、D、D′，其中以皂苷 A 的含量最高（约占 0.05%），皂苷 B 的含量次之（约占 0.01%）。麦冬皂苷 A、B、C、D 的苷元均为鲁斯皂苷元；皂苷 B′、C′、D′

的苷元均为薯蓣皂苷元。另含高异黄酮类化合物、挥发油，以及钾、钠、钙、镁、铁、铜、钴、锰、铬、铅、镍、钡、锌等 28 种无机元素

【药理】具有解热、消炎、镇咳、祛痰、利尿、强心、强壮、抗菌作用。

【文献摘要】

《名医别录》：麦门冬叶如韭，冬夏长生，生函谷川谷及堤坂肥土石间久废处。二月、三月、八月、十月采，阴干。

《本草经集注》函谷即秦关。处处有之，冬月作实如青珠，以四月采根，以肥大者为好。

《本草图经》：所在有之。叶青似莎草，长及尺余，四季不雕。根黄白色有须，根如连珠形。四月开淡红花，如红蓼花，实碧而圆如珠。江南出者叶大，或云吴地者尤胜。

《本草纲目》：古人唯用野生者。后世所用多是种莳而成。其法：四月初采根，于黑壤肥沙地栽之。每年六月、九月、十一月三次上粪及耘灌。夏至前一日取根，洗晒收之。其子亦可种，但成迟尔。浙中来者甚良，其叶似韭而多纵文且坚韧为异。

《增订伪药条辨》：按麦门冬，出杭州笕桥者，色白有神，体软性糯，细长皮光洁，心细味甜为最佳。安徽宁国、七宝，浙江余姚出者，名花园子，肥短体重，心粗，色白带黄，略次，近时市用，以此种最多。四川出者，色呆白短实，质重性粳，亦次。湖南衡州、耒阳县等处亦出，名采阳子，中匀，形似川子，亦不道地。

《金世元中药材传统鉴别经验》：自古麦冬不止一种，且有栽培与野生之分。本草所述来自浙中，叶如韭的麦门冬，与今天《中国药典》收载的品种相似，说明浙江麦门冬栽培历史悠久，为著名的浙江省"地道药材"之一。川麦冬的栽培历史早在明弘治三年（1502 年）《本草品汇精要》中有记载。据清同治十一年（1873 年）《绵阳志》记载："绵州城内外皆产，大者长寸许为拣冬，中者色白力较薄，小者为米冬，长三四分，中有油润，功效最大。"《三台县志》记载："清嘉庆十九年（1814 年）已在园河（今花园乡）、白衣淹（光明乡）广为种植。"此种麦门冬至今仍为著名的川产"地道药材"之一。

【附注】

（1）以前，杭麦冬、川麦冬各分为三等。

杭麦冬：每 50g150 只以内为一等；每 50g250～280 只为二等；每 50g280 只以上为三等。

川麦冬：每 50g190 只以内为一等；每 50g300 只以内为二等；每 50g300 只以上为三等。

（3）同科植物湖北麦冬和短葶山麦冬的干燥块根，在 2015 版《中国药典》作"山麦冬"单列。这两种麦冬过去均为野生，现在也有栽培。如泉州市洛江区罗溪镇双溪村、东方村、大路脚村和马甲镇、南安金淘镇就以短葶山麦冬为种质建立了基地，并通过了国家 GAP 认证。湖北麦冬被广泛栽培于湖北襄阳、老河口、谷城、天门、枣阳、随州等汉江沿岸冲积平原。

湖北麦冬：呈纺锤形，两端略尖，长 1.2～3cm，直径 0.4～0.7cm。表淡黄色至棕黄色，具不规则纵皱纹，质柔韧，干后质硬脆，易折断，断面淡黄色或棕黄色，角质样，中柱细小，未木化。水湿后不能抽出，气味较杭麦冬淡，嚼之有黏性。

短葶山麦冬：其形状较湖北麦冬稍扁，但较瘦长，长 2～5cm，直径 0.3～0.6cm。具粗纵纹，其中柱较湖北麦冬粗而硬，气味较浓。主要栽培于福建仙游、惠安等地。

🌿 络石藤

络石藤始载于《神农本草经》。苏恭曰："俗名耐冬，以其包络石木而生，故名络石。"

【别名】白花藤、对叶藤、吸壁藤、耐冬。

【来源】为夹竹桃科植物络石 *Trachelospermum jasminoides*（Lindl.）Lem. 的干燥带叶藤茎。

【产地与资源】生于山野、荒地，常攀附生于石上、墙上或其他植物上。均为野生，个别庭院栽培用于观赏。除新疆、青海、西藏及东北地区外，其他省区均有分布。主产于江苏徐州、南京、镇江地区各县，安徽芜湖，山东青岛郊区，湖北孝感等地。此外，浙江、四川、广东、广西也产。

【采收加工】秋末冬初，割取地上茎藤部分，收集晒干，扎成小把。

【植物形态】常绿木质藤本，有白色乳汁。茎红褐色，有气根，嫩枝密被黄色短柔毛。叶对生，具短柄，卵状披针形或椭圆形。聚伞花序；花冠白色，高脚碟状。蓇葖果线状披针形，叉生。种子顶端具种毛。花期 3 ～ 7 月，果期 7 ～ 12 月。

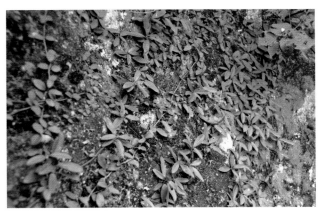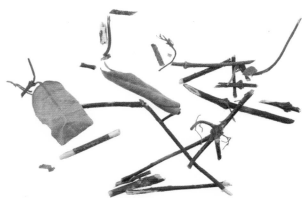

图 4-7-5　络石藤植物和药材

【药材性状】茎呈圆柱形，弯曲，多分枝，长短不一，直径 1 ～ 5mm；表面红褐色，有点状皮孔和不定根；质硬，断面淡黄白色，常中空。叶对生，有短柄；展平后叶片呈椭圆形或卵状披针形，长 1 ～ 8cm，宽 0.7 ～ 3.5cm；全缘，略反卷，上表面暗绿色或棕绿色，下表面色较淡；革质。气微，味微苦。

以叶多而色绿者为佳。

【鉴别要点】呈细圆柱形，有不定根痕，表面赤褐色；质坚韧，折断面淡黄白色；脱落的叶片呈椭圆形或卵状披针形，淡绿色或暗绿色，革质。

【功能与主治】祛风通络，凉血消肿。用于风湿热痹，筋脉拘挛，腰膝酸痛，喉痹，痈肿，跌扑损伤。

【炮制】除去杂质，洗净，稍润，切段，干燥。

【化学成分】主含牛蒡苷、络石苷、去甲基络石苷、穗罗汉松树脂酚苷。

【药理】①抑菌作用。②对血管及中枢神经系统的作用：牛蒡苷可刺激动物中枢神经系统，使呼吸加快，大剂量引起呼吸衰竭，对心脏作用较弱，可引起血管扩张、血压下降，并使小鼠皮肤发红、腹泻。③对离体兔肠及子宫有抑制作用。

【文献摘要】

《名医别录》：络石生太山川谷，或石山之阴，或高山岩石上，或生人间，五月采。

《新修本草》：此物生阴湿处，冬夏常青，实黑而圆，其茎蔓延绕树石侧。若在石间者，叶细厚而圆短；绕树生者，叶大而薄。人家亦种之为饰。

《本草纲目》：络石贴石而生。其蔓折之有白汁。其叶小于指头，厚实木强，面青背淡，涩而不光，有尖叶、圆叶二种，功用相同，盖一物也。

【附注】过去商品中有两种络石藤。一种是目前《中国药典》中收载的夹竹桃科植物络石，俗称白花藤，商品中称"夹竹桃络石藤"；另一种为桑科植物薜荔的带叶藤茎，商品中称"薜荔络石藤"。主产于江苏、浙江、山东、贵州、江西、湖北、广东、安徽等地。这两种络石藤在过去的商品中一直并列存在。

仙鹤草

仙鹤草原名石打穿、龙牙草，始载于《本草纲目拾遗》。"仙鹤草"之名始见于清代郑奋杨的《伪药条辨》。龙牙草因"根有白芽，尖圆似龙牙"而得名，又称"鹤嘴"，"仙鹤草"之名当系由此变化而来。

【别名】脱力草、鹤草芽、龙牙草、草龙牙、刀口药、止血草，古名"狼牙"。

【来源】为蔷薇科植物龙芽草 *Agrimonia pilosa* Ledeb. 的干燥地上部分。

【产地与资源】生于溪边、路旁、草地、林下、林缘及河边草地，分布于全国大部分地区。主产于浙江、江苏、湖北等地，均为野生。

【采收加工】夏、秋二季茎叶茂盛时采收，割取全草，除去杂质，干燥。

【植物形态】多年生草本。全体具白色长毛。根茎横走，圆柱形，秋末自先端生一圆锥形、向上弯曲的白芽。羽状复叶互生，小叶大小不等，间隔排列，边缘有锯齿，两面被柔毛。总状花序顶生；花瓣黄色；萼筒于果熟时增厚，下垂，顶端有一轮直立钩刺，外有较深纵沟。花期 6～9 月，果期 8～10 月。

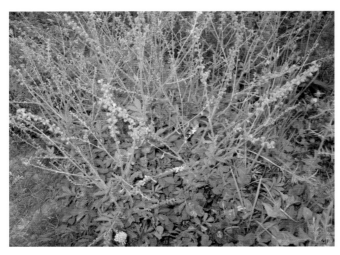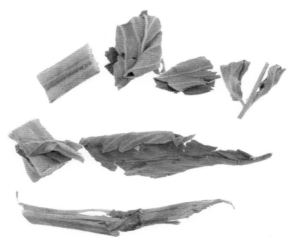

图 4-7-6　仙鹤草植物和饮片

【药材性状】全体被白色柔毛，长 50～100cm。茎下部圆柱形，直径 4～6mm，红棕色，上部方柱形，四面略凹陷，绿褐色，有纵沟和棱线，有节；体轻，质硬，易折断，断面中空。单数羽状复叶互生，暗绿色，皱缩卷曲；质脆，易碎；叶片有大小两种，相间生于叶轴上，顶端小叶较大，完整小叶片展平后呈卵形或长椭圆形，先端尖，基部楔形，边缘有锯齿；托叶 2 片，抱茎，斜卵形。总状花序细长，花萼下部呈筒状，萼筒上部有钩刺，先端 5 裂，花瓣黄色。气微，味微苦。

以身干、茎红棕色、质嫩、叶多、叶色青绿、没有杂质者为佳。

【鉴别要点】饮片茎扁圆、中空，表面棕色，全体被白色柔毛，叶灰绿多碎；果实小球形，下半部分有纵棱，上半部分是细毛刺。

【功能与主治】收敛止血，截疟，止痢，解毒，补虚。用于咯血，吐血，崩漏下血，疟疾，血痢，痈肿疮毒，阴痒带下，脱力劳伤。

【炮制】除去残根和杂质，洗净，稍润，切段，干燥。

【化学成分】全草含间苯三酚缩合体类化合物仙鹤草酚 A、B、C、D、E、F、G，黄酮类化合物木犀草素 –7– 葡萄糖苷、芹菜素 –7– 葡萄糖苷、槲皮素等，鞣质（根 8.9%，茎 6.5%，叶 16.4%），仙鹤草内酯，香豆素，鹤草酚，仙鹤草素甲、乙、丙，挥发油等。

【药理】①促凝及抗凝双重作用。②抗肿瘤、抗突变、抗氧化作用。③降糖作用：降低血糖水平，并能促进胰岛素的分泌。④抗运动性疲劳作用：作用机制可能与其提高氧化能力、减少自由基代谢产物有关。⑤抗脑缺血 – 再灌注损伤作用。⑥免疫调节、镇痛抗炎作用。⑦其他作用：抗心律失常，降血压，抗疟杀虫，增加化疗后血小板水平等。临床除常用于治疗传统意义上的出血证外，还用于治疗肿瘤、梅尼埃病及其他眩晕等。

【文献摘要】

《本草纲目拾遗》：叶立夏时发苗布地，有微毛，起茎高一二尺，寒露时开花成穗，色黄而细小，根有白芽，尖圆似龙牙，顶开黄花，故名金顶龙牙。

《中国常用中药材》：仙鹤草商品以身干、茎红棕色、质嫩、叶多、没有杂质为佳；以河南省辉县产者为最著名。

【附注】

（1）同属植物金线龙芽草的地上部分亦同等入药。其区别是草质茎上有展开的长、短两种毛，叶的下表面密布细小的金黄色腺点。除此之外，还有同属多种龙牙草在不同地区作仙鹤草入药。

（2）有些地区，将地上部分作仙鹤草入药，地下根茎作龙牙草（又叫鹤草芽）入药。地上部分于夏、秋季枝叶茂盛时收割全草，晒干；根茎冬芽于深秋地上部分枯萎至翌年早春植株萌发前采收，挖取根茎，去除不定根，留幼芽，洗净，晒干。鹤草芽是杀绦虫的有效药物。

阿胶

阿胶始载于《神农本草经》，产于山东省古东阿县（现阳谷县阿城镇古阿井）。用阿井水熬煮的驴皮胶，称为"阿胶"。

【别名】驴皮胶。

【来源】为马科动物驴 *Equus asinus* L. 的皮经煎煮、浓缩制成的固体胶。

【产地与资源】产于山东东阿县。产于其他地方的称为"驴皮胶"。毛驴主要分布在华东、华中、华北、西北及东北地区。

【采收加工】将驴皮浸泡去毛，切块洗净，分次水煎，滤过，合并滤液，浓缩（可分别加入适量的黄酒、冰糖及豆油）至稠膏状，冷凝，切块，晾干即得。

【性状】呈长方形块、方形块或丁状。棕色至黑褐色，有光泽。质硬而脆，断面光亮，碎片对光照视，呈棕色半透明状。气微，味微甘。

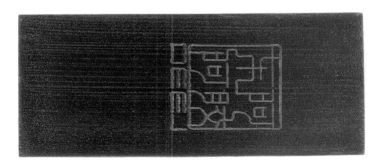

图 4-7-7　阿胶药材

【功能与主治】补血滋阴，润燥止血。用于血虚萎黄，眩晕心悸，肌痿无力，心烦不眠，虚风内动，肺燥咳嗽，劳嗽咯血，吐血尿血，便血崩漏，妊娠胎漏。

【炮制】

1. 阿胶丁　取阿胶块置文火上烘烤，变软后切成小方块。

2. 蛤粉炒阿胶（阿胶珠）　取蛤粉适量置热锅内，用中火加热炒至灵活状态，投入阿胶丁，不断翻动，炒至鼓起呈圆球形，内无溏心时取出，筛去蛤粉，放凉。

3. 蒲黄炒阿胶　将蒲黄置热锅内，用中火加热炒至稍微变色，投入阿胶丁，不断翻动，炒至鼓起呈圆球形，内无溏心时取出，筛去蒲黄放凉。

【化学成分】主要含明胶蛋白，含量可达 98.84%，水解可产生多种氨基酸，如甘氨酸、脯氨酸、谷氨酸、丙氨酸、精氨酸等，其中以甘氨酸含量最高。山东阿胶甘氨酸含量最高可达 15.2%，无锡阿胶可达 17.6%，河北阿胶可达 12.3%。此外，尚含约 20 种金属元素，如钾、钠、钙、镁、铁、铜等。其中铁含量最高。

【药理】①对造血系统的影响：通过药理模型实验结果证明阿胶有很好的补血作用，疗效优于铁剂，说明阿胶有治疗贫血的作用。②抗休克，抗疲劳，抗辐射，耐缺氧，耐寒冷。③对进行性肌营养不良症的影响：疗效机制可能与其所含的多种氨基酸有关，还可能与阿胶能阻止饲料中维生素 E 的氧化破坏有关。④对钙代谢的影响：因其所含的甘氨酸能促进钙的吸收，故服阿胶者血钙浓度有轻度增高，有正钙平衡作用，这对肌营养不良症者有利。⑤对免疫功能的影响：对脾脏免疫性玫瑰花结形成细胞（IFRC）的形成有显著提高作用；对氢化可的松所致的脾脏萎缩有明显的对抗作用；能提高机体单核细胞的吞噬功能；能明显提高自然杀伤细胞（NK 细胞）的活性。⑥对血管通透性的影响：对油酸造成的肺损伤有保护作用；能增加兔耳烫伤后血管的通透性；对球结膜微循环、血液流变性的影响表现在减缓微循环，扩张静脉和扩容，改善器官的血液供给，增强抗炎能力，有止血功能，有利于肺出血灶的扩展，起到防渗漏的作用。

【文献摘要】

《名医别录》：阿胶出东平郡东阿县，煮牛皮作之。

《本草经集注》：今东都亦能作之。用皮有老少，胶有清浊。熬时须用一片鹿角即成胶，不尔不成也。胶有三种：清而薄者画家用；清而厚者名覆盆胶，入药用；浊而黑者不入药，但可胶物尔。

《本草图经》：今郓州亦能作之，以阿县城北井水作煮者为真。其井官禁，真胶极难得，货者多伪。其胶以乌驴皮得阿井水煎成乃佳尔。今时方家用黄明胶，多是牛皮；《本经》阿胶，亦用牛皮，是二皮可通用。但今牛皮胶制作不甚精，只可胶物，故不堪入药也。陈藏器言诸胶皆能疗风止泄补虚，而驴皮胶主风为最，此阿胶所以胜诸胶也。

《本草纲目》：凡造诸胶，自十月至二三月间，用牸牛、水牛、驴皮者为上，猪、马、骡、驼皮者次之，其旧皮、鞋、履等物者为下。俱取生皮，水浸四五日，洗刮极净。熬煮，时时搅之，恒添水。至烂，滤汁再熬成胶，倾盆内待凝，近盆底者名坌胶，煎胶水以咸苦者为妙。大抵古方所用多是牛皮，后世乃贵驴皮。若伪者皆杂以马皮、旧革、鞍、靴之类，其气浊臭，不堪入药。当以黄透如琥珀色，或光黑如干漆者为真。真者不作皮臭，夏月也不湿软。

【附注】黄明胶：用牛皮熬制的胶。

天麻

天麻最早以"赤箭"之名始载于《神农本草经》，"天麻"之名首见于《开宝本草》。古时，天麻的生长一直是谜，民间认为其是神草，无根无叶，天马行空，又因形如芝麻，故称之为"天麻"。

【别名】赤箭、明天麻、定风草根。

【来源】为兰科植物天麻 *Gastrodia elata* Bl. 的干燥块茎。

【产地与资源】过去天麻全是野生，自 20 世纪 60 年代末揭开了天麻生长的神秘面纱后，开始人工种植，现在天麻商品主要是人工种植的，市场上也有少量的野生天麻，主要满足少数消费需求。过去野生天麻主产于云南的昭通、镇雄、永善、巧家、彝良、鲁甸，贵州的毕节、赫章、纳雍、织金、黔西，四川的宜宾、叙永、雷波、泸州、乐山、凉山等地。以云南彝良小草坝的产品最佳，称"道地药材"。以上产地的天麻过去多集散于重庆输出，因此统称"川天麻"。此外，湖北、陕西亦产。

2020 年出版的《道地药材标准汇编》把天麻分为以下 4 个道地产区。

（1）川天麻：产于云南的彝良、镇雄、盐津、大关、永善、威信、绥江、昭阳，贵州的毕节、赫章、织金、黔西，四川的宜宾、叙永、雷波、泸州、乐山、凉山及川北的巴中、万县等地。

（2）昭通天麻：从"川天麻"中独立出来。指产于云南的昭通、彝良、镇雄、盐津、大关、永善、威信、绥江、昭阳等地及周边的天麻，又称为"云天麻"。

（3）贵天麻：从"川天麻"中独立出来。指产于贵州的毕节、赫章、纳雍、织金、瓮安、贵定、都匀、黔西等地的天麻。

（4）西天麻：指产于陕西汉中、甘肃康县、河南南阳等西北地区的天麻，又称"汉中天麻"。

近几年，民间对天麻的需求量大增，年需求量 3500 ～ 4000 吨。

栽培天麻主产于陕西的略阳、宁强、勉县、城固、洋县，湖北的房县、利川、保康，湖南的怀化、通道，安徽的岳西、金寨，河南的西峡，云南的彝良，贵州的都匀、安顺，四川的通江、广元，吉林的抚顺、长白山等地。以陕西、贵州、四川、云南产量大。其中又以陕西汉中栽培面积最大，产量较高。天麻属于多年生寄生植物，其寄主为蜜环菌，无根。依靠蜜环菌的菌丝或菌丝分泌物为营养来源，借以生长发育。蜜环菌又需扎入枯死的植物组织，分解其木质素吸收营养而生长。因此，天麻的生长除了蜜环菌外，还需要供蜜环菌营养的菌材。常见的菌材树木有山毛榉科（又名壳斗科）、桦木科、槭树科、杨柳科等的非油脂类树木。但对山毛榉科栎属树木最具亲和力，最利于蜜环菌的生长。

天麻的人工繁殖经历了两个过程。第一个过程是无性繁殖过程。20 世纪 60 年代末，中国医学科学院药物研究所原助理研究员徐锦堂在汉中勉县张家河发现了天麻寄生蜜环菌生长的机制，揭开了天麻繁殖的神秘面纱，开始了天麻的人工繁殖。这个阶段是由天麻根茎基部分生出小天麻，再繁殖成大天麻。最初的天麻种源是来自野生的根茎，移栽中与密环菌结合较好的生长成商品麻，若结合不好或因自身原因在其基部分生许多小天麻，则原根茎就会腐烂，小天麻作为种子移栽后生长 1 年，一部分长成商品麻，另一部分又有了小天麻。经过几代后天麻的品形就发生了退化、变异，需要重新寻找野生天麻作原种。

第二个过程是有性繁殖过程。徐锦堂在 20 世纪 70 年代末又发现了天麻种子与萌发菌共生的机制，开始了天麻的有性繁殖阶段。天麻的种子极其细小，既没有供其发芽的胚乳，也没有子叶，其萌发只能借助一种叫作紫萁小菇真菌的菌丝体。用种子繁殖成小天麻，再繁殖成大天麻。用种子繁殖的小天麻称为一代种子，一代种子移栽后，过小的移栽后有一部分没有长成商品麻，再作为种子进行移栽，这种小天麻称为二代种子，二代种子长成的商品麻没有一代种子的麻形好。现在，栽培天麻完全满足了需求。但是，在天麻的繁殖中，需要消耗大量的青冈木菌材。在产区，每年要砍伐大量的菌材树木，对资源破坏较严重。

天麻野生资源已濒临灭绝，已被列入濒危植物名录。

【采收加工】立冬后至次年清明前采挖，采挖后立即洗净，用清水或白矾水微浸，防止变黑。然后再放入沸水中煮 3 ～ 5 分钟或蒸 20 ～ 30 分钟，以蒸透切开无白点为度。低温烘干或晒干。

【植物形态】茎单一，圆柱形，黄褐色、红棕色或绿色。叶呈鳞片状，膜质，鞘状包茎。总状花序顶生，花淡黄绿色或黄色，萼片和花瓣合成歪筒，口部偏斜；合蕊柱顶端有 2 个小的附属物。蒴果长圆形；种子多数而细小，粉尘状。花期 6 ～ 7 月，果期 7 ～ 8 月。

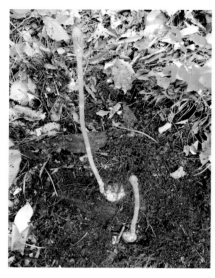
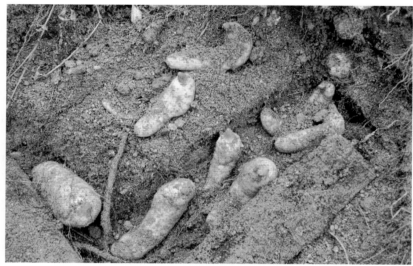

图 4-7-8　天麻植物

【药材性状】呈卵圆形或长条形，略扁，皱缩而稍弯曲，长 3 ～ 15cm，宽 1.5 ～ 6cm，厚 0.5 ～ 2cm。表面黄白色至黄棕色，有纵皱纹及由潜伏芽排列而成的横环纹多轮，有时可见棕褐色菌索。顶端有红棕色至深棕色鹦嘴状的芽或残留茎基；另端有圆脐形疤痕。质坚硬，不易折断，断面较平坦，黄白色至淡棕色，角质样。气微，味甘。

均以根茎肥大、长椭圆形、质坚实、黄白色、半透明、无空心者为佳。

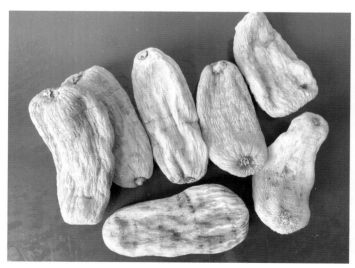
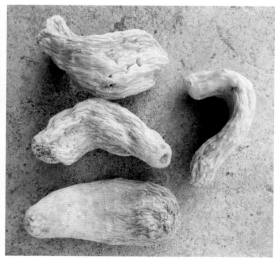

图 4-7-9　天麻药材

【鉴别要点】上有鹦哥嘴，下有圆肚脐，中间点状成环纹。

【功能与主治】息风止痉，平抑肝阳，祛风通络。用于小儿惊风，癫痫抽搐，破伤风，头痛眩晕，手足不遂，肢体麻木，风湿痹痛。

【炮制】取原药材除去杂质及黑色泛油者，大小个分开，浸泡至三四成透时，取出，润软，或蒸软，切薄片，干燥。

【化学成分】含对羟基苯甲醇-β-D-葡萄吡喃糖苷，即天麻素（天麻苷）。尚含赤箭苷、对羟苄基甲醚、4-（4′-羟苄氧基）苄基甲醚、双（4-羟苄基）醚、对羟基苯甲醛、对羟基苯甲醇（天麻苷元）、派立辛、β-谷甾醇、柠檬酸及其单甲酯、棕榈醇、琥珀酸、胡萝卜苷等。

【药理】有镇静、抗惊厥、镇痛、抗缺氧、抗炎和促进免疫等作用。另外对心脏、血流动力学有正向作用。

【文献摘要】

《名医别录》：赤箭生陈仓川谷、雍州及太山少室，三月、四月、八月采根曝干。

《本草经集注》：陈仓今属雍州扶风郡。茎赤如箭杆，叶生其端，根如人足，又云如芋，有十二子为卫。有风不动，无风自摇。

《开宝本草》：天麻生郓州、利州、太山、崂山诸处，五月采根曝干。叶如芍药而小，当中抽一茎，直上如箭杆。茎端结实，状若续随子。至叶枯时，子黄熟。其根连一二十枚，状若天门冬之类。形如黄瓜，亦如莱菔，大小不定。

《本草纲目》：天麻即赤箭根。赤箭用苗，有自表入里之功。天麻用根，有自内达表之理。

【附注】

（1）在20世纪70～80年代，由于天麻产量很小，需求量大，货源奇缺，价格也高，所以市场上出现了一些伪品天麻，如用土豆加工、大丽菊、羽裂叶蟹甲草的块根等冒充。现在商品充足，伪品很少。

（2）过去有"春天麻"和"冬天麻"之分，是因为在冬天或春天采挖野生天麻而加工商品，"冬天麻"优于"春天麻"。

（3）以前重庆是天麻的集散地，贵州、云南、四川、陕南产的天麻均汇集到重庆，因此形成了"川天麻"品牌。

（4）天麻有红天麻、乌天麻、绿天麻、黄天麻4个变型。其中，红天麻分布广、产量高、较稳定；乌天麻麻形好，品质最优，产于云南昭通。

第八节　参芍胶囊（片）

一、组方

参芍胶囊（片）由人参、人参茎叶皂苷、白芍组成。该处方来自中国人民解放军空军总医院治疗心血管疾病的院内制剂处方。

二、临床应用

（1）用于气虚血瘀所致胸痹，临床表现为胸闷、胸痛、心悸、气短、脉细涩无力。

（2）用于西医学冠心病心绞痛证属气虚血瘀者。

三、临床研究

对冠心病心肌缺血、缺氧有明显缓解和预防作用。

四、原料药材

人参详见前章节。

🌿白芍

芍药始载于《神农本草经》。李时珍曰："芍药，犹绰约也。绰约，美好貌，此草花容绰约，故以为名。"古本草将开白花者或根为白色者，称为"白芍药"，后将栽培芍药去皮，水煮后呈白色，称为"白芍"。

【别名】白芍药。

【来源】为毛茛科植物芍药 *Paeonia lactiflora* Pall. 的干燥根。

【产地与资源】全为栽培。

1. **杭白芍**　主产于浙江东阳、磐安、缙云、永康、仙居、临安等地。

2. **亳白芍**　主产于安徽亳州北郊、涡阳、阜阳、监泉、界首、凤台，河南商丘、柘城、鹿邑，山东菏泽等地。

3. **川白芍**　主产于四川中江、渠县、广安、仪陇、达县、苍溪等地，以中江的质优。

以上亳白芍产量大，约占全国产量的 70%，杭白芍质量最优，为历史上著名的道地药材，尤其是杭州笕桥栽培历史悠久，最著名，目前仅磐安有少量出产。此外，贵州湄潭，湖南邵阳、常宁种植面积也较大。陕西汉中在历史上也是白芍产地之一，过去汉中民间冬季常习惯用白芍炖肉滋补或做菜食用，因此大部分农户家都种植芍药，现仍有一定的种植面积。

白芍药食两用，国内外年需求量 4000 ~ 10000 吨，正常年份满足需求。

据文献记载，白芍的种植历史有一千多年了。白芍的繁殖方法有分根繁殖和种子繁殖。分根繁殖，即白芍收获时，将白芍芽头从根部切下，顺其自然生长形状切成数块，每块有芽 2 ~ 4 个，随切随栽，一般在 8 ~ 10 月栽植为宜。种子繁殖，即芍药种子越新鲜发芽率越高，干种子或贮存时间超过 1 年的种子发芽率低，一般在采种后，短时间内就播种，宜在 9 月中下旬播种，苗株生长 2 ~ 3 年后进行定植。种子繁殖周期较长。

【采收加工】白芍栽后 3 ~ 5 年采收。采收期，浙江为 6 月下旬至 7 月上旬，安徽、四川等地为8 月间，山东为 9 月间。若过迟则根内淀粉转化，干燥后质地不紧实，轻泡。白芍加工一般分为煮芍、刮皮、干燥 3 个阶段，每种白芍的加工方法都不同。药材产地加工方法的特殊性，也是药材"道地"性的标志之一。通过了解特殊的加工方法，可以了解道地药材性状形成的原因。

1. **杭白芍**　先将芍根上的侧根与凸出部分用小刀削去，再放入特制木车床内往返推动，进行擦白。待泥土擦净、用水冲洗后，再放入黄沙继续往复推撞，使表皮全部脱落；变成白色时，再置清水中煮沸约 30 分钟。如煮的时间过久则空心，煮的时间过短则晒干后黑心。应煮至芍根两端有气泡冒出，用竹针可以穿透即可。再将两端切齐，并将每根芍根两端捆在竹板上晒干，以保持芍根顺直。

2. 亳白芍　将芍根按大小分开，在沸水中煮5～15分钟，待芍根表皮发白、无生心、有香气时，迅速捞出，放入凉水中浸泡，随即刮去外皮，切齐两端，晒干。

3. 川白芍　先用竹片将芍根外皮刮净，随即浸入种子水中浸泡半天（种子水是将白芍刮下的外皮、须根捣烂，再加入玉米粉、豌豆粉，兑水搅成浆液），这样做可使芍根保持洁白不变色，然后再置锅内用水煮20分钟，至芍根变软，捞出，切齐两头，晒干。

【植物形态】多年生草本。下部茎生叶为2回3出复叶，上部为3出复叶；小叶边缘有白色骨质细齿。花数朵，花瓣9～13片，白色，粉红色，红色。菁葵果3～5个，光滑无毛，顶端具喙。种子圆形，黑色。花期5～6月，果熟9月。

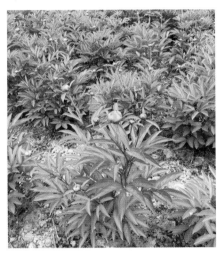
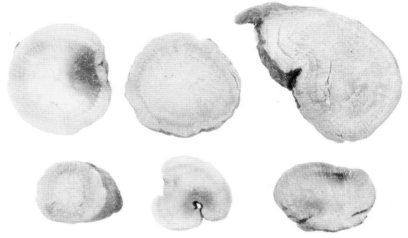

图 4-8-1　芍药植物和白芍饮片

【药材性状】呈圆柱形，平直或稍弯曲，两端平截，长5～18cm，直径1～2.5cm。表面类白色或淡棕红色，光洁或有纵皱纹及细根痕，偶有残存的棕褐色外皮。质坚实，不易折断，断面较平坦，类白色或微带棕红色，形成层环明显，射线放射状。气微，味微苦、酸。

【鉴别要点】杭白芍、亳白芍、川白芍药材性状比较见表4-8-1。

表 4-8-1　杭白芍、亳白芍、川白芍药材性状比较

比较	杭白芍	亳白芍	川白芍
根形	直而长，圆柱形，两端切齐，长9～20cm，直径1.5～2.5cm	圆柱形，稍弯曲，长8～15cm，直径0.5～1.5cm	上粗下细，略呈圆锥形，有棕色下陷的根痕，长8～15cm，中部直径0.6～1.5cm
表面	淡棕色，未去净的栓皮棕褐色，花斑状，较粗糙，通体有纵皱及须根痕，偶见横向皮孔	白色或淡粉白色，不光滑，略见支根、须根痕	粉红色，光滑无纵纹
质地	质坚体重，不易折断	质坚体重	质坚体重，不易折断
断面	断面粉白色，显菊花心	黄白色或淡粉色，显菊花纹	粉白色（俗称白里映红）细腻，角质样，中间有菊花心
气味	气无，味微苦酸	气无，味微苦酸	气无，味微苦

均以条粗长、质地坚实、挺直光滑、颜色鲜艳者为佳。各类白芍均不得有裂皮、破皮、生心、黑

心、炸心、霉变。亳白芍常在产地未干时切成圆片或斜片，再干燥。

【功能与主治】养血调经，敛阴止汗，柔肝止痛，平抑肝阳。用于血虚萎黄，月经不调，自汗，盗汗，胁痛，腹痛，四肢挛痛，头痛眩晕。

【炮制】

1. 白芍片　取原药材除去杂质，大小条分开，洗净，浸泡至六七成透，取出闷润至透，切薄片，干燥。筛去碎屑。

2. 炒白芍　取白芍片置炒制容器内，用文火炒至表面微黄色，取出晒凉。筛去碎屑。

3. 酒白芍　取白芍片加入定量黄酒拌匀，稍闷润，待酒被吸尽后，置炒制容器内，用文火炒干，取出晒凉。筛去碎屑。

4. 醋白芍　取白芍片加入定量米醋拌匀，稍闷润，待醋被洗净后，置炒制容器内，用文火炒干，取出晒凉。筛去碎屑。

5. 土炒白芍　取定量灶心土（伏龙肝）细粉，置炒制容器内，用中火加热，炒至土呈灵活状态，加入白芍片，炒至表面挂土色，微显焦黄色时，取出，筛去土粉，摊凉。

【化学成分】主要含芍药苷、羟基芍药苷、芍药内酯苷、苯甲酰芍药苷、挥发油、牡丹酚、三萜类化合物等成分。有效成分主要是白芍总苷，经加工为白芍后，含量显著减少，约在1%以下。并含少量苯甲酸、鞣质（1，2，3，4，6-五没食子酰葡萄糖组成的鞣质、4种逆没食子酸鞣质）、β-谷甾醇等。

【药理】①镇痛、镇静、抗惊厥作用：是白芍柔肝止痛、平抑肝阳的药理基础之一。②抗炎作用：可能是其治疗胶原性关节炎的机制之一。③对免疫系统的作用：抗炎和功能依赖性的免疫调节作用；浓度依赖性的免疫调节作用。④保肝作用。⑤改善血液流变学：白芍总苷具有降低红细胞压积、全血高切黏度和低切黏度、抑制血小板聚集的作用。白芍总苷通过提高红细胞的变形能力和降低红细胞聚集性而降低血液全血黏度，从而改善血液流变性。⑥其他作用：白芍总苷可明显扩张冠状动脉血管和外周血管，降低血压；预防因紧张刺激诱发的动物消化道溃疡；抗过敏，降低尿素氮，降低自由基及耐缺氧作用。

【文献摘要】

《名医别录》：芍药生中岳川谷及丘陵，二月、八月采根曝干。

《本草经集注》：今出白山、蒋山、茅山最好，白而长尺许。余处亦有而多赤，赤者小利。

《本草图经》：生中岳川谷及丘陵，今处处有之，淮南者胜。春生红芽作丛，茎上三枝五叶，似牡丹而狭长，高一、二尺。夏开花，有红、白、紫数种，子似牡丹子而小。秋时采根，根亦有赤白二色。

《本草纲目》：昔人言洛阳牡丹、扬州芍药甲天下。今药中所用，亦多取扬州者。

《金世元中药材传统经验鉴别》：赤白之分始自梁代《本草经集注》。宋代《本草别说》载："本经芍药生丘陵，今世多用人家种植者，乃欲其花叶肥大，必加粪壤，每岁八九月取根分削，因利而为药。"汉代所用的芍药，尚无赤白之分，亦无如此加工记载，后来张仲景在《伤寒论》所用的芍药皆为赤芍。按现代植物学白芍与赤芍的区别主要分为家种与野生和是否经过去皮、水煮等加工过程为准则。若加工去皮、水煮为白芍，野生晒干者为赤芍。

【附注】

（1）芍药一词最早见于《诗经·郑风》，其曰："维士与女，伊其相谑，赠之以芍药。"长沙马王堆汉墓出土的《五十二病方》（春秋战国时期）是始载芍药入药的现存最古文献，用于治疗疽病。

（2）过去，杭白芍商品分七等：长 9～20cm，直径 1.5～2.5cm 为一等；长 8～15cm，直径 1.2～2cm 为二等；长 8cm 以上，直径 1.5cm 以上为三等；长 7cm 以上，直径 1.2cm 以上为四等；直径 9mm 以上为五等；长短不分，直径 8mm 以上为六等；直径 5mm 以上，间有夹生、疤痕为七等。

亳白芍商品分四等：长 10～15cm，直径 1.5cm 以上为一等；长 10cm 以上，直径 1.3 cm 以上为二等；长 8cm 以上，直径 1cm 以上为三等；长短、粗细不分，间有夹生、碎条的为四等。

川白芍的分级与亳白芍同。

第九节　头痛宁胶囊

一、组方

头痛宁胶囊由全蝎、天麻、当归、防风、土茯苓、制首乌组成。本方是根据清代孟文瑞《春脚集》中的经典名方立愈汤化裁而来的。取饮其头痛立愈之意。

二、临床应用

用于肝肾阴虚、肝阳上亢、风痰阻络所致的偏头痛、紧张性头痛，临床表现为头痛甚剧，或攻冲作痛，或痛如锥刺，或痛连目齿，伴目眩畏光、胸闷脘胀、恶心呕吐、急躁易怒、反复发作、苔黄脉弦。

三、临床研究

调节中枢内源性镇痛系统，对偏头痛、紧张性头痛有效率达 81.93%。

四、原料药材

全蝎、天麻第、当归详见前各章节。

🌿 防风

防风始载于《神农本草经》。因功效而得名。防，防御，本品有抵御风邪的作用，可预防和治疗多种风邪引起的疾病，故名"防风"。

【别名】关防风、西防风、口防风、软防风、窗户纸。

【来源】为伞形科植物防风 *Saposhnikovia divaricata*（Turcz.）Schischk. 的干燥根。

【产地与资源】生于草原、丘陵、多石砾的山坡，主产于黑龙江安达、大庆、泰来、林甸、肇州、肇东、杜尔伯特，吉林白城、洮南、通榆、乾安，辽宁建昌、建平、朝阳、义县，内蒙古阿荣旗、札鲁特、突泉、赤峰、敖汉旗、翁牛特旗、奈曼旗、卓资、丰镇，河北平泉、青龙、张北、围场、沽源、尚义、张家口、承德等地。东北三省产的防风素有"关防风""东方风"之称，为著名的道地药材，尤其以黑龙江和内蒙古东部的呼伦贝尔大草原产量大，质量优。产于内蒙古南部、河北的习称

"口防风"，质量稍逊。但目前无论东北还是内蒙古，由于随着需求量大，连年采挖，使防风野生资源锐减，所以各地均采取措施禁止采挖。现市场上的野生防风多来自盗采或从蒙古国偷运而来。黑龙江大庆等地已开始大面积种植，但产量较低。

防风用种子繁殖。播种时间在春末至雨季到来之前，或伏天播种。过去防风全为野生，自20世纪80年代初开始逐渐变为家种种植，虽然种植成功，但亩产量很低。最佳的种植方法应在适生野生区域进行人工补种，扩大种群，实行轮采轮封、边采边育的措施，加强防风资源保护。

【采收加工】野生防风春、秋二季采挖，采挖后，去净残茎、泥沙、须根，晒干。以春季采的质量最优。春季地上植株未抽薹、开花，根之木心较软，质地柔润者，称为"软防风"；抽薹、开花者称为"硬防风"。栽培品一般种植2～3年后采收。采挖后，去净残茎泥沙，晒至八成干时，捆成小把再晒至足干即可。

【植物形态】多年生草本，株高达1m，无毛，根粗壮，主根圆锥形，外皮灰棕色。茎直立，二叉状分枝。基生叶簇生，具长柄，叶柄基部成叶鞘；叶片2～3回羽状深裂。花、果期7～9月。

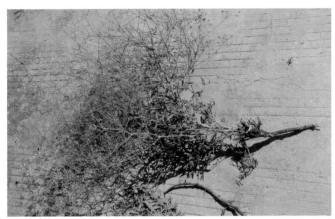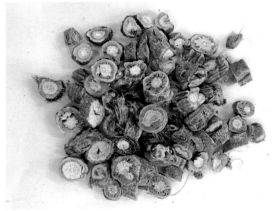

图 4-9-1　防风植物和饮片

【药材性状】呈长圆锥形或长圆柱形，下部渐细，有的略弯曲，长15～30cm，直径0.5～2cm。表面灰棕色或棕褐色，粗糙，有纵皱纹、多数横长皮孔样突起及点状的细根痕。根头部有明显密集的环纹，有的环纹上残存棕褐色毛状叶基。体轻，质松，易折断，断面不平坦，皮部棕黄色至棕色，有裂隙，木部黄色。气特异，味微甘。

以皮细而紧、条粗壮、整齐、须毛少、质柔软、断面皮部浅棕色、中心浅黄色者为佳。

【鉴别要点】长圆锥形，表面灰棕色，根头部有明显密集的环纹，习称"蚯蚓头"；切面皮部橙红色，木部黄色，味微甘，略似胡萝卜。

【功能与主治】祛风解表，胜湿止痛，止痉。用于感冒头痛，风湿痹痛，风疹瘙痒，破伤风。

【炮制】

1. 防风片　取原药材除去杂质，洗净，润透，切厚片，干燥，筛去碎屑。

2. 炒防风　取净防风片置炒制容器内，用中火炒至表面深黄色微有焦斑，取出晒凉，筛去碎屑。

3. 防风炭　取净防风片置炒制容器内，用武火炒至表面黑色，内呈黑褐色，喷少许清水，灭尽火星，取出晾干，筛去碎屑。

【化学成分】含挥发油，油中的主要成分为辛醛、壬醛、己醛、β-没药烯、花侧柏烯、β-桉叶醇等。从己烷提取液中分得5种呋喃香豆精，3-O-白芷酰亥茅醛等4种色素酮。从醋酸乙酯、正丁醇提取物分得 5-O- 甲基维斯阿米醇苷、5-O- 甲基维斯阿米醇、升麻苷、升麻素、亥茅酚苷及亥茅酚。尚有 D- 甘露醇、硬脂酸乙酯、木醋酸、香苷内酯等。

【药理】具有镇痛、镇静、抗炎、抗菌、抗过敏、解热作用。

【文献摘要】

《名医别录》：防风生沙苑川泽及邯郸、琅琊、上蔡。二月、十月采根，曝干。

《本草经集注》：今第一出彭城兰陵，即近琅琊者。郁州百市亦有之。次出襄阳、义阳县界，亦可用。唯以实而脂润，头节坚如蚯蚓头者为好。

《新修本草》：今出齐州龙山最善，淄州、兖州、青州者亦佳。叶似牡蒿、附子苗等。沙苑在同州南，亦出防风，轻虚不如东道者。

《本草图经》：今汴东、淮、浙州郡皆有之。茎叶俱青绿色，茎深而叶淡，似青蒿而短小。春初时嫩紫红色，江东宋毫人采作菜茹，极爽口。五月开细白花，中心攒聚作大房，似莳萝花。实似胡荽子而大。根土黄色，与蜀葵根相类，二月、十月采之。关中生者，三月、六月采之，然轻虚不及齐州者良。又有石防风，出河中府，根如蒿根而黄，叶青花白，五月开花，六月采根曝干，亦疗头风眩痛。

《本草纲目》：江淮所产多是石防风，生于山石之间。二月采嫩苗做菜，辛甘而香，呼为珊瑚菜。其根粗丑，其子亦可种。吴绶云：凡使，以黄色而润者为佳，白者多沙条，不堪。

【附注】

（1）陕防风：被收载入《陕西省药材标准》2015 年版。本品为伞形科植物华山前胡的干燥根。春、秋二季采挖未抽花茎植株的根，除去须根及泥沙，晒干。与防风的主要区别为根呈圆柱形，下部渐细，略弯曲，常分枝，表面灰黄色。功效与防风相似。

（2）防风常见伪品：①白蟒肉，为伞形科植物硬阿魏（沙茴香）的干燥根，习称"白蟒肉"。常混在内蒙古产的防风中。其特点是根长而柔软，长约 100cm，直径 1.5cm。表面棕褐色，断面类白色，折断时可自上而下扯成两片（防风不能扯开）。②贡蒿根，为伞形科植物贡蒿的干燥根。其特点是根呈圆柱形，稍弯曲，多已折断。根头及根上部密集细环纹，顶端残留有灰黄色或淡棕色纤维状叶基。表面呈灰褐色，有的微显光泽，有细环纹及须根痕。质松，皮与肉易分离，折断面皮部与木部间有大空隙，中央有黄色菊花心，气香，味淡味甜。

🌿 土茯苓

土茯苓始载于《本草经集注》。唐代的陈藏器谓本品"半在土上，皮如茯苓"，故名。

【别名】土苓、禹余粮、白余粮、冷饭团、硬饭头、仙遗粮、红土苓。

【来源】为百合科植物光叶菝葜 *Smilax glabra* Roxb. 的干燥根茎。

【产地与资源】生于海拔 300 ～ 1800m 的树本、灌丛、河岸或山谷中，主产于广东、湖南、湖北、浙江、安徽、四川等地。

【采收加工】夏、秋二季采挖，此时浆水足，粉性大，质量佳。将根挖出，除去须根，洗净，趁鲜切成薄片，干燥。有的地区将整个放入沸水中煮沸数分钟后，再切片晒干。由于土茯苓干后坚韧不易切片，所以很少见整个晒干的原药材。

【植物形态】攀援灌木，无刺。茎具分枝，光滑。叶柄有卷须，脱落点位于近顶端。叶片椭圆形、卵状披针形至披针形。单个伞形花序。雄花花被绿白色，稍 6 棱状球形，具内外两层；雌花花被片边缘无齿，具 3 枚退化雄蕊。浆果熟时紫黑色，具粉霜。花期 7 ～ 11 月，果期 11 月至次年 4 月。

【药材性状】略呈圆柱形，稍扁或呈不规则条块，有结节状隆起，具短分枝，长 5 ～ 22cm，直径 2 ～ 5cm。表面黄棕色或灰褐色，凹凸不平，有坚硬的须根残基，分枝顶端有圆形芽痕，有的外皮现不规则裂纹，并有残留的鳞叶。质坚硬。切片呈长圆形或不规则，厚 1 ～ 5mm，边缘不整齐；切面类白色至淡红棕色，粉性，可见点状维管束及多数小亮点；质略韧，折断时有粉尘飞扬，以水湿润后有黏滑感。气微，味微甘、涩。土茯苓均在产地趁鲜机械切片，片形整齐、非常薄。

以身干、片大、粉性大、筋脉少、断面淡棕色者为佳。

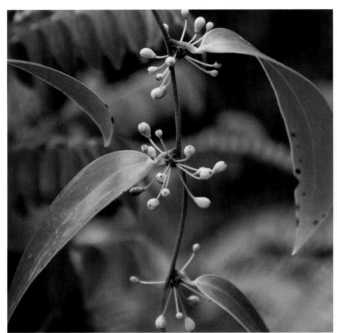

图 4-9-2　土茯苓植物和药材

【鉴别要点】片极薄，切面淡红棕色或类白色，味淡。土茯苓片与粉萆薢片的区别见表 4-9-1。

表 4-9-1　土茯苓片与粉萆薢片比较

比较	土茯苓	粉萆薢
切面颜色	略显粗糙，多为淡红棕色，筋脉点较少	略显细腻，多为白色，筋脉点较多
水湿后	有黏滑感	无黏滑感
味	淡	苦
鉴别口诀	干涩湿滑土茯苓，干滑湿涩粉萆薢	

【功能与主治】解毒除湿，通利关节。用于梅毒及汞中毒所致的肢体拘挛、筋骨疼痛，湿热淋浊，带下，痈肿，瘰疬，疥癣。

【化学成分】主要含有落新妇苷、黄杞苷、莽草酸等。

【药理】抗癌，抗心肌缺血，β- 受体阻滞样作用，抗动脉粥样硬化，细胞免疫抑制作用，利尿，镇痛，保护实验性肝损伤，对棉酚有解毒作用等。

【文献摘要】

《本草经集注》：南中平泽有一种藤，叶如菝，根作块有节，似菝葜而色赤，味如薯蓣，亦名禹余粮。言昔禹行山乏食，采此充粮而弃其余，故有此名。

《本草纲目》：观陶氏此说，即今土茯苓也。土茯苓，楚、蜀山箐中甚多。蔓生如莼，茎有细点。其叶不对，状颇类大竹叶而质厚滑，如瑞香叶而长五六寸。其根状如菝葜而圆，其大若鸡鸭子，连缀而生，远者离尺许，近或数寸，其肉软，可生啖。有赤白二种，入药用白者良。按中山经云：鼓镫之山有草焉，名曰荣草，其叶如柳，其本如鸡卵，食之已风，恐即此也。昔人不知用此。近时弘治、正德间，因杨梅疮盛行，率用轻粉药取效，毒留筋骨，溃烂终身，至人用此，遂为要药。诸医无从考证，往往指为萆薢及菝葜。然其根苗迥然不同，宜参考之。但其功用亦颇相近，盖亦萆薢、菝葜之类也。

【附注】

（1）2015年版《中国药典》收载的"菝葜"，在四川、江苏、浙江作白土茯苓入药。原植物为百合科菝葜的干燥根茎。其采收加工方法也是秋末至次年春采挖，除去须根，洗净，晒干或趁鲜切片，干燥。其性状为不规则块状或弯曲扁柱形，有结节状隆起，长10～20cm，直径2～4cm。表面黄棕色或紫棕色，具圆锥状突起的茎基痕，并残留坚硬的刺状须根残基或细根。质坚硬，难折断，断面呈棕黄色或红棕色，纤维性，可见点状维管束和多数小亮点。切片呈不规则形，厚0.3～1cm，边缘不整齐，切面粗纤维性；质硬，折断时有粉尘飞扬。气微，味微苦、涩。

（2）同科肖菝葜属多种植物的根茎在四川、湖北、山东、宁夏习惯作白土茯苓用。其性状特点为根茎呈不规则的块状，表面黄褐色，有坚硬的须根残基，断面类白色。

何首乌

何首乌之名始见于唐代元和七年（813年）李翱的《何首乌传》，以药物始载于《开宝本草》。据《何首乌传》，何氏祖父、父亲服用本品有乌发、强筋骨、延年益寿之效，遂遵嘱服之，活到一百三十岁高龄时，头发仍乌黑，邻人窃得此方，其寿亦长，并将此药公开，后人因此称之为"何首乌"。

【别名】首乌、赤首乌、铁秤砣。

【来源】为蓼科植物何首乌 *Polygonum multiflorum* Thunb. 的干燥块根。

【产地与资源】生于草坡、山坡、石缝、灌木丛及向阳林下。在我国分布较广，主要分布于华中、华南、西南、华东、陕西的秦巴山区等地。家种和野生均有，以野生为主。野生品主产于贵州开阳、黔西、纳雍、铜仁，重庆万源、云阳、黔阳、石柱、万州，四川筠连、马边、雷波、宜宾、平武、旺苍、广元，云南元阳、广南、泸水、福贡，广西田林、西林，湖北郧县、恩施、巴东，陕西汉中。家种何首乌主产于广东德庆、茂名、阳江、清远、高州、新兴、浮云、廉江，湖南永州、会同。广东德庆、茂名、阳江、高州、云浮所产的何首乌为道地药材。

何首乌用扦插、压藤和种子繁殖。以扦插繁殖为佳，成活率较高，当年即可形成小块根，产量高。压藤和种子繁殖费工费时，生长周期较长。

何首乌为常用滋补类中药，药食两用，应用范围广，用量较大，除饮片配方和中成药生产外，滋补保健和日用品也用，国内和国际市场对何首乌热销不衰，年需求量约2500吨。目前野生资源储量较大，又有栽培，基本满足需求。

【采收加工】秋、冬二季叶枯萎时采挖，削去两端，洗净，个大的切成块，干燥。栽培何首乌于定植后2～4年采收。采收期以秋季落叶前或春季新芽萌发前为好。采收时先割去地上部分，后挖出块根，洗净，切成厚片后晒干或烘干。广东多将鲜何首乌切片，蒸后晒干。

【植物形态】多年生缠绕草本。块根肥大。茎下部木质化，上部较细，有时呈淡红色，中空，无毛。叶卵状心形。托叶鞘短筒状，膜质。花序圆锥形，开展；苞片卵形，中部绿色，边缘膜质透明，

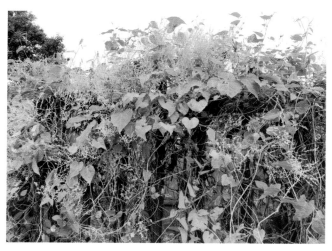

图 4-9-3　何首乌植物

无毛；苞片内生白色小花 2～4 朵。瘦果 3 棱形，黑色，具光泽，包于宿存的花被内。花期 6～9 月，果期 8～10 月。

【药材性状】呈团块状或不规则纺锤形，长 6～15cm，直径 4～12cm。表面红棕色或红褐色，皱缩不平，有浅沟，并有横长皮孔样突起和细根痕。体重，质坚实，不易折断，断面浅黄棕色或浅红棕色，显粉性，皮部有 4～11 个类圆形异型维管束环列，形成云锦状花纹，中央木部较大，有的呈木心。气微，味微苦而甘涩。

原个何首乌以个大、体重、坚实、断面无裂隙、显粉性者为佳。何首乌片以切面黄棕色、"云锦花纹"明显、粉性足者为佳。

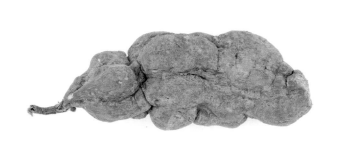

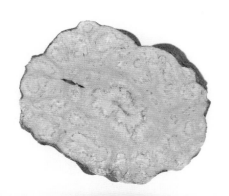

图 4-9-4　何首乌药材和饮片

【鉴别要点】断面淡红棕色，有"云锦花纹"或"云朵花纹"；味涩而味苦；断面滴 H_2SO_4 显红色；断面在紫外光下呈亮蓝紫色荧光。制首乌呈不规则皱缩状的块片，厚约 1cm；表面黑褐色或棕褐色，凹凸不平；质坚硬，断面角质样，棕褐色或黑色；气微，味微甘而苦涩。

【功能与主治】生何首乌解毒，消痈，截疟，润肠通便，用于疮痈、瘰疬、风疹瘙痒、久疟体虚、肠燥便秘。制何首乌补肝肾，益精血，乌须发，强筋骨，化浊降脂，用于血虚萎黄、眩晕耳鸣、须发早白、腰膝酸软、肢体麻木、崩漏带下、高脂血症。

【炮制】制首乌分两步，先制黑豆汁，再制何首乌。

1. 黑豆汁制法　取黑豆 10kg，加水适量，煮约 4 小时，熬汁约 15kg，豆渣再加水煮约 3 小时，熬汁约 10kg，合并得黑豆汁约 25kg。

2. 制何首乌　取生首乌片或块用黑豆汁拌匀，置非铁质的适宜容器内，炖至汁液吸尽；或取生首乌片或块用黑豆汁拌匀后蒸，蒸至内外均呈棕褐色，晒至半干，切片，干燥。何首乌每 100kg，用黑豆 10kg。

【化学成分】含卵磷脂约 3.7%，蒽醌衍生物约 1.1%，其中主要为大黄酚、大黄素，其次为大黄酸、大黄素甲醚、大黄酚蒽酮等。所含 2,3,5,4′- 四羟基二苯乙烯 -2-O-β-D- 葡萄糖甙等芪类化合物，被认为是何首乌的水溶性成分。此外，还含儿茶精、表儿茶精、3-O- 没食子酰儿茶精、3-O- 没食子酰表儿茶精、3-O- 没食子酰原矢车菊苷元 B1、3, 3′- 二 -O- 没食子酰原矢车菊苷元 B2、酰胺类化合物等。并含有丰富的铁、锰、钙、锌，其中含铁量是补血药中最高的，含锌量高于 48 种补血药中含锌量的平均值。另含游离氨基酸类化合物。

【药理】①抗衰老：保护超氧化物歧化酶（SOD）；对单胺氧化酶（MAO）的活性有很强地抑制作用；延长老年鹌鹑的寿命。②增加机体的免疫功能：增加胸腺重量和延缓胸腺萎缩退化；增加小鼠腹腔巨噬细胞吞噬功能；显著增强 T、B 淋巴细胞的免疫功能。③促进肾上腺皮质功能：增减小白鼠肾上腺重量；增加去肾上腺饥饿小白鼠的肝糖原含量。④有促进血细胞新生和发育的作用。⑤对离体和在位蛙心有减慢心率的作用，还能对抗异丙肾上腺素引起的心率加快的作用。⑥降血脂及抗动脉粥样硬化的形成。⑦保肝、抗菌作用。

【文献摘要】

《开宝本草》：蔓紫，花莹白，叶如薯蓣而不光，生必相对，根大如拳，有赤白两种。

《本草图经》：何首乌，本出顺州南河县，岭外、江南诸州亦有，今处处有之，以西洛、嵩山及南京柘城县者为胜。春生苗，叶叶相对，如毛芋而不光泽；其茎蔓延竹木墙壁间。夏秋开黄白花，似葛勒花；结子有棱，似荞麦而细小，才如粟大。秋冬取根，大者如拳，各有五棱瓣，似小甜瓜。此药本名交藤，因何首乌服而得名。

《本草纲目》：凡诸名山、深山产者，即大而佳也。

【附注】

（1）首乌藤：又名夜交藤，即何首乌的藤茎。秋冬之季采收藤茎，除去残叶，捆成把，或趁鲜切段或厚片，干燥。本品呈长圆柱形，稍扭曲，具分枝，长短不一，直径 4 ~ 7mm。表面紫红色或紫褐色，粗糙，具扭曲的纵皱纹，节部略膨大，有侧枝痕，外皮菲薄，可剥离。质脆，易折断，断面皮部紫红色，木部黄白色或淡棕色，导管孔明显，髓部疏松，类白色。切段者呈圆柱形的段。外表面紫红色或紫褐色，切面皮部紫红色，木部黄白色或淡棕色，导管孔明显，髓部疏松，类白色。气微，味微苦涩。以身干、条匀、表面紫红色者为佳。功能养血安神，祛风通络，用于失眠多梦、血虚身痛、风湿痹痛，外治皮肤瘙痒。

（2）市场上有白首乌、何首乌之分。在全国部分地区常常两种首乌同时使用。白首乌的原植物为萝藦科牛皮消属多种植物的块根。从文献资料来看，两种何首乌同时使用的历史由来已久，如明代李中梓说："白者入气，赤者入血，赤白合用，气血交培。"

（3）2015 年版《中国药典》将制何首乌单独作为一味药列在何首乌之后。

第十节 中风回春胶囊

一、组方

中风回春胶囊由当归、川芎、红花、桃仁、丹参、鸡血藤、络石藤、地龙、全蝎、忍冬藤、土鳖虫、伸筋草、川牛膝、蜈蚣、茺蔚子、威灵仙、僵蚕、木瓜、金钱白花蛇组成。本方是根据清代王清任《医林改错》中的经典名方血府逐瘀汤加减而来的。

二、临床应用

用于瘀血阻络所致的中风偏瘫，临床表现为半身不遂、肢体麻木、口眼㖞斜、舌强、语言謇涩、口角流涎、舌暗脉涩。

三、原料药材

当归、川芎、红花、桃仁、丹参、鸡血藤、络石藤、地龙、全蝎详见前各章节。

🍃忍冬藤

忍冬藤始载于《名医别录》。陶弘景曰："藤生，凌冬不凋，故名忍冬。"

【别名】金银藤、二花藤。

【来源】为忍冬科植物忍冬 *Lonicera japonica* Thunb. 的干燥茎枝。

【产地与资源】生于山坡灌丛、疏林中，乱石堆、田埂、路旁。全国大部分地区均产，主产于浙江、四川、江苏、河南、山东、广西等地。以浙江产量最大，江苏产的质量最佳。

【采收加工】秋、冬二季采割带叶藤茎，扎成小把，晒干。

【植物形态】落叶攀援缠绕性灌木。幼枝密生柔毛和腺毛。叶宽披针形至卵状椭圆形。花成对生于叶腋。花冠二唇形，长 3～4cm，先白色略带紫色后变黄色，具芬芳，外面被柔毛和腺毛；上唇具 4 裂片，直立；下唇反转。浆果，球形，黑色。花期 6～8 月，果期 8～10 月。

【药材性状】呈长圆柱形，多分枝，常缠绕成束，直径 1.5～6mm。表面棕红色至暗棕色，有的灰绿色，光滑或被茸毛；外皮易剥落。枝上多节，节间长 6～9cm，有残叶和叶痕。质脆，易折断，断面黄白色，中空。气微，老枝味微苦，嫩枝味淡。

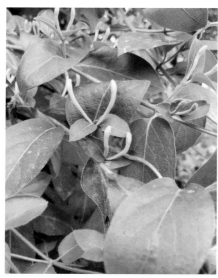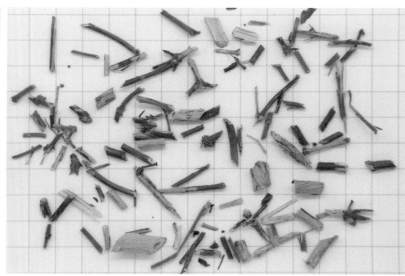

图 4-10-1　忍冬植物和忍冬藤饮片

【鉴别要点】老茎光滑，外皮易脱落，嫩枝被茸毛；切断面黄白色，中空；气微，味淡。

【功能与主治】清热解毒，疏风通络。用于温病发热，热毒血痢，痈肿疮疡，风湿热痹，关节红肿热痛。

【炮制】除去杂质，洗净，闷润，切段，干燥。最好在产地趁鲜切段。

【化学成分】叶含忍冬苷（0.01%）、忍冬素、番木鳖苷及鞣质（8%）。

【药理】具有抗菌、消炎、解痉作用，对心血管具有增强毛细血管和降低兔实验性动脉粥样硬化血胆甾醇的作用。

【文献摘要】

《本草纲目》：忍冬处处有之，附树延蔓，茎微紫色，对节生叶，叶似薜荔而青，有毛，三四月开花，长寸许，一蒂两花，二瓣，一大一小，如半边状，长蕊，花初开者，蕊瓣俱白；经二三日，则色变黄。新旧相参，黄白相映，故呼金银花，气甚芳香，四月采花阴干；藤叶不拘时采，阴干。

【附注】在不同地区，同属植物的多种忍冬茎藤作忍冬藤入药。药材略有差异，不易分辨。

土鳖虫

土鳖虫始载于《神农本草经》，原名䗪虫、地鳖。陶弘景云："形扁如鳖，故名土鳖。"

【别名】地鳖虫、土元、地乌龟、苏土鳖、汉土鳖。

【来源】为鳖蠊科昆虫地鳖 *Eupolyphaga sinesis* Walker 或冀地鳖 *Steleophaga plancyi*（Boleny）的雌虫干燥体。前者习称"苏土鳖"，后者习称"汉土鳖"。

【产地与资源】地鳖主产于江苏南通、海门、启东、无锡、苏州、兴化、溧水、滨海、张家港、海安、句容，浙江杭州、宁波、海宁、桐乡、三门、嘉兴、余杭、绍兴、安吉，湖南宁乡、慈利、双峰、石门、临澧、澧县、邵东，四川沐川、夹江、阆中、平昌、井研、简阳、新津、绵竹、苍溪、仁寿、万县，上海崇明、奉贤等地。冀地鳖主产于河北保定、安国、邢台、大厂、易县、清河、内邱、临西、沙河、邯郸、永年、平乡、高邑、唐县、青龙、黄骅、临漳，河南辉县、信阳、新乡，以及北京、山东、天津等地。野生地鳖喜生于农家肥灰土堆下、麸堆下、阴湿处及墙角松土中。

土鳖虫的养殖，据文献资料，于20世纪60年代中期野生变家养试验成功，现家养土鳖虫成为商品的主要来源。土鳖虫为不完全变态昆虫，完成一个时代需经过卵、若虫、成虫3个阶段，历时2～3年；具有喜潮湿、喜温、畏炎热、抗冻、怕光、昼伏夜出、假死、休眠及自相残食等特性；为杂食性昆虫，取食特点为新鲜、忌陈旧、耐饥饿。家养土鳖虫多用土坯搭箱，放适宜沙土，饲料以黄粉虫、麦麸、豆饼、菜叶为主。

【采收加工】野生春、夏、秋季均可捕捉。捕捉后，置沸水中烫死，晒干或烘干。野生土鳖虫捕捉方法为用炒麦麸撒于地上为诱饵，或夜晚用灯光诱捕。养殖的采收要结合分档，首先捕捉超过产卵盛期或已达到入药程度及体弱不能越冬的；饲养虫口密度过大的，留出供繁殖的雌虫体，余者大批采收；非强壮做种的雄虫，在完成第7次蜕皮后，若还未生翅，也可以挑出来加工成商品。将采收的虫体用开水烫死，暴晒至干或烘干。

【动物形态】地鳖呈扁平卵形。前端较窄，后端较宽，背部紫褐色，具光泽；腹背板呈覆瓦状排列。腹面红棕色，头部较小，有丝状触角1对，胸部有足3对，具细毛和刺。腹部有横环节。

冀地鳖呈长椭圆形，背部黑棕色，通常在边缘带有淡黄褐色斑块及黑色小点。

【药材性状】地鳖呈扁平卵形，长1.3～3cm，宽1.2～2.4cm。前端较窄，后端较宽，背部紫褐色，具光泽，无翅。前胸背板较发达，盖住头部；腹背板9节，呈覆瓦状排列。腹面红棕色，头部较小，有丝状触角1对，常脱落，胸部有足3对，具细毛和刺。腹部有横环节。质松脆，易碎。气腥臭，味微咸。

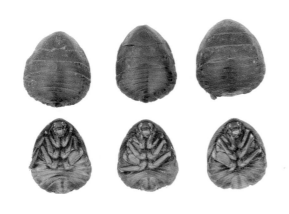

图 4-10-2　土鳖虫药材

冀地鳖长 2.2 ～ 3.7cm，宽 1.4 ～ 2.5cm。背部黑棕色，通常在边缘带有淡黄褐色斑块及黑色小点。

以身干、个完整整齐、紫褐色、无泥土者为佳。

【功能与主治】破血逐瘀，续筋接骨。用于跌打损伤，筋伤骨折，血瘀经闭，产后瘀阻腹痛，癥瘕痞块。

【炮制】捕捉后，置沸水中烫死，晒干或烘干。

【化学成分】主含二十八烷醇、β-谷甾醇、鲨肝醇、尿嘧啶和尿囊素。鲨肝醇具有解毒作用；尿囊素具有镇静作用，并且外用能促进皮肤溃疡面和伤口愈合，具生肌作用。从挥发油中已经鉴定出 20 个组分，主要成分为樟脑、醋酸乙酯、正己醛等多种脂肪醛和芳香醛。另含谷氨酸等 17 种氨基酸。

【药理】具有抗心脑缺氧、抗凝血、镇静、活血化瘀和红细胞免疫作用。

【文献摘要】

《名医别录》：生河东川泽及沙中，人家墙壁下土中湿处。十月采，暴干。

《本草经集注》：形扁如鳖，有甲不能飞，小有臭气。

《本草图经》：此物好生鼠壤土中，及屋壁下。状似鼠妇，而大者寸余，形小似鳖，无甲而有鳞，小儿多捕以负物为戏。

【附注】

（1）主产并习用于广东、广西、福建等地的"金边土鳖"，来源为姬蠊科昆虫金边土鳖（赤边水鳖、东方后片蠊）的雌虫体。具体产于广东保安、三水、惠阳、新兴，广西梧州、玉林、平南、桂林，福建漳州、海龙、漳浦、惠安、安溪、泉州、晋江、南安等地。

苏土鳖和汉土鳖为全国大多数地区销售品种，尤以苏土鳖较广销。在广东、香港、澳门，历来认为金边土鳖质量较好。

表 4-10-1　3 种土鳖虫的性状比较

比较	苏土鳖	汉土鳖	金边土鳖
来源	鳖蠊科地鳖的雌虫体	鳖蠊科冀地鳖的雌虫体	姬蠊科金边土鳖的雌虫体
形状	呈扁平卵圆形，头部狭尖，尾部宽阔而圆，背隆起，略似三角状锥形，总体似鳖状。长 1.5 ～ 3cm，宽 1.2 ～ 2.5cm。背面紫黑色或紫褐色，有光泽，呈甲壳状，具 9 个横节，节节如覆瓦状排列，前背板最大，全遮盖头部。腹面深棕色，头部很小，腹部略隆起，头部前端触角及胸部 3 对足多已脱落或仅残存。体轻，质较松脆，腹内有灰绿色至灰黑色物质，间有黑色泥土。气微腥臭，味微咸	较苏土鳖大，呈长椭圆形，长 2.5 ～ 3.5cm，宽 1.5 ～ 2.5cm。头尾稍狭而钝圆，背甲黑褐色至黑棕色，甲边缘有淡黄褐色斑块，虫后部边缘并有圆形黑点。其余与苏土鳖相同，唯腹内常有泥	呈扁平长卵形，长 3 ～ 3.5cm，宽 1.8 ～ 2.2cm。全体具油润样光泽，滑溜不留手。背面乌黑色，共有 10 个横节，第一节较宽，前缘有黄色金边，甚为明显，故称金边土鳖。后 9 个横节的边缘为红色，每节均有锯齿，第 2、3 节的两侧各有 1 对特异的翅状物。腹面红棕色，有光泽。头小，胸部有足 3 对。体较轻，质脆，易碎断，腹内有灰色物。气腥臭，味微咸

（2）在市场调查中发现，有些商铺的土鳖虫表面或在横节缝中布满白霜，虫体较重，尝之味咸涩，疑为掺伪增重品。

伸筋草

伸筋草原名石松，始载于《本草拾遗》。因功效而得名。

【别名】石松、筋骨草、舒筋草、蜈蚣藤。

【来源】为石松科植物石松 *Lycopodium japonicum* Thunb. 的干燥全草。

【产地与资源】生于疏林及溪边酸性土壤中，分布于东北、中南和西南，陕西南部也有分布。均为野生，主产于浙江、湖北、江苏、湖南、四川、福建、安徽等地。

【采收加工】夏、秋二季茎叶茂盛时采收，除去杂质，晒干。

【植物形态】多年生草本。主茎下部伏卧，生根，营养枝为多回分叉。叶小，多列密生。叶线状钻形，顶端芒状，螺旋状排列。孢子枝从第2年或第3年营养枝上生出，高出营养枝。孢子囊穗棒状，有柄，着生于孢子枝上部；孢子叶卵状三角形，孢子囊肾形，淡黄褐色。孢子期6～8月。

【药材性状】匍匐茎呈细圆柱形，略弯曲，长可达2m，直径1～3mm，其下有黄白色细根；直立茎作二叉状分枝。叶密生茎上，螺旋状排列，皱缩弯曲，线形或针形，长3～5mm，黄绿色至淡黄棕色，无毛，先端芒状，全缘，易碎断。质柔软，断面皮部浅黄色，木部类白色。气微，味淡。

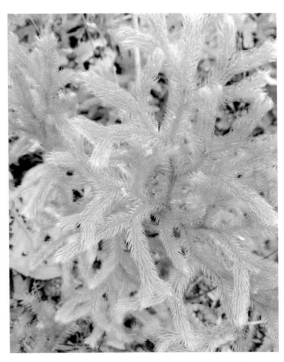
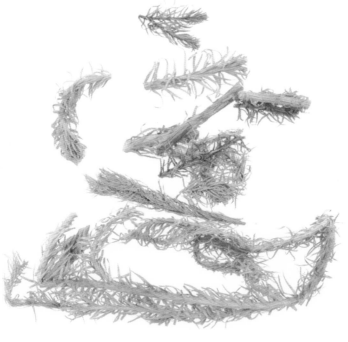

图 4-10-3　伸筋草植物和药材

【功能与主治】祛风除湿，舒筋活络。用于关节酸痛，屈伸不利。

【炮制】除去杂质，洗净，切段，干燥。

【化学成分】①生物碱类：含石松碱、佛石松碱、伸筋草碱、烟碱。②三萜类：α-芒柄花醇、石松宁、伸筋草醇、千层塔二醇、石松醇等。③蒽醌和甾体类：大黄素-6-甲醚等。④垂石松黄酮苷等。

【药理】石松水浸剂有降温、增强心脏收缩力、兴奋小肠、兴奋子宫的作用。

【文献摘要】

《本草拾遗》：生石上似松，高一二尺。

《本草纲目》：此即玉柏之长者也。

《植物名实图考》：绿蔓茸毛，就茎生权，长至数尺，着地生根，头绪烦絮，如人经络，俚医以为调和筋骨之药，名为小伸筋。

【附注】商品伸筋草的植物来源还有中华石松、垂穗石松、玉柏石松、扁枝石松及藤石松等 5 种。石松的孢子名"石松子"，也供药用。

川牛膝

川牛膝始载于明代《滇南本草》。其茎有节，似牛膝，产于四川，故名。

【别名】白牛膝、拐牛膝、肉牛膝。

【来源】为苋科植物川牛膝 *Cyathula offinalis* Kuan 的干燥根。

【产地与资源】主产于四川雅安、天全、金口河、峨眉、汉源、荥经、宝兴、芦山、西昌，云南大理、楚雄、昭通、下关、丽江、维西，贵州毕节、盘县等地。商品主要来自栽培，以四川雅安、天全、金口河栽培历史悠久，产量大而质量优，所产药材为道地药材。川牛膝年需量 1000 ～ 1300 吨。

川牛膝性喜凉爽、温润气候。四川省多栽培于海拔 1200 ～ 2400m 的高寒山区。以 1500 ～ 1800m 的山区栽培为最好，根的品质、产量均高。宜向阳、土层深厚、富含腐殖质的土壤栽培，忌连作。多用种子繁殖，春播 3 ～ 4 月，秋播 9 月。主产区采用高山春播，低山秋播。道地产区种子直播，非道地产区多育苗移栽。

【采收加工】一般在 3 月上旬或 9 月播种，至第 3 年或第 4 年 9 ～ 11 月采收，采挖后，除去芦头、须根及泥沙，烘或晒至半干，堆放发汗，再烘干或晒干。一般 3 年生亩产干货 150 ～ 200kg，4 年生亩产干货 200 ～ 250kg。

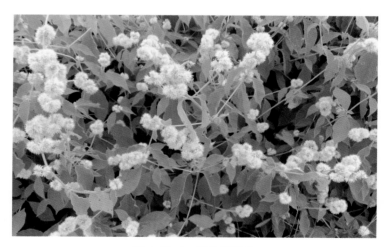

图 4-10-4　川牛膝植物

【植物形态】多年生草本，高达 100cm。主根圆柱形。茎直立，中部以上近四棱形，多分枝，疏被糙毛。叶对生，密生长糙毛；叶片全缘，上面密生倒伏糙毛，下面毛较密。花绿白色，由多数复伞形花序密集成花球团，花球团直径 1 ～ 1.5cm，数个于枝端排列成穗状；苞片顶端刺状或钩状；聚伞花序能育花居中，不育花具两侧，不育花的花被片变成钩状芒刺，能育花的花被片 2 长 3 短，较长的 2 枚先端常呈钩状。胞果暗灰色。种子赤褐色。花期 6 ～ 7 月，果期 8 ～ 9 月。

【药材性状】呈近圆柱形，微扭曲，向下略细或有少数分枝，长 30 ～ 60cm，直径 0.5 ～ 3cm。表面黄棕色或灰褐色，具纵皱纹、支根痕和多数横长的皮孔样突起。质韧，不易折断，断面浅黄色或棕黄色，维管束点状，排列成数轮同心环。气微，味甜。

以条粗、质柔韧、分支少、断面色浅黄者为佳。

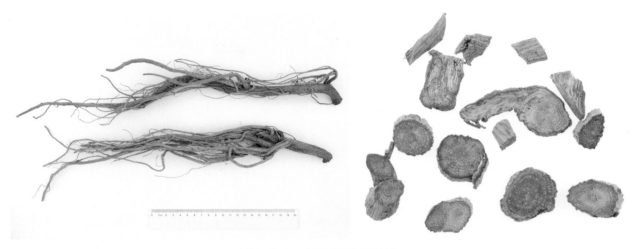

图 4-10-5　川牛膝药材和饮片

【鉴别要点】切面黄棕色，维管束点状排列成数轮同心环，味甜。

【功能与主治】逐瘀通经，通利关节，利尿通淋。用于经闭癥瘕，胞衣不下，跌扑损伤，风湿痹痛，足痿筋挛，尿血血淋。

【炮制】除去杂质及芦头，洗净，润透，切薄片，干燥。

【化学成分】含甾类化合物如杯苋甾酮等，另含有甜菜碱。

【药理】兴奋子宫平滑肌，提高机体免疫力，抗凝血，促进机体能量代谢，促进胆汁分泌，降血脂等。

【文献摘要】

《本草正义》：川牛膝之名，不见于古书，唯张石顽《本经逢原》谓怀产者长而无旁须，水道涩渗者宜之。川产者细而微黑，经气不固者宜之。是牛膝之川产者，不专以滑泄见功，而宣通关节之力则一，颇为有利无弊，肝肾阴虚，而机关不利者宜之。但今市肆中之所谓川牛膝，则其形甚大，而性质空松，又与石顽之说不类，然用之于肩背手臂，疏松脉络，流利骨节，其效显著。盖其质空疏，则其力能旁行上达，以视怀牛膝之坚实直下者，功用大有区别。

【附注】

（1）《滇南本草》有"白牛膝强筋骨之功甚于川牛膝"的记载，但没有单独川牛膝的记载。据云南植物研究所考证，"白牛膝"为石竹科植物短瓣石竹的根。当地现在还收购作为"白牛膝"使用，属地方习用品。

（2）川牛膝与怀牛膝的功效区别：根据临床经验，怀牛膝补肝肾、强筋骨功效较好，川牛膝通利关节、活血通经作用较强。凡肝肾不足、腰膝痿弱者多用怀牛膝，瘀血阻滞、经脉不利者多用川牛膝。

（3）麻牛膝：为同属植物头花杯苋的根。与川牛膝相似，其主要区别是根呈长圆锥形，下半部分明显比上半部分细小，表面深褐色，味微麻。其蜕皮激素含量为 0.046%。

蜈蚣

蜈蚣始载于《神农本草经》。

【别名】天龙、百足虫、百脚、吴公等。

【来源】为蜈蚣科动物少棘巨蜈蚣 *Scolopendra subspinipes mutilans* L. Koch 的干燥体。

【产地与资源】全国大部分地区均有分布。主产于湖北随州、广水、京山、钟祥、宜昌、当阳、老河口、襄阳、郧阳、南漳、安陆、枣阳、松滋、枝江、枝城，浙江岱山、普陀、定海、海宁、桐乡，江苏盱眙、浦江、宜兴、苏州、江阴，安徽滁县、六安、巢湖等地。商品有野生，也有人工饲养。以湖北产量大，质量优。

【采收加工】通常于4～6月，上山翻动石块捕捉。先用沸水烫死，将两头削尖的竹片插入头尾，绷直，干燥。有些地区在冬季将鸡毛、鸡骨等物埋于土中，诱使蜈蚣繁殖，翌春捕捉。

【动物形态】蜈蚣的脚呈钩状，锐利，钩端有毒腺口，一般称为腭牙、牙爪或毒肢等，能排出毒汁。被蜈蚣咬伤后，其毒腺分泌出大量毒液，顺腭牙的毒腺口注入被咬者皮下而致中毒，毒素不强，被蜇后会造成疼痛但不会致命。

药用蜈蚣是大型唇足类多足动物，只有21对步足和1对颚足。"钱串子"是蜈蚣近亲，学名蚰蜒，只有15对步足和1对颚足；"石蜈蚣"也只有15对步足。还有些蜈蚣的步足又多又短，有35对的、45对的，最多的可达191对。

【药材性状】呈扁平长条形，长9～15cm，宽0.5～1cm。由头部和躯干部组成，全体共22个环节。头部暗红色或红褐色，略有光泽，有头板覆盖，头板近圆形，前端稍突出，两侧贴有颚肢1对，前端两侧有触角1对。躯干部第1背板与头板同色，其余20个背板为棕绿色或墨绿色，具光泽，自第4背板至第20背板上常有两条纵沟线；腹部淡黄色或棕黄色，皱缩；自第2节起，每节两侧有步足1对；步足黄色或红褐色，偶有黄白色，呈弯钩形，最末1对步足尾状，故又称尾足，易脱落。质脆，断面有裂隙。气微腥，有特殊刺鼻的臭气，味辛、微咸。

以身干、条大、完整腿全、头红足赤、腹黄、身墨绿、背光亮干瘪者为佳。

【功能与主治】息风镇痉，通络止痛，攻毒散结。用于肝风内动，痉挛抽搐，小儿惊风，中风口㖞，半身不遂，破伤风，风湿顽痹，偏正头痛，疮疡，瘰疬，蛇虫咬伤。

【炮制】

1. 净蜈蚣　取原药材除去竹片及头足，用时折断或捣碎。

2. 焙蜈蚣　取净蜈蚣除去头足，用文火焙至黑褐色质脆时，放凉。

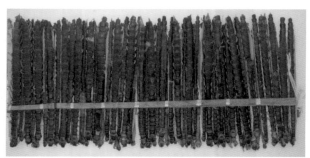
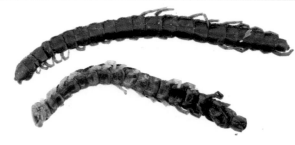

图 4-10-6　蜈蚣药材（上图为传统方法加工的蜈蚣药材）

【化学成分】含两种类似蜂毒的有毒成分，即组胺样物质及溶血蛋白。此外，尚含酪氨酸、亮氨酸、蚁酸、脂肪油、胆甾酸等。蜈蚣的水解氨基酸有17种（总含量41.68%），其中含量较多的有谷氨酸（6.56%）、门冬氨酸（4.05%）和亮氨酸（3.35%）等。蜈蚣的外皮含有具硫键的蛋白质δ-羟基赖氨酸。

【药理】具有抗肿瘤、抗菌、促进免疫功能等作用。

【文献摘要】

《本草经集注》：今赤足者多出京口、长山、高丽山、茅山，于腐烂积草处得之。

《证类本草》：生于吴山谷江南，赤头足者良。

《本草纲目》：春出冬蛰，节节有足，双须歧尾。

【附注】

（1）蜈蚣在市场流通中以条计算，分大、中、小条。大条体长 12cm 以上，中条体长 10 ～ 12cm，小条体长 6 ～ 10cm。一般以 100 条为单位计价。

（2）过去商品按产地划分：主产于浙江海宁、桐乡一带的，称"杭蜈蚣"；主产江苏的，称"苏蜈蚣"；主产湖北的，称"汉蜈蚣"或"金头蜈蚣"，最为著名；主产于浙江岱山一带的，称"宁蜈蚣"；产于四川的，称"川蜈蚣"。通常杭蜈蚣、宁蜈蚣头红身黑褐色；汉蜈蚣、川蜈蚣多红头黄足；苏蜈蚣多头红足赤。

（3）常见的蜈蚣习用品或混淆品：①多棘蜈蚣，主产于华南、华东。本品呈扁平长条形，长约 16cm，宽约 1cm，全体由 22 个环节构成，头部红褐色，背部黑棕色；有光泽，腹部黄棕色，每节有 1 对黄褐色的步足，向后弯曲，最后 1 节如尾，易脱落，气味同少棘蜈蚣。②哈氏蜈蚣，主产于华南地区。本品呈扁平长条形，个体较长大，长约 18cm，宽 1.2cm，头板与第 1 背板为暗红色，其他背板呈红褐色，稍有光泽，余同少棘蜈蚣。③墨江蜈蚣，主产于云南。本品除体形较小，长 8.5 ～ 11.5cm，宽 4 ～ 6mm，头板与第 1 背板与各背板均为墨绿色或绿色外，余同少棘蜈蚣。

茺蔚子

茺蔚子始载于《神农本草经》，为益母草的果实，益母草又名"茺蔚"。李时珍曰："此草及子皆充盛密蔚，故名茺蔚。其功宜于妇人及明目益精，故有'益母''益明'之称。"

【别名】小胡麻、三角胡麻、益母草子。

【来源】为唇形科植物益母草 *Leonurus japonicus* Houtt. 的干燥成熟果实。

【产地与资源】生于山坡草地、田埂路旁、河滩等处，尤以向阳处为多。分布于全国各地。

【采收加工】秋季果实成熟时采割地上部分，晒干，打下果实，除去杂质。

【植物形态】两年生直立草本。株高可达 1m。茎四棱，通常分枝，被倒向短柔毛。中部叶全裂，裂片长圆状菱形。轮伞花序腋生；苞片针刺状。花冠粉红色或淡紫红色；果实椭圆形，3 棱。花期 7 ～ 9 月，果期 9 ～ 10 月。

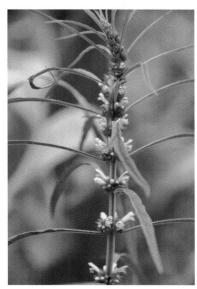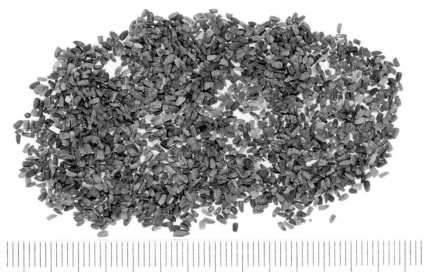

图 4-10-7　茺蔚子植物和药材

【药材性状】呈三棱形，长 2 ～ 3mm，宽约 1.5mm。表面灰棕色至灰褐色，有深色斑点，一端稍宽、平截状，另一端渐窄而钝尖。果皮薄，子叶类白色，富油性。气微，味苦。

【鉴别要点】呈三棱形，表面灰棕色，有深色斑点，无光泽，味苦。

【功能与主治】活血调经，清肝明目。用于月经不调，经闭痛经，目赤翳障，头晕胀痛。

【炮制】炒茺蔚子，取净茺蔚子置锅内用文火炒至有爆声，取出，放凉。

【化学成分】①生物碱类：主要为水苏碱、益母草碱、益母草次碱。②脂肪油（约37%）：油中的主要成分为油酸及亚麻酸。③维生素 A 样物质：约 0.04%。

【药理】有降压作用。

【文献摘要】

《本草经集注》：今处处有之。也如荏，方茎，子形细长，有三棱。

《本草纲目》：春初生苗如嫩蒿，入夏长三四尺，茎方如麻黄茎。其叶如艾叶而背青，一梗三叶，叶有尖歧。寸许一节，节节生穗，丛簇抱茎。四五月间，穗内开小花，红紫色，亦有微白色者。每萼内有子四粒，粒大如同蒿子，有三棱，褐色。

【附注】

（1）细叶益母草子：为同属植物细叶益母草的成熟果实，主要分布于我国北方地区，形态和功用与茺蔚子相近似。

（2）茺蔚子生品 1 次内服超过 20g 即可发生中毒，中毒症状为突然全身无力、下肢不能活动而呈瘫痪状态。此外，还有眼结膜充血和瞳孔放大等症状，故青光眼患者应慎用。

威灵仙

威灵仙始载于《开宝本草》。《植物名实图考》释其名曰："其力劲，故曰威；其效捷，故道曰灵。威灵合德，仙之上药也。"此药以作用强、见效快而得名。

【别名】灵仙、铁脚威灵仙。

【来源】为毛茛科植物威灵仙 *Clematis chinensis* Osbeck、棉团铁线莲 *Clematis hexapetala* Pall. 或东北铁线莲 *Clematis manshuria* Rupr. 的干燥根和根茎。

【产地与资源】威灵仙生于山谷、山林林缘或灌木丛中，分布于江苏、浙江、江西、福建、台湾、湖北、湖南、广东、广西、四川、贵州、云南等地。

棉团铁线莲生于草地、林缘、沟谷，分布于黑龙江、吉林、辽宁、内蒙古、河北、山西、陕西、甘肃、山东等地。

东北铁线莲生于海拔 200 ～ 800m 的山坡灌木丛中，分布于东北及内蒙古等地。

【采收加工】秋季采挖，除去泥沙，晒干。

【植物形态】3 种植物形态比较见表 4-10-2。

表 4-10-2　3 种植物形态比较

比较	威灵仙	棉团铁线莲	东北铁线莲
植株	蔓生灌木	直立草本	木质藤本
叶	对生，羽状复叶，小叶 5 片，卵形或卵状披针形，全缘，上面沿叶脉有细毛，下面无毛	对生，羽状深裂至全裂，裂片披针形，全缘，两面或沿脉疏生长柔毛或近无毛，网脉突出	羽状复叶，小叶 5 ～ 7 片，小叶卵形或狭卵形，两面疏被柔毛或近无毛

续表

比较	威灵仙	棉团铁线莲	东北铁线莲
花序	圆锥花序顶生或腋生	聚伞花序腋生或顶生，通常 3 花	花序顶生或腋生，具多数花
花被	被片 4 片，有时 5 片，花瓣状，长圆状倒卵形，白色或绿白色	被片 6 片，白色，开展，狭倒卵形，外面密生棉毛	被片 4 片，白色，倒卵状长圆形或长圆形，外被柔毛或无毛，内面无毛
瘦果	扁平，花柱宿存延长成白色羽毛状	倒卵形，被柔毛，宿存花柱羽片状	瘦果橘黄色，宽椭圆形或倒卵形，被贴伏毛，宿存花柱羽毛状

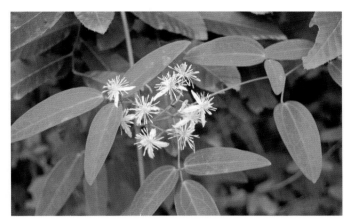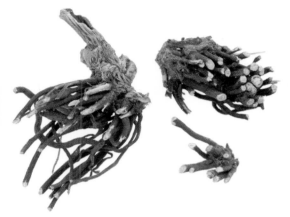

图 4-10-8 威灵仙植物和饮片

【药材性状】威灵仙根茎呈柱状，长 1.5～10cm，直径 0.3～1.5cm；表面淡棕黄色；顶端残留茎基；质较坚韧，断面纤维性；下侧着生多数细根。根呈细长圆柱形，稍弯曲，长 7～15cm，直径 0.1～0.3cm；表面黑褐色，有细纵纹，有的皮部脱落，露出黄白色木部；质硬脆，易折断，断面皮部较广，木部淡黄色，略呈方形，皮部与木部间常有裂隙。气微，味淡。

棉团铁线莲根茎呈短柱状，长 1～4cm，直径 0.5～1cm。根长 4～20cm，直径 0.1～0.2cm；表面棕褐色至棕黑色；断面木部圆形。味咸。

东北铁线莲根茎呈柱状，长 1～11cm，直径 0.5～2.5cm。根较密集，长 5～23cm，直径 0.1～0.4cm；表面棕黑色；断面木部近圆形。味辛辣。

均以根较粗长、色黑或棕黑色、无地上残基者为佳。

【鉴别要点】饮片呈细圆柱形，外黑内白。

【功能与主治】祛风湿，通经络。用于风湿痹痛，肢体麻木，筋脉拘挛，屈伸不利。

【炮制】

1. 威灵仙段或片　取原药材拣净杂质，洗净，润透，切段或厚片，干燥。

2. 酒威灵仙　取净威灵仙段或片加入定量黄酒拌匀，稍闷润，待酒被吸尽后，置炒制容器内，用文火炒干，取出晒凉。

【化学成分】威灵仙：根含多种三萜类皂苷，为齐墩果酸或常春藤皂苷元的衍生物，如威灵仙次皂苷 CP_1、CP_2、CP_{2b}、CP_3、CP_{3b}、CP_4、CP_5、CP_6、CP_7、CP_8、CP_9、CP_{10} 等。尚含有原白头翁素（约 0.25%），遇热或放置易聚合为白头翁素。

棉团铁线莲：根含白头翁头素、生物碱、谷甾醇、肉豆蔻酸、α- 亚油酸及 β- 亚油酸等。

东北铁线莲：根含三萜皂苷，铁线莲皂苷 A、A′、B、C，皂苷元均为齐墩果酸。

【药理】①对循环系统的作用：对心收缩力先减弱后增强。②对肠道平滑肌有兴奋作用。③抗利尿，降压，降血糖。④本品醋浸液对鱼骨刺有一定软化作用，临床常用于治疗鱼骨刺梗阻咽喉或食道上段。

【文献摘要】

《开宝本草》：生商州上洛山及华山并平泽，以不闻水声者良。生先于众草，方茎，数叶相对。

《本草图经》：茎如钗股，四棱。叶似柳叶，作层，每层六七叶，如车轴，有六层至七层者。

《本草纲目》：其根每年旁引，年深转茂，一根丛须数百条，长者二尺许。初时黄褐色，干则深黑，俗称铁脚威灵仙。此外，别有数种，根须一样，但色或黄或白，皆不可用。

【附注】

（1）同属多种植物的根和根茎在不同地区可作威灵仙用。

（1）百合科菝葜属多种植物的根茎和根在不同地区可作威灵仙用，被称为"铁丝威灵仙"。

（3）关于威灵仙的谚语有"铁脚威灵仙，骨见软如棉""鱼刺卡喉一碗醋，灵仙一把力能疏"等。

僵蚕

僵蚕始载于《神农本草经》。李时珍曰："死而不朽曰僵。"本品系白僵病死亡的家蚕幼虫，虫体僵硬，久贮不腐，故名。

【别名】白僵蚕、僵虫、天虫。

【来源】为蚕蛾科昆虫家蚕 *Bombyx mori* L. 4～5龄的幼虫感染（或人工接种）白僵菌 *Beauveria bassiana*（Bals.）Vuillant 而致死的干燥体。

【产地与资源】主产于我国太湖流域沿长江三角洲的养蚕区，如江苏苏州、无锡、常州、南通，浙江长兴、德清、嘉兴、嘉善、桐乡、湖州，安徽宣城、青阳、泾县，四川宜宾、内江、绵阳、南充、广安，以及广东等地。20世纪80～90年代陕西汉中和安康也产。

【采收加工】多于春、秋季生产，将感染白僵菌病死的蚕干燥。过去僵蚕均为饲养的家蚕感染白僵菌自然死亡者。近年来一是为了避免家蚕广泛感染病菌，二是仅靠自然发病之僵蚕提供商品已供不应求，因此在特定区域采用人工接种白僵菌的方法培养生产。其方法是在蚕经过4次蜕皮后吐丝前，将白僵菌用水调成菌液，用喷雾器均匀喷到蚕上，以蚕体见湿为度。接种蚕陆续发病死亡，及时拣出，进行摊晾干晒，待其充分发僵变白后，置通风处晾晒至干或微火焙干。以往将自然患传染病死亡的僵蚕倒入石灰中搅拌，吸去水分，晒干即可。

【药材性状】略呈圆柱形，多弯曲皱缩。长2～5cm，直径0.5～0.7cm。表面灰黄色，被有白色粉霜状的气生菌丝和分生孢子。头部较圆，足8对，体节明显，尾部略呈二分歧状。质硬而脆，易折断，断面平坦，外层白色，中间有亮棕色或亮黑色的丝腺环4个。气微腥，味微咸。

以直条肥壮、质硬色白、断面明亮者为佳。

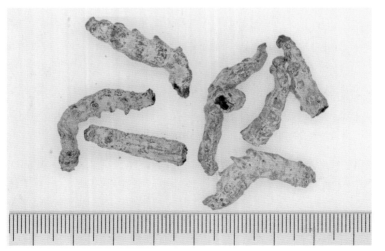

图4-10-9　僵蚕药材

【鉴别要点】外形如蚕，满被白色粉霜，质硬而脆，易折断，断面平坦，有 4 个棕色亮圈，微有辛腐气。

【炮制】

1. **净僵蚕**　取原药材筛去灰屑，除去残丝，洗净，晒干。

2. **麸炒僵蚕**　先用中火将锅加热，均匀撒入麦麸，待起烟时加入净僵蚕，急速翻炒至表面呈黄色时出锅，筛去麸皮，放凉。

【功能与主治】息风止痉，祛风止痛，化痰散结。用于肝风夹痰，惊痫抽搐，小儿急惊，破伤风，中风口喝，风热头痛，目赤咽痛，风疹瘙痒，发颐疟腮。

【化学成分】主要含蛋白质、酶类、草酸铵、脂肪、有机酸、毒素、色素、挥发油、维生素、微量元素及少量的核酸等。此外，蚕体中含羟基促蜕皮甾酮。

【药理】具有抗凝、抗血栓、抑菌、抗惊厥、抗癌、催眠、降血糖等作用。

【文献摘要】

《名医别录》：生颍川平泽，四月取自死者。

《本草图经》：白僵蚕，生颍川平泽。今所在养蚕处皆有之。用自死，白色而条直者为佳。

《中国药材学》：家蚕自孵化到老熟结茧，一般经过四眠五龄。僵蚕生产是在蚕四眠蜕皮后，五龄第一次食桑叶前接种白僵菌。接种时取僵蚕洗液或人工培养的白僵菌，加冷水（天热时）或不超过 32℃ 的温水（天冷时），调成 8 万～ 12 万孢子 /0.1ml 的菌液，均匀地喷在蚕体上，以蚕体见湿为度（菌液过多蚕病太重造成早死或菌液过少蚕染病轻而不死，都直接影响僵蚕产量）。接种 15 ～ 20 分钟喂桑叶，以后每隔 5 ～ 6 小时给 1 次，并保持室内温度在 25℃ 上下、相对湿度在 90% 以上，接种后第 2 ～ 3 天，蚕食欲旺盛，应尽量做到良桑饱食，以后蚕逐渐食欲不振，行动呆静，肤色逐渐变成青褐色，并有黑斑点，尤以胸部为显，一般 5 ～ 7 天形成僵蚕。

【附注】

（1）蚕蛹：僵蚕货源紧张时，在江苏、浙江等地曾经利用缫丝后的蚕蛹经接种白僵菌以发酵制成蚕蛹，临床上代替僵蚕应用。

（2）蚕沙：为家蚕二、三眠后排泄的粪便，又称"晚蚕沙"。功能祛风胜湿，主治风湿痹痛、关节不利、皮肤风疹等。本品药用量不多，但治疗湿盛热痹引起的骨骼烦痛有捷效，如宣痹汤。

（3）蚕茧：为家蚕吐丝做成的茧。功能止血，主治子宫出血、尿血。

（4）蚕蛾：为家蚕的成虫。雄、雌蛾全身均密被白色鳞片。雌蛾腹肥硕，末端钝圆；雄蛾腹部狭窄，末端稍尖。功能强阳固精，止血生肌，用于阳痿遗精、尿血。

木瓜

木瓜始载于《名医别录》。李时珍曰："按：尔雅云楙，木瓜；郭璞注云，木实如小瓜，酢而可食，则木瓜之名取此义也。"本品鲜时形如小甜瓜，生于树上，故名木瓜。

【别名】贴梗木瓜、贴梗海棠、宣木瓜、小木瓜、红木瓜、皱皮木瓜。

【来源】为蔷薇科植物贴梗海棠 *Chaenomeles speciosa*（Sweet）Nakai 的干燥近成熟果实。

【产地与资源】全国大部分地区均有栽培。主产于四川、湖北、安徽、浙江，湖南、山东、福建、陕西、云南亦产。药用全为栽培木瓜，以安徽宣城产的"宣木瓜"、湖北资丘产的"资丘木瓜"、浙江淳安产的"淳木瓜"质量佳，为三大道地药材。四川产的量大。"宣木瓜"产于以宣城市宣州的水东、孙埠、新田、周王、溪口、金坝等乡镇为中心，核心区域包括安徽东南丘陵与境内长江中下游平原的过渡区域；"资丘木瓜"产于湖北宜昌长阳为核心及其周边的宜昌五峰、秭归、宜都和恩施土家族苗族自治州八县市的鄂西地区；"淳木瓜"产于以浙江杭州淳安、衢州开化为中心，核心区域包括杭州地区、金衢盆地及周边地区。

木瓜喜温暖湿润气候，适应性强，对土壤要求不严，以肥沃的砂壤土种植为好。3～4月上旬或10～11月上旬以分株繁殖为主。将成年树基部萌蘖枝条连同须根，从母株分下后栽植，3年后始花，4年结果。

【采收加工】9～11月采摘成熟果实，放沸水中煮5～10分钟，纵半切开，晒干；也可先切两半，煮后晒干。煮时，煮至外皮灰白色即可捞出。

【植物形态】灌木。株高约2m，枝条具刺。叶卵形至椭圆形，边缘具锯齿，较圆钝，尖有腺，两面光滑。花先叶开放，一般3～5朵簇生。花瓣猩红色，甚美丽。果实球形或卵圆形，黄色或黄绿色，有芳香，萼片脱落；果梗甚短。花期3～5月，果期9～10月。

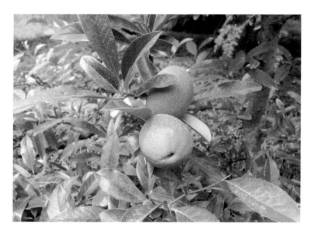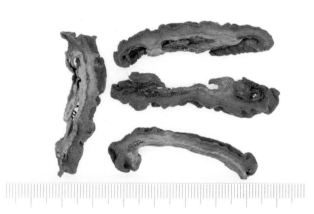

图 4-10-10   木瓜植物和饮片

【药材性状】长圆形，多纵剖成两半，长4～9cm，宽2～5cm，厚1～2.5cm。外表面紫红色或红棕色，有不规则的深皱纹；剖面边缘向内卷曲，果肉红棕色，中心部分凹陷，棕黄色；种子扁长三角形，多脱落。质坚硬。气微清香，味酸。

饮片呈类月牙形薄片。外表紫红色或棕红色，有不规则的深皱纹。切面棕红色。气微清香，味酸。

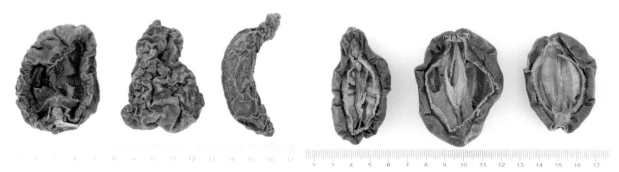

图 4-10-11   木瓜药材（左图为宣木瓜，右图为云南木瓜）

【鉴别要点】棕红色，边缘多卷曲，外皮有皱纹，味微酸。

【功能与主治】舒筋活络，和胃化湿。用于湿痹拘挛，腰膝关节酸重疼痛，暑湿吐泻，转筋挛痛，脚气水肿。

【炮制】取原药材除去杂质，洗净，略泡，蒸透，趁热切薄片，干燥，筛去碎屑。

【化学成分】果实含皂苷、黄酮类、维生素 C，以及苹果酸、酒石酸、枸橼酸等大量有机酸。此外还含有氧化氢酶、过氧化物酶、酚氧化酶、鞣质、果胶等。种子含氢氰酸。

【药理】有保肝、抗菌、抗肿瘤作用。

【文献摘要】

《本草经集注》：木瓜，山阴兰亭尤多，被人以为良果。又有榠楂，大而黄。

《本草图经》：木瓜处处有之，而宣城者为佳。木状如柰，花作房生子，春末开花，深红色，其实大者如瓜，小者如拳，上黄似着粉。宣人种莳尤谨，遍布山谷。始实成则镞纸花粘于上，夜露日烘，渐变红，花纹如生。本州以充土贡，故有宣城花木瓜之称。榠楂酷类木瓜，但看蒂间别有重蒂如乳者为木瓜，无者为榠楂也。

《本草纲目》：木瓜可种可接，可以枝压。其叶光滑而厚，其实如小瓜而有鼻，津润味不木者为木瓜，圆小于木瓜，味木而酢涩者为木桃，似木瓜而无鼻，大于木桃，味涩者为木李，亦曰木梨，即榠楂和圆子也。鼻乃花脱处，非脐蒂也。木瓜性脆，可蜜渍之为果。去子蒸烂，捣泥入蜜与姜作煎，冬月饮尤佳。

【附注】

（1）光皮木瓜：为同属植物榠楂的果实，主产于陕西、山西、安徽、江苏、浙江、江西、广西。在陕南和四川作为做泡菜的酸味剂和增加香味使用，个别地方也作木瓜用。果实呈长圆形，常纵剖两半，外表面紫红色，平滑不皱缩，于放大镜下可见极细微的浅皱纹，剖开面果肉淡黄棕色，质坚实。

（2）番木瓜：为番木瓜科植物番木瓜的果实，又称木瓜、乳瓜、万寿果。其为热带、亚热带常绿软木质小乔木，高达 8～10 米，具乳汁；茎不分枝或有时于损伤处分枝，具螺旋状排列的托叶痕。果实长于树的上部，外形像瓜，故名"木瓜"，主治胃痛、痢疾、二便不畅、风痹、烂脚等。我国主要分布在广东、海南、广西、云南、福建、台湾等地。

🌿 金钱白花蛇

金钱白花蛇在古代本草文献中未见记载，始见于《饮片新参》。

【别名】断肌甲、毛巾蛇、百节蛇、寸白蛇等。

【来源】为眼镜蛇科动物银环蛇 *Bungarus multinftus* Blyth 的幼蛇干燥体。

【产地与资源】分布于中国安徽、浙江、江苏、江西、福建、台湾、湖北、湖南、广东、广西、海南、贵州、云南。缅甸和越南北部等地也有分布。

金钱白花蛇主要来源于野生资源，也有部分养殖。银环蛇在我国分布较广，华东、华中、华南、西南均有分布，主产于广东、江西、湖南、福建、浙江、湖北、四川、贵州、云南、安徽、海南。广东揭阳、南雄、饶平、信宜、阳江、新会、增城、惠来，江西余江、临川、波阳、弋阳、南康、靖安、南丰、南城、金溪、勒安、遂川、上犹、广丰等地有人工饲养。

野生于树林及草丛的低矮山坡、丘陵多水处，夜间活动。

【采收加工】通常于夏、秋两季捕捉幼蛇，沉入水中淹死。如人工饲养则取出孵出 1～3 周的小蛇，以刚蜕完第 1 次皮后加工的商品色泽好，表皮光滑，如未蜕皮则表皮无光亮。剖腹除去内脏，抹净血迹，经 60%～70% 乙醇浸泡 8～16 小时，取出晾干，以头为中心盘成圆盘状，用竹签横穿固定，晒干或烘干。

【药材性状】本品呈圆盘状，盘径 3～6cm，蛇体直径 0.2～0.4cm。头盘在中间，尾细，常纳口内，口腔内上颌骨前端有毒沟牙 1 对，鼻间鳞 2 片，无颊鳞，上下唇鳞通常各为 7 片。背部黑色或灰黑色，有白色环纹 45～58 个，黑白相间，白环纹在背部宽 1～2 行鳞片，向腹面渐增宽，黑环纹宽 3～5 行鳞片，背正中明显突起一条脊棱，脊鳞扩大呈六角形，背鳞细密，通身 15 行，尾下鳞单行。气微腥，味微咸。

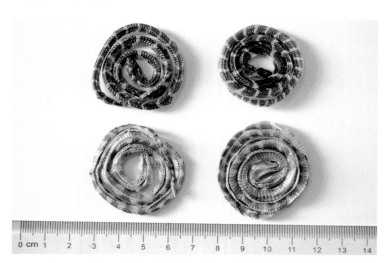

图 4-10-12　金钱白花蛇药材（上为背部，下为腹部）

以头尾齐全、有白花粗纹、表皮光亮有光泽、盘径 3cm 左右者为佳。

【功能与主治】祛风，通络，止痉。用于风湿顽痹，麻木拘挛，中风口眼㖞斜，半身不遂，抽搐痉挛，破伤风，麻风，疥癣。

【化学成分】蛇体含蛋白质、脂肪及鸟嘌呤核苷。头部蛇毒中含多种酶，如三磷酸腺苷酶、磷脂酶等。另含有 α- 环蛇毒、β- 环蛇毒、γ- 环蛇毒（为强烈的神经性毒）。

【药理】具有神经肌肉阻断作用。一般认为银环蛇毒液有外周箭毒样作用、神经节阻断作用、呼吸酶抑制作用。尚有呼吸中枢抑制作用，并可引起胃肠麻痹和心肌损害。此外，还有致死作用。

【文献摘要】

《中药小词典》：本品为银环蛇的幼体，细小，黑色，背部有白色环纹（即所谓"白花"）。捕捉后除去内脏，盘卷成铜钱大小（直径 2～3cm）的圆形，故名。近年已将银环蛇成体入药，盘成直径达 15cm 左右圆形，但仍称"金钱白花蛇"。

《500 味常用中药材的经验鉴别》：金钱白花蛇尚无统一标准，主产区江西的标准如下。

小条：干货。头尾齐全，盘成直径 3～3.5cm。头位于盘中央，尾细，常纳于口内，背部黑色或灰黑色，有相间白色环纹带，背鳞扩大呈六角形，表皮有光泽。全体无霉变和虫蛀。

中条：干货。头尾齐全，圆盘直径 6～7cm。头位于盘中央，尾细，常纳于口内，背部黑色或灰黑色，有相间白色环纹带，背鳞扩大呈六角形，表皮有光泽。全体无霉变和虫蛀。

大条：干货。头尾齐全，圆盘直径 10～15cm。头位于盘中央，尾细，常纳于口内，背部黑色或灰黑色，有相间白色环纹带，背鳞扩大呈六角形，表皮有光泽。全体无霉变和虫蛀。

蛇干：干货。偶有头尾不全，圆盘直径 15cm 以上。头位于盘中央，尾细，常纳于口内，背部黑色或灰黑色，有相间白色环纹带，背鳞扩大呈六角形，表皮有光泽。全体无霉变和虫蛀。

【附注】

（1）广东、广西两地有以眼镜蛇科金环蛇、游蛇科黑背白环蛇、白花锦蛇的幼蛇作金钱白花蛇。使用时间已有百年之久。金环蛇的鉴别特征为头小，稍大于颈部，尾特短，末端钝圆，体表黑色，具黄色环纹。白环蛇的鉴别特征为背鳞无扩大成的六角形。白花锦蛇的鉴别特征为头背呈赭红色，体背灰绿色，具 30 余个排成 3 行、略呈六角形的红褐色板块，尾部有红色环纹。

（2）白花蛇伪品很多，常见的有：①利用银环蛇成蛇切制成若干小条，形成小蛇身，再装上水蛇的蛇头，盘成圆盘状，冒充金钱白花蛇。主要区别为蛇身不完整，蛇头颈部与蛇身有拼接疤痕。②用褪色药水、油漆等将其他幼蛇的蛇身涂成白色环纹。主要区别为白环纹的宽窄间距不规则，背部背鳞不呈六角形。③赤链蛇的幼蛇。主要区别为头部略扁呈椭圆形，体背面黑色，具有 70 条左右狭长的红色横纹；头部鳞片黑色，有明显的红色边缘；头后部有"丫"形状；腹部白色，在肛门前面散生灰黑色小点。

（3）《本草纲目》中收载的白花蛇是蝮蛇科五步蛇除去内脏的干燥蛇体。药材名为"蕲蛇"，又称"大白花蛇"。具有散风通络、镇静攻毒的作用。两蛇功效相似。

第十一节　复方丹参片

一、组方

复方丹参片由丹参、三七、冰片三味药材组成。

二、临床应用

用于气滞血瘀所致的胸痹，临床表现为胸痹、心悸、心前区刺痛、舌暗或有瘀斑、脉涩。也用于西医学冠心病心绞痛见上述证候者。

三、原料药材

丹参、三七、冰片三味药材详见前章节。

第十二节　冠心通片

一、组方

冠心通片由丹参、川芎、红花、三七、黄芪、麦冬、冰片、土木香、佛手、苏合香、血竭、白芷、薄荷脑、葛根、五味子、绞股蓝总苷组成。

二、临床应用

活血化瘀，行气通脉。用于西医学属于气滞血瘀证的冠心病心绞痛，临床表现为胸闷、胸痛、气短、心悸。

三、原料药材

丹参、川芎、红花、三七、黄芪、麦冬、冰片详见前章节。

🍃 土木香

土木香始载于《蜀本草》。与"木香"药材相区别，原产于中国，故名。

【别名】藏木香、祁木香、玛奴（藏族名）。

【来源】为菊科植物土木香 *Inula helenium* L. 的干燥根。

【产地与资源】生于河边、田边等潮湿处，分布于黑龙江、吉林、辽宁、河北、河南、浙江、陕西、甘肃、新疆、四川。在河北、浙江、四川等省有栽培。

土木香性喜凉爽环境，耐严寒，多于3月中旬用种子育苗移栽或直播，也可在春季分根繁殖。田间需保持土壤湿润。种植2～3年后于秋末或早春挖根洗净，切成6～12cm长的短段。粗者再纵切成数块，晒干。撞去须根及粗皮。

【采收加工】秋末采挖，除去茎、叶、须根及泥沙，截段，较粗的纵切成瓣，晒干。

【植物形态】多年生草本，株高达150cm，不分枝，具纵沟棱及开展的长柔毛。根圆锥状，有香气。基生叶和茎下部叶均较大，椭圆状披针形，基部渐狭长具翅的长柄，边缘有齿，上面被糙硬毛，下面被白色厚茸毛；中部至上部叶渐小，长圆形或披针形。头状花序少数，排成伞房状；花黄色，舌状花3～4齿裂。瘦果，冠毛黄白色。花期5～7月，果期7～9月。

【药材性状】呈圆锥形，略弯曲，长5～20cm。表面黄棕色或暗棕色，有纵皱纹及须根痕。根头粗大，顶端有凹陷的茎痕及叶鞘残基，周围有圆柱形支根。质坚硬，不易折断，断面略平坦，黄白色至浅灰黄色，有凹点状油室。气微香，味苦、辛。

【鉴别要点】表面褐色，有纵纹及横长皮孔，质坚硬，折断面黄白色，皮部约占根半径的1/2，形成层环棕色，皮部与木部密布棕色油点。气香，味苦有麻舌感。

【功能与主治】健脾和胃，行气止痛，安胎。用于胸胁、脘腹胀痛，呕吐泻痢，胸胁挫伤，岔气作痛，胎动不安。

【炮制】除去杂质，洗净，润透，切片，干燥。

【化学成分】主要含挥发油1%～2%，油中的主要成分为土木香内酯、异土木香内酯、土木香醇、土木香酸、二氢土木香内酯、二氢异土木内酯、达玛二烯醇乙酸酯等。此外尚含有菊糖（40%）、豆甾醇、β-谷甾醇葡萄糖苷等。

【药理】有驱虫、抗菌、解热、祛痰、抗痉挛作用。在临床上常用于促进食欲，缓解消化不良症状，驱除肠道寄生虫等。土木香内酯与山道年结构相似，具驱虫作用，但易致呕吐。用本品给兔灌胃能降血糖。

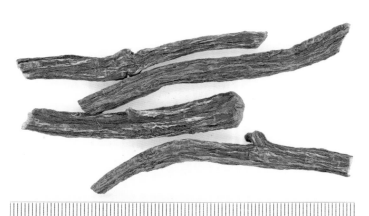

图 4-12-1 土木香药材

【文献摘要】

《蜀本草》：木香，今苑中种之。花黄，苗高三、四尺，叶长八、九寸，皱软而有毛。

《本草衍义》：常自岷州出寨得青木香，持归西洛。叶如牛蒡，但狭长，茎高三、四尺，花黄，一如金钱，其根则木香也。生嚼之，极辛香，尤行气。

【附注】

（1）本品易生虫、发霉、泛油，应存放于阴凉干燥处。统货以根粗壮、质坚实、香气浓者为佳。

（2）许多文献收载的"土木香"的原植物是土木香和总状土木香的干燥根。总状土木香又称"藏木香"。其植物茎被短糙毛，茎生叶基部常深裂成 1 对小裂片，头状花序排成总装，无梗或有梗，长 0.5 ～ 4cm。主产于西藏的昌都、拉萨、山南，新疆的奇台、察尔查布县、阿勒泰、昌吉、乌苏等地。四川、湖北、陕西、甘肃等地有栽培。总状土木香根含挥发油 2% ～ 2.5%，油中的主要成分为土木香内酯、异土木香内酯、别土木香内酯、藏木香内酯等。

（3）云南大理、丽江一带所产的大理木香在当地作青木香或土木香入药。

（4）川木香：据《中国药材学》，川木香为菊科植物川木香的根。产于四川西部，生于山坡草地。

佛手

佛手始载于唐代陈藏器的《本草拾遗》。李时珍曰："枸橼产闽广间，木似朱栾而叶尖长，枝间有刺……其实状如手，有指，俗呼为佛手柑。"清代张璐的《本草逢原》始将佛手和枸橼分开。

【别名】佛手柑、五指橘、飞穰、五指香橼、五指柑。

【来源】为芸香科植物佛手 *Citrus medica* L. *var. sarcodactylis* Swingle 的干燥果实。

【产地与资源】主产于重庆永川、云阳、开州、江津、綦江、涪陵、万州、潼南，四川沐川、犍为、雅安、泸州、宜宾、合江、内江、乐山等地者，称"川佛手"；产于广东肇庆、高要、云浮、四会、郁南，广西桂林灌阳者，称"广佛手"。此外，云南易门、峨山、新平，浙江金华（罗店）、兰溪、东阳，福建福安、莆田、福清等地亦产。以重庆江津和广东高要种植面积最大，产量最多，川佛手品质最佳，为重庆地区的道地药材之一。此外，安徽亦产。

佛手为常绿小乔木或小灌木，喜温暖，怕霜冻，喜湿润，怕干旱，宜肥沃、微酸性、阳光充足的砂质土壤。一般用扦插法繁殖，栽培 3 ～ 5 年开始结果，果实呈长椭圆形，顶端分裂如拳或张开如手指。裂纹如拳者称"拳佛手"，张开如指者称"开佛手"。本品无肉瓤和种子。

【采收加工】每年 9 ～ 10 月，当果实表面呈浅绿色或稍带黄色，表面细孔消失，呈现发亮时采摘。摘下后晾 3 ～ 5 天，待水分蒸发后，切 5 ～ 10mm 的纵切片。产地不同，片薄厚也不一样，四川、重庆产品较厚，广东产品较薄。切片后在烈日下暴晒，当天须晒至七八成干，次日再晒至足干，也可低温干燥。

【植物形态】常绿小乔木或灌木，有短而硬的刺。单叶互生，革质，具透明油点。花单生，簇生或为总状花序；花萼杯状；花瓣 5 片，内面白色，外面紫色。柑果呈卵形或长圆形，顶端分裂如拳状，或张开似指状，其裂数代表心皮数，表面橙黄色，粗糙，果肉淡黄色。种子数粒。花期 4 ～ 5 月，果熟期 10 ～ 12 月。

【药材性状】为类椭圆形或卵圆形的薄片，常皱缩或卷曲，长 6 ～ 10cm，宽 3 ～ 7cm，厚 0.2 ～ 0.4cm。顶端稍宽，常有 3 ～ 5 个手指状的裂瓣，基部略窄，有的可见果梗痕。外皮黄绿色或橙黄色，有皱纹和油点。果肉浅黄白色，散有凹凸不平的线状或点状维管束。质硬而脆，受潮后柔韧。气香，味微甜后苦。

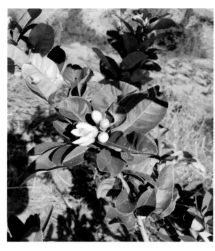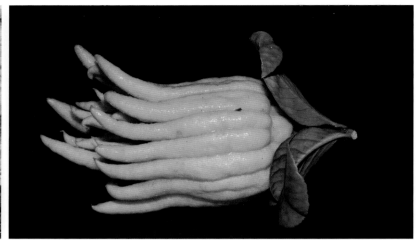

图 4-12-2　佛手植物和广佛手果实

【鉴别要点】类椭圆形或卵圆形的薄片，浅黄白色，有 3～5 个手指状的裂瓣，有类似柑橘的香气。

【功能与主治】疏肝理气，和胃止痛，燥湿化痰。用于肝胃气滞，胸胁胀痛，胃脘痞满，食少呕吐，咳嗽痰多。

【化学成分】干的果实含柠檬油、柠檬苦素、布枯苷、佛手内酯、胡萝卜苷、棕榈酸、琥珀酸，少量的香叶木苷、橙皮苷。

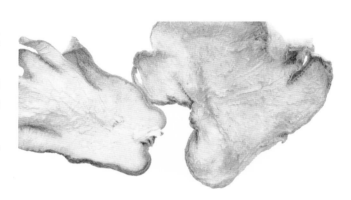

图 4-12-3　佛手饮片

【药理】①有抑制平滑肌痉挛作用。②有理气、平喘、祛痰作用，可能与其所含挥发油有关。③有中枢抑制作用。④对心脏的 β_1 受体有显著的抑制作用。⑤有止血、降血压及健胃作用。

【文献摘要】

《本草图经》：今闽广，江南皆有之。彼人呼为香橼。

《本草纲目》：枸橼产闽广间，木似朱栾而叶尖长，枝间有刺。植之近水乃生。其实状如人手，有指，俗呼为佛手柑。有长一尺四五寸者。皮如橙柚而厚，皱而光泽，其色如瓜，生绿熟黄。

【附注】

（1）川佛手片与广佛手片性状比较见表 4-12-1。

表 4-12-1　川佛手片与广佛手片性状比较

比较	川佛手	广佛手
片形	片小质厚，不平整	片大质薄，多皱缩
尺寸	长 4～16cm，宽约 3cm，厚约 6mm	长 6～10cm，宽 3～6cm，厚 1～2mm
皮瓤	绿皮白瓤（绿皮白肉），稍有黄色花纹	黄边白瓤（金边白肉），花纹明显
质地	质较坚，易折断	质柔软
气味	气清香，味甜微苦	气味淡薄

（2）佛手花叶具有疏肝理气、和胃止痛作用。

（3）佛手混淆品：①枸橼：完整果实呈长椭圆形或卵圆形，表面黄色或黄绿色，商品多横切成片。切片厚2～3mm，直径5～10cm。切开面灰黄色，中央有瓤12～16室，室内有时残留种子1～2枚。质柔软，气芳香，味初甜而后酸苦。②香园：果实呈球形，直径5～5.6cm。表面黄棕色或黄绿色，具黄白色斑块，顶端凹入，基部呈环状，横断面果皮呈黄白色，中央有瓤囊。气香，味酸微苦。③柚：用成熟果实纵切片，呈不规则的长条状。外果皮黄棕色或红棕色，皱缩有许多突起或凹陷的油室，中果皮黄白色。质脆，有香气，味苦。

（4）伪品佛手瓜：系葫芦科植物佛手瓜果实（蔬菜）纵切片晒干，伪充真佛手片。过去在佛手短缺时，药材市场也常有此伪品出现，应注意鉴别。该品外形与佛手很相似，但顶端如拳状不分裂，无香气，味甜。

🌿 苏合香

苏合香始载于《名医别录》。李时珍曰："此香出苏合国，因以名之。"

【别名】苏合油、流动苏合香。

【来源】为金缕梅科植物苏合香树 *Liquidambar orientalis* Mill. 的树干渗出的香树脂经加工精制而成。

【产地与资源】苏合香商品主要来自进口，主产于土耳其西南部、叙利亚北部、埃及、索马里等国。现我国广西、云南有少量引种。

【采收加工】当树龄有3～4年时即可采集。每年5～8月在树干的两侧削下树皮和边材的外层，将收集的刨花放于水中煎煮，并装入粗布袋压榨过滤，滤出树脂的乳液，再分离除去水分即成天然品。也有的将树干割伤，使其边材因受创伤而生树脂。刮取边材置沸水中共煮，滤出汁液，并压榨边材使汁液滤尽，收集于容器中，放冷后，分出树脂即可。精制苏合香是将天然品溶解在95%乙醇中过滤，除去不溶物（包括树皮的碎块及其他杂质），将乙醇蒸发浓缩即得。宜装于铁罐中，并灌以清水浸之，置阴凉处，防止香气走失。

【植物形态】苏合香树为乔木，高10～15m。花小，单性，雌雄异株。

【药材性状】为半流动性的浓稠液体。棕黄色或暗棕色，半透明。质黏稠，挑起则连绵不断。体重，入水则沉。气芳香，味略苦辣而香，嚼之黏牙。本品在90%乙醇、二硫化碳、三氯甲烷或冰醋酸中溶解，在乙醚中微溶。

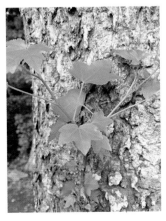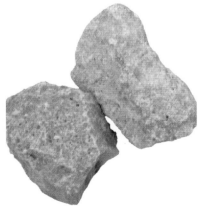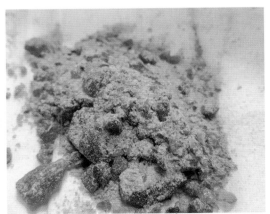

图 4-12-4　苏合香植物、药材和饮片

以黄白色、半透明、有香气、无杂质者为佳。

【鉴别要点】取少许苏合香放锡纸上用火烧之呈稀薄状；用针挑油液呈丝状，连绵不断，发出浓香气；或取少许苏合香放手心中摩擦，香透手背者，为真品。

【功能与主治】开窍，辟秽，止痛。用于中风痰厥，猝然昏倒，胸痹心痛，胸腹冷痛，惊痫。

【化学成分】粗制品含树脂约36%，其余为油样液体。树脂中含苏合香树脂醇、齐墩果酮酸等，一部分游离，一部分与肉桂酸相结合。油状液体中含有苯乙烯、乙酸桂皮酯、肉桂酸、桂皮醇酯、肉桂酸苯丙酯、香草醛及游离桂皮酸等。游离肉桂酸的含量为17%～23%，结合肉桂酸的含量为24%～25%。

【药理】有抗血栓、抑菌、抗炎作用。还有温和的刺激作用，用于局部可缓解炎症，如湿疹和瘙痒，并能促进溃疡与创伤愈合。

【文献摘要】

《新修本草》：此香从西域及昆仑来。紫赤色，与紫真檀相似，坚实及芳香，唯重如石，烧之灰白者好。

《本草图经》：广南虽有此，而类苏木，无香气。药中只用如膏油者，极芬烈耳。

《本草纲目》：苏合香油出安南，三佛齐诸番国。树生膏，可为药，以浓而无滓者为上。苏合香油出大食国，气味皆类笃耨香。

【附注】

（1）国际市场上苏合香的商品规格分两种：一种为天然苏合香，系灰黄色至灰棕色黏稠的半流体，具浓郁的香气；另一种为精制苏合香，系棕黄色至暗棕色半透明胶状半流体，具吐鲁脂样香气。这两种商品的质量符合国外报道的性状及各国药典规定的质量要求。

（2）过去中药行业习用的苏合香（商品名苏合油），多是从新加坡及中国香港经中间商辗转买来的，为灰棕色至深灰色、不透明极黏稠的半固体团块，内有蜡样颗粒性物质，具有特有的不快臭气，常贮于水中，加热则软化熔融。总香脂酸含量极低，甚至不足1%，并含松香杂质。自1974年，将进口品改为按英国药典规格精制，不再进口苏合油。

血竭

血竭始载于《新修本草》，原名"麒麟竭"。李时珍曰："麒麟亦马名也。此物如干血，故谓之血竭。"

【别名】麒麟血、骐竭。

【来源】为棕榈科植物麒麟竭 *Daemonorops draco* Bl. 果实渗出的树脂经加工制成。

【产地与资源】主产于印度尼西亚的加里曼丹、苏门答腊、爪哇、婆罗洲，印度，马来西亚等地。

【采收加工】麒麟竭果实成熟后，其外密被硬质小鳞片，由鳞片间分泌的红色树脂，几乎将鳞片全部遮蔽。采收成熟果实，充分晒干，加贝壳同入笼中强力振摇，松脆的红色树脂即脱落，筛去果实鳞片等杂质，用布包起树脂，入热水中使软化成团，取出放冷即得，称为"原装血竭"。从印度尼西亚输入血竭原料，在新加坡加入一些辅料加工而成者，称为"加工血竭"。这两种血竭是多年来药材市场的主流商品。

【性状】略呈类圆四方形或方砖形，表面暗红，有光泽，附有因摩擦而成的红粉。质硬而脆，破碎面红色，研粉为砖红色。气微，味淡。在水中不溶，在热水中软化。

【鉴别要点】取本品粉末置白纸上，用火隔纸烘烤即熔化，无扩散油迹。对光视之，呈鲜艳红色，无残渣，无松香气味。本品遇热水变软，但不溶于水，可溶于乙醇。

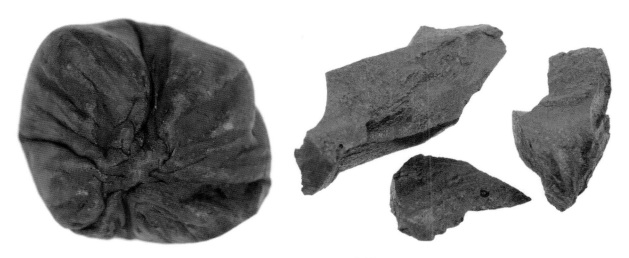

图 4-12-5　血竭药材

【炮制】除去杂质，打成碎粒或研成细末。

【功能与主治】活血定痛，化瘀止血，生肌敛疮。用于跌打损伤，心腹瘀痛，外伤出血，疮疡不敛。

【化学成分】麒麟竭中含红色树脂酯约 57%，从中分离出结晶形红色素，包括血竭红素、血竭素、去甲基血竭红素、去甲基血竭素、（2S）-5- 甲氧基 -6- 甲基黄烷 -7- 醇、（2S）-5- 甲氧基蓼烷 -7- 醇、2，4- 二羟基 -5- 甲基 -6- 甲氧基耳酮、血竭黄烷 A、血竭二氧杂庚醚，另含松脂酸、异松脂酸、松香酸、去氢松香酸、山答海松酸。红色树脂为血竭树脂鞣醇与苯甲酸及苯甲酰乙酸的化合物。

【药理】抗真菌、止血作用。

【文献摘要】

《本草图经》今南番诸国及广州皆出之。木高数丈，婆娑可爱。叶似樱桃而有三角。其汁液从木中流出，滴下如胶饴状，久而坚凝，乃成竭，赤作血色，采无时。

《本草纲目》：麒麟竭是树脂。麒麟竭树略如没药树，其肌赤色……以火烧之，有赤汁涌出，久而灰不变本色者，为真也。

【附注】

（1）过去血竭的来源除了棕榈科植物麒麟竭外，还有同属多种植物的果实渗出的树脂经加工制成的。

（2）百合科植物柬埔寨龙血树从含脂木质部提取而得的树脂，称"国产血竭"，又称"广西血竭"。商品呈大小不一的块状，表面黑紫色，具光泽，局部有红色粉尘黏着于上。质硬易碎，断面平滑有玻璃样光泽。无臭，味微涩，咀嚼有黏齿感，遇热则软化。龙血树血竭的采制是采取植物木质部含紫红色树脂部分，粉碎后分别用乙醇和乙醚进行提取，浓缩后即得血红色的血竭粗制品及精制品。

（3）1999 年原国家食品药品监督管理总局颁布的国家标准中收载的"龙血竭"，其为龙舌兰科植物剑叶龙血树的树脂加工而成，商品中也称"国产血竭"。其既能活血化瘀，又能收敛止血，具有双向调节作用。对于骨折、软组织损伤、咯血、月经过多、痛经等疾病的疗效与进口血竭相仿。

（4）血竭商品有进口和国产血竭之分，二者均为统货，以外色黑似铁、研粉红如血、火烧之呛鼻者为佳。

（5）血竭伪品：多由松香、红色颜料、石粉和泥土等物混合伪制而成。其形状为不规则形或似血竭形状。表面暗红色、略有光泽，用刀刮之起白色的粉痕。有松香臭气，火烧之气更浓，味淡。

🌿白芷

白芷始载于《神农本草经》。《中药小词典》曰："断面白色，气香如蓝，故名。'蓝'是一种香草，'芷'与'蓝'同音。屈原《楚辞·九歌·湘夫人》曰：'沅有蓝兮醴有兰'的'蓝'就是白芷。"

【别名】香白芷。

【来源】为伞形科植物白芷 Angelica dahurica（Fisch.ex Hoffm.）Benth.et Hook.f. 或杭白芷 Angelica dahurica（Fisch.ex Hoffm.）Benth.et Hook.f.var.formosana（Boiss.）Shan et Yuan 的干燥根。前者习称"禹白芷""祁白芷"，后者习称"杭白芷""川白芷"。

【产地与资源】杭白芷主产于浙江的杭州、临海、余杭、永康、缙云、象山、乐清等地，以余杭、永康产者优。川白芷主产于四川的遂宁、达县、安岳、仪陇、渠县、崇庆、射洪等地，以遂宁产者为佳。禹白芷主产于河南的禹县、长葛，安徽的亳州、太和等地，以禹县产者优，又称"会白芷"。祁白芷主产于河北的安国、定州、深泽、晋州等地。此外，山东的莒县、定陶，辽宁的盖州，湖南的茶陵、平江，江西的吉安，贵州的遵义、习水，云南的洱源、弥渡，湖北的蕲春、利川，陕西的城固、南郑等地亦产。其中，以浙江杭白芷、四川川白芷质量为优，统称为道地药材。

白芷对生态环境适应性很强，宜生长在地势平坦、土层深厚、土壤肥沃、质地疏松、排水良好的砂质土壤。

白芷用种子繁殖。新种子出苗率高，隔年种子出苗率差。播种期分为秋播和春播两种，以秋播为宜。河北秋播在处暑至白露之间进行，河南在白露前后进行，四川在白露至秋分之间进行，浙江在寒露前 10 天进行。河北安国有在春季清明播种，于当年寒露采收，但其质量不如秋播者。

【采收加工】因产地和播种时间不同，收获期各异。秋播者于第 2 年小暑至大暑之间采收，如四川在播后第 2 年小暑至大暑采收，浙江在大暑至立秋采收；春播者于当年白露后采收，如河北在白露前后采收，河南在霜降前后采收。若采收过早，则根部粉性不足；若采收过迟，则易发新芽，影响质量且粉性差。采收方法为挖取根部，除去地上茎叶及须根，洗净泥沙，反复堆、晒至干或低温干燥。如遇雨天，可烘炕干燥。浙江的加工方法是将白芷洗净放入缸内，加石灰拌匀，放置 1 周后，以针刺断面不入为度，取出晒干。晒时要勤翻动，遇雨天可用微火烘干，然后再撞去粗皮。

【植物形态】多年生大草本，粗壮。根呈圆柱形，浓香。茎绿色，常带紫色，有纵沟纹，茎上被毛。叶鞘椭圆状膨大，无毛；叶片三角状卵形，2～3 回羽状分裂，叶缘具白色软骨质粗齿；茎上部叶简化，叶鞘囊状膨大。花瓣白色。双悬果无毛，近圆形，棱槽有油管 1 个，合生面有 2 个。花期 7～8 月，果期 8～9 月。

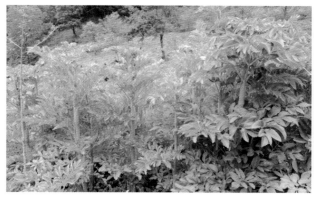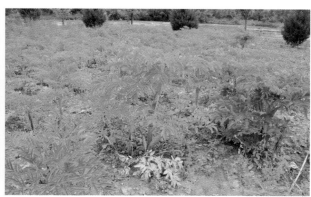

图 4-12-6　杭白芷和白芷植物

【药材性状】呈长圆锥形，长 10 ～ 25cm，直径 1.5 ～ 2.5cm。表面灰棕色或黄棕色，根头部钝四棱形或近圆形，具纵皱纹、支根痕及皮孔样的横向突起，有的排列成四纵行。顶端有凹陷的茎痕。质坚实，断面白色或灰白色，粉性，形成层环棕色，近方形或近圆形，皮部散有多数棕色油点。气芳香，味辛、微苦。

以根条肥大、体重坚实、粉性足、香气浓郁者为佳。

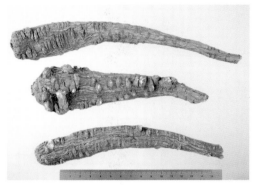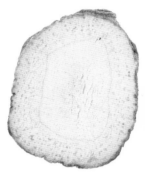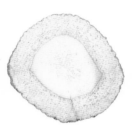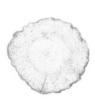

图 4-12-7　川白芷药材和饮片

【鉴别要点】圆形或类方形片，切面白色，有一棕色环，环外有众多棕色油点，气芳香，味苦、辛。

表 4-12-2　杭白芷、川白芷、禹白芷、祁白芷性状比较

比较	杭白芷	川白芷	禹白芷	祁白芷
根形	圆锥形，头粗尾细，分枝少，有的稍弯曲，状如胡萝卜	根粗，状如胡萝卜，无细尾	根呈圆锥形，较杭白芷、川白芷为细	根条细长，有支根
根头	呈钝四棱形	呈钝四棱形	近圆形	近圆形
表面	"疙瘩丁"排成四纵列，四棱明显，"疙瘩丁"粗大，表面灰青或浅灰棕色	四棱较前不甚明显，"疙瘩丁"较少，粗大，外皮细洁，黄白色	皮孔细小且散在不成四列，较光洁	表面黄棕色，较瘦，有抽沟
断面	白色或灰白色，粉性，形成层环棕色，近方形，皮部散有多数棕色油点	形成层环近方形，较前不甚明显，类圆形	形成层呈圆形，粉性不足	粉性小，似糖心，形成层环呈圆形
气味	气芳香浓烈	气芳香浓郁	气味稍淡	香气淡

【功能与主治】解表散寒，祛风止痛，宣通鼻窍，燥湿止带，消肿排脓。用于感冒头痛，眉棱骨痛，鼻塞流涕，鼻衄，鼻渊，牙痛，带下病，疮疡肿痛。

【炮制】除去杂质，大小分开，略浸，润透，切厚片，干燥。

【化学成分】主要含挥发油及多种香豆精衍生物。目前已确定的挥发油有 59 种。其所含的香豆精衍生物主要有欧前胡素、异欧前胡、别欧前胡素、珊瑚菜素、花椒毒素、异氧化前胡素、5- 甲氧基 -8- 羟基补骨脂素、比克白芷素、水合氧化前胡素、氧化前胡素、香柑内酯等。

【药理】①解热、镇痛与抗炎。②对志贺菌属、伤寒杆菌、绿脓杆菌、霍乱弧菌等多种病原体有抑制作用。③白芷中的多种成分可以抑制长波紫外线对皮肤的损害。④白芷中的脂溶性成分有显著扩张血管的作用，而水溶性成分有血管收缩作用。⑤因对平滑肌的作用而具有解痉止痛作用。⑥有中枢

兴奋作用，白芷毒素在少量时能兴奋延脑呼吸中枢、血管运动中枢、迷走中枢和脊髓，使呼吸兴奋、血压升高、心率减慢，并引起流涎；大量时可致间歇性惊厥，继而导致麻痹。

【文献摘要】

《名医别录》：白芷生河东川谷下泽，二月、八月采根曝干。

《本草纲目》：今采根洗刮、寸截，以石灰拌匀，晒干，为其易蛀，并欲色白也。

【附注】

（1）白芷中产于南方红土壤、表皮呈红色者，称"红皮白芷"，质量较优。

（2）据《仁和县志》等文献资料记载，浙江家种白芷为最早。据《四川遂宁志》记载，四川白芷栽培始于13世纪。

（3）过去白芷分三等：每千克36支以内、圆锥形、表面呈灰白色、体重坚实、断面白色、粉性足、气芳香者为一等；每千克60支以内，其余同一等者为二等；每千克60支以上，间有白芷尾、黑心、油条者为三等。

（4）白芷历来以杭白芷和川白芷优于禹白芷和祁白芷，禹白芷又优于祁白芷。杭白芷质量最佳，川白芷产量最大。

薄荷脑

【别名】薄荷冰、薄荷油。

【来源】为唇形科植物薄荷 *Mentha haplocalyx* Briq. 的新鲜茎和叶经水蒸气蒸馏、冷冻、重结晶得到的一种饱和的环状醇。

【产地与栽培】薄荷在全国大部分地区均产，主产于江苏、湖南、浙江、江西等地。江苏为薄荷主产区，苏州、南通是道地产区，尤其是苏州太仓薄荷在全国有名。

【药材性状】为无色针状或棱柱状结晶或白色结晶性粉末，有薄荷的特殊香气，味初灼热后清凉。在乙醇溶液中显中性反应。本品在乙醇、氯仿、乙醚、液状石蜡或挥发油中极易溶解，在水中极微溶解。

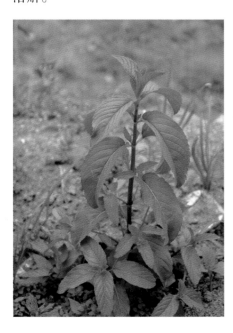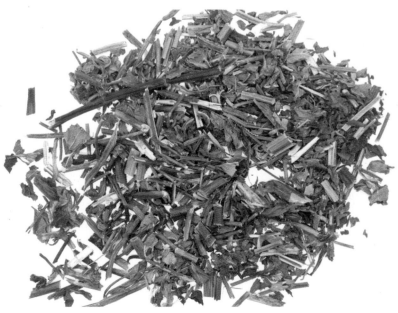

图 4-12-8　薄荷植物和饮片

【功能与主治】为芳香药、调味药及祛风药。主要用于中成药制剂。本品可使皮肤或黏膜产生清凉感以减轻不适及疼痛。

【化学成分】L– 薄荷脑 $C_{10}H_{20}O$。

【附注】薄荷素油：为唇形科植物薄荷的新鲜茎和叶经水蒸气蒸馏、冷冻、部分脱脑加工提取的挥发油。其性状为无色或淡黄色的澄清液体，有特殊清凉香气，味初辛、后凉。存放日久，色渐变深。主要用于中成药制剂。

🌿 葛根

葛根始载于《神农本草经》。葛是古人类认识较早的植物，在古文中有较多葛的描述，古称"引蔓缠绕之草"为"葛"，药用其根，故名"葛根"。

【来源】为豆科植物野葛 *Pueraria lobata*（Willd.）Ohwi 的干燥根。习称野葛。

【产地与资源】我国野葛分布很广，除新疆、西藏外各地均有野生，但以湖南、河南、贵州、江西、湖北、云南、广东、浙江、安徽、陕西、四川、河北等地有较多分布。湖南、河南、浙江、四川产量大。野生于向阳山坡。野葛主要来自野生，栽培还属于起步阶段。葛根有种子、茎节、根茎等多种繁殖方法。

【采收加工】葛根常于霜降后或来年初春采挖，但清明前采挖质量较佳，秋季霜降后采挖的质量较差。采挖时要挖大留小，以利繁殖。挖出后将根洗净，刮去外皮，趁鲜切成厚片或小块，晒干或烘干，晒时要勤翻动，防止雨淋和夜露，以免变色或生霉。葛根纤维性很强，在产地必须趁鲜切片，否则干后难以切段。

【植物形态】多年生藤本。全株有黄褐色硬毛，有肥厚的块根。三出羽状复叶。总状花序，花管紫红色。荚果，线形，密生硬毛。花期 6 ～ 8 月，果期 8 ～ 9 月。

【药材性状】呈纵切的长方形厚片或小方块，长 5 ～ 35 cm，厚 0.5 ～ 1 cm。外皮淡棕色，有纵皱纹，粗糙。切面黄白色，纹理不明显。质韧，纤维性强。气微，味微甜。

以色白、质坚实、无外皮、粉性足、纤维少者为佳。

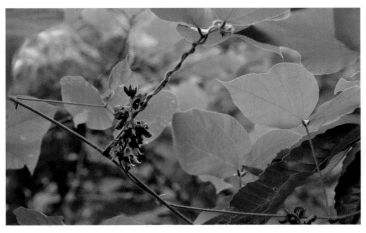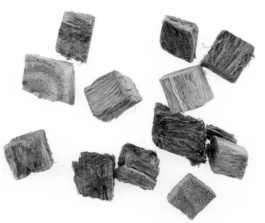

图 4-12-9　葛根植物和饮片（葛根丁）

【鉴别要点】厚片状或四方体丁状，色类白或淡黄色，切面粗糙，纤维多，粉性足，横断面可见纤维与粉质相间形成的多层同心环纹。气微，味甘。

【功能与主治】解肌退热，生津止渴，透疹，升阳止泻，通经活络，解酒毒。用于外感发热头痛，项背强痛，口渴，消渴，麻疹不透，热痢，泄泻，眩晕头痛，中风偏瘫，胸痹心痛，酒毒伤中。

【炮制】煨葛根。

1. 湿纸煨　取葛根片或块用 3 层湿纸包好，埋入无烟热火灰中，煨至纸呈焦黑色，葛根呈微黄色时取出，去纸放凉，备用。

2. 麦麸煨　以少量麦麸撒入热锅中，用中火加热，待冒烟后，倒入葛根片，上面再撒麦麸，煨至下层麦麸呈焦黄色时，随即用铁铲将葛根与麦麸不断翻动，至葛根片呈焦黄色时取出，筛去麦麸，放凉。

【化学成分】野葛根主含异黄酮类物质，总量可达 12%，其中主要有葛根素、黄豆苷、黄豆苷元、黄豆苷元 –4，7– 二葡萄糖苷和甲基葛根素，其他异黄酮类有芒柄花黄素、金雀异黄素等。另外，尚含有三萜皂醇类、葛根黄素、氧化胆碱、尿囊素、β– 谷甾醇、胡萝卜苷、氨基酸等多种成分。

【药理】葛根是古老而常用的中药，具有调节心脏功能、抗心肌缺血、扩张血管、抗高血压、抗心律失常、β– 受体阻滞、降血糖、降血脂、解热，收缩和舒张平滑肌、抗癌、解酒毒及溴氰菊酯中毒等作用。

【文献摘要】

《名医别录》：葛根生汶山川谷，五月采根，暴干。

《本草经集注》：即今之葛根，人皆蒸食之。当取入土深大者，破而日干之。南康、庐陵间最胜，多肉而少筋，甘美，但为药不及耳。

《本草图经》：今处处有之，江浙尤多……今人多作粉食。

《本草纲目》：葛有野生，有家种。取治可作绤绤，其根外紫内白，长者七八尺。其叶有三尖，如枫叶而长，面青背淡，其花成穗，累累相缀，红紫色。其荚如小黄豆荚，亦有毛。其子绿色，扁扁如梅子核，生嚼腥气，八九月采之。

【附注】

（1）传统认为商品以粉葛为优，以质坚实、色白、粉性足、纤维少者为佳。但现在研究认为，野葛中总黄酮含量高于粉葛而质佳，葛根的功效比粉葛强。野葛根含黄酮类物质，总量可达 12%；广西产的甘葛藤根，总黄酮含量约为 2.22%。

（2）1977 ～ 2000 年版《中国药典》中，葛根的基原均为豆科植物野葛或甘葛藤的干燥根。2005年版后，葛根的基原仅有野葛的干燥根，习称野葛，将甘葛藤的干燥根分出，另列为"粉葛"。粉葛主产于广西平南、桂平、玉林、梧州、藤县、贵港，广东南海、佛山、番禺、增城等地。其多为栽培，是著名的药食两用药材。在产地常切成 2cm 见方的小方块，称"粉葛丁"。未切的原药材呈圆柱形、类纺锤形，长 12 ～ 15cm，直径 4 ～ 8cm，体重，质硬，富粉性。

（3）葛根长霉后总黄酮含量会显著下降，因此要注意贮存。

五味子

五味子始载于《神农本草经》。李时珍曰："五味，皮肉甘、酸，核中辛、苦，都有咸味，此则五味具也。"

【别名】北五味、辽五味。

【来源】为木兰科植物五味子 *Schisandra chinensis*（Turcz.）Baill. 的干燥成熟果实。习称"北五味子"。

【产地与资源】生于山坡杂木林下，常缠绕在其他植物上。主产于黑龙江、吉林、辽宁，各省山区均有分布，以长白山、完达山、张广才岭、老爷岭、大小兴安岭等地野生较多。20 世纪 90 年代开始，黑龙江、吉林、辽宁、河北、北京、内蒙古东部一些地区开始野生变家种，并取得了成功。现在黑龙江林口、尚志、五常、依兰、伊春，吉林桦甸、蛟河、通化、临江、抚松、长白，辽宁本溪、凤城、桓仁、宽甸，内蒙古牙克石、扎兰屯、莫力达瓦，河北围场、承德平泉、宽城，北京怀柔、密云、门头沟、房山等地都有大面积栽培。现栽培品已成为主流商品。《道地药材标准汇编》以长白山脉、大兴安岭、小兴安岭为中心，核心区包括辽宁辽阳、盖州、海城、宽甸、桓仁、凤城，吉林双阳、抚松、桦甸、敦化、临江、集安、通化、柳河、靖宇，黑龙江双城、五常、虎林、伊春、黑河等地及周边区域，为五味子的道地产区。

五味子喜光，喜湿润，喜肥，对土壤要求不严，一般选 2 年生苗进行移栽、搭架，生长 2 年即开花结果，3 年有一定产量，4 ～ 5 年大量结果。注意水、肥料和管理要跟上。

截至 2015 年底，辽宁本溪、桓仁的五味子种植基地通过了国家 GAP 认证。

【采收加工】多在霜降后采收，此时果实已成熟定浆。若过早采收（抢青）则果实未成熟，干后抽皱，油性小；过晚采收则果实脱落。采摘后晒干，除去果梗和杂质。

【植物形态】落叶木质藤木。小枝褐色，有棱角，全株近无毛。单叶，互生，叶倒卵形、宽卵形或椭圆形，边缘有腺状细齿。花单性，雌雄异株，花单生或簇生于叶腋，花梗细长而柔弱；花被 6 ～ 9 片，乳白色或粉红色；雌花有 17 ～ 40 个离生的心皮，覆瓦状排列在花托上。开花后期，花托逐渐延长，果熟时成穗状聚合浆果，紫红色。花期 5 ～ 6 月，果期 8 ～ 9 月。

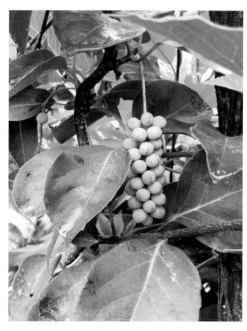
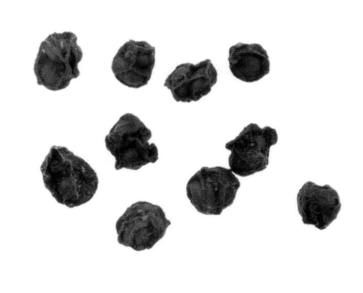

图 4-12-10　五味子植物和药材

【药材性状】呈不规则的球形或扁球形，直径 5 ～ 8mm。表面红色、紫红色或暗红色，皱缩，显油润；有的表面呈黑红色或出现"白霜"。果肉柔软，种子 1 ～ 2 粒，肾形，表面棕黄色，有光泽，种皮薄而脆。果肉气微，味酸；种子破碎后，有香气，味辛、微苦。

以粒大、果皮紫红、肉厚柔润者为佳。

【鉴别要点】不规则小球形，表面皱缩，暗红色，果肉味酸，种子味辛，微苦。

【功能与主治】收敛固涩，益气生津，补肾宁心。用于久咳虚喘，梦遗滑精，遗尿尿频，久泻不止，自汗盗汗，津伤口渴，内热消渴，心悸失眠。

【炮制】

1. 净五味子　除去杂质，用时捣碎。

2. 醋五味子　取净五味子加醋拌匀，稍闷，置适宜容器内，蒸至醋被吸尽，表面显紫黑色，取出，干燥。

3. 酒五味子　取净五味子加醋拌匀，稍闷，置适宜容器内，蒸至酒尽转黑色，取出，晾干。

4. 蜜五味子　取净五味子加炼蜜拌炒，炒至蜜不粘手，取出，晾凉。

【化学成分】果实中含挥发油 0.89%，油中的主要成分含倍半蒈烯、β_2- 没药烯、β- 花柏烯及 α- 衣兰烯。另含木脂素约 5%，为本品的有效成分。木脂素系五味子甲素，五味子乙素，新五味子素，五味子醇甲，五味子素（戈米辛）A、B、C、D、E、F、G、H、J、N、O 等。此外，尚含有机酸 9.11%，主要为枸橼酸、苹果酸、酒石酸、琥珀酸、维生素 C 等。种子含脂肪油约 33%。

【药理】①抗肝损伤作用：对四氯化碳（CCl_4）等毒物所致肝损伤有影响；对分离的大鼠肝细胞损伤有保护作用；对小鼠免疫性肝脏损害有保护作用；对 CCl_4 诱发的肝脏微粒体脂质过氧化及 CCl_4 与肝微粒体脂质和蛋白质共价结构有抑制作用；对还原型辅酶Ⅱ（NADPH）和分子氧消耗有影响；对肝脏谷丙转氨酶（GPT）有影响。②对氧自由基损害的防护作用：对维生素 C-NADPH 及 Fe^{2+}- 半胱氨酸激惹的膜脂质过氧化有阻抑作用；对酒精中毒所致肝脏脂质过氧化有保护效应；对氧自由基损害心脏和脑线粒体有保护作用；对阿霉素损害大鼠心脏线粒体有保护作用；直接捕获氧自由基作用；增强抗氧化酶活性；拮抗过氧化氢（H_2O_2）引起的红细胞溶血。③增强肝脏解毒功能，对肝脏蛋白质和糖原合成的作用。④对中枢神经系统有镇静效应，对免疫有抑制作用，对呼吸中枢有直接兴奋作用。⑤对心血管系统的作用：对前列腺素 2α（$PGF_{2\alpha}$）和 CCl_4 引起的动脉收缩有抑制作用。⑥抗溃疡，减少胃液分泌，抑制回肠收缩，从而影响消化系统。⑦抗应激，对子宫有兴奋作用。⑧具有广谱的抗菌作用、抗病毒作用、杀蛔虫作用及抑制雄鸡性功能作用。

【文献摘要】

《名医别录》：五味子生齐山山谷及代郡。八月采实，阴干。

《本草经集注》：今第一出高丽，多肉而酸甜；次出青州、冀州，味过酸，其核并似猪肾。又有建平者，少肉，核形不相似，微苦，亦良。此药多膏润，烈日暴之，乃可捣筛。

《本草图经》：今河东、陕西州郡尤多，杭越间亦有之。春初生苗，引赤蔓于高木，其长六七尺。叶尖圆似杏叶。三四月开黄白花，类莲花状。七月成实，丛生茎端，如豌豆许大，生青熟红紫，入药生暴不去子。今有数种，大抵相近。

《本草纲目》：五味今有南北之分，南产者色红，北产者色黑，入滋补药必用北产者乃良。亦可取根种之，当年就旺；若二月种子，次年乃旺，须以架引之。

【附注】

（1）2019 年出版的《中药材商品规格等级标准汇编》将五味子商品分为两个等级。其以"呈不规则的球形、扁球形或椭圆形；皱缩，内有肾形种子 1～2 粒；果肉味酸，种子有香气，味辛微苦"为共同标准。表面红色、暗红或紫红色，质柔润，干瘪粒不超过 2% 者，为一等；表面黑红或出现"白霜"，干瘪粒不超过 20% 者，为二等。

（2）1963～1995 年版《中国药典》中，五味子的基原均为木兰科植物五味子或华中五味子的干燥成熟果实。2000 年版后，五味子的基原仅有五味子的成熟果实，习称"北五味子"，将华中五味子的干燥成熟果实分出，另列为"南五味子"。

南五味子主要分布于陕西丹凤、山阳、商南、安康、紫阳、旬阳、留坝、略阳、佛坪、渭南、华阴，河南西峡、栾川、南召、林州、修武，湖北恩施、利川、鹤峰、建始，重庆巫溪、巫山、城口、南川、武隆，四川北川、青川、平武，湖南龙山、武冈、新宁、永顺。此外，云南、贵州、安徽、浙江等地的山区均有野生。以陕西、湖北、河南产量大。其与北五味子的性状区别是较小，直径 4～6mm；表面棕红色至暗棕色，干瘪，果肉常紧贴于种子上；果肉味微酸，种子破碎后，香气较淡。

南五味子果实在由青色转为青灰白色时采收，采收后在开水中略焯一下，及时晒干，颗粒虽不及北五味子大，但较一般的南五味子大，果肉也较厚，油润，颜色紫红，与北五味子接近，放置一段时间也有"白霜"出现。若青色时采摘，则干后果肉常紧贴于种子上，干瘪无肉；若果实变红时采收，则干后果肉与种子分离，臃胀，质地轻泡，颜色棕红。

南五味子的功效与北五味子一样。在四川部分地区，同科同属植物翼梗五味子的果实也作南五味子使用。

绞股蓝总苷

绞股蓝总苷为葫芦科植物绞股蓝的干燥地上部分经加工制成的总皂苷。历版《中国药典》没有收载该提取物。

绞股蓝

历代本草均无绞股蓝作为药用的记载，其名以救饥草始载于《救荒本草》。历版《中国药典》也没有收载该药材。《中药大辞典》有收载。作为药材标准，在湖南省、江西省、广西壮族自治区、福建省、山东省的中药材标准中收载。

【别名】七叶胆、五叶参、七叶参、小苦药等。

【来源】为葫芦科植物绞股蓝 *Gynostemma pentaphyllum*（Thunb）Makino 的干燥地上部分。

【产地与资源】生于海拔 300～2000m 的沟谷林缘、山地疏林或灌丛中，分布于长江以南及陕西南部，多为局部成片分布。

绞股蓝喜肥沃阴湿环境。栽培的绞股蓝 1 年可割 3～4 次。陕西安康平利县的绞股蓝种植基地于 2006 年通过了国家 GAP 认证。

【采收加工】夏、秋季枝叶茂盛时割取地上部分，除去杂草，洗净，晒干。

【植物形态】草质攀援植物。茎细弱，具分枝。叶膜质或纸质，鸟足状，通常 5～7 片小叶，被短柔毛，边缘具波状齿或圆齿状牙齿，上面深绿色，背面淡绿色，两面均疏被短硬毛。卷须纤细，2 歧。雌雄异株。花冠淡绿色或白色。果实肉质不裂，球形，成熟后黑色，光滑无毛。

【药材性状】呈皱缩状，茎细长，类圆柱形，表面灰棕色至暗棕色，有的绿褐色，具纵沟纹。卷须先端 2 裂或不分裂。叶互生，具长柄，多破碎，完整者通常由 5 片小叶组成鸟趾状复叶，有时为 3 片或 7 片，小叶片卵状长圆形或长圆状披针形，中央 1 枚较大，具小叶柄，背面叶脉有短毛。花黄绿色，花冠裂片披针形。味甜、微苦。

【功能与主治】清热解毒，止咳祛痰，生津安神。用于慢性气管炎，传染性肝炎，肾盂肾炎，胃肠炎，心血管病。

【炮制】除去杂质，切断，干燥。

【化学成分】全草含甾醇、苷类、糖类、黄酮类、有机酸、氨基酸及微量元素等成分。其总皂苷含量为 4.5% ～ 9%。

【药理】有抗肿瘤、延缓衰老等作用。

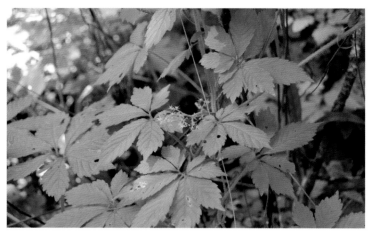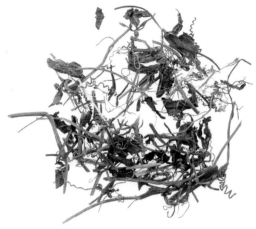

图 4-12-11　绞股蓝植物和药材

【文献摘要】

《救荒本草》：绞股蓝，生田野中，延蔓而生，叶似小蓝叶，短小较薄，边有锯齿，又似痢见草，叶亦软，淡绿，五叶攒生一处，开小花，黄色，亦有开白花者，结子如豌豆大，生则青色，熟则紫黑色，叶味甜，救饥，采叶炸熟，水浸去邪味涎沫，淘洗净，油盐调食。

【附注】

（1）葡萄科植物乌蔹莓与绞股蓝极相似，常成为绞股蓝的伪品，两者比较见表 4-12-3。

表 4-12-3 绞股蓝与乌蔹莓比较

比较		绞股蓝	乌蔹莓
相同点		多年生草质藤本，有纵棱，复叶，具卷须，叶形相似，浆果球形，成熟时黑色	
不同点	科属	葫芦科	葡萄科
	茎	茎细长，少分枝，被柔毛	茎粗壮，多分枝，光滑
	叶	鸟足状复叶，小叶 5 ～ 7 片，被柔毛	掌状复叶，小叶 5 片，光滑
	卷须	生于叶腋	与叶对生
	花	花单性，雌雄异株，圆锥花序	花两性，聚伞花序腋生
	产地	长江流域	长江流域及陕西中部、河南、山东等地
	功效	清热解毒，止咳祛痰，生津安神。用于慢性气管炎，传染性肝炎，肾盂肾炎，胃肠炎，心血管病	清热利湿，解毒消肿。用于热毒痈肿，疔疮，丹毒，咽喉肿痛，蛇虫咬伤，水火烫伤，风湿痹痛，黄疸，泻痢，白浊，尿血

（2）附《山东省中药材标准》（2012 年版）关于绞股蓝的相关内容。

绞股蓝

Jiaogulan

GYNOSTEMMAE HERBA

本品为葫芦科植物绞股蓝 *Gynostemmae penlaphyllum*（Thunb.）Makino 的干燥地上部分。夏、秋季花期采集地上部分，晒干。

【性状】本品呈皱缩状。茎细长，类圆柱形，表面灰棕色至暗棕色，有的绿褐色，具纵沟纹。卷须先端 2 裂或不分裂。叶互生，具长柄，多破碎，完整者通常由 5 小叶组成鸟趾状复叶，有时为 3 片或 7 片，小叶片卵状长圆形或长圆状披针形，中央一枚较大，具小叶柄，背面叶脉有短毛。花黄绿色，花冠裂片披针形。味甜、微苦。

【鉴别】取本品粉末 2g，价甲醇 30ml，加热回流 2 小时，放冷，滤过，滤液蒸干，残渣加水 20ml 使溶解，用乙醚振摇提取 2 次，每次 10ml，弃去乙醚液，水液用饱和的正丁醇振摇提取 3 次，每次 10ml，合并正丁醇提取液，蒸干，残渣加甲醇 2ml 使溶解，作为供试品溶液。另取绞股蓝对照药材 2g，同法制成对照药材溶液。照薄层色谱法（中国药典 2010 年版一部附录 Ⅵ B）试验，吸取上述两种溶液各 5μl，分别点于同一硅胶 G 薄层板上，以三氯甲烷 – 甲醇 – 水（65∶35∶10）10℃以下放置的下层溶液为展开剂，展开，取出，晾干，喷以 10% 硫酸乙醇溶液，在 105℃加热至斑点显色清晰，分别置日光和紫外光灯（365nm）下检视。供试品色谱中，在与对照药材色谱相应位置上，显相同的紫红色斑点或荧光斑点。

【检查】水分不得过 11.0%（中国药典 2010 年版一部附录 Ⅸ H 第一法）。

总灰分不得过 14.0%（中国药典 2010 年版一部附录 Ⅸ K）。

酸不溶性灰分不得过 3.0%（中国药典 2010 年版一部附录 Ⅸ K）。

【浸出物】照水溶性浸出物测定法（中国药典 2010 年版第一部附录 Ⅹ A）项下的热浸法测定，不得少于 16.0%。

【含量测定】对照品溶液的制备取人参皂苷 Rb_1 对照品适量，精密称定，加甲醇制成每 1ml 含 2.0mg 的溶液，即得。

标准曲线的制备精密吸取对照品溶液 0μl、25μl、50μl、75μl、100μl、125μl，分别置具塞试管中，挥干溶剂，各加 5% 香草醛冰醋酸溶液 0.2ml、高氯酸 0.8ml，混匀，密塞，置 60℃水浴中加热 15 分钟，迅速冷却至室温，各加冰醋酸 5ml，摇匀，以第一份为空白，照紫外 – 可见分光光度法（中国药典 2010 年版一部附录 Ⅴ A），在 550nm 波长处测定吸光度，以吸光度为纵坐标，浓度为横坐标，绘制标准曲线。

测定法取本品粉末约 1.5g，精密称定，置索氏提取器中，加甲醇回流提取至提取液无色，提取液蒸干，残渣用水 30ml 分次转移至分液漏斗中，用水饱和的正丁醇振摇提取 4 次，每次 20ml，合并正丁醇提取液，蒸干，残渣加 50% 甲醇约 5ml 使溶解，加至中性氧化铝柱（5g，内径 1.5cm，干法装柱）上，用 50% 甲醇 150ml 洗脱，收集洗脱液，蒸干，残渣加甲醇溶解并转移至 5ml 量瓶中，用甲醇稀释至刻度，摇匀。精密吸取供试品溶液 10μl，置具塞试管中，照"标准曲线的制备"项下的方法，自"挥干溶剂"起依法测定吸光度，从标准曲线上读出供试品溶液中人参皂苷 Rb_1 的重量（μg），计算，即得。

本品含总皂苷以人参皂苷 Rb_1（$C_{54}H_{92}O_{23}$）计，不得少于 2.0%。

饮片

【炮制】除去杂质，切段，干燥。

【性状】本品呈不规则的段状。茎类圆柱形，表面灰棕色至暗棕色，有的绿褐色，具纵沟纹。卷须先端 2 裂或不分裂。叶多破碎，完整者通常由 5 小叶组成鸟趾状复叶，小叶片卵壮长圆形或长圆状披针形，有小叶柄，背面叶脉有短毛。花黄绿色，花冠裂片披针形。味甜、微苦。

【鉴别】【检查】【浸出物】同药材。

【性味与归经】苦、微甘，凉。归肺、脾、肾经。

【功能与主治】清热解毒，止咳祛痰，生津安神。用于慢性气管炎，传染性肝炎，肾盂肾炎，胃肠炎，心血管病。

【用法与用量】3～5g。

【贮藏】置阴凉干燥处。

第十三节　通脉颗粒

一、组方

通脉颗粒由丹参、川芎、葛根组成。本方是传统名方通脉饮的现代制剂。

二、临床应用

活血通脉。用于西医学的缺血性心脑血管病，如动脉粥样硬化，脑血栓、脑缺血、冠心病、心绞痛等。

三、原料药材

丹参、川芎、葛根详见前章节。

第十四节　延寄参胶囊

一、组方

延寄参胶囊由人参、醋元胡、北刘寄奴、骨碎补组成。本方是在唐代孙思邈《备急千金要方》中救心汤的基础上，根据中医理论及临床实践加入人参组方而成的。

二、临床应用

活血益气，温补心肾，通脉之痛。用于心血瘀阻兼心肾气虚所致的劳累性冠心病心绞痛，临床表现为胸痛、胸闷、心悸气短、乏力、腰膝酸软等。

三、原料药材

人参详见前章节。

🌿 延胡索

延胡索始载于《本草拾遗》。原名"玄胡索"，宋朝时为避宋真宗讳，改为"延胡索"。清代又避爱新觉罗·玄烨名讳，改称"元胡索"，简称"元胡"。

【别名】元胡、延胡、玄胡索、玄胡等。

【来源】为罂粟科植物延胡索 *Corydalis yanhusuo* W.T.Wang 的干燥块茎。

【产地与资源】延胡索药材均来自栽培。目前，全国延胡索的主产地分为浙江、陕西汉中两大块。浙江是传统延胡索的道地产地，现约占延胡索总种植面积25%，主要分布在金华的东阳、兰溪、磐安、永康，丽水的缙云等地，以东阳和磐安两地产量最多。陕西汉中的延胡索种植约从20世纪70年代末逐步发展起来的，现在种植面积达到了延胡索总种植面积的70%，主要集中在城固、南郑、洋县、汉台区。此外，江苏海门、南通、如东，上海南汇，山东苍山也有少量种植。

延胡索是常用大宗药材，国内年需量约4500吨，出口45～55吨。近几年，由于全国产出量和库存量大于需求，故市场价格波动不大。

延胡索喜向阳、肥沃、排水良好的砂质壤土，忌连作。块茎和种子均可繁殖，实际生产中多用块茎繁殖。延胡索在立夏后收获，采挖时选出块茎圆整、大小合适均匀、不偏不歪者，使其阴至稍干，装载缸内，或埋于干燥的细河沙中，置阴凉处贮存过夏，待到白露时节取出下种。到翌年立夏后植株完全枯萎时采收。选择晴天将土刨开，边刨边拣出块茎，力求挑拣干净。每0.5kg种茎可繁殖鲜延胡索4～5kg。在汉中产区，每年收完延胡索可种植水稻，收完水稻再种延胡索，这样水、旱地轮作，大大抑制了病虫害的发生，减少了药粮的病虫害防治成本和农药残留。

【采收加工】夏初茎叶枯萎时采挖，除去须根，将块茎洗净，大小分开，置沸水中煮3～5分钟，煮至块茎内部中心有米粒大的白点时取出，晒干即可。煮时不可过生过熟，过生则内部有粉质，表面无皱纹，易生虫或破裂；过熟则表面皱缩，显松泡，折干率下降，均影响质量。加工较好的延胡索皱纹少（称为"结皮"），饱满结实，色蜡黄。

【植物形态】多年生草本，块茎扁圆球状，内部黄色。地上茎纤细，稍肉质。基生叶与茎生叶同形，有柄；茎生叶互生，二回三出，第二回分裂往往呈深裂，全缘，边缘有时带微红色。总状花序顶生或2叶对生；具花3～8朵，排列稀疏；花紫红色，长约2cm；花瓣4片，外轮2片稍大，边缘粉红色，中央紫绿色，尾部延伸成长距，距长约占全长的一半；柱头似蝴蝶状。蒴果线形。花期4月，果期5～6月。

【药材性状】呈不规则的扁球形，直径0.5～1.5cm。表面黄色或黄褐色，有不规则网状皱纹。顶端有略凹陷的茎痕，底部常有疙瘩状突起。质硬而脆，断面黄色，角质样，有蜡样光泽。气微，味苦。

以个大、色黄、质坚、饱满、断面金黄色、发亮者为佳。

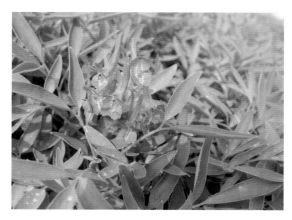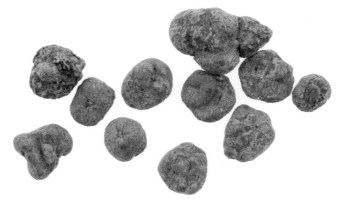

图 4-14-1　延胡索植物和药材

【鉴别要点】断面角质，黄色，味苦。浙江延胡索的断面金黄色至黄棕色。

【功能与主治】活血行气止痛。用于胸胁、脘腹疼痛，胸痹心痛，经闭痛经，产后瘀阻，跌扑肿痛。

【炮制】

1. 延胡索　洗净干燥，用时捣碎。

2. 醋延胡索　①取净延胡索或捣碎过筛的延胡索颗粒，加入定量米醋拌匀，稍闷润，待醋被吸尽后，置炒制容器内，用文火炒干，取出晒凉，筛去碎屑。②取净延胡索，加入定量米醋与适量清水（以平药面为宜），置蒸煮容器内，用文火加热，共煮至透心，醋液被吸尽时取出，晾至六成干，切薄片晒干，筛去碎屑，或晒干捣碎。

【化学成分】含多种生物碱，如 d- 紫堇碱（延胡索甲素）、dl- 四氢巴马丁（延胡索乙素）、原鸦片碱（延胡索丙素）、1- 四氢黄连碱（延胡索丁素）、dl- 四氢黄连碱（延胡索戊素）、L- 四氢非洲防己碱（延胡索己素）、延胡索庚素、葵素、壬素等。还含有 α- 别隐品碱（延胡索寅素）、去氢紫堇碱（去氢延胡索甲素）等。延胡索乙素为主要镇痛、镇静成分。去氢延胡索甲素对胃及十二指肠溃疡有疗效。

【药理】具有镇痛、镇静催眠、降血压、降血脂、抗溃疡作用。

【文献摘要】

《本草拾遗》：延胡索生于奚，从安东道来，根如半夏，色黄。

《本草纲目》：奚乃东北夷也。今二茅山西上龙洞种之。每年寒露后栽，立春后生苗，叶如竹叶样，三月长三寸高，根丛生如芋卵样，立夏掘起。

《金世元中药材传统鉴别经验》：明代《本草述》曰："今茅山上龙洞、仁和（今杭州市）、笕桥亦种之。每年寒露后栽种，立春后出苗，高之四寸，延蔓布地，叶必三之，宛如竹叶，片片成个，细小嫩绿，边色微红，作花黄色，亦有紫色者，根丛生，状如半夏，但黄色耳，立夏掘起。"延胡索在我国栽培历史悠久。清代《康熙志》记载："延胡索生在田中，虽平原亦种。"1932 年《东阳县志》记载："白术、元胡为最多，每年在两千箩以上，远销宁、杭、绍，约银 20 万元。"

【附注】

（1）延胡索以个大饱满，质坚硬而脆，断面黄色发亮、角质，有蜡样光泽者为佳；反之，个小、质松、断面色灰黄、中心有白色或表面皱缩过多者为次。传统以浙江东阳产者为佳,其他产地次之,野生者质次。

（2）尚有以下几种同属植物的块茎在部分地区也作延胡索药用:①齿瓣延胡索,主产于东北、河北北部。其块茎呈不规则球形,表面黄棕色,皱缩。②全叶延胡索,主产于东北、河北、河南、山东、江苏、安徽等地。其块茎呈圆球形、长圆形或圆锥形,长 1 ~ 2.5cm,直径 0.5 ~ 1.8cm,表面灰棕色,皱缩。③东北延胡索,其块茎为球形,内部白色。

北刘寄奴

北刘寄奴以"金钟茵陈"之名始载于《滇南本草》。《植物名实图考》名"阴行草"。茎叶似蒿,有利湿退黄之功,故以"茵陈"名之。《植物名实图考》云:"阴行,茵陈,南言无别。"由此,"阴行"由"茵陈"转音而来。因茎叶似刘寄奴,用以刘寄奴,又与原刘寄奴区别,遂用"北刘寄奴"之名。

【来源】为玄参科植物阴行草 Siphonostegia chinensis Benth. 的干燥全草。

【产地与资源】生于山坡、草地,主产于河北青龙、滦平、邢台、易县、承德、秦皇岛,山东青岛郊区,辽宁凌源、北票、彰武、海城,河南卢氏、嵩县、内乡,吉林永吉、桦甸、敦化、蛟河,黑龙江阿城、穆棱等地。另外,山西、江苏、安徽、浙江、江西、福建、湖北、湖南、广东、广西、陕西、甘肃、四川、贵州、云南等省区也有分布。

【采收加工】立秋至白露采收,除去杂质,切段,晒干或鲜用。

【植物形态】一年生草本,高达 80cm,全株密被锈色短柔毛。茎直立,上部多分枝,小枝对生,稍具棱角。叶片二回羽状全裂,裂片约 3 对,条形或条状披针形,全缘。花对生于茎枝上部,花梗短;花萼膜质,筒状;花冠二唇形,上唇红紫色,下唇黄色。蒴果长椭圆形,包于宿存萼内。花期 7 ~ 9 月,果期 8 ~ 10 月。

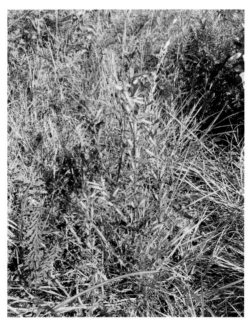
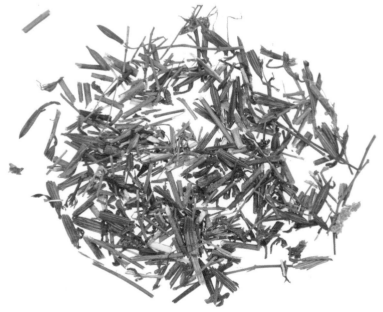

图 4-14-2　北刘寄奴植物和饮片

【药材性状】带果的干燥全草。本品长 30 ~ 80cm,全体被短毛。根短而弯曲,稍有分枝。茎圆柱形,有棱,有的上部有分枝,表面棕褐色或黑棕色;质脆,易折断,断面黄白色,中空或有白色髓。叶对生，多脱落破碎，完整者羽状深裂，黑绿色。总状花序顶生，花有短梗，花萼长筒状，长约1.5cm，黄棕色至黑棕色，有明显10条纵棱，先端5裂，花冠棕黄色，多脱落。蒴果狭卵状椭圆形，较萼稍短，棕黑色。种子细小。气微，味淡。

以籽色黄如小米、密生、叶绿、身干、梗红、无霉变者为佳。

【功能与主治】活血祛瘀，通经止痛，凉血止血，清热利湿。用于跌打损伤，外伤出血，瘀血经闭，月经不调，产后瘀痛，癥瘕积聚，血痢，血淋，湿热黄疸，水肿腹胀，白带过多。

【炮制】除去杂质，洗净，切段，干燥。

【化学成分】含 3- 羟基 -16- 甲基 - 十七羧酸、芹菜素、木犀草素、三十四或三十五烷、β- 谷甾醇、挥发油、单帖烯类生物碱、阴性草醇、内酯类等。

【药理】动物实验证明，北刘寄奴能解除平滑肌痉挛、加速血液循环和促进凝血。

【文献摘要】

《植物名实图考》：阴行草丛生，茎硬有节，褐黑色，有微刺，细叶，花苞似小罂，上有歧，瓣如金樱子形而深绿，开小黄花，略似豆花……滇南谓之金钟茵陈，既肖其实行，亦闻名易晓。

【附注】

（1）南刘寄奴：刘寄奴始载于《新修本草》，后经查对应是菊科植物奇蒿，称南刘寄奴。南刘寄奴为菊科植物奇蒿的干燥全草。奇蒿又名六月雪、大叶蒿、铁杆茵陈、南寄奴等。《新修本草》云："刘寄奴草生江南。茎似艾蒿，长三四尺，叶似山兰草而尖长，一茎直上有穗，叶互生，其子似稗而细。"《本草纲目》云："叶似苍术，尖长糙涩，面深背淡，九月茎端分开数枝，一枝攒簇十朵小花，白瓣黄蕊，如小菊花状。花罢有白絮，如苦荬花之絮。其子细长，亦如苦荬子。"李时珍曰："按李延寿南史云：宋高祖刘裕，小字寄奴。伐荻新洲，遇一大蛇，射之。明日往，闻杵臼声。寻之，见童子数人皆青衣，于榛林下捣药。问其故。答曰：我主为刘寄奴所射，今合药敷之。裕曰：神何不杀之？曰：寄奴王者，不可杀也。裕叱之，童子皆散，乃收药而反。每遇金疮传之即愈。人因称此草为刘寄奴草。"

南刘寄奴药材为干燥带花全草，茎枝长 60 ～ 90cm，通常已弯折，直径 2 ～ 4mm，表面棕黄色至棕褐色，常被白色毛茸，茎质坚而应，折断面呈纤维状，黄白色，中央白色而疏松。叶互生，通常干枯皱缩或脱落，上表面暗绿色，下表面灰绿色，密被白毛，质脆易碎或脱落。枝梢带花穗，枯黄色。气芳香，味淡。

南刘寄奴主产于江苏苏州、震泽，浙江，江西等地。在秋季开花或结果时采收全草，晒干。主要含香豆素类（如香豆素、7- 甲氧基香豆素、奇蒿内酯），黄酮类（如 5,7- 二羟基 6,3,4- 三甲基黄酮、5,7- 二羟基 6,3,4,5- 四甲氧基黄酮），西米杜鹃醇，乙酸橙酰胺等。具有清热利湿、活血行瘀、通经止痛的作用，用于经闭癥瘕、胸腹胀痛、产后血瘀、跌打损伤、金疮出血、痈毒焮肿。

（2）菊科甜蒿子带花全草在广东用作刘寄奴，药材性状与奇蒿近似。

（3）此外，有多种植物的全草在全国不同地区作为刘寄奴药用，均属于自采自用。个别作为地方习用品，在一些区域流通。

骨碎补

骨碎补始载于《本草拾遗》。陈藏器曰："骨碎补本名猴姜，开元皇帝以其主伤折，补骨碎，故命此名。江西人呼为胡孙姜，象形也。"

【别名】猴姜、申姜、崖姜、石毛姜、爬岩姜、肉碎补、石碎补、飞天鼠。

【来源】为水龙骨科植物槲蕨 *Drynaria fortunei*（Kunze）J. Sm. 的干燥根茎。

【产地与资源】附生于树干、山林石壁或墙上，分布于湖北、湖南、江西、安徽、福建、广东、香港、广西、贵州、重庆、四川、云南等地。陕西南部也有少量分布。主产于湖北、浙江、西南各省。目前市场上的骨碎补均来自野生。

【采收加工】全年均可采挖，除去泥沙，干燥，或再燎去茸毛（鳞片）。

【植物形态】多年生附生草本，高 20～40cm，根茎粗壮，直径 1～2cm，肉质横走，密生棕黄色钻状披针形鳞片，有睫毛。叶二型，营养叶边缘羽状浅裂。孢子叶绿色，厚纸质，有短柄，柄有翅，羽状深裂，裂片互生。孢子囊群圆形，生于小脉交叉点，沿中脉两侧各排成 2～3 行。

【药材性状】呈扁平长条状，多弯曲，有分枝，长 5～15cm，宽 1～1.5cm，厚 0.2～0.5cm。表面密被深棕色至暗棕色的小鳞片，柔软如毛，经火燎者呈棕褐色或暗褐色，两侧及上表面均具突起或凹下的圆形叶痕，少数有叶柄残基和须根残留。体轻，质脆，易折断，断面红棕色，维管束呈黄色点状，排列成环。气微，味淡、微涩。

【鉴别要点】扁平长条状；两侧及上面均具突起或凹下的圆形叶痕；体轻，质脆，易折断，断面红棕色，维管束呈黄色点状排列成环。王满恩的《饮片验收经验》认为，骨碎补必须扁，宽、厚标准遵《中国药典》，体轻质脆易折断，断面红棕一圈点。

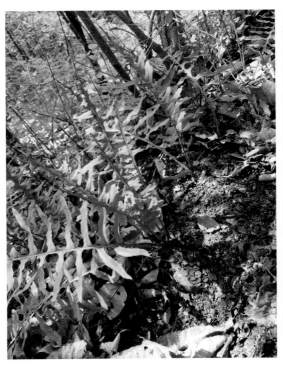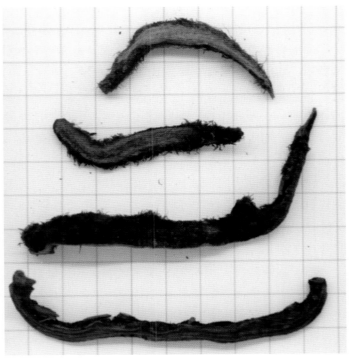

图 4-14-3 骨碎补植物和饮片

【功能与主治】疗伤止痛，补肾强骨；外用消风祛斑。用于跌扑闪挫，筋骨折伤，肾虚腰痛，筋骨痿软，耳鸣耳聋，牙齿松动；外治斑秃，白癜风。

【炮制】

1. 骨碎补片　取原药材除去非药用部分及杂质，洗净，润透，切厚片，干燥，筛去碎屑。

2. 砂炒骨碎补　将砂置锅内，用武火加热至灵活状态，投入骨碎补，不断翻动，炒至鼓起，筛去砂，放凉。

【化学成分】含黄酮类成分橙皮苷、柚皮苷，水解得柚皮苷元及 D- 葡萄糖、L- 鼠李糖，并含蕨7 烯、蕨 9（11）烯、萘 22（9）烯、β- 谷甾醇、豆甾醇等。此外还含四环三萜类成分及葡萄糖。

【药理】对骨损伤有愈合促进作用，降低骨关节病变率，并对心肌细胞有起搏作用。

【文献摘要】

《本草拾遗》：叶似石韦而一根，余叶生于木。

《开宝本草》：骨碎补生江南。根寄树石上，有毛。叶如庵蒿。

《本草图经》：今、淮、浙、陕西、夔路州郡皆有之。生木或石上。多在背阴处，引根成条，上有黄赤毛及短叶附之。又抽大叶成枝。叶面青绿色，有青黄点；背青白色，有赤紫点。春生叶，至冬干黄，无花实，采根入药。

《本草纲目》：其根扁长，略似姜形。其叶有丫缺，颇似管仲叶。

【附注】

（1）骨碎补原药材除了水龙骨科植物槲蕨外，尚有以下几种的根茎在不同地区也作骨碎补用：①水龙骨科植物中华槲蕨的根茎，分布青海、甘肃、陕西、四川、云南等地，以"陕骨碎补"之名收入《陕西省中药材标准》之中。②水龙骨科植物石莲姜槲蕨的根茎，分布四川、云南、贵州和广西。③水龙骨科植物崖姜的根茎，分布广东、广西、云南、台湾。④水龙骨科植物光亮密网蕨的根茎，分布于广东、广西、贵州、云南。⑤碎补科植物大叶骨碎补的根茎，分布广东、广西、云南、台湾。⑥骨碎补科植物海州骨碎补的根茎，分布辽宁、山东、江苏、浙江和台湾。

（2）骨碎补单验方选：①治疗鸡眼：取骨碎补 3 钱，碾成粗末，放入 95% 酒精 100ml 中浸泡 3日备用。用时先将足部鸡眼或疣子用温水洗泡柔软，再用小刀削去外层厚皮；然后涂擦骨碎补酒精浸剂，每 2 小时 1 次，连续 4 ～ 6 次，每日至多 10 次。擦后略有痛感，几分钟可消失。治疗鸡眼 6 例，均在 10 ～ 15 天内痊愈；治疗疣子 2 例，均在 3 日内脱落而愈（《中华本草》）。②治挫闪：骨碎补 2两，杵烂，同生姜母、菜油、白芨粉少许，敷患处（《闽东本草》）。③治关节脱位、骨折：在关节复位或正骨手术后，取槲蕨（去毛）和椰榆皮捣烂，加面粉适量，捣成糊状，敷伤处，2 ～ 3 日换药 1次（《浙江民间常用草药》）。④治跌打损伤，腰背、关节酸痛：槲蕨（去毛）5 钱至 1 两，水煎服（《浙江民间常用草药》）。⑤治阑尾炎：鲜槲蕨（去毛）8 两，切碎，加大血藤 5 钱、红枣 4 两，水煎服（《浙江民间常用草药》）。⑥治斑秃：鲜槲蕨 5 钱，斑蝥 5 只，烧酒 3 两，浸 12 天后，过滤擦患处，1日 2 ～ 3 次（《福建中草药》）。

（3）陈藏器曰："骨碎补，本名猴姜，开元皇帝以其主伤折，补骨碎，故命此名。"此记载源自一个传说：唐明皇李隆基一次上山围猎时，突然从草丛中窜出一只凶猛的金钱豹，吓得皇帝最宠爱的一位妃子从马上摔了下来，右前臂尺、桡骨开放性骨折，血流如注。恰逢御医不在身旁，皇帝急得手忙脚乱。此时，一名卫士从岩上采来一种草药，把骨折处固定后，将草药捣烂敷在伤口上，很快伤处便血止痛减。时过不久，断骨再续，伤口完整如初。唐明皇龙颜大悦，即问卫士此药叫什么草，卫士说只知其药用，不知其名字，于是唐明皇赐这种草药名为"骨碎补"。

第十五节　藤丹胶囊

一、组方

藤丹胶囊由桑寄生、丹参、川芎、三七、黄芪、钩藤、夏枯草、猪胆粉、车前子、防己组成。

二、临床应用

平肝息风，泻火养阴，舒脉通络。用于高血压 1、2 级肝阳上亢、阴血不足证，临床表现为头痛、眩晕、耳鸣、烦躁、失眠、心悸、腰膝酸软、口咽干燥、舌红或有瘀斑、舌黄或少苔、脉弦数或细数。

三、临床研究

对血压正常高值（高血压前期）人群，可预防高血压的发生；对轻、中度高血压患者，与西药降压药联合应用可减少降压药的用量和副作用；对心、脑、肾功能有保护作用，可预防并发症；可改善高血压引起的头痛、头晕、耳鸣等症状。

四、原料药材

桑寄生、丹参、川芎、三七、黄芪详见前章节。

🍃 钩藤

钩藤始载于《名医别录》，原名"钓藤"。李时珍曰："其刺曲如钓钩，故名。或做吊，从简耳。"近代习称钩藤。

【别名】钩丁、鹰爪风。

【来源】为茜草科植物钩藤 *Uncaria rhynchophylla*（Miq.）Miq.ex Havil.、大叶钩藤 *Uncaria macrophylla* Wall.、毛钩藤 *Uncaria hirsuta* Havil.、华钩藤 *Uncaria sinensis*（Oliv.）Havil. 或无柄果钩藤 *Uncaria sessilifructus* Roxb. 的干燥带钩茎枝。

【产地与资源】钩藤生于潮湿林下或灌丛，分布于浙江、江西、福建、湖南、广东、广西、四川、贵州。大叶钩藤生于潮湿林下或灌丛，分布于福建、广东、广西、云南。毛钩藤生于山谷林下、溪畔或灌丛中，分布于台湾、福建、广东、广西、贵州。华钩藤生于山谷疏林中，分布于湖南、湖北、陕西南部、广西、四川、贵州、云南等地。无柄果钩藤生于密林下或山谷灌丛中，产于广西或云南。

目前，商品中主要来自野生，在湖南等地的丘陵山区有较大面积种植。在汉中有农户种植于庭院、屋后、村庄附近、地边、林缘。年需求量 900～1000 吨。近几年，资源趋紧。

【采收加工】秋、冬二季采收，去叶，切段，晒干。

【植物形态】5 种钩藤共同特征为攀援藤本，小枝的营养侧枝变态成钩状，成对或单生于叶腋，钩长 1～2cm，向下弯曲。叶对生。总状头状花序单生于叶腋或侧枝顶端，花冠高脚碟状或漏斗状，种子小，两端有长翅，下端的深 2 裂。5 种钩藤植物形态比较见表 4-15-1。

表 4-15-1 5 种钩藤植物形态比较

品种	小枝	叶	头状花序	产地
钩藤	嫩枝较纤细，方柱形或略有四棱角，无毛。幼时具白粉，干后褐色	纸质，基部楔形到截形两面均无毛，干时褐或红褐色，下面有时有白粉	直径 5～8mm；单生叶腋，小苞片线形或线状匙形，花近无梗	广东、广西、云南、贵州、福建、湖南、湖北及江西
大叶钩藤	嫩枝方形稍扁或有棱角，疏被硬毛	近革质，基部圆形、近心形或心形。上面仅脉上有黄褐色毛，下面有稀疏到稠密的黄褐色硬毛，脉上毛更密	直径 15～20mm，花序轴有稠密的毛，无小苞片	云南、广东、广西、海南，生于次生林
毛钩藤	嫩枝纤细，圆柱形或略具四棱角，被硬毛	革质，基部钝。上面稍粗糙，被稀疏硬毛，下面被稀疏或稠密糙伏毛	直径 20～25mm，小苞片线形至匙形	我国特产。广东、广西、贵州、福建及台湾
华钩藤	嫩枝较纤细，方柱形或有四棱角，无毛	薄纸质，基部圆或钝。两面均无毛	直径 10～15mm，花序轴有短柔毛，小苞片线形或近匙形	我国特有种。四川、广西、云南、湖北、贵州、湖南、陕西、甘肃
无柄果钩藤	嫩枝较纤细，略有四棱角或方柱形，微被短柔毛	近革质，基部圆至楔形两面均无毛，下面常有蜡被，干时常为粉白色	直径 5～10mm，单生叶腋，小苞片线形或有时近匙形；花无梗	广西和云南

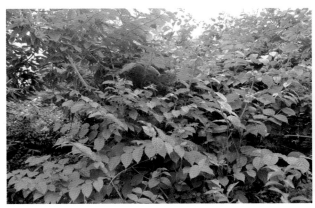
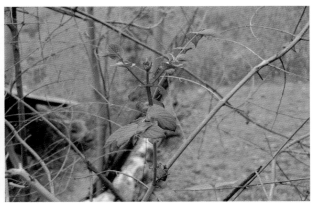

图 4-15-1 钩藤植物（左图为钩藤，右图为华钩藤）

【药材性状】茎枝呈圆柱形或类方柱形，长 2～3cm，直径 0.2～0.5cm。表面红棕色至紫红色者具细纵纹，光滑无毛；黄绿色至灰褐色者有的可见白色点状皮孔，被黄褐色柔毛。多数枝节上对生两个向下弯曲的钩（不育花序梗），或仅一侧有钩，另一侧为突起的疤痕；钩略扁或稍圆，先端细尖，基部较阔；钩基部的枝上可见叶柄脱

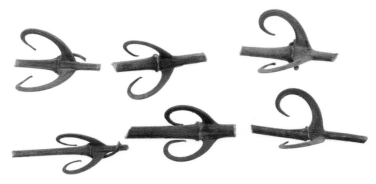

图 4-15-2 钩藤药材

落后的窝点状痕迹和环状的托叶痕。质坚韧，断面黄棕色，皮部纤维性，髓部黄白色或中空。气微，味淡。

【鉴别要点】枝节上对生两个向下弯曲的钩，或仅一侧有钩，另一侧为突起的疤痕。

【功能与主治】息风定惊，清热平肝。用于肝风内动，惊痫抽搐，高热惊厥，感冒夹惊，小儿惊啼，妊娠子痫，头痛眩晕。

【炮制】拣去老梗、杂质，洗净，晒干。

【化学成分】茎和根含钩藤碱、异钩藤碱（此二者为降血压的有效成分）、去氢钩藤碱、去氢异钩藤碱、柯南因。

【药理】有降压、镇静和抗惊厥作用。钩藤碱呈非竞争性拮抗氯化钙（$CaCl_2$）作用，并具有显著抑制血小板聚集和抗血栓形成的作用，对心肌电生理作用随剂量增加而增强。

【文献摘要】

《本草经集注》：出建平。亦作吊藤。疗小儿，不入余方。

《新修本草》：钓藤出梁州。叶细长，其茎间有刺，若钓钩。

《本草图经》：今秦中兴元府有之。三月采。

《本草拾遗》：湖南、湖北、江南、江西山中皆有之。藤长八九尺或一二丈，大如拇指，其中空。

《本草纲目》：状如葡萄藤而有钩，紫色。古方多用皮，后世多用钩，取其力锐尔。

【附注】

（1）《中国植物志》（第71卷第1册）记载，钩藤属有34种，我国有11种、1个变型。本属植物的带钩藤茎均作钩藤入药，其中尤以钩藤、华钩藤产量大，质量佳。

（2）过去认为带钩的节生物碱含量高，以带钩的节长3cm者为佳；或认为双钩比单钩者好。现代药理认为带钩的节与节间、双钩与单钩没有差异。从节约资源方面考虑，只要是嫩枝均可入药。

（3）在汉中民间常用钩藤的枝叶煎水洗，治疗浑身瘙痒或肢体麻木。

🌿 夏枯草

夏枯草始载于《神农本草经》。朱震亨曰："此草夏至后即枯。盖禀纯阳之气，得阴气则枯，故有是名。"

【别名】麦夏枯、六月干、铁色草、棒槌草、锣锤草、牛牯草、广谷草、大头花、灯笼草、古牛草。

【来源】为唇形科植物夏枯草 *Prunella vulgaris* L. 的干燥果穗。

【产地与资源】分布于全国大部分地区。以黄河中下游及长江流域及其以南分布最广，生于荒地、路旁及山坡草丛中。夏枯草喜温暖湿润气候，耐寒，对土壤要求不严，以排水良好的砂质壤土栽培为宜，土壤黏重或低湿地不宜栽培，多用种子繁殖。夏枯草为清肝火、散郁结之要药，是较常用的中药，用量较大，除中医临床应用外，南方凉茶中也应用广泛。目前商品中野生和人工种植均有。

截至2015年底，河南省确山县石滚河镇赵楼村、陈冲村等16个自然村落的夏枯草种植基地通过了国家GAP认证。

【采收加工】夏季果穗呈棕红色时采收，除去杂质，晒干。

【植物形态】多年生草本。茎高20～30cm，茎钝四棱形。基部有分枝，紫红色。轮伞花序顶生，集成穗状。花冠紫色，蓝紫色或红紫色。花期4～6月，果期7～10月。

【药材性状】呈圆柱形，略扁，长 1.5 ～ 8cm，直径 0.8 ～ 1.5cm；淡棕色至棕红色。全穗由数轮至 10 数轮宿萼与苞片组成，每轮有对生苞片 2 片，呈扇形，先端尖尾状，脉纹明显，外表面有白毛。每一苞片内有花 3 朵，花冠多已脱落，宿萼二唇形，内有小坚果 4 枚，卵圆形，棕色，尖端有白色突起。体轻。气微，味淡。

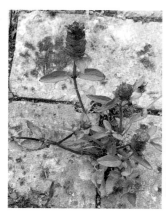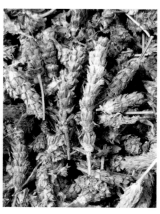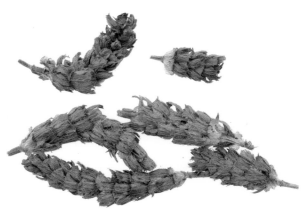

图 4-15-3　夏枯草植物和药材

【鉴别要点】圆柱形果穗，淡棕色至棕红色。全穗由数轮至 10 数轮宿萼和苞片组成。宿萼内有小坚果 4 枚，卵圆形，棕色。

【功能与主治】清肝泻火，明目，散结消肿。用于目赤肿痛，目珠夜痛，头痛眩晕，瘰疬，瘿瘤，乳痈，乳癖，乳房胀痛。

【化学成分】含夏枯草苷，其苷元为齐墩果酸，并含游离的熊果酸、乌苏酸和齐墩果酸。还含挥发油，油中的主要成分为右旋樟脑和小茴香酮。此外，尚含鞣质、芦丁、金丝桃苷、顺式和反式咖啡酸、水溶性无机盐类（主要为钾盐）、水不溶性生物碱样物质、树脂、苦味质、维生素 A、维生素 C、维生素 K、维生素 B 等。

【药理】茎、叶穗及全草均有降压作用，但穗的作用较弱。对心脏的作用表现为低浓度时兴奋，高浓度时抑制，降压剂量下对心脏无抑制作用。对血管表现双向作用，在急性降压试验中，只呈现扩血管作用。还有抗炎、降血糖、抗菌、抗病毒作用。

【文献摘要】

《名医别录》：夏枯草生蜀郡川谷，四月采。

《本草图经》：冬至后生，叶似旋复。三月、四月开花，作穗紫白色，似丹参花，结子也作穗。五月便枯，四月采之。

《本草纲目》：原野间其多，苗高一二尺许，其茎微方。叶对节生，似旋覆叶而长大，有细齿，背白多纹。茎端作穗，长一二寸，穗中开淡紫小花，一穗有细子四粒。嫩苗瀹过，浸去苦味，油盐拌之可食。

【附注】

（1）除夏枯草外，同属植物长冠夏枯草的果穗也可作夏枯草入药。其与夏枯草极相似，不同点在于植株较粗壮，花冠明显超出于萼很多，长约为萼长的 2 倍，达 18 ～ 21mm。

（2）唇形科植物粗毛夏枯草在云南、西藏也作夏枯草入药。

猪胆粉

猪胆汁始载于《名医别录》。

【来源】为猪科动物猪 *Sus scrofadomestica* Brisson. 胆汁的干燥品。

【产地与资源】全国各地均有养殖。目前全国许多地方都有生产猪胆粉的企业。生产药用猪胆粉的企业需具备国家药品监督管理局颁发的《药用辅料》批件。

【制法】取猪胆汁，滤过，干燥，粉碎，即得。

【性状】本品为黄色或灰黄色粉末。气微腥，味苦，易吸潮。

【功能与主治】清热润燥，止咳平喘，解毒。用于顿咳，哮喘，热病燥渴，目赤，喉痹，黄疸，泄泻，痢疾，便秘，痈疮肿毒。

【化学成分】猪胆汁中主要成分为胆汁酸类、胆色素、黏蛋白、脂类及无机物等。胆汁酸中有鹅脱氧胆酸、3α- 羟基 -6- 氧代 -5β- 胆烷酸和石胆酸，它们几乎与甘氨酸结合而存在。另含猪胆酸、猪去氧胆酸、3β，6α- 二羟基胆烷酸。

【药理】具有镇咳平喘、消炎、抗过敏、抑菌作用。

【文献摘要】

《本草纲目》：方家用猪胆，取其寒能胜热，滑能润燥，苦能入心，又能去肝胆之火也。

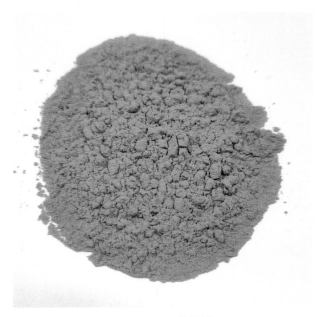

图 4-15-4　猪胆粉

【附注】动物胆汁供药用的药物颇多，如鸭胆汁治百日咳，羊胆汁治肺结核，蛇胆汁治目疾、风湿痛，熊胆汁治肝热目赤、发热抽搐等。但要注意，青鱼胆有毒，不宜服用。

车前子

车前子始载于《神农本草经》，列为上品。陆玑诗疏云："此草好生道边及牛马迹中，故有车前、当道、马舄、牛遗之名。"

【别名】车轱辘草子、车前仁、牛舌菜籽、抽筋草籽（汉中）。

【来源】为车前科植物车前 *Plantago asiatica* L. 或平车前 *Plantago depresssa* Willd. 的干燥成熟种子。

【产地与资源】分布于全国各地，江西、四川有大量栽培，生于平原、山坡、路旁等处。《道地药材标准汇编》以产于江西吉安、宜春及周边产区的车前子为道地药材，称为"江车前"。

【采收加工】夏、秋二季种子成熟时采收果穗，晒干，搓出种子，除去杂质。

【植物形态】车前与平车前植物形态比较见表 4-15-2。

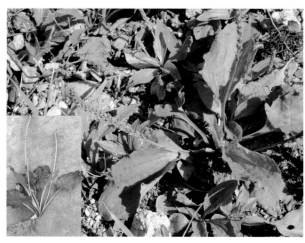
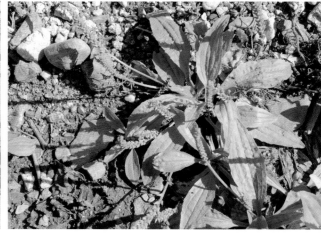

图 4-15-5 车前子植物（左图为车前，右图为平车前）

表 4-15-2 车前与平车前植物形态比较

品种	根	叶	果穗	种子
车前	多年生草本。主根短粗，具须根	叶片椭圆形、广卵形或卵状椭圆形，长 4～15cm，宽 3～8cm，叶缘近全缘、波状或有疏齿至弯缺；具 5～7 条弧形脉	穗状花序，长 5～15cm	蒴果椭圆形或卵形；种子长圆形，常为 5～6 粒，黑褐色
平车前	一年生草本。具主根	长卵状披针形，长 4～14cm，宽 1～5.5cm；纵脉 3～7 条	穗状花序，直立，长 2～18cm	蒴果圆锥状，褐黄色；种子长圆形，黑棕色，光滑

【药材性状】呈椭圆形、不规则长圆形或三角状长圆形，略扁，长约 2mm，宽约 1mm。表面黄棕色至黑褐色，有细皱纹，一面有灰白色凹点状种脐。质硬。气微，味淡。

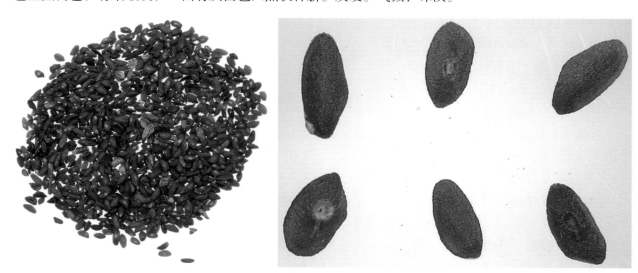

图 4-15-6 车前子药材（右图为放大的种子）

【鉴别要点】在放大镜下，边缘有 2～5 个角；一面略平另一面隆起，在隆起的中央或一侧有一个白色凹点；嚼烂有黏滑感，或放热水中很快溶出黏液。

【功能与主治】清热利尿通淋，渗湿止泻，明目祛痰。用于热淋涩痛，水肿胀满，暑湿泄泻，目赤肿痛，痰热咳嗽。

【炮制】

1. 净车前子　取原药材除去杂质，筛去灰屑。

2. 盐车前子　取净车前子置炒制容器内，用文火炒至略有爆声时，喷淋盐水，炒干，取出晒凉。

【化学成分】种子含车前黏液 A（为黏液多糖）、车前子酸、胆碱、腺嘌呤、琥珀酸、维生素 B_1、脂肪油（约 10%）、蛋白质、树脂等。

【药理】利尿；促使关节囊滑膜结缔组织增生，从而使松弛的关节囊恢复原有的紧张度；对瞳孔和眼压的作用。另外，还有预防肾结石形成、止咳祛痰作用。

【文献摘要】

《名医别录》：车前生真定平泽丘陵阪道中，五月五日采，阴干。

《本草经集注》：人家及路边甚多。

《新修本草》：今出开州者胜。

《本草图经》：今江湖、淮甸、近汴、北地处处有之。春初生苗，叶布地如匙面，累年者长及尺余。中轴数茎，作长穗如鼠尾。花甚细密，色青微赤。结实如葶苈，赤黑色。今人五月采苗，七月、八月采实。人家园圃或种之，蜀中尤尚。

《本草纲目》：王浼山居录，有种车前剪苗食法，则昔人常以为蔬矣。今野人犹采食之。

【附注】

（1）车前草在嫩苗时可食，是古人常吃的野菜。在诗经里称"苤苢"。如《国风·苤苢》曰："采采苤苢，薄言采之。采采苤苢，薄言有之。采采苤苢，薄言掇之。采采苤苢，薄言捋之。采采苤苢，薄言袺之。采采苤苢，薄言襭之。"

（2）唐代张籍曰："开州午月车前子，作药人皆道有神。惭愧文君怜病眼，三千里外寄闲人。"

（3）我国宋代大文学家欧阳修，由于饮食不当患了腹泻，请遍了京城名医，不见好转，名医们束手无策，纷纷告退。一日，欧阳修之妻听说京城来了位跑江湖的郎中，颇有名气。其妻建议欧阳修去看一下，欧阳修则认为自己的病情较重，万一草药不对症反而误事，因此拒绝了妻子的要求。妻子无奈，便瞒着欧阳修，叫仆人去郎中处用 3 文钱取回 1 副专治腹泻的药，伪称是太医院王太医所开。欧阳修服药一个多时辰后，小便增多。次日，腹泻停止，真是药到病除，欧阳修大喜，要去感谢王太医，他的妻子只得以实相告。欧阳修听罢，即命仆人上街请来郎中，以上宾之礼相待，并问："先生用何妙方？ 治愈老夫顽疾。"那郎中答道："不瞒相公，仅车前子一味为末，用米汤送服而已。"欧阳修暗思："《神农本草经》谓车前子治气癃、止痛、利水道、除湿痹，并未言可治腹泻。"想到这里，脸上露出惊讶之色。那郎中又言："此药利水道而不动气，水道利则清浊分。相公因湿盛引起的水泄，用车前子引导水湿从小便排出，而达到止泻的目的，此即'分利'止泻法也。"欧阳修听后，恍然大悟，"先生一言，茅塞顿开，实乃金玉良言，老夫受益匪浅。"说罢，重金相酬。李时珍按照车前子可治泄泻这一药效，在编撰《本草纲目》时，补写了"导小肠热，止暑湿泻痢"这一功效。唐代文学家韩愈在《进学解》中，讲过一段精辟的名言："玉扎丹砂，赤箭青芝，牛溲马勃，败鼓之皮，俱收并蓄，待用无遗者，医师之良也。"这就是说，物虽有贵贱，但在需要时，微贱之物亦可显示其宝贵之处。牛溲即车前草，用微不足道的车前子治愈了欧阳修的泄泻顽疾，这也证实了韩愈的至理名言。

防己

防己始载于《神农本草经》，列为中品。李时珍曰："按东垣李杲云：防己如险健之人，幸灾乐祸，能首为乱阶；若善用之，亦可御敌。其名或此义。解离，因其纹解也。"

【别名】解离、汉防己、粉防己。

【来源】为防己科植物粉防己 *Stephania tetrandra* S.Moore 的干燥根。

【产地与资源】生于山坡、丘陵地带的旷野草丛及灌木林中，多在温暖环境中生长。全为野生，分布于江苏、安徽、浙江、江西、福建、台湾、湖北、湖南、广东、和广西等地。《金世元中药材传统鉴别经验》中记载，防己主产于浙江常山、兰溪、武义、孝丰、建德、淳安、义务、东阳、天台，江西瑞昌、修水、都昌、湖口、永修、德安，安徽的安庆、徽州，湖南，湖北等地。

防己为小品种，年需用量 500～600 吨。野生资源分布较广，可满足需求。

【采收加工】秋季采挖，洗净，除去粗皮，晒至半干，切段，个大者再纵切，干燥。

【植物形态】多年生落叶缠绕藤本。茎柔弱，有扭曲的细长纵条纹。叶互生，叶柄盾状着生，叶薄纸质，三角宽卵形或略呈心形，上面绿色，下面灰绿色至粉白色，两面均被短柔毛，全缘，掌状脉 5 条。花小，雌雄异株，雌花和雄花均聚集成头状聚伞花序，呈总状排列；雄花绿色。核果球形，熟时红色。种子呈环形。花期 5～6 月，果期 7～9 月。

【药材性状】呈不规则圆柱形、半圆柱形或块状，多弯曲，长 5～10cm，直径 1～5cm。表面淡灰黄色，在弯曲处常有深陷横沟而成结节状的瘤块样。体重，质坚实，断面平坦，灰白色，富粉性，有排列较稀疏的放射状纹理。气微，味苦。

【鉴别要点】类白色，富粉性；有稀疏、断续、不规则的放射状纹理。

【功能与主治】祛风止痛，利水消肿。用于风湿痹痛，水肿脚气，小便不利，湿疹疮毒。

【炮制】除去杂质，稍浸，洗净，润透，切厚片，干燥。

【化学成分】含多种异喹啉生物碱，总量为 1.7%～2.5%，其中主要为粉防己碱（汉防己甲素）、去甲基粉防己碱（汉防己乙素）、轮环藤季铵

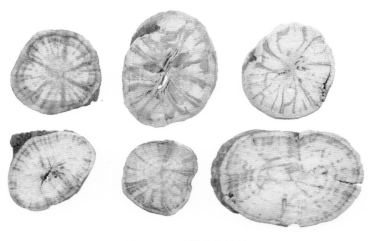

图 4-15-7　粉防己饮片

碱、防己诺林碱等。此外，还含氧化防己碱、防己菲碱、1,3,4- 三脱氧防己诺林碱氧化物、甲基防己诺林碱、黄酮苷、酚类、有机酸、挥发油、糖类等。

【药理】解热镇痛，松弛肌肉；对平滑肌低浓度舒张，高浓度收缩；抗过敏，消炎，抗心肌缺血，抗心律失常，改变心脏血流动力学、器官血流量，抑制血小板聚集；抗菌、抗病原虫、抗肿瘤，为钙蛋白拮抗剂。

【文献摘要】

《李当之药对》：其茎如葛蔓延。其根外白内黄，如桔梗，内有黑纹如车辐解者，良。

《名医别录》：防己生汉中川谷。二月、八月采根。阴干。

《本草经集注》：今出宜都、建平。大而青白色、虚软者好，黑点木强者不佳。

《本草图经》：今黔中亦有之。但汉中出者，破之文作车辐解，黄实而香，茎梗甚嫩，苗叶小类牵牛。折其茎，一头吹之，气从中贯，如木通然。他处者青白虚软，又有腥气，皮皱，上有丁足子，名木防己。张仲景《伤寒论》有增减木防己汤、防己地黄汤、五物防己汤、黄芪六物防己汤。孙思邈治

遗尿小便涩，亦有三物木防己汤。

《金世元中药材传统鉴别经验》：我国最早使用的防己，又名木防己，一名解离，产汉中，用根，具有内黑如车辐解的特征。据此可推断，此为马兜铃科植物异叶马兜铃的根，非指防己科植物防己而言。马兜铃科的汉防己和广防己因含马兜铃酸（有毒）而严禁使用。现在大量使用的是防己科植物防己。本品在历代本草中虽没有明确记载，但从梁代陶弘景的《本草经集注》记载："今出宜都、建平。大而青白色虚软者好。"这里都未提"内黑如车辐解"。应当不是马兜铃科植物，而是指防己科植物。明代《本草品汇精要》谓："防己以根大而有粉者为好。"南北朝的《雷公炮炙论》曰："凡使，勿使木条……要心花纹黄色者。"这可能是指防己科植物粉防己而言。

【附注】

（1）防己有粉防己、汉防己、木防己、广防己和汉中防己之名称。汉防己是粉防己的别名，因旧时多由汉口集散，故名。木防己是广防己的别名，其植物为马兜铃科植物广防己的干燥根。野生，因主产于广东、广西故名。又因粉性较粉防己差，故称木防己。汉中防己为马兜铃科植物异叶马兜铃的根。野生，在汉中分布较广，汉中民间用作"青木香"或"扁担七"。广防己、木防己、汉中防己现在市场已不流通。

（2）防己在旧时来源较混乱，除上述外，有些地区将防己科多种植物的根作为防己用，在不同地区称为"木防己""土防己"或"粉防己"。

第十六节　丹七片

一、组方

丹七片由丹参、三七组成。

二、临床应用

活血化瘀，通脉止痛。用于瘀血闭阻所致的胸痹心痛、眩晕头痛、经期腹痛。

三、原料药材

丹参、三七详见前章节。

第五章　呼吸系统用药

呼吸系统是人体与外界空气进行气体交换的一系列器官的总称，包括鼻、咽、喉、气管、支气管，由大量肺泡、血管、淋巴管、神经构成的肺，以及胸膜等组织。呼吸系统疾病是一种常见病、多发病，主要病变在气管、支气管、肺部及胸腔，病变轻者多咳嗽、胸痛、呼吸受影响，重者呼吸困难、缺氧，甚至呼吸衰竭而致死。当今由于大气污染、吸烟、人口老龄化及其他因素，使国内外的慢性阻塞性肺疾病（简称慢阻肺，包括慢性支气管炎、肺气肿、肺源性心脏病）、支气管哮喘、肺癌、肺部弥散性间质纤维化及肺部感染等疾病的发病率、死亡率呈上升趋势。

常见的呼吸系统疾病有上呼吸道感染、扁桃体炎、急性支气管炎、慢性支气管炎、支气管哮喘、支气管扩张、肺炎、肺脓肿、肺结核、胸膜炎等。除此之外，近些年出现的重症急性呼吸综合征、人感染禽流感、新型冠状病毒肺炎等都属于呼吸系统疾病范围。这些病相当于中医学外感时疫病证的伤寒、伤风、风热、暑湿，肺系病证的咳嗽、肺痈、哮证、喘证、肺胀、肺痨等。

治疗呼吸系统疾病所用的中药以发散风寒药和发散风热药为主，并可根据临床病证配伍清热药、补虚药和理气活血药等。治疗方药以张仲景的《伤寒论》和吴鞠通的《温病条辨》中的经方为首选。

第一节　香菊胶囊

一、组方

香菊胶囊由黄芪、夏枯草、川芎、防风、白芷、化香树果序、野菊花、辛夷、甘草组成。本方是由秦巴山区治疗鼻窦炎的民间单验方化香树果序为主药，与经典名方玉屏风散和辛夷汤叠加化裁而来。

二、临床应用

辛散祛风，清热通窍。用于风邪犯肺、入里化热、肺窍不利证，临床表现为鼻塞不通、流浊涕、恶寒发热、头痛、舌苔薄白、脉浮。本方以鼻塞不通、流浊涕为主要症状。

三、临床研究

具有增强免疫功能、抗流感病毒等作用。

四、原料药材

黄芪、夏枯草、川芎、防风、白芷详见前章节。

化香树果序

化香树果序始载于《植物名实图考》。

【别名】化香树球、化香树果、麻柳树果、化香柳果。

【来源】为胡桃科植物化香树 *Platycarya strobilacea* Sieb. Et Zucc. 的果实。

【产地与资源】生于向阳山坡杂木林中,在低山丘陵次生林中为常见树种。分布于华东及陕西南部、湖北、湖南、四川、贵州、云南、江苏、江西、安徽、浙江、广东、广西、福建、台湾等地。秦巴山区分布于河南的卢氏,陕西的商南、镇安、宁陕、石泉、洋县、汉中、勉县、略阳,甘肃的康县、文县等地。分布广,在分布区域为优势树种,常成片分布,群落较密集,资源较丰富。

【采收加工】在秋末冬初,果序由绿变棕褐色时即可采收。去除杂质果柄,干燥。

【植物形态】落叶小乔木,高 2 ～ 6m。奇数羽状复叶。花单性或两性,雌雄同株。果序球果状,卵状椭圆形至长椭圆状圆柱形,包片宿存,木质,褐色;小坚果扁平,两侧具狭翅。花期 5 ～ 6 月,果期 7 ～ 10 月。

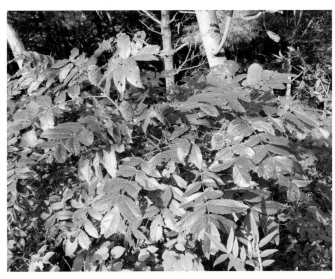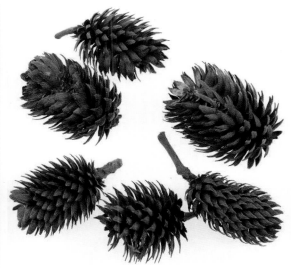

图 5-1-1 化香树果序植物和药材

【药材性状】果序球果状长椭圆形,棕褐色。小坚果扁平,圆形,具 2 狭翅。

【功能主治】顺气祛风,消肿止痛,燥湿杀虫。用于内伤胸胀,腹痛,筋骨疼痛,痈肿,湿疮,疥癣。

【炮制】挑拣去杂。

【化学成分】化香树叶含胡桃叶醌、5- 羟基 -2- 甲氧基 -1,4- 萘醌、5- 羟基 -3- 甲氧基 -1,4- 萘醌、对 - 香豆酸甲酯、对香豆酸、香豆精。其木材含丙没食子酸、没食子酸、葡萄糖、木糖、鼠李糖等。

【药理】化香树叶中提取的萘醌类化合物具有杀鱼作用,对枯草芽孢杆菌、大肠埃希菌、啤酒糖酵母和金黄色葡萄球菌有抗病原微生物作用。此外,此类化合物还具有抑制植物生长的作用。

【文献摘要】

《植物名实图考》：化香树，湖南处处有之。高丈余，叶微似椿，有圆齿，如橡叶而薄柔。结实如松球刺，扁亦薄。子在刺中，似蜀葵子，破其球，香气芬烈，上人取其实以染黑色。

《秦岭植物志》：根皮、树皮、叶、果序均富含鞣质，可提制栲胶供鞣皮用。果序可作黑色染料。树皮纤维能代麻供纺织或搓绳用。叶可作农药，捣烂加水过滤出的汁液对防治棉蚜、红蜘蛛、甘薯金花虫、菜青虫、地老虎等有效。又可供药用，能顺气、祛风、化痰、消肿、止痛、燥湿、杀虫。种子含油量 7%～8%，又可供制肥皂用。

【附注】

（1）化香树属仅有两种，分布于我国和日本，我国两种均有。圆果化香树的果实和叶也入药。圆果化香树的果序球形，直径 1.2～2cm，花期 5 月，分布于广东、广西和贵州。叶只可外用，不可内服。用于疮痈肿毒、骨痈流脓、顽癣、阴囊湿疹、癞头疮，捣烂敷或煎水洗。

（2）化香树果序质量标准如下（《陕西省药材标准》2015 年版）。

化香树果序

Huaxiangshuguoxu

PLATYCARYAE STROBILACEAE FRUCTUS

本品为胡桃科植物化香树 *Pltycarya strobilacea* Sieb. et Zucc 的干燥成熟果序。秋季采收，除去杂质，晒干。

【形状】本品呈球果状，卵状椭圆形至长椭圆状圆柱形，长 1.5～5cm，直径 2～3cm，黄棕色至棕褐色。宿存苞片木质，密集而呈覆瓦状排列，略具弹性，长 0.7～1cm。果实小坚果状，背腹压扁状，两侧具狭翅，长 0.4～0.6cm，宽 0.3～0.6cm，种子卵形，种皮黄褐色，膜质。气微香，味辛、苦。

【鉴别】

（1）本品粉末黄棕色。纤维多成束，淡黄色或近无色，边缘平整，末端斜尖，直径 8～30μm，壁厚 2～10μm，木化，孔沟稀疏。木栓细胞多成片，少单个散在，黄棕色或淡黄色，呈类长方形、多角形、排列紧密，直径 15～30μm，长 42～65μm，壁增厚，木化，有的纹孔类圆形或长圆形，孔沟明显。导管主为螺纹导管，直径 7～15μm。木化薄壁细胞单个散在或数个成群，黄色或无色，呈类方形、类圆形、多角形、类长方形或不规则形，直径 14～53μm，长 18～72μm，壁较厚，层纹不明显，孔沟较密。非腺毛较少，单细胞，直径 13～43μm，长可至 330μm，壁增厚，基部稍膨大，先端渐尖，极少见 2～4 细胞非腺毛。

（2）取本品粉末 1g，加水 30ml，煎煮 1 小时，滤过，滤液加盐酸调 pH 至 2～3，用乙醚振摇提取 2 次，每次 20ml，合并乙醚液，蒸干，残渣加无水乙醇 1ml 使溶解，作为供试品溶液。另取没食子酸对照品，加无水乙醇制成每 1ml 含 1mg 的溶液，作为对照品的溶液。照薄层色谱法（中国药典 2015 版四部通则 0502）试验，吸取上述两种溶液各 1～3μl，分别点于同一聚酰胺薄膜上，以甲苯（水饱和）—甲酸乙酯—甲酸（4：4：1）为展开剂，展开，取出，晾干，喷以 1% 的三氯化铁乙醇溶液，置日光下检视。供试品色谱中，在与对照品色谱相应的位置上，显相同颜色的斑点。

（3）取本品粉末 1g，加 75% 乙醇 50ml，加热回流 1 小时，放冷，滤过，滤液蒸干，残渣加水 10ml 使溶解，用乙醚振摇提取 2 次，每次 10ml，弃去乙醚液，水液加稀盐酸 10ml，置水浴中加热 1 小时，取出，迅速冷却，用乙酸乙酯振摇提取 2 次，每次 20ml，合并乙酸乙酯液，用水 30ml 洗涤，弃去水洗液，乙酸乙酯液水浴蒸干，残渣加甲醇 1ml 使溶解，作为供试品溶液。另取槲皮素对照品，加甲醇制成每 1ml 含 0.5mg 的溶液，作为对照品溶液。照薄层色谱法（中国药典 2015 版四部通则 0502）试验，吸取上述供试品溶液 5μl、对照品溶液 2μl，分别点于同一硅胶 G 薄层板上，以正己烷—乙酸乙酯—甲酸（7∶5∶0.8）为展开剂，展开，取出，晾干，喷以 3% 三氯化铝乙醇溶液，在 105℃加热数分钟，置紫外光灯（365nm）下立即检视。供试品色谱中，在与对照品色谱相应的位置上，显相同颜色的荧光斑点。

【检查】水分不得过 10.0%（中国药典 2015 版四部通则 0832 第二法）。

总灰分不得过 10.0%（中国药典 2015 版四部通则 2302）。

【浸出物】照水溶性浸出物测定法（中国药典 2015 年版四部通则 2201）项下热浸法测定，不得少于 10.0%。

【含量测定】照高效液相色谱法（中国药典 2015 年版四部通则 0512）测定。

色谱条件与系统适用性试验以十八烷基硅烷键合硅胶为填充剂；以甲醇 –0.034% 磷酸溶液（15∶85）为流动相，检测波长为 273nm，理论板数按没食子酸峰计算应不低于 3500。

对照品溶液的制备取没食子酸对照品适量，精密称定，加甲醇制成每 1ml 含 20μg 的溶液，即得。

供试品溶液的制备取本品粉末（过三号筛）约 0.5g，精密称定，精密加水 50ml，称定重量，电热套上加热回流 3 小时，取出，冷至室温，用水补足减失的重量，滤过，弃去初滤液，精密吸取续滤液 20ml，加乙醚萃取 3 次，每次 20ml，合并乙醚液，置温水浴上低温蒸干，残渣加甲醇溶解并定容至 10ml 量瓶中，用 0.45%μm 微孔滤膜滤过，即得。

测定法分别精密吸取对照品溶液与供试品溶液各 10μl，注入液相色谱仪，测定，即得。

本品按干燥品计算，含没食子酸（$C_7H_6O_5$）不得少于 0.050%。

【性味】辛，凉。

【功能与主治】清热解毒，散风止痛，活血化瘀，通窍排脓。用于鼻渊，头痛，内伤胸胀，腹痛，筋骨疼痛，痈肿，疥癣。

【用法与用量】9 ～ 30g。

【贮藏】置通风干燥处，防蛀。

野菊花

野菊花以"苦薏"之名始载于《本草经集注》。《中华本草》中记载，野菊味苦，"薏"为莲子心，味甚苦。苦薏者谓苦如薏也。与菊花相似而野生，谓之"野菊花"。

【别名】苦薏、野菊、野山菊、疟疾草。

【来源】为菊科植物野菊 *Chrysanthemum indicum* L. 的干燥头状花序。

【产地与资源】生于山坡、灌丛、河边湿地、海滨盐渍地及田边、路旁，广布于东北、华北、华东、华中及西南。秦巴山区和大别山山区分布较多。野生资源丰富，亦可人工种植。本种为多型性的种，在形态特征上有极大的多样性。目前市场上以安徽、湖北大别山产者为优质药材，又以安徽金寨产的"胎菊"为质量最佳。

【采收加工】秋末花初开放时采摘，晒干，或蒸后晒干。在大别山区，在初开放时（完全开放时花瓣易脱落）把整个花序割回晾晒，边晾晒边敲打，直到把花蕾全部从花枝上敲打下来，除去花梗，晒至全干。也有将未开的花蕾加工成"胎菊"，用于茶饮。

【植物形态】多年生草本，具长短不等的匍匐根茎。叶片卵圆形，长卵形，或椭圆状卵形，羽状深裂、浅裂或不明显分裂。头状花序多数，排成稀疏聚伞状。舌状花黄色。花期 9 ～ 10 月。

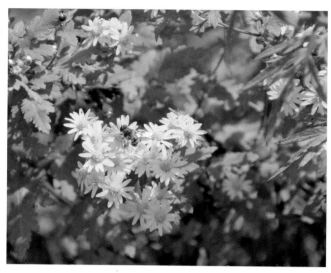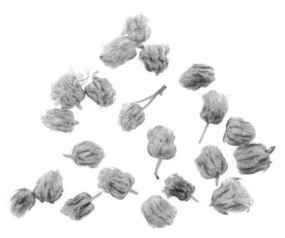

图 5-1-2　野菊花植物和药材

【药材性状】呈类球形，直径 0.3 ～ lcm，棕黄色。总苞由 4 ～ 5 层苞片组成，外层苞片卵形或条形，外表面中部灰绿色或浅棕色，通常被白毛，边缘膜质；内层苞片长椭圆形，膜质，外表面无毛。总苞基部有的残留总花梗。舌状花 1 轮，黄色至棕黄色，皱缩卷曲；管状花多数，深黄色。体轻。气芳香，味苦。

以完整、色黄、香气浓者为佳。

【鉴别要点】（个小）类球形，直径 0.3 ～ lcm；舌状花 1 轮，黄色至棕黄色；管状花多数，深黄色；气芳香，味苦。

【功能主治】清热解毒，泻火平肝。用于疔疮痈肿，目赤肿痛，头痛眩晕。

【炮制】去除茎叶和杂质。

【化学成分】①挥发油：含量可达 0.60% ～ 1.29%，其主要包括樟脑、α- 蒎烯、葛缕酮、柠檬烯、樟烯、桉油精、龙脑、当归酸酯等。②黄酮类：含量 0.42% ～ 0.45%，包括刺槐苷、蒙花苷、野菊花苷、木樨草素、刺槐素等。③倍半萜类：如野菊花内酯（花蕾中含 0.66%，花中含 0.013%）、野菊花醇、野菊花酮等。④其他：如胡萝卜苷、豚草素、山嵛酸甘油酯、棕榈酸等。

【药理】①对心血管系统的作用：降压，调整血流动力学和抗心肌缺血，对磷酸二酯酶有抑制作用。②能显著抑制金黄色葡萄球菌、二磷酸腺苷（ADP）和胶原所致血小板聚集。③抗病原微生物作用：能抑制志贺菌属、伤寒杆菌、大肠埃希菌、绿脓杆菌、金黄色葡萄球菌的生长。④解热，增强白细胞的吞噬作用。⑤野菊花水煎剂对金黄色葡萄球菌毒素有拮抗作用。

【文献摘要】

《本草经集注》：菊有两种，一种茎紫，气香而味甘，叶可作羹食者，为真；一种茎青而大，作蒿艾气，味苦不堪食者，名苦薏，非真，其华正相似，唯以甘、苦别之尔。

《本草拾遗》：苦薏，花如菊，茎似马兰，生泽畔，似菊。菊甘而薏苦，语曰：苦如薏也。

《日华子诸家本草》：菊有两种，花大气香茎紫者为甘菊，花小气烈茎青小者名野菊。

《本草纲目》：苦薏，处处原野极多，与菊无异，但叶薄小而多尖，花小而蕊多，如蜂窠状，气味苦辛惨烈。

《本草汇言》：野菊花，性寒味劣，无故而饮，有损胃气，非若甘菊花有益血脉、和肠胃之妙也。

《植物名实图考》：野山菊，南赣山中多有之。丛生，花叶抱茎如苦荬而歧，齿不尖，茎瘦无汁。稍端发杈，秋开花如寒菊。

【附注】

（1）野菊花除全国作野菊花入药外，在东北和河北也以岩香菊花作野菊花自产自销。本种与野菊花的区别在于其叶为羽状深裂，绿色或淡绿色，两面被稀疏的或下面稍多蓬松的柔毛；头状花序多数在茎顶排成疏松的伞房或复伞房花序，舌状花黄色。花果期5～10月。生于山坡、岩石上、河谷、河岸荒地上。分布于吉林、辽宁、河北、山西、陕西、甘肃、青海、新疆、山东、江苏、浙江、江西、湖北、四川、云南等地（《中华本草》）。

（2）上述两种野菊的根和茎也入药，用于感冒、气管炎、肝炎、高血压、痢疾、痈肿、疔疮、目赤肿痛、瘰疬、湿疹。

辛夷

辛夷始载于《神农本草经》。其名字的来历，主要源自花的嫩芽，李时珍谓之"夷者荑也，其苞初生如荑，而味辛也"。辛夷中"辛"指其味，"夷"是花蕾初生时的嫩芽。因此，辛夷花是根据花的嫩芽得名。《本草拾遗》云："初发如笔状，北人呼为木笔。其花最早，南人呼为迎春。"

【别名】木笔、木笔花、毛笔头。

【来源】为木兰科植物望春花 *Magnolia biondii* Pamp.、玉兰 *Magnolia denudata* Desr. 或武当玉兰 *Magnolia sprengeri* Pamp. 的干燥花蕾。原植物为大灌木或乔木。

【产地与资源】望春花（望春玉兰）生于海拔400～2400m的山坡林中，分布于陕西南部、甘肃、河南西部、湖北西部、四川等地。我国中部和南方城市绿化广为栽培，秦巴山区有分布。药材主要产自河南、四川、陕西、湖北等地。此外，甘肃陇南地区亦产。据《中国药材产地生态适宜性区划》，陕西、河南、山东、湖北、四川一带是望春花适宜生长区域。

玉兰生于海拔1200m以下的常绿阔叶树和落叶阔叶树混交林中，分布于安徽、浙江、江西、湖南、广东等地。现庭院和城市景观普遍栽培。药材主产于浙江、安徽、江西、湖南、广东等地。

武当玉兰生于海拔1300～2000m的山坡灌丛或常绿、落叶阔叶混交林中，分布于陕西、甘肃、河南、湖北、湖南、四川等地。秦巴山区有分布，常分布在村庄或农户房屋周边。药材主产于四川、湖北、陕西等地。据《中国药材产地生态适宜性区划》，四川、陕西、云南、湖北、贵州一带是武当玉兰适宜生长区域。

以上3种药材产量大、品质优，是辛夷药材商品的主要来源。

【采收加工】1～3月，齐花梗处剪下未开放的花蕾，白天置阳光下暴晒，晚上堆成垛发汗，使里外干湿一致。晒至五成干时，堆放1～2天，再晒至全干。如遇雨天，可烘干。

【植物形态】3种植物形态比较见表5-1-1。

表 5-1-1　3 种植物形态比较

比较		望春花	玉兰	武当玉兰
相同点		落叶乔木，高达 21m，花先叶开放，芳香，花期 2～3 月		
不同点	树皮	树皮淡灰色，光滑		树皮淡灰棕色或黑棕色，老树皮成小块片状剥落
	小枝	小枝细长，灰绿色，无毛	小枝粗壮，淡灰褐色或灰黄色，嫩枝有柔毛	小枝灰黄棕色，后变灰色，无毛
	叶	叶椭圆状披针形、卵状披针形、狭倒卵形或卵形，长 10～18cm，宽 3.5～6.5cm，先端急尖或短渐尖，基部阔楔形或圆钝，边缘干膜质，下延至叶柄，上面暗绿色，下面浅淡绿色，初被平伏棉毛，后无毛	叶倒卵形至倒卵状长圆形，长 8～18cm，宽 6～10cm，先端突尖，基部楔形或宽楔形，全缘，上面绿色有光泽，下面淡绿色，叶脉上生柔毛	叶柄卵形，长 10～18cm，宽 4.5～10cm，基部楔形，先端急尖或急短尖，上面沿中脉和侧脉被平伏棉毛，下面初被平伏棉毛，后无毛
	花	直径 6～8cm，花被片 9 片，外轮 3 片紫红色，近狭倒卵状条形，中内两轮近匙形，白色，外面基部常紫红色，内轮较狭小	花径 12～15cm，花被片 9 片白色或基部常浅紫红色，萼片与花瓣无明显区别，花被片倒卵状长圆形	花被片 12～14 片，花被外面玫瑰红色，内面较淡，有深紫色条纹，倒卵状勺形或勺形

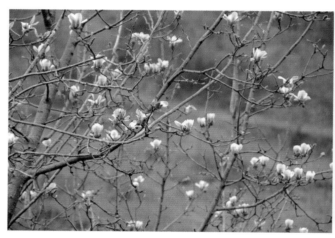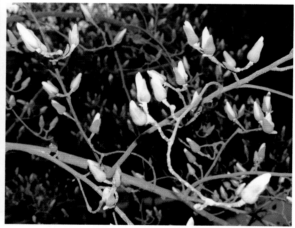

图 5-1-3　辛夷花植物（左图为望春玉兰，右图为玉兰）

【药材性状】3 种辛夷药材性状比较见表 5-1-2。

表 5-1-2　3 种辛夷药材性状比较

比较		望春花	玉兰	武当玉兰
相同点		呈长卵形，似毛笔头；基部常具短梗；苞片 2～3 层，每层 2 片，两层苞片间有小鳞芽，苞片外表面密被茸毛，花被片 9 片；体轻，质脆；气芳香，味辛凉而稍苦		
不同点	长	1.2～2.5cm	1.5～3cm	2～4cm
	直径	0.8～1.5cm	1～1.5cm	1～2cm
	枝梗	有类白色点状皮孔	较粗壮，皮孔浅棕色	粗壮，皮孔红棕色
	苞片	外表密被灰白色或灰绿色茸毛，花被片 9 片	外表密被灰白色或灰绿色茸毛，花被片 9 片	外表密被淡黄色或淡黄绿色茸毛，有的茸毛已脱落而呈黑褐色，花被片 10～12（15）片

以完整、内瓣紧密、无枝梗、香气浓者为佳。

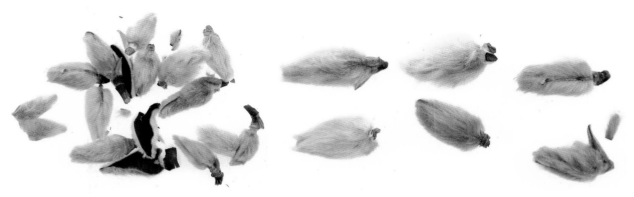

图 5-1-4 辛夷花药材

【鉴别要点】长卵形，似毛笔头，苞片外面密被茸毛，内面类棕色，无毛。

【功能主治】发散风寒，通鼻窍。用于风寒头痛，鼻塞，鼻渊，鼻流浊涕。为治疗鼻渊头痛要药。

【炮制】除去枝梗和杂质。用时捣碎。

【化学成分】主含挥发油。望春玉兰花蕾含挥发油2.68%～5%，油中含有樟脑（13.8%～44.2%）、望春花素、α-蒎烯、桉叶素，并含生物碱、木脂素等；玉兰花蕾含挥发油3.1%，油中含柠檬醛、丁香油酚、桉叶素，并含生物碱等；武当玉兰花蕾含挥发油1.2%，油中主要含萜品烯-4-醇、乙酸龙脑酯、桉叶素，并含柳叶木兰碱、武当玉兰碱等。

【药理】局部收敛、刺激、麻醉，抗过敏、抗炎、降压，兴奋子宫、抗血小板聚集、抗凝、抗微生物，镇痛，改善微循环，阻止 Ca^{2+}，水煎剂对横纹肌有乙酰胆碱样作用等。

【文献摘要】

《名医别录》：生汉中川谷，九月采实。

《本草经集注》：今出丹阳近道，形如桃子。

《新修本草》：其树大连合抱，高数仞，叶大于柿叶，所在皆有。

《蜀本草》：树高数仞，叶似柿叶而狭长，正月、二月花似著毛小桃，色白而带紫，花落而无子，夏杪复著花，如小笔。又有一种三月开花，四月花落……

《本草衍义》：辛夷有红紫二本，一本如桃花色者，一本紫者，今入药当用紫色者。

【附注】

（1）自古这3种玉兰的花蕾都作辛夷使用，不分优劣。

（2）本品有毛，刺激咽喉，入煎剂宜包煎。

（3）《桃花扇》曰："青溪尽是辛夷树，不及东风桃李花。"

甘草

甘草始载于《神农本草经》。因其味甘甜故名。陶弘景云："此草最为众药之主……国老即帝师之称，虽非君而为君所宗，是以能安和草石而解诸毒也。"甄权云："诸药中甘草为君……调和众药有功，故有国老之号。"药材断面粉性，故称粉草。

【别名】美草、蜜甘、蜜草、国老，粉草，甜草。

【来源】为豆科甘草属植物甘草 *Glycyrrhiza uralensis* Fisch.、光果甘草 *Glycyrrhiza glabra* L. 和胀果甘草 *Glycyrrhiza inflata* Bat. 的干燥根和根茎。

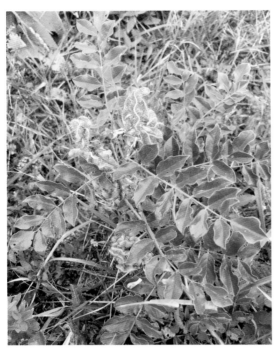

图 5-1-5　甘草植物（乌拉尔甘草）

【产地与资源】甘草生于向阳干燥钙质草原河岸沙质土及向阳山坡，分布于东北、华北及西北。主产于内蒙古、陕西、甘肃、青海、新疆等地。以内蒙古、甘肃、宁夏的质量最佳。新疆产量最大，内蒙古次之。胀果甘草生于海拔约 1000m 的河边、溪边和荒地上的砂质土中，分布于甘肃、青海、新疆。主产于新疆。光果甘草原产于欧洲地中海区域，北非、中亚西亚和西伯利亚亦有生长。在我国新疆生于海拔 500 ～ 1300m 的撂荒地、路旁、干旱的盐碱地。

甘草抗寒、抗旱和喜光，是钙质土的指示植物。宜选土层深厚、排水良好、地下水位较低的砂质壤土栽培，土壤酸碱度以中性或微碱性为好，在酸性土壤中生长不良。

甘草质量以 3 ～ 4 年生的为好，育苗移栽种植 2 年的甘草质量也可，以直播 2 年收获的质量较差。考虑到经济效益，一般现在生产中均采用育苗移栽、2 年收获的种植方法。在地多人少的地区，直播甘草以 4 ～ 5 年生收获为宜。以秋季采挖较好。采收后，除去残茎、须根，去掉泥土，按规格要求切成段，晾干后捆把打包。

甘草是大宗药材，也是我国特产药材，无论是国内还是国外，需求量都很大，每年需求量超过了 20000 吨。临床上有"十方九草"之说。甘草还是制造糖果、酱油、烟卷等的调味剂。

甘草药用产地原以内蒙古为主，自 20 世纪 60 年代以来，由于需要量大幅增加，促使过度采挖，以致甘草资源急剧下降。目前新疆产量已占全国近 50%，为此国家将甘草列为计划管理品种，限量采挖和出口，以保证持续利用。20 世纪 70 年代以来，在甘肃、内蒙古、山西、宁夏、东北、陕西、新疆等地，大力发展人工种植。当前商品供应实际以家种为主，尤其以新疆和甘肃陇西等地产量最大。据《中国药材产地生态适宜性区划》，内蒙古、新疆、甘肃、青海一带是甘草适宜生长区域；胀果甘草以新疆、内蒙古、甘肃一带为适宜区域。

截至 2015 年底，新疆塔城地区和布克赛尔蒙古自治县察和特生态农业综合开发区、吉林省白城市平台镇基地、白城市洮北区洮儿河镇六家子村基地种植的甘草通过了国家 GAP 认证。

【采收加工】秋季采挖，除去芦头，茎基，须根，截成适当长短的段晒至半干，打成小捆，再晒至全干。

【植物形态】多年生草本，高 30 ～ 150cm。根粗壮，呈圆柱形，味甜，外皮红棕色或暗棕色。茎直立，基部带木质，被白色短毛和刺毛状或鳞片状腺体。单数羽状复叶互生。

表 5-1-3　3 种植物形态比较

品种	羽状叶长及小叶枚数	花序、花、荚果	种子粒数
甘草（又名乌拉尔甘草）	单数羽状复叶小叶 7 ～ 17 片，卵状椭圆形，宽 1 ～ 3cm，先端钝圆，基部浑圆，两面被腺体及短毛	总状花序腋生，花密集；花冠蓝紫色；荚果条状长圆形，常密集，有时呈镰状以及环状弯曲，密被棕色刺毛状腺体	种子 4 ～ 8 粒，扁圆形或稍肾形。花期 7 ～ 8 月，果 8 ～ 9 月

品种	羽状叶长及小叶枚数	花序、花、荚果	种子粒数
胀果甘草	小叶 3～5，偶有 7 片，卵形、椭圆形至长圆形，边缘波卷状，有皱褶，上面暗绿色，有黄褐色腺点，下面中肋上无毛或幼时有长毛	花序与叶等长；花冠紫色；荚果较短，直而膨胀，光滑或具腺状刺毛	种子 1～7 粒。花期 5～7 月，果期 6～10 月
光果甘草	小叶 9～17 片，长椭圆形或狭长卵形，两面淡绿色，无毛或有微柔毛，下面密生淡黄色不明显鳞片状腺点	花序穗状，较叶短；荚果长或稍微弯曲，扁平，多为长圆形，光滑或少有不明显腺瘤	种子 3～4 粒。花期 5～6 月，果期 7～9 月

【药材性状】甘草呈长圆柱形，表面红棕色暗棕色或灰棕色，具显著纵皱纹、沟纹及横长皮孔，并有稀疏的细根痕。质坚实，断面略显纤维性，黄白色，粉性，切面有明显的形成层环纹和放射状纹理，有裂隙。根茎表面有芽痕，横切面中心有髓。气微，味甜而特异。

粉甘草为去皮甘草，表面淡黄色，平坦，有刀削及纵裂纹。

胀果甘草根及根茎木质粗壮，有的分枝，外皮粗糙，多灰棕色至灰褐色。质坚硬，木质纤维多，粉性小。断面淡黄色或黄色，纤维性，淀粉少。味甜或带苦。根茎不定芽多而粗大。

光果甘草根茎及根质地较坚实，有的分枝，外皮不粗糙，多灰棕色，皮孔细而不明显。断面纤维性，裂隙较少。气微，味甜。

以皮细紧、色红棕、质坚实、断面色黄白、粉性足、味甜者为佳。

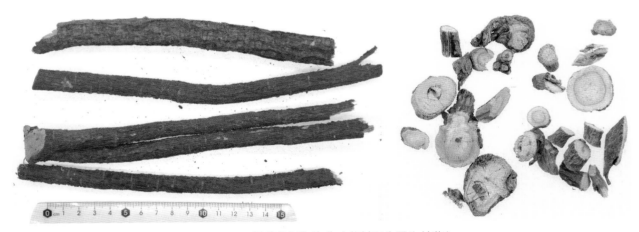

图 5-1-6　甘草药材和饮片（药材图为野生甘草）

【鉴别要点】具特异甜味。

【功能主治】补脾益气，清热解毒，祛痰止咳，缓急止痛，调和诸药。用于脾胃虚弱，倦怠乏力，心悸气短，咳嗽痰多，脘腹、四肢挛急疼痛，痈肿疮毒，缓解药物毒性、烈性。

【炮制】

1. 甘草片　取原药材除去杂质，洗净，润透，切厚片，筛去碎屑。

2. 蜜甘草　取炼蜜加适量开水稀释后，淋入净甘草片中拌匀，闷润，置炒制容器内，用文火炒至老黄色，不粘手时，取出放晾。

【化学成分】甘草的主要化学成分为三萜类和黄酮类，其他成分有生物碱、多糖、香豆素、氨基酸和微量元素 Zn、Ca、Sr、Ni、Mn、Fe、Cu、Cr 等。三萜皂苷类主要是甘草酸。黄酮类主要是甘草黄苷、异甘草黄苷、甘草素等。

【药理】①抗病毒及抗菌作用：抗艾滋病毒，抗菌；甘草多糖对水泡性口炎病毒、腺病毒Ⅲ、单纯疱疹病毒Ⅰ型和牛痘病毒均有明显的抑制作用，能显著抑制细胞病变发生，使组织培养细胞得到保护。②肾上腺皮质激素样作用。③对消化系统的作用：抗溃疡，保肝作用，促进胰液分泌，对胃肠运动有影响。④抗炎，抗肿瘤，抗突变，抗氧化，解毒。⑤对免疫系统功能的影响：对巨噬细胞活性及免疫调节介质的调节；对淋巴因子产生的调节；对 NK 细胞活性的调节；对抗体产生的调节；对肥大细胞的调节；对补体产生的调节。⑥降血脂，可使血浆胆固醇和甘油三酯含量明显降低。⑦镇咳祛痰，保护耳前庭功能，抗利尿，抗惊厥，镇痛解痉，抑制胃液分泌等。

【文献摘要】

《名医别录》：甘草生河西川谷积沙山胶上郡。二月、八月除日采根，暴干，十日成。

《本草经集注》：河西上郡不复通市，今出属汉中，悉从汶山诸夷中来。赤皮断理，看之坚实者，是抱罕草，最佳。

《本草图经》：首阳之山在河东蒲坂县，乃今甘草所生处相近。今陕西河东州郡皆有之。春生青苗，高一二尺，叶如槐叶，七月开紫花似柰，冬结实作角，子如毕豆。根长者三四尺，粗细不定，赤皮上有横梁，梁下皆细根也。二月、八月除日采根，暴干，十日成，去芦头及赤皮，今云阴干用。今甘草有数种，以坚实断理者为佳，其轻虚纵理及细韧者不堪，唯货汤家用之。

《梦溪笔谈》：甘草枝叶悉如槐，高五六尺，但叶端微尖而糙涩，似有白毛。实作角生，如相思角，作一本生。熟则甲坼，子如小扁豆，极坚，齿啮不破。

《本草纲目》：今人唯以大径寸而结紧断纹者为佳，谓之粉草，其轻细小者，皆不及之。

《金世元中药材传统鉴别经验》：甘草产地分布很广，质量不一，商品规格较复杂。为了简化规格，以内蒙古为中心，将甘草划分为西草和东草两类。西草系指内蒙古西部及陕西、甘肃、青海等地所产的甘草，也包括新疆产的胀果甘草或光果甘草。东草系指内蒙古东部及东北、河北、山西等地所产的甘草。这两类甘草从质量上来讲，以西草条粗、皮细、粉性足为优；东草条细、不去头斩尾、纤维多、粉性差，质次。

【附注】

（1）甘草的商品种类：甘草产区甚广，由于原植物和产地的土壤、气候不同，商品性状有所差异，因而形成了很多以产地和植物形态特征命名的甘草品种。①梁外草：主产于内蒙古鄂尔多斯市的杭锦旗境内黄河以南（库布齐沙梁以外的产品）。本品质地坚硬，沉重，俗称"有骨气"，外皮紧细，枣红色，去皮呈黄白色，口面光洁，顶端中间凹陷成小坑，俗称"胡椒眼"或"缩顶"，此为粉性足所致。断面黄白色，但有的根条两端粗细不均匀且显支根痕。②王爷地草：主产于内蒙古巴彦淖尔市的阿拉善左旗的磴口一带，包括杭锦旗后旗（陕坝）和五原县。本品质较梁外草柔韧，外皮内色均较梁外草深。根条两端粗细均匀，支根痕较少，口面光洁稍差，余同梁外草。以上两种甘草品质最佳，素有"道地药材"之称，驰名海内外。③西镇草：主产于鄂尔多斯市鄂托克前旗及宁夏的陶乐、平罗、盐池、灵武、中卫，甘肃庆阳、民勤，陕西靖边、定边等地。其共同特点是皮色红褐、棕红或黑褐不等，体质轻松，骨气差，粉性小，口面显裂隙（沙质土皮色显红，钙质土皮色显黑），其品质较梁外草和王爷地草较差。④河川草：主产于内蒙古杭锦旗的临河及包头、土默特旗、托克托黄河南岸，但有上下之分。产于内蒙古鄂尔多斯市拉达特旗一带者称"上河川草"，其性状与西镇草相似，但根条粗细不均；产于内蒙古包头附近的土默特旗、托克托、和林格尔等地者称"下河川草"，其性状根条粗细不匀，支根多，外皮灰褐色，皮松，易破损，体质轻泡，粉性很差，质次。⑤东北草：主产于内蒙古东部的呼伦贝尔市的牙克石、扎兰屯、莫力达瓦旗等地，通辽市、开鲁、奈曼旗、扎鲁特旗、科尔沁旗，赤峰市翁牛特旗、敖汉旗、巴林左旗，黑龙江安达、秦康，河北张家口，山西大同等地均产。⑥新疆甘草：胀果甘草与光果甘草在新疆均有分布。胀果甘草多分布在南疆，生长在荒漠、半荒漠带盐碱的草原，产于库尔勒、阿克苏、喀什一带，靠近叶尔羌河流域者是红皮，内部呈黄色，质地较松，大都带白霜（习称"碱皮"），味甜，后带苦味。光果甘草主要分布在北疆，如伊犁、精河、裕民、塔城等地，国外哈萨克斯坦、俄罗斯等地也产（又称"欧甘草"），其性状是外皮红褐色粗糙，内部黄色，质地较硬，粉性小（《金世元中药材传统鉴别经验》）。

（2）《中药材商品规格等级标准汇编》中，甘草的规格等级见表5-1-4。

表5-1-4　甘草的规格等级

规格		等级	形状描述			
			共同点	区别点		
				长度/cm	口径/cm	尾径/cm
野生甘草	甘草 条草	一等	呈圆柱形，单枝顺直。表面红棕色、淡红棕色、红褐色、棕褐色或灰棕色，皮细紧，有纵纹，斩去头尾，口面整齐。质坚实、体重。断面黄色至黄白色，粉性足或一般，味甜，间有黑心	25～100	＞1.7	＞1.1
		二等			1.1～1.7	＞0.6
		三等			0.6～1.1	＞0.3
	毛草	统货		/	＜0.6	/
	草节	统货		6～25	≥0.6	/
	疙瘩头	统货	系加工条草砍下之根头，呈疙瘩头状	/	/	/
	胀果甘草 条草	统货	呈圆柱形，单枝顺直。表面灰棕色或灰褐色，外皮粗糙，斩去头尾，口面整齐。质坚硬、体重。断面黄白色，间有黑心，粉性小，味甜	25～100	＞0.6	＞0.3
	毛草	统货		/	＜0.6	/
	光果甘草 条草	统货	呈圆柱形，单枝顺直。表面灰棕色，皮孔细而不明显，斩去头尾，口面整齐。质地较坚实、体重。断面黄白色，粉性一般，味甜，间有黑心	25～100	＞0.6	＞0.3
	毛草	统货		/	＜0.6	/
栽培甘草	条草	一等	呈圆柱形，单枝顺直。表面红棕色、淡红棕色、红褐色、棕褐色或灰棕色，皮细紧，有纵纹，斩去头尾，口面整齐。质坚实、体重。断面黄色至黄白色，粉性足或一般，味甜，间有黑心	25～100	＞1.7	＞1.1
		二等			1.1～1.7	＞0.6
		三等			0.6～1.1	＞0.3
		统货			＞0.6	＞0.3
	毛草	统货		/	＜0.6	/
	草节	统货		/	≥0.6	/

注：
（1）甘草一般斩去头尾，以口尾径测量。
（2）市场上野生甘草按基原有甘草、胀果甘草和光果甘草3种，甘草划分为条草一等、条草二等、条草三等、毛草统货、草节统货和疙瘩头统货4个规格6个等级，胀果甘草和光果甘草划分为条草统货和毛草统货2个规格2个等级；栽培甘草划分为条草一等、条草二等、条草三等、条草统货、毛草统货和草节统货3个规格6个等级。
（3）国家规定制止滥挖甘草，由取得采集证的持证人采挖，且由于野生甘草越来越匮乏种植品越来越多的现状，当前药材市场甘草规格按照野生甘草和栽培甘草进行划分。
（4）栽培甘草的商品性状和品质与品种、产地等有一定相关性，但因种植年限过短，品质均受影响。

（3）现在商品中分红皮甘草和黄皮甘草两种。过去甘草以野生为主，生长时间长，市场上全为红皮甘草。目前，市场上出现了黄皮甘草，数量较大，而且商品中常出现红皮和黄皮甘草相互掺混现象。在近10年来的引种过程中，造成了种质混乱，而且黄甘草引种范围较广。在产地也有人认为种植的甘草（乌拉尔甘草）是红皮的，种植的光果甘草和胀果甘草，生长时间短者是黄皮的。通过专家分析，黄甘草中含有特定的黄甘草苷。

（4）部分地区作甘草药用的还有：①粗毛甘草，分布于新疆。②黄甘草，分布于甘肃、新疆。③云南甘草，分布于云南。④圆果甘草，分布于内蒙古、河北、山西、宁夏、新疆、江苏、安徽、河南等地（《中华本草》）。

第二节　咳露口服液

一、组方

咳露口服液由麻黄、薄荷脑、甘草、川贝母、枇杷叶、紫菀、黄芩、罂粟壳组成。

二、临床应用

清热化痰，宣肺止咳。用于风热犯肺、内郁化火证，临床表现为咳嗽痰多、咽喉肿痛、胸满气短、舌红苔黄、脉浮数。

三、原料药材

麻黄、薄荷脑、甘草详见前章节。

川贝母

贝母始载于《神农本草经》。陶弘景曰："形似聚贝子，故名贝母。"明代倪朱谟在《本草汇言》中首次提出贝母以"川产者为妙"。

【别名】松贝母、松贝、青贝、炉贝、乌花贝母。

【来源】为百合科植物川贝母 *Fritillaria cirrhosa* D.Don、暗紫贝母 *Fritillaria unibracteata* Hsiao et K.C.Hsia、甘肃贝母 *Fritillaria przewalskii* Maxim.、梭砂贝母 *Fritillar delavayi* Franch.、太白贝母 *Fritillaria taipaiensis* P.Y.Li 或瓦布贝母 *Fritillaria unibracteata* Hsiao et K.C.Hsia *var. wabuensis*（S.Y.Tang et S.C. Yue）Z.D. Liu, S. Wang et S.C.chen 的干燥鳞茎。按性状不同分别习称"松贝""青贝""炉贝"和"栽培品"。

【产地与资源】川贝母，原植物过去称"卷叶贝母"，为商品"青贝"的主流品种之一。生于海拔3200～4600m的林中、灌丛下、草地或河滩、山谷等潮湿地或岩缝中。主产于四川甘孜地区的康定、雅江、九龙、稻城、得荣，阿坝地区的小金、金川；西藏的芒康、贡觉、江达；青海的玉树、囊谦、杂多、称多、治多；云南的德钦、贡山、香格里拉等地。

暗紫贝母，又称"乌花贝母"，为商品"松贝"的主流品种之一。生于海拔3200～4500m的灌丛、草地上。主产于四川的若尔盖、红原、松潘、九寨沟、茂县、汶川、理县、平武、黑水、马尔康，青海的久治、班玛、达日、同仁、同德等地。过去集散于四川松潘，故称"松贝"。

　　甘肃贝母，过去称"岷贝"，为商品"松贝"的主流品种之一。生于海拔 2800 ～ 4400m 的灌丛、草地。主产于四川的康定、雅江、九龙、丹巴、壤塘、小金、金川、马尔康，甘肃南部的岷县、文县、武都、宕昌、迭部、玛曲，青海的班玛、久治、达日、甘德等地。

　　梭砂贝母，为商品"炉贝"的主流品种之一。生于海拔 3400 ～ 5600m 的砂石地上或岩石缝隙中。主产于四川的石渠、德格、甘孜、色达、白玉、炉霍、道孚、理塘、阿坝，西藏的芒康、贡觉、江达、昌都，青海的玉树、称多、杂多、治多、囊谦，云南的德钦、贡山、福贡、香格里拉、维西等地。过去集散于"打箭炉"（今康定），故称"炉贝"。

　　太白贝母，原野生于陕西眉县，太白县的太白山、佛坪、洋县，重庆的巫溪、巫山、城口等地。20 世纪 90 年代，由巫溪县红池坝野生变家种成功。为川贝母"栽培品"主流品种之一。

　　瓦布贝母，是暗紫贝母的变种，为川贝母"栽培品"主流品种之一。生长于海拔 2500 ～ 3600m 处的山坡。野生分布于四川的北川、黑水、茂县、松潘。现在黑水、小金、金川、茂县等地都有栽培。因最早发现于黑水县的瓦布梁子而命名。

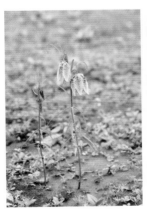
川贝母

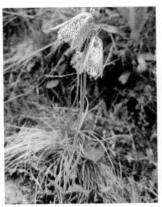
暗紫贝母

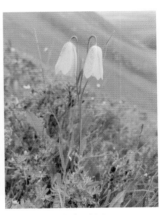
甘肃贝母

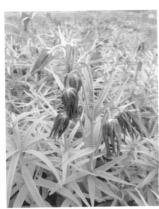
太白贝母

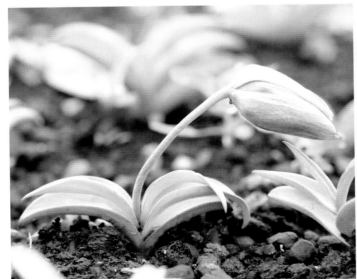
梭砂贝母

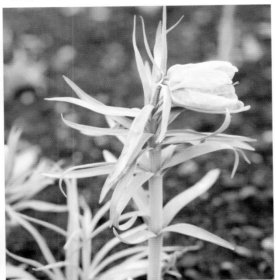
瓦布贝母

图 5-2-1　6 种川贝母植物

川贝母喜冷凉气候，具有耐寒、喜湿、怕高温、喜荫蔽的特性。气温达 30℃，或地温超过 25℃植株就会枯死。常野生于阳光充足、土壤疏松的高寒山区草坡。

目前，在四川省的小金县和红原县有初具规模的川贝母种植基地，有一定的种植面积，并有商品产出。在康定有 2500 余亩川贝母的种源基地，在康定县、卢霍县等地有川贝母的人工抚育试验基地，通过川贝母野生抚育，保证药材供应。

截至 2015 年底，四川省阿坝州松潘县水晶乡寒盼村、茂县松萍沟乡岩窝寨村的川贝母种植基地通过了国家 GAP 认证。

【采收加工】川贝母家种或野生均在 6～7 月采收。家种贝母用种子繁殖的，播种后第 3 年或第 4 年采收；鳞茎繁殖的，播种后第 2 年采收。采收的鳞茎均忌水洗，挖出后及时晒干。在干燥过程中，不宜翻动，以防发黄。干后装入布袋中，撞去泥沙、残根即可。

【植物形态】6 种川贝母植物形态比较见表 5-2-1。

表 5-2-1　6 种川贝母植物形态比较

品种	相同点	不同点			
		鳞茎	叶	花	花果期
川贝母	株高 15～50cm，鳞茎由 2 枚鳞片组成，花通常单生，极少 2～3 朵；钟形；内面近基部有一凹陷的蜜腺窝。蒴果具 6 棱，棱上有 1～1.5mm 的狭翅	直径 1～1.5cm	通常对生，少数在中部兼有散生或 3～4 枚轮生，条形至条状披针形，长 4～12cm，宽 3～5（10）mm，先端稍弯或卷曲	花紫色至黄绿色，通常有紫色小方格，少数仅具斑点或条纹；叶状苞片 3 片，先端稍弯或卷曲。花被片长圆形，长 3～4cm，宽 1.2～1.8cm	花期 5～7 月，果期 8～10 月
暗紫贝母		直径 6～8mm	在下面的 2 片对生，上面的散生或对生，条形或条状披针形，长 3.6～5.5mm，先端不卷曲	花深紫色，有黄褐色小方格，近顶端具"V"形条纹；叶状苞片 1 枚，先端渐尖不卷曲；花被片椭圆形，长约 2.6cm，宽约 1cm	花期 5～6 月，果期 8 月
梭砂贝母		鳞茎 2～3 个，近球形或卵形，直径 1～2cm	叶 3～5 片（含叶状苞片），较紧密地生于植株中部或上部，全部散生或最上面 2 枚对生；叶片窄卵形至卵状椭圆形，长 2～7cm。宽 1～3cm，先端钝或圆形，不卷曲	花浅黄色，具红褐色斑点或小方格；花被片狭椭圆形或椭圆形，长 3.2～4.5cm，宽 1.2～1.8cm	花期 6～7 月，果期 8～9 月
甘肃贝母		圆锥形，直径 6～13mm	通常最下面的 2 枚对生，上面的 2～3 枚散生，条形，长 3～7cm，宽 3～4mm，先端通常不卷曲	浅黄色，有黑紫色斑点；叶状苞片 1 片，先端稍弯曲或不卷曲，花被片长 2～3cm，宽 0.6～1.3cm	花期 6～7 月，果期 8 月
太白贝母		直径 1～1.5cm	通常对生，有时中部兼有 3～4 枚轮生或散生，条形至条状披针形，长 5～10cm，宽 3～7（12）mm，先端通常不卷曲	黄绿色，无方格斑，通常仅在花被先端两侧边缘有紫色斑带；叶状苞片 3 片，先端稍弯曲，但绝不卷曲；花被片长 3～4cm，宽 9～12mm，先端浑圆。内花被片匙形，最宽的在上部 4/5～5/6 处	花期 5～6 月，果期 6～7 月

续表

品种	相同点	不同点			
		鳞茎	叶	花	花果期
瓦布贝母	瓦布贝母株高通常50～80cm，有时可达115cm。茎粗可达1.3cm	扁球形，直径可达3cm。外形酷似暗紫贝母，但粒大	叶最下面常2枚对生，上面的轮生兼互生；多数叶两侧边不等长略似镰形，有的披针状条形，长7～13cm，宽9～20mm，先端不卷曲	花初开黄绿色、黄色。内面有或无黑紫色斑点，继后外面出现紫色或橙色浸染；叶状苞片1～4片；外轮花被片主脉近基部向内弯成夹角约90°的弯折或弧状，内轮主脉于近基部向内弯成夹角约140°的弧形	花期5～6月，果期7～8月

【药材性状】4种川贝母药材性状比较见表5-2-2。

表5-2-2　4种川贝母药材性状比较

品种	共性	形状	大小	鳞叶	顶端	底部
松贝	表面类白色。中心有一灰褐色的鳞茎盘，偶有残存须根。质硬而脆，断面白色，富粉性。气微，味先微甜后苦。均以质坚实、粉性足、色白者为佳	呈类圆锥形或近球形	高0.3～0.8cm，直径0.3～0.9cm	外层鳞叶2瓣，大小悬殊，大瓣紧抱小瓣，未抱部分呈新月形，习称"怀中抱月"	顶部闭合，内有类圆柱形、顶端稍尖的心芽和小鳞叶1～2枚；先端钝圆或稍尖	底部平，微凹入，能放平坐稳，习称"观音坐莲，怀抱子"
青贝		呈类扁球形	高0.4～1.4cm，直径0.4～1.6cm	外层鳞叶2瓣，大小相近，相对抱合	顶部开裂，内有心芽和小鳞叶2～3枚及细圆柱形的残茎	底部平或略平，能坐稳
炉贝		呈长圆锥形或心形	高0.7～2.5cm，直径0.5～2.5cm	表面类白色或浅棕黄色，有的具棕色斑点，习称"虎皮斑"。外层鳞叶2瓣，大小相近	顶部开裂而略尖	基部稍尖或较钝
栽培品		呈类扁球形或短圆柱形	高0.5～2cm，直径1～2.5cm	表面类白色或浅棕黄色，稍粗糙，有的具浅黄色斑点。外层鳞叶2瓣，大小相近	顶部多开裂而较平	底部较平

【功能与主治】清热润肺，化痰止咳，散结消痈。用于肺热燥咳，干咳少痰，阴虚劳嗽，痰中带血，瘰疬，乳痈，肺痈。

【炮制】去除杂质，用时打碎或研粉。

【化学成分】

1. 川贝母　含多种甾体生物碱，如西贝碱、西贝素、川贝碱等。

2. 暗紫贝母　含松贝辛、松贝甲素、蔗糖、硬脂酸、棕榈酸、β-谷甾醇等。

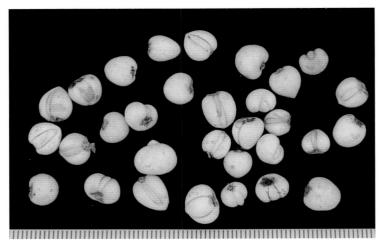

图5-2-2　川贝母药材（松贝）

3. **甘肃贝母** 含岷贝碱甲、岷贝碱乙等。

4. **梭砂贝母** 含梭砂贝母素甲、梭砂贝母酮碱、川贝母酮碱、贝母辛碱等。

【药理】有镇咳、祛痰作用。川贝碱具有降压、抗菌作用。

【文献摘要】

《新修本草》：此叶似大蒜，四月蒜熟时采之良，若十月苗枯，根亦不佳也。出润州、荆州、襄州者最佳。江南诸州亦有。味甘不辛。

《本草图经》：贝母生晋地，今河中、江陵府、郢、寿、随、郑、蔡、润、滁州皆有之。根有瓣子，黄白色，如聚贝子，故名贝母；二月生苗，茎细，青色；叶亦青，似荞麦叶，随苗出。七月开花，碧绿色，形如鼓子花。八月采根晒干。又云，四月蒜熟时采之良。此有数种。

《本草原始》：西贝纯净以白，体轻，双瓣；南贝母色青白，体重，单粒。凡用以黄白，轻松者为良，油黑重硬者为劣；西者南者俱宜入剂，而西者优良……近有无耻小人，以制过半夏，制成两瓣，内入须心，合为一粒，仿佛西贝母形状欺人，深为可恨。买者宜细辨之。

《本草逢原》：贝母川产味甘，最佳；西产味薄，次之；象山者微苦，又次之。

《增订伪药条辨》：川贝，四川灌县产者，底平头尖，肉白光洁而坚，味微苦兼甘，为最佳。平潘县产者，粒团质略松，头微尖，肉色白而无神，味亦微苦兼甘，亦佳。叙富产者，粒大而扁，肉白黄色，质松味淡，为次。

《药物出产辨》：川贝母，以产四川打箭炉、松潘县等为正地道。其余灌县、大宁府、云南等均可。味甘苦者即以上各处所产。又有陕西产者，药力不及。

《本草药品实地之观察》：川贝母是为四川西北部松潘、雅安等县培植品。尤以松潘产者为最佳。二曰炉贝，产打箭炉。

【附注】

（1）通过文献得知，古代用的贝母有葫芦科的土贝母，也有百合科贝母属多种植物鳞茎。

（2）松贝又称"尖贝"，最小的称"珍珠贝"。炉贝又分"白炉贝"和"黄炉贝"。产于青海玉树、四川甘孜表面白色者，称"白炉贝"；产于四川巴塘、云南德钦、西藏昌都表面棕黄色者，称为"黄炉贝"，又叫"虎皮贝"。

（3）松贝：一等（尖贝、珍珠贝）每50g 240粒以上，二等每50g 240粒以内（无黄贝、油贝、碎贝）。青贝：一等每50g 190粒以上，二等每50g 130粒以上，三等每50g 100粒以上，四等颗粒大小不限，各级要求无黄贝、油贝、碎贝。

（4）除了2015版《中国药典》收载的上述6种贝母作川贝母用外，通过专家研究和临床应用认为，产于东北的平贝母、新疆伊犁的伊贝母、安徽的皖贝母、新疆天山的新疆贝母，其功效与川贝母相似，可以作为川贝母入药。

平贝母：为百合科植物平贝母的干燥鳞茎。产于黑龙江五常、尚志，吉林桦甸、抚松、浑江，辽宁桓仁、新宾。本品鳞茎呈扁球形，高0.5～1cm，直径0.6～2cm。表面乳白色或黄白色，外层2瓣鳞叶肥厚，大小相近或一片稍大抱合，顶部稍平或微凹入，常稍开；中央鳞片小。质坚实而脆，断面粉性。气微，味苦。

皖贝母：为百合科植物安徽贝母的干燥鳞茎。原野生于安徽霍山、金寨、舒城等山区，早已引种成功，于1985年通过批准作川贝母药用。本品鳞茎呈扁球形或类圆形，高0.8～1.8cm，直径0.6～1.7cm。外层两瓣鳞叶大小悬殊，内有小鳞叶2～3枚或更多，表面白色或黄白色，质坚脆，断面白色，粉性，味苦。

（5）《中国植物志》共收载贝母属植物 20 种和 2 个变种，大部分可作为川贝母或浙贝母入药。

（6）贝母产区的人们把只具 1 ～ 2 片叶子的植株称为"一片草"或"双飘带"，有茎无花者称为"树儿子"，有花而不结果者称为"气死花"，能结果的花称为"灯笼花"，果实称为"八卦锤"。这对于判断地下鳞茎的大小、掌握采收时期有重要意义。

（7）《饮片验收经验》中记载，川贝母价格高，伪品较多，多数是用其他贝母冒充的。其共同点为松贝、青贝、白炉贝表面光滑，色白如墙。各种川贝母入口即觉微甜，几秒钟后才出苦味。而冒充川贝的其他贝母都是入口即苦。松贝与小平贝的区别为松贝大瓣与小瓣的高度几乎相等，顶部有小尖；小平贝瓣与小瓣不等高，小瓣仅是大瓣的 1/2 ～ 2/3。青贝与新疆贝母的区别为侧面观顶部如鸟嘴张开，或两瓣一高一低（新疆贝母顶端平）；顶面观中央裂口椭圆如人眼形（新疆贝母中央裂口正圆形）；两瓣相交处较大的瓣边缘直或微弯，较小的瓣在裂口处向外弯曲较大（新疆贝母两瓣弯曲程度相同）。

（8）过去常见的川贝母伪冒品有同科植物一轮贝母的干燥鳞茎老鸦瓣（光慈菇）的干燥球茎、丽江山慈菇的干燥鳞茎（有毒）。

（9）民间有"知母、贝母、款冬花，专治咳嗽一把抓"的谚语。

🌿 枇杷叶

枇杷叶始载于《名医别录》。《本草衍义》曰："枇杷叶以形似枇杷，故名之。"乐器琵琶，古亦写作"枇杷"。

【别名】巴叶、芦桔叶。

【来源】为蔷薇科植物枇杷 *Eriobotrya japonica*（Thunb.）Lindl. 的干燥叶。

【产地与资源】常栽培于村边、平地或坡地，分布于中南及陕西、甘肃、江苏、安徽、浙江、江西、福建、四川、贵州、云南、台湾等地。湖南、湖北、广东、广西亦产，资源丰富。商品主产于广东连州、阳山、翁源、清远、新丰，福建莆田、惠安、贵溪、长泰，浙江塘栖、永嘉、瑞安、萧山、杭州，江苏海门、启东、苏州等地。其中福建莆田、浙江塘栖、江苏苏州洞庭山为重要产区。

【采收加工】全年均可采收，以 4 ～ 5 月采收为多。采下后晒至七八成干时，扎成小把，再晒干。此法所得成品不易破碎，质量好。目前，枇杷叶有两种采收方式，一是收集自然落叶，另一种是采集新鲜叶片。广东所产皆为拾取自然落叶者，色较紫。

【植物形态】常绿小乔木，高 3 ～ 8m。小枝粗壮，密生锈色或灰棕色绒毛。叶互生，有短柄或近无柄，叶片革质，长椭圆形或倒卵形披针形，长 12 ～ 30cm，宽 3 ～ 8cm，先端短尖或渐尖，基部楔形，边缘有疏锯齿，上面有光泽，下面密被黄色绒毛。花期 9 ～ 11 月，果期翌年 4 ～ 5 月。

【药材性状】呈长圆形或倒卵形，长 12 ～ 30cm，宽 4 ～ 9cm。先端尖，基部楔形，边缘有疏锯齿，近基部全缘。上表面灰绿色、黄棕色或红棕色，较光滑；下表面密被黄色绒毛，主脉于下表面显著突起，侧脉羽状；叶柄极短，被棕黄色绒毛。革质而脆，易折断。气微，味微苦。

枇杷叶以身干、叶大、色绿或红棕色、不破碎者为佳。广东、福建产者叶片大，而且厚，茸毛少，称为"广杷叶"，质优；江苏、浙江产者叶片小，且薄，茸毛多，称"苏杷叶"，质稍逊。

【功能与主治】清肺止咳，降逆止呕。用于肺热咳嗽，气逆喘急，胃热呕逆，烦热口渴。

【炮制】

1. **枇杷叶丝** 取原药材除去绒毛，用水喷润，切丝，干燥。

2. **炙枇杷叶** 取炼蜜加适量开水稀释，淋于枇杷叶丝内拌匀，闷润，置炒制容器内，用文火炒至不粘手为度，取出放晾。

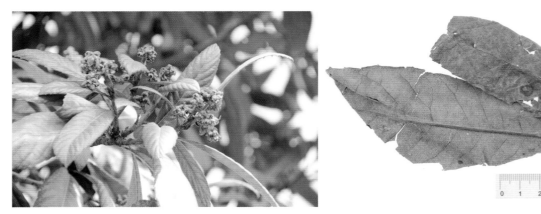

图 5-2-3　枇杷叶植物和药材

【化学成分】含皂苷、糖类、熊果酸、齐墩果酸、缩合鞣质、儿茶素、表儿茶素、逆没食子酸、槲皮素 -3- 葡萄糖苷和维生素 B_1 等。

【药理】有镇咳、祛痰、平喘、抗菌作用。

【文献摘要】

《蜀本草》:（枇杷）树高丈余，叶大如驴耳，背有黄毛；子球生如小李，黄色，味甘酸，核大如小栗，皮肉薄；冬花春实，四月五月熟，凌冬不凋，生江南山南，今处处有。

《本草图经》:今襄、汉、吴、蜀、闽、岭皆有之。木高丈余，叶作驴耳形，皆有毛。其木阴密婆娑可爱，四时不凋，盛冬开白花，至三、四月而成实。

【附注】枇杷树除叶入药外，其花（枇杷花：疏风止咳，通鼻窍）、果实（成熟果实：润肺下气，止渴）、种子（化痰止咳，疏肝行气，利水消肿）、根（清肺止咳，下乳，祛风湿）、树干韧皮（去除外层粗皮的白皮：降逆和胃，止咳，止泻，解毒）均可入药。

紫菀

紫菀始载于《神农本草经》。李时珍曰："其根色紫而柔宛，故名紫菀。"

【别名】青菀、紫倩、小辫、返魂草、山白菜。

【来源】为菊科植物紫菀 *Aster tataricus* L.f. 的干燥根和根茎。

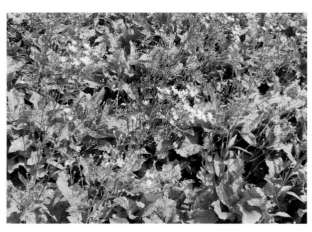

图 5-2-4　紫菀植物

【产地与资源】野生于山坡路旁、林下、草地等，分布于黑龙江、吉林、辽宁、河北、内蒙古、山西、甘肃、青海、安徽等地。紫菀喜温暖、湿润气候，怕干旱，适宜质地疏松的土壤。本品既有野生，又有家种，但以家种质优，野生一般不用。家种紫菀主产于河北安国、平定、定州、沙河、望都、深泽，安徽亳州、涡阳、利辛；河南商丘、鹿邑等地。甘肃定西地区也有栽培。以安国、亳州种植历史悠久，提供商品质优，称为道地药材。

【采收加工】春、秋二季采挖，除去有节的根茎（习称"母根"）和泥沙，编成辫状晒干，或直接晒干。

【植物形态】多年生草本，高可达150cm，茎直立，粗壮。基生叶大型，花时枯萎，长圆形或椭圆状匙形，上部叶渐变小，披针形至线状披针形，无柄，全缘。头状花序，多数排成伞房状；总苞半球形；舌状花蓝紫色。瘦果，冠毛污白色或带红色。花、果期7～9月。

【药材性状】根茎呈不规则块状，大小不一，顶端有茎、叶的残基；质稍硬。根茎簇生多数细根，长3～15cm，直径0.1～0.3cm，多编成辫状；表面紫红色或灰红色，有纵皱纹；质较柔韧。气微香，味甜、微苦。

以根长、色紫红、质柔韧者为佳。

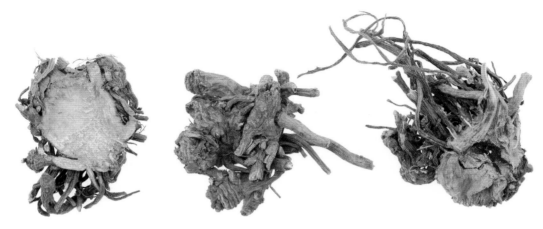

图5-2-5　紫菀饮片

【鉴别要点】根外表皮紫红色或灰红色，有纵皱纹；断面淡棕色，中心具棕黄色木心；气微香，味甜，微苦。

【功能与主治】润肺下气，消痰止咳。用于痰多喘咳，新久咳嗽，劳嗽咳血。

【炮制】

1. 紫菀片　取原药材除去残茎及杂质，洗净，稍润，切厚片，干燥。

2. 蜜紫菀　取炼蜜加适量开水稀释，淋入紫菀片中拌匀，闷润，置炒制容器内，用文火炒至棕褐色，不粘手时，取出放晾。

【化学成分】根含齐墩果烷型三萜皂苷如紫菀皂苷，紫菀皂苷水解可得紫菀次皂苷，再水解可得等分子的常春藤皂苷元和葡萄糖。另含有紫菀酮，无羁萜，表无羁萜醇，紫菀皂苷A、B、C、D、E、F等。尚含有琥珀酸、槲皮素、丁基-D-核酮糖苷及少量挥发油等。挥发油中含毛叶醇、乙酸毛叶酯、茴香脑、烃类、脂肪酸、芒香族酸等。

【药理】有祛痰、抗菌、抗病毒、抑制肿瘤等作用。

【文献摘要】

《本草经集注》：花紫色，本有白毛，根甚柔细。

《日华子本草》：紫菀，形似重台，根作节，紫色润软者佳。

《本草图经》：紫菀，三月内布地生苗叶，其叶三四相连，五月六月内开黄紫白花，结黑子，本有白毛，根基柔细，二月三月内取根阴干用。

【附注】紫菀在新疆地区以阿尔泰狗娃花的根入药；西藏地区以缘毛紫菀及重冠紫菀的根及根茎入药。在东北、华北、陕西、云南、四川、新疆等地，还以菊科橐吾属多种植物的根部作紫菀入药，商品统称"山紫菀"。其质硬而易断，气香而微辣。原植物主要为肾叶橐吾、西伯利亚橐吾、狭苞橐吾、四川橐吾、大叶橐吾、裂叶橐吾等。

黄芩

黄芩始载于《神农本草经》。《本草纲目》云："芩，《说文》作葂，谓其色黄也。或云芩者黔也，黔乃黄黑之色也。宿芩乃旧根，多中空，外黄内黑，即今所谓片芩，故又有腐肠、妒妇诸名。妒妇心黯，故以比之。""子芩乃新根，多内实，即今所谓条芩。或云西芩多中空而色黯，北芩多内实而深黄。"

【别名】腐肠、枯芩、子芩、圆芩、黄文、山茶根、黄金条根。

【来源】为唇形科植物黄芩 *Scutellaria baicalensis* Georgi 的干燥根。

【产地与资源】生于向阳的干燥山坡、荒地、路边草地等，分布于东北、内蒙古、河北、河南、山东、山西、陕西、甘肃等地。目前，陕西、山西、河北、内蒙古、甘肃有大面积种植。传统以山西产量大，河北质量好，尤其承德（旧称"热河"）产者质量优，习称"热河枝芩"，为驰名的道地药材。北京的怀柔、延庆、密云、平谷、昌平、门头沟等地与承德地区土地接壤，土壤、气候基本相同，所产黄芩也非常著名，质量优良。

截至 2015 年底，承德市宽城县峪耳崖镇唐家庄村、承德市围场满族蒙古族自治县黄土坎乡黄土坎村、山东省临沂市高新技术产业开发区罗西街道办事处西石埠村、涧沟崖村、金山村、北白埠子村的黄芩种植基地通过了国家 GAP 认证。

【采收加工】春、秋二季采挖，除去须根和泥沙，晒后撞去粗皮，晒干。

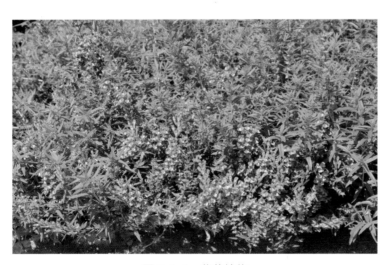

图 5-2-6　黄芩植物

【植物形态】多年生草本。根茎肥厚，肉质。茎直立或斜升，多分枝。叶披针形或条状披针形，全缘，下面密被下陷的腺点。花序顶生，总状，常于茎顶聚成圆锥状；小花排列常偏向一侧。花冠紫色、紫红色或蓝色，二唇形。小坚果，卵圆形。花期 7～8 月，果期 8～9 月。

【药材性状】呈圆锥形，扭曲，长 8～25cm，直径 1～3cm。表面棕黄色或深黄色，有稀疏的疣状细根痕，上部较粗糙，有扭曲的纵皱纹或不规则的网纹，下部有顺纹和细皱纹。质硬而脆，易折断，断面黄色，中心红棕色；老根中心呈枯朽状或中空，暗棕色或棕黑色。气微，味苦。

栽培品较细长，多有分枝。表面浅黄棕色，外皮紧贴，纵皱纹较细腻。断面黄色或浅黄色，略呈角质样。味微苦。

以条长、质坚实、色黄者为佳。

【鉴别要点】圆锥形；表面棕黄色或深黄色；质硬而脆，易折断，断面黄色，中心红棕色；老根中心呈枯朽状或中空，暗棕色或棕黑色。

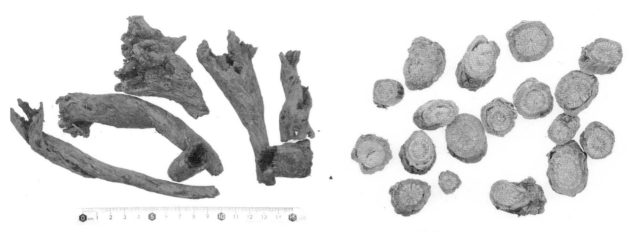

图 5-2-7　黄芩药材和饮片（药材图为野生枯芩）

【功能与主治】清热燥湿，泻火解毒，止血安胎。用于湿温、暑湿，胸闷呕恶，湿热痞满，泻痢，黄疸，肺热咳嗽，高热烦渴，血热吐衄，痈肿疮毒，胎动不安。

【炮制】

1. 黄芩片　取原药材除去杂质，洗净泥屑，大小分档。置蒸制容器内隔水加热，蒸至"圆气"后半小时，候质地软化，取出，趁热切薄片，干燥，筛去碎屑。或将净黄芩经沸水煮 10 分钟，闷约 8～12 小时，至内外湿度一致时，切薄片，干燥，筛去碎屑。多用蒸法。

2. 酒黄芩　取黄芩片加黄酒拌匀，稍闷，待酒被吸尽后，用文火炒至药物表面微干，深黄色，嗅到药物与辅料的固有香气，取出，晒凉，筛去碎屑。

3. 黄芩炭　取黄芩片置热锅中，用武火炒至药物外面焦褐色，里面深黄色，存性，喷淋少量清水，灭尽火星，取出，摊晾干。

【化学成分】含多种黄酮苷类衍生物，其中主要有黄芩苷、汉黄芩苷、千层纸素 A 葡萄糖醛酸苷、黄芩素、汉黄芩素。黄芩中的黄酮类成分的含量与根的新老程度有关，如子芩中的黄芩苷、汉黄芩苷比枯芩高。

【药理】有抗细菌、抗真菌、抗病毒、抗炎、抗变态反应、解热、降压、抗血小板聚集及抗凝、降血脂、保肝、利胆、抗氧化、抗癌等作用。

【文献摘要】

《吴普本草》：二月生，赤黄色，两面四四相值，茎中空，或方圆，高三四尺，四月花紫红赤。五月实黑，根黄。二月、九月采。

《名医别录》：生秭归川谷及冤句（今山东菏泽）。三月三日采根，阴干。

《本草经集注》：今第一出彭城（今江苏铜山），郁州（今江苏灌云）亦有之。

《新修本草》：今出宜州（今湖北宜昌）、鄜州（今陕西富县）、泾州（今甘肃泾县）者佳，兖州者大实亦好，名纯尾芩。

《本草图经》：今川蜀、河东、陕西今郡皆有之。苗长尺余，茎干粗如箸，叶从地面作丛生，类紫草，高一尺许。亦有独茎者，叶细长，青色，两面相对，六月开紫花，根黄如知母粗细，长四五寸。二月、八月采根，曝干用之。

《本草纲目》：宿芩乃旧根，多中空，即今所谓片芩。子芩乃新根，多内实，即今所谓条芩。或云西芩多中空而色黔，北芩多内实而深黄。

【附注】

（1）关于枯芩和条芩功效的区别，清代宫绣《本草求真》云："枯而大者，轻飘上升以清肺，肺清则痰自理矣；实而细者，沉重下降以利便，便利则肠澼自去。"

（2）黄芩在干燥过程中一定要及时，不可淋雨或见水，在切片前不可用水淘洗，否则其黄芩苷极易水解变绿，影响质量。

（3）尚有同属其他植物的根在不同地区亦作黄芩入药。①滇黄芩：分布于云南西北部、中部、四川西部、贵州等地，又称西南黄芩。其根呈圆锥形，不规则条状，常有分支，直径较细（1～1.6cm），表面黄褐色或棕黄色，常有粗糙栓皮，有皱纹，断面纤维性，黄绿色，味苦。②甘肃黄芩：分布于甘肃、陕西、山西等地。其根较细，常有分支。③粘毛黄芩：分布于河北、山西、内蒙古、山东等地。其根多细长，圆锥形或圆柱形，长1～1.6cm，直径0.5～1.5cm。表面与黄芩相似，内面黄色，味苦。很少有中空或枯朽。④并头黄芩：分布于河北、山西、内蒙古。其根比黄芩较细小，实心，内部淡黄色，味苦。

🌿 罂粟壳

罂粟壳始载于唐代的《本草拾遗》。罂，古代盛酒之器，口小腹大。《广雅·释器》云："罂瓶也。"李时珍曰："其实状如罂子，其米（种子）如粟，乃象乎谷，而可以供御，故有诸名。"

【别名】御米壳、粟壳、米壳、烟斗、米囊皮。

【来源】为罂粟科植物罂粟 *Papaver somniferum* L. 的干燥成熟果壳。

【产地与资源】我国各地均产，本品严禁非法种植，由政府指定单位栽培以供药用，经营也必须特许。药厂投料需提前报计划、申请，由省级药监部门审核，报省公安厅缉毒局审批、发放准运证，方可到指定的生产或经营单位购买。

【采收加工】秋季将成熟果实或已割取浆汁后的成熟果实摘下，破开，除去种子和枝梗，干燥。

【植物形态】一年生草本，株高80～120cm，无毛或微被毛，灰绿色。花单生茎顶，大而美丽，直径8～10cm。花瓣4片，有时重瓣，白色、粉红色、红色或紫红色。雄蕊多数。子房1室，球形，侧膜胎座；柱头盘状，7～15星状裂。蒴果球形。花期5～8月。

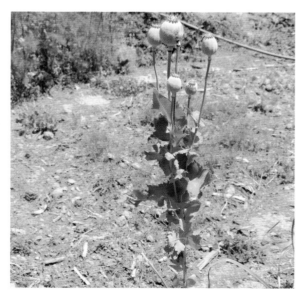 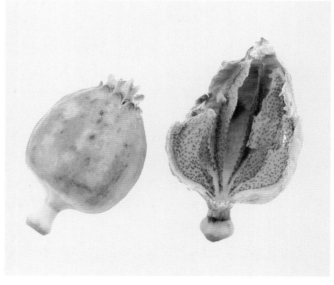

图 5-2-8 罂粟植物和罂粟壳药材

【药材性状】呈椭圆形或瓶状卵形，多已破碎成片状，直径 1.5 ～ 5cm，长 3 ～ 7cm。外表面黄白色、浅棕色至淡紫色，平滑，略有光泽，无割痕或有纵向或横向的割痕；顶端有 6 ～ 14 条放射状排列成圆盘状的残留柱头；基部有短柄。内表面淡黄色，微有光泽；有纵向排列的假隔膜，棕黄色，上面密布略突起的棕褐色小点。体轻，质脆。气微清香，味微苦。

以色黄白、皮厚者为佳。

【鉴别要点】呈椭圆形或瓶状卵形，常有纵向或横向的割痕；顶端有 6 ～ 14 条放射状排列成圆盘状的残留柱头。

【功能与主治】敛肺，涩肠，止痛。用于久咳，久泻，脱肛，脘腹疼痛。

【炮制】除去杂质，捣碎或洗净，润透，切丝，干燥。

【化学成分】果实含有吗啡、那可丁、那碎因、罂粟碱、可待因、原阿片碱、景天庚酮糖、D- 甘露庚酮糖、D- 甘油基 -D- 甘露辛酮糖、内消旋肌醇、赤藓醇、异紫堇杷明碱、杷拉乌定碱、多花罂粟碱、罂粟壳碱、半日花酚碱、右旋网叶番荔枝碱和多糖等。

【药理】有镇痛、催眠、呼吸抑制与镇咳作用。吗啡有舒张外周小血管及释放组胺作用，对胆道压力显著增加。罂粟碱能松弛各种平滑肌，对消化道及其他平滑肌器官有抑制作用。

【文献摘要】

《本草拾遗》：其花四叶，有浅红晕子也。

《本草图经》：罂子粟，今处处有之，人家园庭多莳以为饰。花有红白二种，微腥气；其实作瓶子，似髇箭头，中有米，极细。

《本草纲目》：罂粟叶如白苣，三四月抽薹结青苞，花开则苞脱。花凡四瓣，大如仰盏，罂在花中，须蕊裹之。花开三日即谢。而罂在茎头，长一二寸，大如马兜铃，上有盖，下有蒂，宛然如酒罂。中有白米极细，可煮粥和饭。水研滤浆，同绿豆粉作腐食尤佳。亦可取油。其壳入药甚多，而本草不载，乃知古人不用也。

【附注】国家法律对罂粟壳的使用有明确规定，禁止非法供应、运输、使用。刑法第三百五十二条指出，非法买卖、运输、携带、持有未经灭活的罂粟等毒品原植物种子或者幼苗，数量较大的，处 3 年以下有期徒刑、拘役或者管制，并处或者单处罚金。

第三节　清热解毒胶囊（口服液）

一、组方

清热解毒胶囊（口服液）由麦冬、地黄、黄芩、甜地丁、连翘、龙胆、板蓝根、栀子、玄参、知母、石膏、金银花组成。

二、临床应用

解表退热，清热解毒，养阴生津。用于外感风热、热毒较重证，临床表现为身热重、微恶风寒、汗出不畅、口渴、咳嗽、咽喉肿痛、舌红、苔薄黄、脉象浮数。

三、临床研究

具有抗病毒、提高免疫力、解热镇痛、抗菌消炎等多种作用，用于治疗上呼吸道感染、流行性感冒等。针对上呼吸道感染、感冒作用迅速，尤其适宜上火、咽部不适、发热等症状。本品清热解毒中药与养阴生津中药合用，药性温和，适用于老人、小孩及身体虚弱者。

四、原料药材

麦冬、地黄、黄芩详见前章节。

🍃 甜地丁

甜地丁以"米布袋"之名始载于《救荒本草》。《救荒本草》谓之"苗拓地生"，故名地丁；"梢头攒结三四角，中有子如黍粒"，故名米口袋。"甜地丁"之名始载于《全国中草药汇编》。1977年版《中国药典》以"甜地丁"之名收载。

【别名】米口袋、地丁，痒痒草，小丁黄、猫耳朵草。

【来源】为豆科植物米口袋 *Gueldenstaedtia verna*（Georgi）A.Bor. 的干燥全草。

【产地与资源】生于山坡、草地或路边，分布于东北、华北、陕西、甘肃、山东、江苏、安徽、湖北、湖南等地。本品均为野生，分布广。冷背药，用量小，资源充足。

【采收加工】夏、秋季采收，扎把晒干。

【植物形态】多年生草本，根圆锥状，茎短缩，在根茎丛生。小叶11～21片，椭圆形、卵形或长椭圆形；托叶、萼、花梗均有长柔毛。伞形花序有花4～6朵，花冠紫色；荚果圆筒状。花期4月，果期5～6月。

【药材性状】根呈长圆锥形，向一边扭转，长9～18cm，表面红棕色或灰黄色，有纵皱纹、横向皮孔及细长侧根；质硬，断面黄白色，边缘绵毛状，中央浅黄色，颗粒状；单数羽状复叶成丛，小叶多数脱落，完整者展开后呈椭圆形，灰绿色，有白色茸毛。有时可见伞形花序，蝶形花冠紫色。荚果圆柱形，长1.5～2.5cm，棕色，有白色茸毛；种子黑色，细小。气微，味淡、微甜，嚼之有豆腥味。

以根粗长、叶色灰绿者为佳。

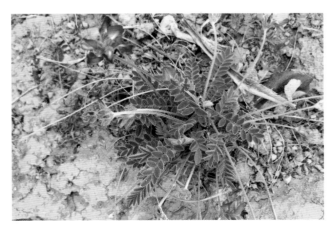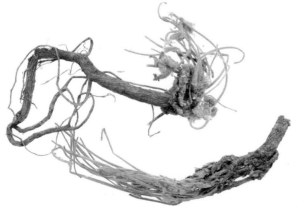

图 5-3-1　甜地丁植物和药材

【功能与主治】清热解毒，凉血消肿。用于痈肿疔疮，丹毒，肠痈（阑尾炎），肠炎，瘰疬，毒虫咬伤，痢疾，化脓性炎症。

【化学成分】主要含生物碱和黄酮类成分。根含叶虱硬质醇、β-谷甾醇、大豆醇B、大豆醇E。

【文献摘要】

《救荒本草》：米布袋生田野中，苗拓地生，叶似泽漆叶而窄，其叶顺茎排生，梢头攒结三四角，中有子如黍粒大微扁，味甜。

【附注】

（1）甜地丁、苦地丁、紫花地丁等药材比较：甜地丁为豆科植物米口袋的干燥全草。其根呈长圆锥形，表面红棕色或土黄色；单数羽状复叶，完整小叶片椭圆形，被白色柔毛；花紫色；荚果圆筒状，被白色柔毛；种子细小，多皱缩；气微，味淡而后微甜。苦地丁为罂粟科植物地丁紫堇的干燥全草。其茎丛生；完整叶片羽状全裂，裂片纤细，具长柄；花淡紫色；果扁长椭圆形，蒴果皮常破碎或裂成2片；种子扁心形，黑色，有光泽；气微味苦而持久。紫花地丁为堇菜科植物紫花地丁的干燥全草。其主根长圆锥形，淡黄棕色，叶基生，灰绿色，展开后叶片披针形或卵状披针形，叶柄上部具明显狭翅，花茎纤细；花瓣5片，紫堇色或淡棕色，花距细管状；蒴果椭圆形或3裂，种子淡棕色；气微，味微苦而稍黏。

（2）分布在东北、华北、河南、陕西、甘肃、江苏及江西的狭叶米口袋也在产地作甜地丁入药。

（3）1977年版《中国药典》收载的甜地丁药材为豆科植物米口袋的干燥全草。其在《中华本草》中是"小米口袋"的学名，在《中国植物志》中是"少花米口袋"的学名。《中华本草》收载的"甜地丁"植物来源有包括米口袋和小米口袋在内的5种米口袋属植物。

连翘

连翘始载于《神农本草经》。《尔雅》曰："连，异翘。"《本草衍义》云："其子，折之，其间片片相比如翘，应依此得名也。"《本草纲目》曰："本名连，又名异翘，人因合称为连翘矣。"

【别名】黄花条、连壳、青翘、落翘、老翘。

【来源】为木犀科植物连翘 *Forsythia suspensa*（Thunb.）Vahl 的干燥果实。

【产地与资源】为落叶灌木，多野生于800～2000m的山坡及稀灌丛、山谷疏林或草坡。贫瘠土地、悬崖、峭壁、石缝隙中均有生长。具有耐寒、耐旱、喜阳光的特性，对土壤要求不严。现多为栽培，种植方法分为有性繁殖（种子繁殖）和无性繁殖（扦插和压条），均须3年后开花结果。主产于山西陵川、沁水、安泽、晋城、沁源、古县、吉县、夏县、浮山县，河南卢氏、灵宝、渑池、陕县、洛宁、嵩县、修武、西峡、栾川、南召，陕西黄龙、韩城、商南、洛南、丹凤等地。河北太行山区也有大面积栽培。

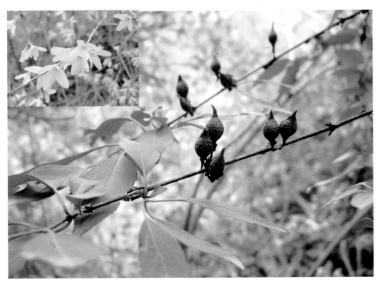

图5-3-2　连翘植物

以山西产量大，质量好，称为道地药材。

【采收加工】因采收时间和加工方法不同，有青翘和老翘（黄翘）之分。

青翘于白露前 8 ～ 9 天采收尚未成熟的青绿色果实，在沸水中煮片刻或笼蒸 30 分钟后，取出晒干。加工的果实为青色，不开裂。

老翘于 10 月霜降后果实成熟，果皮变黄褐色，果实开裂时摘下、打下或捋下，去净枝叶，除去种子，晒干。

【植物形态】落叶灌木。茎丛生，枝条细长，开展或下垂，着地生根。小枝浅棕色，稍四棱，节间中空。叶通常为单生；花先叶开，常单生或 2 至数朵着生于叶腋，花萼绿色，基部合生成管状，上部 4 深裂，花冠黄色。蒴果狭卵形，稍扁，木质，外有散生瘤点，成熟时 2 裂成鸟喙状。花期 3 ～ 5 月，果期 7 ～ 9 月。

【药材性状】呈长卵形至卵形，稍扁，长 1.5 ～ 2.5cm，直径 0.5 ～ 1.3cm。表面有不规则的纵皱纹和多数突起的小斑点，两面各有 1 条明显的纵沟。顶端锐尖，基部有小果梗或已脱落。青翘多不开裂，表面绿褐色，凸起的灰白色小斑点较少；质硬；种子多数，黄绿色，细长，一侧有翅。老翘自顶端开裂或裂成两瓣，表面黄棕色或红棕色，内表面多为浅黄棕色，平滑，具一纵隔；质脆；种子棕色，多已脱落。气微香，味苦。

青翘以色较绿、不开裂者为佳；老翘以色较黄、瓣大、壳厚、显光泽者为佳。

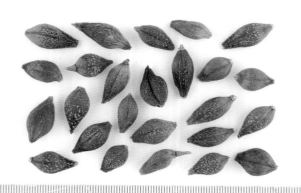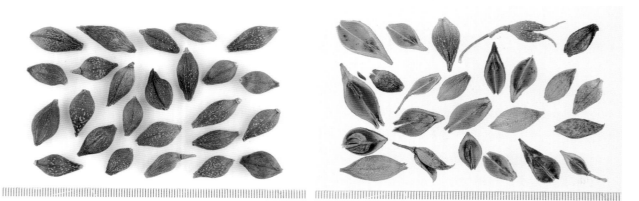

图 5-3-3　青翘和老翘药材

【鉴别要点】形状特别。

【功能与主治】清热解毒，消肿散结，疏散风热。用于痈疽，瘰疬，乳痈，丹毒，风热感冒，温病初起，温热入营，高热烦渴，神昏发斑，热淋涩痛。

【炮制】一般生用。

【化学成分】果皮中含有连翘酚、连翘苷、齐墩果酸、白桦脂酸、6，7 二甲氧基香豆精、甾醇化合物、松脂素、牛蒡子苷、黄酮醇苷及皂苷等。连翘酚为抗菌成分。果实中含连翘苷、连翘酯苷、毛柳苷、楝木苷、罗汉松脂素、罗汉松脂酸甘、连翘脂素等。在连翘种子中可提取出蒎烯、香叶醛等多种挥发性成分。初熟青翘含皂苷约 4.89%、生物碱约 0.2%。

【药理】有抗菌、抗病毒、解热、保肝作用。连翘水溶性粗提物对磷酸二酯酶有抑制作用。另外还有抗辐射损伤作用。

【文献摘要】

《名医别录》：连翘，生泰山山谷，八月采，阴干。

《本草经集注》：处处有，今用茎，连花实也。

《新修本草》：连翘有两种，大翘、小翘。大翘叶狭长，如水苏，花黄可爱，生下湿地，著子似椿实之未开者，作房翘出众草。其小翘生岗原之上，叶花实皆似大翘而小细，山南人并用之。今京下惟用大翘子，不用茎花也。

《本草衍义》：连翘亦不至翘出众草，下湿地亦无，太山山谷间甚多，今只用其子，折之，其间片片相比如翘，应依此得名也。

《本草图经》：连翘生泰山山谷，今近京及河中、江宁府、泽、润、淄、兖、鼎、岳、利州、南康军皆有之。大翘叶青黄而狭长如榆叶、水苏辈，茎赤色，高三四尺许，花黄可爱，秋结实似莲作房，翘出众草，以此得名。连翘盖有两种，一种似椿实之未开者，壳小坚而外完，无时萼。剖之则中解，气甚芳馥，其实才干，振之皆落，不著茎也。

《救荒本草》：连翘生太山山谷及河中、江宁、泽、润、淄、兖、鼎、岳、利州、南康皆有之。今密县梁家冲山谷中亦有。科苗高三四尺，茎秆赤色。叶如榆叶大，面光，色青黄，边微细，锯齿，又似金银花叶微尖梢。开花黄色可爱，结房状似山栀子，蒴微扁而无棱瓣。蒴中有子，如雀舌样，极小，其子折之，间片片相比如翘，以此得名。救饥采嫩叶炸熟，换水浸去苦味，淘洗净，油盐调食。

【附注】

（1）有的医生在临床将青翘和老翘区分使用。其认为青翘无透肌解表之功，而主要用于清热解郁散结。连翘能透肌解表，清热逐风，为治风热要药，且能排毒外出，又为发表疹瘰要药，其性凉而升。

（2）连翘的干燥种子称连翘心，具有清心泻火的作用，用于热邪陷入心包而出现的高热、烦躁、神昏谵语。

龙胆

龙胆始载于《神农本草经》。《开宝本草》云："叶如龙葵，味苦如胆，因以为名。"

【别名】地胆头、磨地胆、鹿耳草。

【来源】为龙胆科植物条叶龙胆 *Gentiana manshurica* Kitag.、龙胆 *Gentiana scabra* Bge.、三花龙胆 *Gentiana triflora* Pall. 或坚龙胆 *Gentiana rigescens* Franch. 的干燥根和根茎。前三种习称"龙胆"，后一种习称"坚龙胆"。

【产地与资源】条叶龙胆生于海拔 100～1100m 的山坡草地、湿草地或路旁，分布于黑龙江、吉林、辽宁、内蒙古、河北、山西、陕西、宁夏、河南、湖北、湖南、江西、山东、江苏、浙江、安徽、福建、台湾、广东、广西、海南等地。

龙胆生于海拔 400～1700m 的山坡草地、路边、河滩、灌丛中、林缘及林下、草甸，分布于黑龙江、吉林、辽宁、内蒙古、河北、山西、陕西、宁夏、河南、湖北、湖南、安徽、山

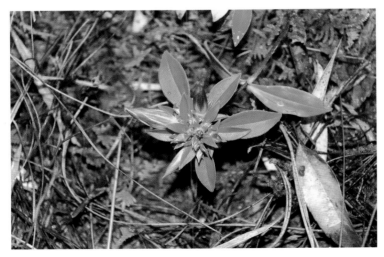

图 5-3-4　龙胆植物（坚龙胆）

东、江苏、浙江、福建、广东、广西等地，其中黑龙江、吉林、辽宁有大量栽培。

三花龙胆生于海拔 600～1000m 的草地、湿草地及林间空地上，分布于黑龙江、吉林、辽宁及内蒙古、河北等地。

坚龙胆，又称滇龙胆草，生于海拔 1100～3000m 的山坡草地、山谷、灌丛或林下，分布于云南、贵州、四川、湖南和广西等地。

龙胆属于多基原药材，野生资源分布广，较丰富，现多地有人工栽培。

截至 2015 年底，辽宁省清原满族自治县英额门镇大石沟村的龙胆种植基地通过了国家 GAP 认证。

【采收加工】春、秋二季采挖，洗净，干燥。

【植物形态】4 种龙胆植物形态比较见表 5-3-1。

表 5-3-1　4 种龙胆植物形态比较

品种	相同点	不同点			
		株高	叶	花	花果期
条叶龙胆	多年生草本。花萼筒状；花冠钟形或漏斗形。蒴果宽椭圆形或卵状椭圆形。条叶龙胆、龙胆、三花龙胆根茎平卧或直立，短缩或长达 4～5cm，花枝单生，每朵花下具 2 个苞片	20～30cm	茎下部叶膜质，淡紫红色，中、上部叶线状披针形至线形，基部渐狭或钝，边缘微外卷，平滑，先端渐尖或急尖，叶脉 1～3 条，仅中脉明显，并在下面突起	花 1～2 朵，顶生，或偶见腋生；无花梗或具短梗；苞片线状披针形与花萼等长，裂片线形或线状披针形，先端渐尖，全缘。花冠蓝紫色或紫色，裂片三角形	花果期 8～11 月
龙胆		30～60cm	枝下部叶鳞片形，中部叶卵形或卵状披针形至线状披针形，基部圆形或近心形，边缘微外卷，粗糙，先端急尖，叶脉 3～5 条；上部叶较花小、短，包围于花基部	花多数，簇生枝顶和叶腋，花无梗；苞片披针形或线状披针形，裂片常开展，线形，先端急尖，边缘粗糙；花冠蓝紫色，有时喉部具多数黄绿色斑点，裂片卵形或卵圆形，先端圆形或有尾尖	花果期 5～11 月
三花龙胆		35～80cm	茎下部叶淡紫红色，茎中部叶，线状披针形至线形，愈向茎上部叶愈小，先端急尖或近急尖，基部圆形，边缘微外卷，平滑，叶脉 1～3 条，仅中脉明显，并在下面突起	花多数，簇生枝顶及叶腋；无花梗；花萼外面紫红色；花冠蓝紫色	花果期 8～9 月
坚龙胆		30～50cm。主茎粗壮，有分枝。花枝多数丛生，直立坚硬，中空	无莲座状叶丛，下部 2～4 对小，鳞片形，其余叶卵状矩圆形。倒卵形或卵形，先端钝圆，边缘略外卷，有乳突或光滑，叶脉边缘具乳突	花枝多数，每枝有花 3～10 朵，簇生枝端呈头状，稀腋生或簇生小枝顶端，被包围于苞叶状叶丛中；无花梗；花萼倒锥形，萼筒膜质，裂片不整齐，2 个大，倒卵状矩圆形或矩圆形，先端钝，基部狭缩成爪，3 个小，线形或披针形，先端渐尖，基部不狭缩，花冠蓝紫色，冠檐具多数深蓝色斑点	花果期 8～12 月

【药材性状】龙胆根茎呈不规则的块状，长 1 ～ 3cm，直径 0.3 ～ 1cm；表面暗灰棕色或深棕色，上端有茎痕或残留茎基，周围和下端着生多数细长的根。根圆柱形，略扭曲，长 10 ～ 20cm，直径 0.2 ～ 0.5cm；表面淡黄色或黄棕色，上部多有显著的横皱纹，下部较细，有纵皱纹及支根痕。质脆，易折断，断面略平坦，皮部黄白色或淡黄棕色，木部色较浅，呈点状环列。气微，味甚苦。

坚龙胆表面无横皱纹，外皮膜质，易脱落，木部黄白色，易与皮部分离。

以条粗长、色黄或黄棕色为佳。

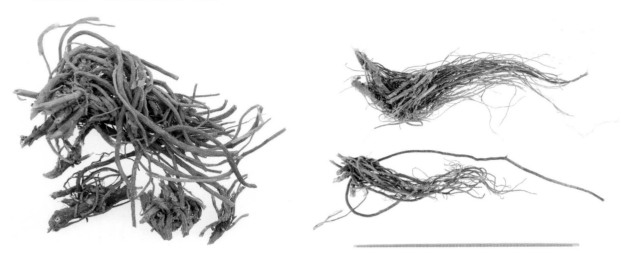

图 5-3-5　龙胆药材（左图为龙胆，右图为坚龙胆）

【鉴别要点】龙胆根表面淡黄色至黄棕色，有的有横纹，木部色较浅，味甚苦。

坚龙胆根表面无横皱纹，切面皮部黄棕色，木部色较浅。

【功能与主治】清热燥湿，泻肝胆火。用于湿热黄疸，阴肿阴痒，带下病，湿疹瘙痒，肝火目赤，耳鸣耳聋，胁痛口苦，强中，惊风抽搐。

【炮制】

1. 龙胆片或段　取原药材除去杂质及残茎，洗净，闷润至透，切厚片或段，干燥，晒筛去碎屑。

2. 酒龙胆　取龙胆片或段喷淋定量黄酒拌匀，稍闷润，待酒被吸尽后，置炒制容器内，用文火炒干，取出晒凉，筛去碎屑。

【化学成分】龙胆、三花龙胆、条叶龙胆及坚龙胆均含有龙胆苦苷、当药苦苷、当药苷，龙胆中还含有苦龙胆酯苷、四乙酰龙胆苦苷、三叶龙胆苷、龙胆三糖。此外尚含有龙胆黄碱和龙胆碱。从坚龙胆中还分离出秦艽乙素、秦艽丙素及龙胆碱。

【药理】保肝健胃，抗炎，升血糖，抗病原微生物和寄生虫，抗肿瘤，降压作用；抑制心脏，对大鼠甲醛实验性关节炎肿有抗炎作用；对中枢神经系统的作用。龙胆水提物对氯化苦所致小鼠迟发型变态反应有抑制作用。

【文献摘要】

《名医别录》：龙胆生齐朐山谷及冤句，二月、八月、十一月、十二月采根阴干。

《本草经集注》：今出近道，以吴兴者为胜。根状似牛膝，其味甚苦。

《本草图经》：宿根黄白色，下抽根十余条，类牛膝而短。直上生苗，高尺余。四月生叶如嫩蒜，细茎如小竹枝。七月开花，如牵牛花，作铃铎状，青碧色。冬后结子，苗便枯。俗呼草龙胆。又有山龙胆，味苦涩，其叶经霜雪不凋。山人用治四肢疼痛，与此同类而别种也。采无时。

【附注】《中国植物志》记载，我国有龙胆属植物 247 种，根据植株、花、果形态及群落分布分为 11 组。坚龙胆属于多枝组，条叶龙胆、龙胆及三花龙胆属于龙胆草组。

板蓝根

板蓝根始载于《神农本草经》。其植物的叶（大青叶）系古代提取靛蓝（一种染料）的原料，故根名"靛蓝根"，音转为"板蓝根"。

【别名】菘蓝、山蓝、大蓝根、马蓝根、蓝龙根、土龙根、大靛。

【来源】为十字花科植物菘蓝 *Isatis indigotica* Fort. 的干燥根。

【产地与资源】生于海拔 600～2800m 的农田、路边、荒地，自然分布于长江中下游地区。全国各地均产，主产于河北安国，江苏如皋、南通等地。安徽、河南亦产。浙江、广西、山西、山东、陕西、内蒙古、新疆、甘肃、青海及黑龙江等地都有大面积种植。

截至 2015 年底，黑龙江大庆市大同区八井子乡，黑龙江省大庆市杜尔伯特蒙古族自治县东吐莫乡黑龙江省绿色草原牧场一管区九作业区绿色九队、三管区三作业区绿色三队、一管区二作业区绿色林场，河北省唐山市玉田县大杨铺村、小杨铺村、中君铺村、斯家铺村、双铺村、东六村、六里村、三村、十一村、刘现庄村、邢庄村、孔雀店村、高马头村、西黄庄村、林西村、大丁庄村、三户庄村、三里屯村、小刘庄村，宁夏隆德县沙塘镇魏李村、许川村、沙塘街道村，隆德县联财镇、好水乡、关堡乡、陈靳乡、山河镇、温堡乡、奠安乡、神林乡、凤岭乡的板蓝根种植基地通过了国家 GAP 认证。

【采收加工】秋季采挖，除去泥沙，晒干。

【植物形态】两年生草本。株高 30～80cm，无毛。主根圆柱形。茎直立。基生叶莲座状，倒卵形至长圆状倒披针形，通常全缘，蓝绿色，有长柄；茎生叶长圆形至长圆状披针形，叶耳锐形，抱茎。总状花序呈圆锥状，疏松，花黄色。短角果，不开裂，长圆形。花、果期 4～6 月。

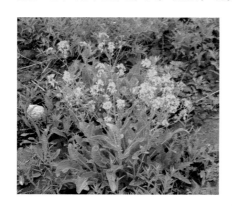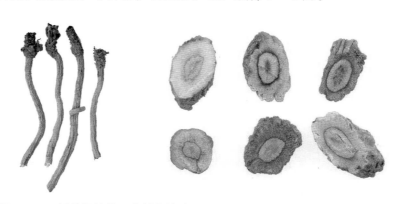

图 5-3-6　板蓝根植物、药材和饮片

【药材性状】呈圆柱形，稍扭曲，长 10～20cm，直径 0.5～1cm。表面淡灰黄色或淡棕黄色，有纵皱纹、横长皮孔样突起及支根痕。根头略膨大，可见暗绿色或暗棕色轮状排列的叶柄残基和密集的疣状突起。体实，质略软，断面皮部黄白色，木部黄色。气微，味微甜后苦涩。

以条长、粗大、体实者为佳。

【鉴别要点】断面皮部黄白色，木部黄色，俗称"金井玉栏"。

【功能与主治】清热解毒，凉血利咽。用于瘟疫时毒，发热咽痛，温毒发斑，痄腮，烂喉丹痧，大头瘟疫，丹毒，痈肿。

【炮制】除去杂质，洗净，润透，切厚片，干燥。

【化学成分】根含芥子苷、靛蓝、靛玉红、吲哚醇的苷、靛玉红吲哚苷、β-谷甾醇及腺苷等。并含有精氨酸、脯氨酸、谷氨酸、β-氨基丁酸、缬氨酸、亮氨酸、棕榈酸、2-羟基-3-丁烯基硫氰酸酯及表古碱等。

【药理】抗病原微生物，解毒，降血压，减少毛细血管通透性，使心肌耗氧量下降，抑制血小板聚集等。

【文献】

《名医别录》:（蓝实）其茎叶可以染青，生河内平泽。

《本草经集注》: 此即今染襟碧所用者。

《新修本草》: 蓝实有三种……如陶所引，乃是菘蓝，其计拼为淀者。按《经》所用，乃是蓼实也，其苗似蓼而味不辛者，此草计疗热毒，诸蓝非比。且两种蓝今并堪染，菘蓝为淀，唯堪染青，其蓼蓝不堪为淀，唯作碧色尔。

《本草图经》: 菘蓝，可以为淀者，亦名马蓝，《尔雅》所谓箴马蓝是也……又福州有一种马蓝，四时俱有，叶似苦荬。

《救荒本草》: 大蓝，今处处有之，人家园圃中多种，苗高尺余，叶类白菜，叶微厚而狭窄，尖稍淡粉青色，茎叉间开黄花，小荚，其子黑色，采叶炸熟，水浸去苦味，油盐调食。

《本草纲目》: 菘蓝，叶如白菘，马蓝，叶如苦荬，即郭璞所谓大叶冬蓝，俗中所谓板蓝者。

《群芳谱》: 大蓝，叶如莴苣而肥厚，微白，似孽蓝色……种植：大蓝也，宜平地耕熟种子，爬匀，上用荻蔗盖之，每早用水洒，至生苗去蔗，长四寸移栽熟肥畦，三四茎作一棵，行离五寸，雨后并力栽，勿令地燥。白背即急锄，恐土坚也。须锄五遍，日灌之。如瘦，用清粪水浇一二次。至七月间，收割作淀。

【附注】

（1）菘蓝的叶为"大青叶"，也是一味常用中药。

（2）古本草中所载"蓝"的原植物除菘蓝外还有数种，如《本草纲目》中就提到的 5 种"蓝"。据专家考证，《本草纲目》中提到的"板蓝"，实际是爵床科马蓝。现在福建、台湾、湖北、湖南、广东、广西、四川、贵州、云南等地仍以马蓝的根作板蓝根用，称为"南板蓝根"。

🌿 栀子

栀子以"木丹"之名始载于《神农本草经》。栀子，亦作卮子。李时珍曰："卮，酒器也。卮子象之，故名。俗作栀。"

【别名】黄果子、山黄枝、黄栀、山栀子、越桃、木丹、山黄栀。

【来源】为茜草科植物栀子 *Gardenia jasminoides* Ellis 的干燥成熟果实。

【产地与资源】主要分布于长江以南，各省均有野生，现家种、野生均有，以家种产量大。家种主要产于湖南益阳、攸县、衡阳、华容、湘潭、浏阳，江西新建、丰城、万载、吉安、金溪、宜春、临川、乐安、永丰、萍乡，四川宜宾、泸县、大足，湖北咸宁、公安、长阳、宜昌、孝感，福建惠安、晋江，浙江平阳、温岭。江苏、安徽、广东、广西、云南、贵州亦产。以湖南、江西产量大，浙江品质佳。

产于浙江温州平阳及福建福鼎的果实较大，其加工方法是用火焙干。性状较一般栀子个大，呈

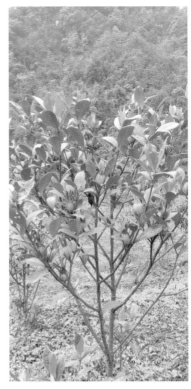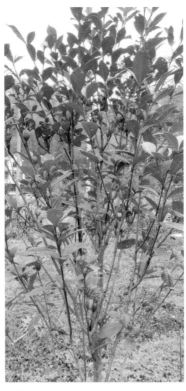

图 5-3-7　栀子植物

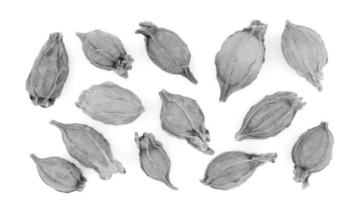

图 5-3-8　栀子药材

圆形，壳坚硬，色暗红，习称"温栀子"。

【采收加工】9～11月果实成熟呈红黄色时采收，除去果梗和杂质，蒸至上气或置沸水中略烫，取出，干燥。

【植物形态】常绿灌木，高达200cm，小枝绿色。叶对生；托叶两片，通常连合成鞘包围小枝；叶革质，全缘。花大，极芳香，腋生或顶生，花萼绿色，下部连成圆筒形；花冠白色，后变乳黄色，质厚，高脚碟状，基部合生成筒。果大，深黄色，倒卵形或长椭圆形，外果皮上具6～8条肉质翅状纵棱，顶端冠以条状细长之宿萼。花期5～7月，果期8～11月。

【药材性状】呈长卵圆形或椭圆形，长1.5～3.5cm，直径1～1.5cm。表面红黄色或棕红色，具6条翅状纵棱，棱间常有1条明显的纵脉纹，并有分枝。顶端残存萼片，基部稍尖，有残留果梗。果皮薄而脆，略有光泽；内表面色较浅，有光泽，具2～3条隆起的假隔膜。种子多数，扁卵圆形，集结成团，深红色或红黄色，表面密具细小疣状突起。气微，味微酸而苦。

以皮薄、饱满、色红黄者为佳。

【鉴别要点】卵圆形或椭圆形，最大直径在中部，长1.5～3.5cm，直径1～1.5cm；表面红黄色或棕红色，具6条翅状纵棱，纵棱低而直。主要与非

药用的水栀子相区别，注意被萃取过而染色的栀子混入。

【功能与主治】泻火除烦，清热利湿，凉血解毒；外用消肿止痛。用于热病心烦，湿热黄疸，淋证涩痛，血热吐衄，目赤肿痛，火毒疮疡；外治扭挫伤痛。

【炮制】

1. 栀子碎块　取原药材，除去杂质，碾碎。

2. 炒栀子　取栀子碎块置炒制容器内，用文火炒至深黄色，取出晒凉。

3. 焦栀子　取栀子碎块置炒制容器内，用中火炒至焦黄色，取出晒凉。

4. 栀子炭　取栀子碎块置炒制容器内，用武火炒至黑褐色，喷淋少许清水熄灭火星，取出晾干。

【化学成分】含有栀子苷、羟异栀子苷、山栀苷、栀子新苷、京尼平等多种环烯醚萜苷类，绿原

酸等有机酸类，黄酮类栀子素、藏红花素、藏红花酸等色素类，果胶、鞣质等。

【药理】利胆（可治疗黄疸），镇静，降温，降血压，抗菌，抗病毒，对软组织损伤有消炎止痛效果，能够促进胰腺分泌和降低胰酶活性，抑制心肌收缩力，止血，保肝，泻下，防治动脉粥样硬化等。

【文献摘要】

《名医别录》：生南阳川谷，九月采实，暴干。

《本草经集注》：处处有亦两三种小异，以七棱者为良。经霜乃取之。今皆入染用。

《本草图经》：今南方及西蜀州郡皆有之。木高七八尺，叶似李而厚硬，又似樗蒲子，二、三月生白花，花皆六出，甚芬香，俗说即西域詹匐也。夏秋结实，如柯诃子状，生青熟黄，中人深红……此也有两三种，入药者山栀子，方书所谓越桃也。皮薄而圆小，刻房七棱至九棱者为佳。其大而长者，乃作染色，又谓之伏尸栀子，入药无力。

《本草纲目》：栀子叶如兔耳，厚而深绿，春荣秋卒。入夏开花，大如酒杯，白瓣黄蕊，随即结实，薄皮细子有须。霜后收之。

【附注】

（1）栀子有大果和小果两种，传统认为以皮薄、个圆的小红栀子质量最佳，江西传统种植的老品种和浙江产的小红栀子有此特征，但目前主产地江西传统种植的老品种因产量小受到了冲击，种植较少，市场上商品越来越少，福建货偏多，市场多见。

（2）黑山栀：系采收过早，外皮尚绿，用沸水烫后，表面呈灰黑色，质地轻泡，质次。

（3）水栀子：为同科植物大花栀子的干燥果实。主产于浙江、福建、广西、四川、湖北及陕西南部等地。本品较长，长 2～7cm，直径 1～1.5cm。纵棱较高，味不甚苦，多做染色原料和食品烹调上色等。湖北广水种植的"水栀子"果实大，椭圆形，色黄，产量较高。

（4）《中国植物志》中记载，本品分布较广，分布在不同的环境，使其习性、叶、果实的形状及大小等发生一些变异。其变异主要可分为两个类型：一类通常称为"山栀子"，果卵形或近球形，较小；另一类通常称为"水栀子"，果椭圆形或长圆形，较大。据称前者适为药用，后者适为染料用。一些学者亦根据其叶、花、果实的变异，定为若干变种或变型。

玄参

玄参始载于《神农本草经》。《中华本草》云："玄参，《说文》：'黑而有赤色者为玄。'其根圆柱形与人参相仿佛，干后色黑，故名玄参。清代避康熙帝玄烨讳，改称元参。"

【别名】元参、浙玄参、黑参、重台、鬼藏、正马、鹿肠。

【来源】为玄参科植物玄参 *Scrophularia ningpoensis* Hemsl. 的干燥根。

【产地与资源】野生于溪边、山坡、林下及草丛，分布于河北、山西、陕西、江苏、安徽、浙江、江西、福建、湖北、湖南、广东、四川、贵州等地。现南北各省均有栽培，主产于浙江磐安、东阳、杭州、仙居、临海、缙云、永康、桐乡、义乌、富阳、桐庐，四川北川，重庆南川、秀山、酉阳、巫山，湖南怀化、桑植、龙山，湖北恩施、建始、巴东、竹溪，陕西镇坪、平利。另外，河北、山东亦产。以产于浙江金华磐安，包括大盘山山脉、钱塘江流域及其周边地区的栽培玄参为道地药材，质量最优，是"浙八味"之一。重庆和四川产量较大。

玄参用子芽、种子、分株、扦插等均可繁殖。生产上多采用子芽繁殖。

截至 2015 年底，陕西省镇坪县华坪镇三坝村、尖山坪、团结村，洪石镇仁河村、云雾村、胜利

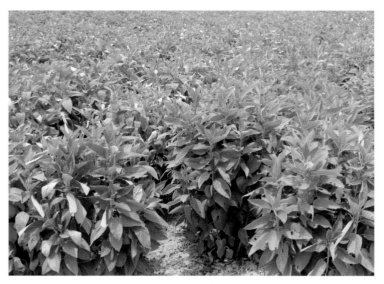

图 5-3-9　玄参植物

村，曾家镇金坪村、鱼坪村、文溪村；重庆市南川区三泉镇莲花村 3、4 社，大有镇水源村 3、7 社，指拇村 5、6 社，合溪镇风门村 4、5、8 社，德隆乡茶树村 1、2、3 社，隆兴村 2、3 社，头渡镇前星村 2、3、4、7 社；湖北省恩施市巴东县绿葱坡，建始县龙坪的玄参种植基地通过了国家 GAP 认证。

【采收加工】栽种 1 年，冬季 10～11 月当茎叶枯萎时采挖，挖取全株，除去根茎、幼芽、须根及泥沙，摘下块根晒或烘至半干时，堆积盖草压实，放 3～6 天，反复数次至块根内部变黑，再晒或炕至全干。

【植物形态】多年生草本，高 60～120cm，根肥大，近圆柱形，下部常分枝。茎直立，四棱形，有沟纹。茎下部叶对生，上部的叶有时互生，均具柄，叶片卵状椭圆形。聚伞花序疏散开展，呈圆锥形，花冠暗紫色，管部斜壶状。蒴果卵形。花期 7～8 月，果期 8～9 月。

【药材性状】呈类圆柱形，中间略粗或上粗下细，有的微弯曲，长 6～20cm，直径 1～3cm。表面灰黄色或灰褐色，有不规则的纵沟、横长皮孔样突起和稀疏的横裂纹和须根痕。质坚实，不易折断，断面黑色，微有光泽。气特异似焦糖，味甘、微苦。

以条粗壮、坚实、断面乌黑色者为佳。

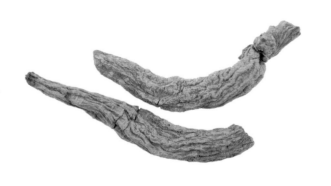

图 5-3-10　玄参药材和饮片

【鉴别要点】质坚实，易折断，断面乌黑色，略有光泽；有焦糖样香气；味甘，微苦咸，嚼之柔润。道地药材浙玄参不仅肥厚、柔润，而且有浓郁焦糖气味。

【功能与主治】清热凉血，滋阴降火，解毒散结。用于热入营血，温毒发斑，热病伤阴，舌绛烦渴，津伤便秘，骨蒸劳嗽，目赤咽痛，白喉，瘰疬，痈肿疮毒。

【炮制】取原药材切薄片即可。

【化学成分】含环烯醚萜苷类成分哈帕苷、哈巴俄苷和 8-（邻甲基 - 对 - 香豆酰）- 哈巴俄苷。环烯醚萜苷类成分是使药材加工后内部能变成乌黑色的成分。此外，玄参中含微量挥发油、氨基酸、油酸、亚麻酸、硬脂酸、L- 天冬酰胺、生物碱、甾醇、糖类、脂肪油等。

【药理】扩张冠状动脉，降血压，抗血小板聚集，促进纤溶，改善血液流变性，抗脑缺血损伤，镇痛，抗炎，抗菌，增强免疫活性，保肝及抗氧化等。

【文献】

《吴普本草》：生冤句山阳。三月生苗。其叶有毛，四四相值，似苟药实黑。

《名医别录》：玄参生河间川谷及冤句，三月、四月采根，暴干。

《本草经集注》：今出近道，处处有之。根甚黑，亦微香。

《开宝本草》：玄参茎方大，高四五尺，紫赤色而有细毛，叶如掌大而尖长。根生青白，干即紫黑。

《本草图经》：二月生苗。叶似脂麻，又如槐柳，细茎青紫色。七月开花青碧色，八月结子黑色。亦有白花，茎方大，紫赤色而有细毛。有节若竹者，高五六尺……一根可生五七枚。

《本草纲目》：花有紫白两种。

【附注】产于东北、华北及河南、山东、江苏等地的北玄参在当地也作玄参入药。与本种的区别是根呈圆柱形，有纵皱纹，表面灰褐色，有细根及细根痕。叶较小，叶片卵形至长卵形，长 5 ～ 12cm，宽 2 ～ 5cm。聚伞花序紧缩成穗状，小聚伞花序无总状梗，或有长达 5mm 的短梗，常互生而不成轮，花梗长约 5mm；萼裂片卵形，花冠黄绿色。蒴果卵形，长约 6mm。

知母

知母始载于《神农本草经》。李时珍曰："宿根之旁初生子根，状如蚔虻之状，故谓之蚔母，讹为知母，蝭母也。"

【别名】蚔母，连母，野蓼，地参。

【来源】为百合科植物知母 *Anemarrhena asphodeloides* Bge. 的干燥根茎。

【产地与资源】生于海拔 1500m 以下的山坡、干燥丘陵或草原地带，分布于河北、山西、内蒙古、陕西、甘肃、黑龙江、吉林、辽宁、河南、山东等地。主产于河北易县、涞源、涞水、涿鹿、蔚县、张北、龙关、赤诚、承德，北京门头沟、房山、昌平、延庆、怀柔、密云、平谷，山西繁峙、代县、晋城、和顺、阳曲，内蒙古乌兰察布、赤峰、扎鲁特旗、翁牛特旗。此外，黑龙江齐齐哈尔、吉林白城、辽宁朝阳等地也产。以河北、内蒙古、山西产量大，以河北易县产者质优，习称"西陵知母"，为传统道地药材。现已有大面积栽培。

【采收加工】春、秋二季采挖。知母的加工分毛知母和知母肉两种。

1. 毛知母　将根茎挖出后，除去茎苗和须根，保存黄绒毛及金包头（叶基），晒干，防暴晒，否则易掉毛，或出扁条而弯曲。每隔 1 ～ 2 天，清晨翻动 1 次，注意轻翻，避免将毛碰掉。晒至五六成干时，堆成大堆，使内部水分蒸发。再晒至断面白色，折断时有脆声，即为晒干。知母含黏液，不易干燥，全干须晒至 3 个月左右。

2. 知母肉　加工方法有热剥皮和刀刮皮两种。热剥皮，即伏天将根茎挖出，趁湿用手拧掉外皮，晒干。此法去皮洁净，外皮光滑。唯根茎养分不足，体轻质泡，质量较次。刀刮皮，即秋后采挖，用小刀刮去外皮，晒干。此法刮皮厚薄不均，外表不光滑，但质量坚实较好。

【植物形态】多年生草本，根状茎粗壮，为残存的叶鞘所覆盖。叶基生，线形，先端渐尖，基部渐宽而成鞘状。花葶比叶长得多，花排成总状花序；花为粉红色，淡紫色至白色，花被片线形，中央脉 3 脉，宿存。蒴果，狭椭圆形，顶端具短喙。花期 5 ～ 7 月，果期 7 ～ 9 月。

【药材性状】呈长条状，微弯曲，略扁，偶有分枝，长 3 ～ 5cm，直径 0.8 ～ 1.5cm，一端有浅黄色的茎叶残痕。表面黄棕色至棕色，上面有一凹沟，具紧密排列的环状节，节上密生黄棕色的残存叶基，由两侧向根茎上方生长；下面隆起而略皱缩，并有凹陷或突起的点状根痕。质硬，易折断，断面黄白色。气微，味微甜、略苦，嚼之带黏性。

以条肥大、质硬、断面黄白者为佳。

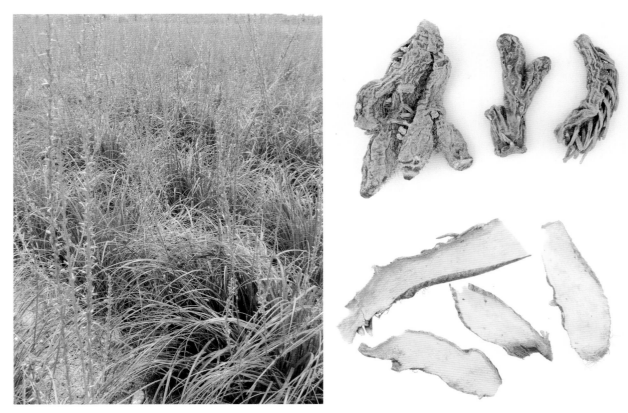

图 5-3-11　知母植物、药材和饮片

【鉴别要点】可见残存的黄棕色叶基纤维和凹陷或突起的点状根痕；味微甜，略苦，嚼之带黏性。

【功能与主治】清热泻火，滋阴润燥。用于外感热病，高热烦渴，肺热燥咳，骨蒸潮热，内热消渴，肠燥便秘。

【炮制】

1. 知母片　取原药材除去毛状物及杂质，洗净，润透，切薄片，干燥，筛去毛屑。

2. 盐知母　取净知母片置炒制容器内，用文火炒至变色，喷淋盐水，炒干，取出晒凉。筛去碎屑。

【化学成分】含总皂苷约 6%，其中有知母皂苷 A-Ⅰ、A-Ⅱ、A-Ⅲ、A-Ⅳ，B-Ⅰ和 B-Ⅱ，其皂苷元有菝葜皂苷元、马尔可皂苷元和新吉托皂苷元。并含有黄酮成分芒果苷、异芒果苷，4 种知母多糖，烟酸，胆碱等。

【药理】①抗病原微生物，解热，降血糖，抗血小板聚集，防止肾上腺萎缩。②对神经体液调节功能的影响：对糖皮质激素有保护作用，对交感神经系统功能有抑制作用。③抑制 Na^+、K^+-ATP 活性，降低组织耗氧量。④知母水浸提取物能降低正常兔的血糖水平；知母中所含的烟酸有维持皮肤、神经健康，促进消化道功能的作用；从知母叶中提取的芒果苷有明显的利胆作用。

【文献摘要】

《名医别录》：知母生河内山谷，二月、八月采根曝干。

《本草经集注》：今出彭城。形似菖蒲而柔润，叶至难死，掘出随生，须枯燥乃止。

《本草图经》：今濒水怀、卫、彭德诸郡及解州、滁州亦有之。四月开青花如韭花，八月结实。

【附注】知母"忌铁"，所以不能用铁质容器煎药。

石膏

石膏始载于《神农本草经》。"膏"的本意是脂肪、油脂。本品虽为矿石但质软，表面色白具光泽，颇似动物体内取出的固体脂肪，故名"石膏"。

【别名】生石膏。

【来源】硫酸盐类矿物硬石膏族石膏，主含含水硫酸钙（$CaSO_4 \cdot 2H_2O$）。

【产地与资源】主产于湖北省应城，为有名的道地药材。此外，安徽、河南、陕西、四川、西藏亦产。

【采收加工】采挖后，除去杂石及泥沙。

【药材性状】为纤维状的集合体，呈长块状、板块状或不规则块状。白色、灰白色或淡黄色，有的半透明。体重，质软，纵断面具绢丝样光泽。气微，味淡。

以色白、块大、质松脆、纵断面如丝、无夹层、无杂石者为佳。

【鉴别要点】白色块状，呈针束状晶体，用指甲可刮下粉末。

【功能与主治】清热泻火，除烦止渴。用于外感热病，高热烦渴，肺热喘咳，胃火亢盛，头痛，牙痛。

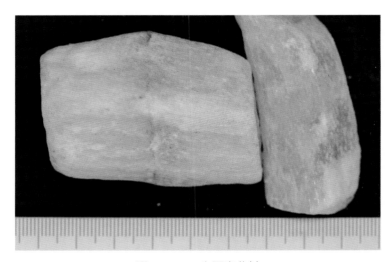

图 5-3-12　生石膏药材

【化学成分】生石膏为二水硫酸钙（$Ca[SO_4] \cdot 2H_2O$），理论成分为 CaO（32.0%）、SO_3（46.6%）。另外，尚含有 0.1%～1% 的铁，0.01%～0.001% 的锰、钠、铜、钴、镍等元素。

【药理】解热，增强机体免疫功能。另外，有显著的"止渴"作用。

【文献摘要】

《名医别录》：细理白泽者良，黄者令人淋。生齐山山谷及齐庐山、鲁蒙山，采无时。

《本草经集注》：（齐庐山、鲁蒙山）二郡之山，即青州、徐州也。今出钱塘县狱地中，雨后时时自出，取之皆方如棋子，白澈最佳。比难得，皆用灵隐山者。彭城者亦好。

《本草图经》：石膏今汾、孟、虢、耀州、兴元府亦有之，生于山石上，色质莹白，与方解石肌理形段刚柔绝相类。

《本草纲目》：软石膏……白者洁净，细纹短密如束针，正如凝成白蜡状，松软易碎，烧之即白烂如粉。

【附注】据日本学者研究，生石膏单品水煎，2g 与 70g 的煎液溶出程度基本一样，但在白虎汤

（石膏 1 斤、知母 6 两、粳米 6 合、炙甘草 2 两）中，石膏用量的多少，对该方所表现出的清热生津、除烦止渴的临床疗效差异很大。由此说明，石膏在白虎汤中的溶解度是随着剂量的增加而加大的，而且与知母的用量关系较密切。

🍃 金银花

金银花始载于《名医别录》。《救荒本草》曰："花初开白色，经一二日则色黄，故名金银花。"其余花名多因其有二色而得。

【别名】忍冬花、二花、双花、银花、二宝、鸳鸯花。

【来源】为忍冬科植物忍冬 *Lonicera japonica* Thunb. 的干燥花蕾或带初开的花。

【产地与资源】生于山坡灌丛、疏林中、乱石堆、田埂、路旁，分布于吉林、辽宁、河北、山西、河南、陕西、甘肃、湖北、江西、江苏、福建、广东、广西、贵州、四川、云南等地。

忍冬属植物自然分布于北纬 22°～43°、东经 98°～130° 之间。在这个范围内，又以山东、河南低山丘陵、平原滩地及沿海淤沙轻盐地带分布较广而集中。最佳适生区的海拔高度在 1000m 以下，尤以海拔 300～700m 自然分布较多。山东南部的沂蒙山区及河南南部为忍冬适生自然环境。山东集中分布于临沂市的平邑、费县、蒙阴、苍山、临沭、日照、枣庄等地，现这些地方有大面积栽培。河南的新密、荥阳、巩义、登封等地也是金银花的道地产区。近些年，河南封丘、河北巨鹿也有大面积种植。此外，江苏、陕西、四川等地也有大面积种植。

截至 2015 年底，山东省临沂市平邑县流峪镇流峪村、三合二村、谭家庄村、老泉崖村、梧桐沟村、双玉村、西沟村、苗泉村、邵家庄村、鑫城村、车庄村、郑城镇四合村、柿子峪、玉溪村、祥和村、陈家庄、崇圣村、双兴村、金山村、宁安庄、郑城村、七一村、兴源村、福安村、马家洼村、水湾村、杜家山村、大后沟、铁里营、母子山；河南省新乡市封丘县轩寨村；江苏省连云港市东海县李埝乡李埝林场李林路的金银花种植基地通过了国家 GAP 认证。另外，重庆市秀山县清溪场镇、隘口镇、孝溪乡、钟灵乡、干川乡种植的山银花（灰毡毛忍冬）种植基地也通过了国家 GAP 认证。

【采收加工】金银花的开花时间集中，必须抓紧时间采摘。栽培的金银花可采 4 茬，但第一茬花的质量最好，相比产量也最高。一般在 5 月中下旬采第一次花，6 月中下旬采第二次花。当花蕾上部膨大尚未开放，呈青白色时采收最适宜，采收后应立即晾干或烘干。

【植物形态】落叶攀援灌木。幼枝密生柔毛和腺毛，叶宽披针形至卵状椭圆形，幼时两面被毛。花成对生叶腋，苞片叶状，边缘具纤毛；萼筒无毛，5 裂，花冠二唇形，长 3～4cm，先白色略带紫色后变黄色，芬芳，外面被柔毛和腺毛，上唇具 4 裂片，直立，下唇反转，雄蕊 5 枚，和花柱均稍长于花冠。浆果球形黑色。花期 6～8 月，果期 8～10 月。

【药材性状】呈棒状，上粗下细，略弯曲，长 2～3cm，上部直径约 3mm，下部直径约 1.5mm。表面黄白色或绿白色（贮久色渐深），密被短柔毛，偶见叶状苞片。花萼绿色，先端 5 裂，裂片有毛，长约 2mm。开放者花冠筒状，先端二唇形；雄蕊 5 枚，附于筒壁，黄色；雌蕊 1 枚，子房无毛。气清香，味淡、微苦。

以花蕾多、色淡、质柔软、气清香者为佳。

【鉴别要点】呈棒状，上粗下细，略弯曲；表面黄白色或绿白色；气清香，味淡、微苦。

【功能与主治】清热解毒，疏散风热。用于痈肿疔疮，喉痹，丹毒，热毒血痢，风热感冒，温病发热。

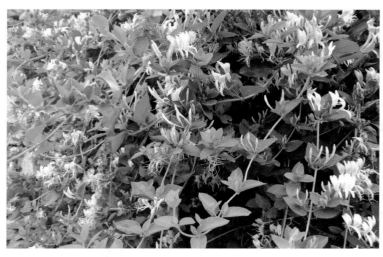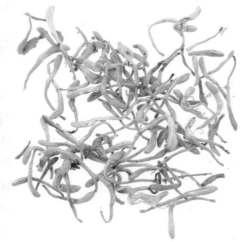

图 5-3-13　金银花植物和药材

【炮制】取原药材除去杂质，筛去灰屑。

【化学成分】含黄酮类，如木犀草素、木犀草素 -7- 葡萄糖苷。并含肌醇、绿原酸、异绿原酸、皂苷及挥发油，油中主含双花醇、芳樟醇等。现已证明金银花的抗菌有效成分是绿原酸和异绿原酸。

【药理】有抗病原微生物、抗内毒素、抗炎、解热、抑制细胞免疫、中枢兴奋、降血脂、抗生育等作用。

【文献摘要】

《名医别录》：忍冬，十二月采，阴干。

《本草经集注》：处处有之，藤生，凌冬不凋，故名忍冬。

《救荒本草》：本草名忍冬，旧不载所出州土，今辉县山野中亦有之。其藤凌冬不凋，故名忍冬，草附树延蔓而生，茎微紫色，对节生叶。叶似薜荔叶而青，又似水茶臼叶，透微团而软，背颇涩；又似黑豆叶而大。开花五出，微香，蒂带红色。花初开白色，经一二日则色黄，故名金银花。

《本草纲目》：忍冬在处有之。附树延蔓，茎微紫色，对节生叶。叶似薜荔叶而青，有涩毛。三四月开花，长寸许，一蒂两花二瓣，一大一小，如半边状，长蕊。花初开者，蕊瓣俱色白；经二三日，则色变黄。新旧相参，故呼金银花，气甚芬芳。四月采花，阴干；藤叶不拘时采，阴干。

【附注】

（1）金银花商品主流来自忍冬的花蕾，但也有华南忍冬、菰腺忍冬和黄褐毛忍冬等同属多种植物的花蕾在一些地区作金银花或山银花入药。华南忍冬，又名土银花、山银花、大金银花，分布于广东、广西、海南等地。菰腺忍冬，又名腺叶忍冬、红腺忍冬、盾腺忍冬、大银花、山银花，分布于安徽、浙江、江西、福建、湖北、湖南、广东、广西、四川、贵州、云南等地。黄褐毛忍冬，分布于广西、贵州、云南等地。

（2）金银花商品按产区分为密银花（南银花），主产于河南密县一带；济银花（东银花），主产于山东济南一带；山银花（土银花），为其他各地所产。以河南的密银花品质最优，山东的济银花产量最大。

金银花的商品规格等级分为：①密银花一等：无开放花朵，破裂花蕾及黄条不超过 5%；二等：开放花朵不超过 5%，黑头、破裂花蕾及黄条不超过 10%；三等：开放花朵、黑条不超过 30%；四等：花蕾或开放花朵兼有，色泽不分，枝叶不超过 3%。②济银花一等：花蕾肥壮，无嫩蕾、黑头及枝叶，开放花朵不超过 5%；二等：花蕾较瘦，开放花朵不超过 15%，黑头花朵不超过 3%；三等：花蕾瘦小，开放花朵不超过 25%，黑头不超过 15%，枝叶不超过 1%；四等：花蕾或开放花朵兼有，色泽不分，枝叶不超过 3%。③山银花一等：花蕾长瘦，开放花朵不超过 20%；二等：花蕾或开放花朵兼有，色泽不分，枝叶不超过 10%。

金银花的出口商品分甲、乙两级。甲级：色泽青绿微白，花针均匀，有香气，散花不超过 2%，无枝叶、黑头和油条。乙级：色泽白绿，花针均匀，有香气，散花、枝叶不超过 5%，无黑头及油条，身干。

第四节　小儿止咳糖浆

一、组方

小儿止咳糖浆由甘草浸膏、桔梗浸膏、橙皮酊、氯化铵组成。

二、临床应用

祛痰镇咳。用于小儿感冒引起的咳嗽，临床表现为咳嗽而有痰。方中甘草清热解毒，利咽祛痰，止咳；桔梗宣肺祛痰止咳；橙皮酊理气燥湿化痰。诸药共奏祛痰镇咳之功效。

三、临床研究

本品所含的橙皮酊、氯化铵、桔梗流浸膏具有明显的祛痰镇咳作用；甘草流浸膏中的甘草次酸对甲醛性浮肿、皮下肉芽囊性炎症、角叉菜胶浮肿均有抑制作用。

四、原料药材

甘草浸膏详见前章节。桔梗浸膏为桔梗药材提取浓缩膏状体。

桔梗

桔梗始载于《神农本草经》。李时珍曰："此草之根结实而梗直，故名。"

【别名】荠苨、铃当花。

【来源】为桔梗科植物桔梗 *Platycodon grandiflorum*（Jacq.）A.DC. 的干燥根。

【产地与资源】生于山坡、草地、林缘，分布于全国各地，并有栽培。全国大部分地区均产，主产于河北、山西、内蒙古、黑龙江、辽宁、吉林、山东、江苏、浙江、安徽、湖南、湖北、四川、广西等地。陕西的商洛、安康、汉中各县均有种植。以山东、安徽、内蒙古、浙江磐安和四川种植面积较大。桔梗除药用外，在韩国、日本和朝鲜用作腌菜。

桔梗野生于干燥山坡、丘陵坡地、林缘灌丛、草甸、草原等处。种植宜在土层深厚、土壤肥沃、富含腐殖质的砂质壤土。生产中分种子直播与育苗移栽两种。种子直播的桔梗主根挺直粗壮，分叉少，便于加工去皮；育苗移栽虽有利于苗期管理，省劳力、土地，但主根短，分叉多，刮皮加工困难。

截至 2015 年底，四川省广安市乔家镇南山村、花园镇苏麻沟村、朝阳乡高井圈村，巴中市通江县龙凤乡环山村的桔梗种植基地通过了国家 GAP 认证。

【采收加工】桔梗种植后 2 年或 3 年采收，于春、秋二季采挖，以秋季采者体重坚实，质量佳。一般在茎叶枯萎时采挖，若过早采收则根部尚未充实，折干率低，影响质量；若过迟采收则不宜剥皮。将采挖的桔梗去掉茎叶，趁鲜时用瓷片等刮去栓皮，洗净，晒干。皮要及时刮净，时间长了根皮难以刮剥，会影响质量。

【植物形态】多年生草本，具白色乳汁。根粗壮，长圆柱形。茎直立，单一或分枝。叶 3 枚轮生，有时为对生或互生。花 1 至数朵，生于茎枝顶端；花萼钟状，裂片 5 个；花冠阔钟状，直径 4～6cm，蓝色或蓝紫色，裂片 5 片，三角形。蒴果。花期 7～9 月，果期 8～10 月。

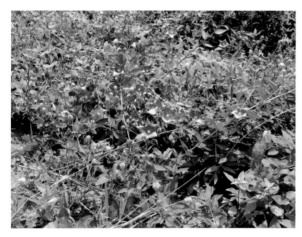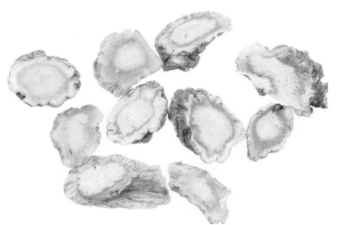

图 5-4-1　桔梗植物和饮片

【药材性状】呈圆柱形或略呈纺锤形，下部渐细，有的有分枝，略扭曲，长 7～20cm，直径 0.7～2cm。表面白色或淡黄白色，不去外皮者表面黄棕色至灰棕色，具纵扭皱沟，并有横长的皮孔样斑痕及支根痕，上部有横纹。有的顶端有较短的根茎或不明显，其上有数个半月形茎痕。质脆，断面不平坦，形成层环棕色，皮部类白色，有裂隙。木部淡黄白色。气微，味微甜，后苦。

以根肥大、色白、质坚实、味苦者为佳。

【鉴别要点】表面白色；断面有"菊花心"，形成层环棕色，皮部类白色，木部淡黄白色，"金井玉栏"特征显著；气微，味微甜，后苦。

【功能与主治】宣肺利咽，祛痰排脓。用于咳嗽痰多，胸闷不畅，咽痛音哑，肺痈吐脓。

【炮制】除去杂质，洗净，润透，切厚片，干燥。

【化学成分】根含多种皂苷，已分得 18 种三萜皂苷，如桔梗皂苷 A、C、D$_1$、D$_2$，α- 菠菜菜甾醇、α- 菠菜甾醇 -β-D- 葡萄糖苷及白桦脂醇等植物甾醇类。并含有菊糖、多糖、14 种氨基酸和 22 种微量元素，其中一些氨基酸和微量元素为人体必需的营养成分，总氨基酸含量约为 4.966%。

【药理】有祛痰镇咳、抗炎、降血糖、抑制胃液分泌和抗溃疡作用。粗桔梗皂苷有镇静、镇痛和解热作用。

【文献摘要】

《千金翼方》：生蒿高山谷及宛句。二、八月采根，暴干。

《本草经集注》：桔梗，近道处处有，叶名隐忍。二、三月生，可煮食之。俗方用此，乃名荠苊。

《本草图经》：生蒿高山谷及宛句，今在处有之，根如小指大，黄白色，春生苗，茎高尺余，叶似杏叶而长椭，四叶相对而生，嫩时亦可煮食之，夏开花紫碧色，颇似牵牛子花，秋后结子，八月采根。

《植物名实图考》：桔梗处处有之，三四叶攒生一处，花未开时如僧帽，开时有尖瓣，不钝，似牵牛花。

【附注】

（1）古代桔梗有甜苦之别，苦桔梗是真正的桔梗，甜桔梗是同科沙参属植物荠苨。

（2）桔梗从产区划分为南桔梗和北桔梗。南桔梗主产江苏、浙江、安徽、湖南、湖北、河南、四川、贵州等地；北桔梗主产河北、山西、内蒙古、黑龙江、辽宁、吉林等地。过去野生和家种均有，现主要为人工种植。传统认为山东、安徽、江苏、浙江产的南桔梗质量好。

（3）行业内有"商桔梗"之称，是指产于大别山北麓河南商城县的桔梗。当地流传有"商凤姑娘"不辞辛苦上山寻找草药治疗村民感染瘟疫的故事。"商凤姑娘"找到的可以治疗肺热咳嗽、胸闷腹胀、浑身乏力的草药，就是桔梗。后来人们称这里产的桔梗为"商桔梗"。

第五节　小儿咳喘灵口服液

一、组方

小儿咳喘灵口服液由麻黄、苦杏仁、石膏、甘草、板蓝根、金银花、栝楼组成。本方是由《伤寒论》的麻杏石甘汤加瓜蒌、板蓝根、金银花组成。方中以麻黄、杏仁、甘草、石膏辛凉宣肺，清热平喘，为主药；辅以金银花、板蓝根清热解毒，助主药辛凉透表；瓜蒌润肺化痰。诸药合用，肺热得清，肺气得畅，则咳喘诸证自平。

二、临床应用

清热解毒，宣肺化痰。用于热邪犯于肺卫证，临床表现为发热、汗出、微恶风寒、咳嗽、痰黄，或兼喘息、口干而渴。

三、临床研究

具有双重调理、增强免疫的功能。

四、原料药材

麻黄、石膏、板蓝根、金银花、甘草详见前章节。

苦杏仁

苦杏仁始载于《神农本草经》。《说文解字》中有"杏，果也。从木，可省声"，为象形字。李时珍云："杏字篆文象子在木枝之形。"

【别名】杏仁、木落子。

【来源】为蔷薇科植物杏 *Prunus armeniaca* L.、山杏 *Prunus armeniaca* L.*var.ansu* Maxim.、西伯利亚杏 *Prunus sibirica* L. 或东北杏 *Prunus mandshurica*（Maxim.）Koehne 的干燥成熟种子。

【产地与资源】杏分布于全国各地，多系栽培，在新疆伊犁一带有野生。杏仁药材主产于我国北方各地，以内蒙古东部、吉林、辽宁、河北、山西、陕西等地产量最大，质量优。具体产地为河北保定、石家庄、承德、唐山、张家口，山西长治、晋城、朔州、吕梁，陕西渭南、延安，河南洛阳、三门峡，北京延庆、密云、怀柔、昌平、门头沟、房山等地。

山杏分布我国北部地区，栽培或野生，尤其在河北、山西等地普遍野生，山东、江苏等地也产。山杏仁药材主产于河北、山西、陕西。

西伯利亚杏野生于干燥向阳山坡、丘陵草原，分布于东北、华北和甘肃。西伯利亚杏仁药材主产于东北、河北。

东北杏野生于开阔的向阳山坡灌木林或杂木林，分布于吉林、辽宁等地。东北杏仁药材主产于东北、河北、山西等地。

【采收加工】夏季采收成熟果实，除去果肉和核壳，取出种子，晒干。

【植物形态】4 种杏植物形态比较见表 5-5-1。

表 5-5-1　4 种杏植物形态比较

品种	相同点	不同点			
		叶	花	果实	核
杏	落叶小乔木，树皮暗红棕色，纵裂，单叶互生，春季先叶开花，单生枝顶，花瓣5片，雄蕊多数，单心皮，核果，种子1粒。西伯利亚杏为灌木或小乔木；东北杏为大乔木。幼枝无毛	圆卵形或宽卵形	着生较密，似总状，白色或浅粉红色	球形，稀倒卵形，直径2.5cm以上	表面粗糙或光滑，基部对称
山杏		基部楔形或宽楔形	常2朵并生，淡红色或粉白色	近球形，红色	卵球形，离肉，表面粗糙而有网纹，腹棱常锐利
西伯利亚杏		卵形或近圆形	单生，径1.5～2cm；萼片长圆状椭圆形，先端尖；花瓣近圆形或倒卵形，白色或粉红色	扁球形，直径1.5～2.5cm，两侧扁，果肉薄而干燥，熟时开裂，甚为酸涩，不能吃	易与果肉分离，基部一侧不对称，平滑
东北杏		椭圆形或卵形	单生，粉红色或白色，子房密被柔毛	近球形，直径1.5～2.6cm，黄色	近球形或宽卵形，粗糙，边缘钝

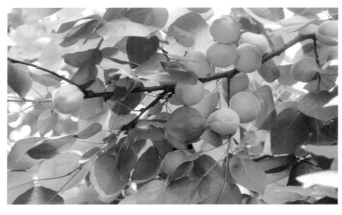
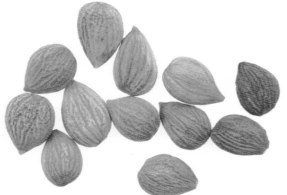

图 5-5-1　杏仁植物和药材

【药材性状】4种杏仁药材性状比较见表5-5-2。

表5-5-2   4种杏仁药材性状比较

品种	相同点	不同点			
		种子形状	大小	种皮颜色	气味
杏	表面棕色至暗棕色，有细密的颗粒状凸起。尖端一侧有深色线形种脐，基部有一椭圆形合点，自合点处分散出多条深棕色的维管束脉纹，形成纵向不规则凹纹，布满种皮。种皮薄，子叶肥厚，白色，气微，加水共研，发生苯甲醛的香气，味苦	呈扁心脏形，顶端尖，基部钝圆而厚，左右略不对称	长1.2～1.7cm，宽1～1.3cm，厚4～6mm	表面棕色至暗棕色	种仁气微，味苦
山杏		与杏相似			
西伯利亚杏		种子呈稍扁的圆锥形	长1～1.2cm，宽约1cm，厚6mm	表面黄棕色	种仁味苦
东北杏		种子类圆锥形而不扁	长8～11mm，宽8～9mm，厚约6mm		种仁味苦，稀甜

【鉴别要点】表面黄棕色至深棕色，呈扁心脏形，顶端尖，基部钝圆而厚，左右略不对称。

【功能与主治】降气止咳平喘，润肠通便。用于咳嗽气喘，胸满痰多，肠燥便秘。

【炮制】杏仁传统用法有生杏仁、燀杏仁、清炒杏仁、杏仁霜、麸炒杏仁、蜜杏仁、甘草制杏仁等炮制品。

1. 净杏仁   取原药材筛去皮屑杂质，拣净残留的核壳及褐色油粒，用时捣碎。

2. 燀杏仁   取净杏仁置10倍量沸水中略煮，加热约5分钟，至种皮微膨起即捞起，用凉水浸泡，取出，搓开种皮与种仁，干燥，筛去种皮，用时捣碎。

3. 炒杏仁   取燀杏仁置锅内用文火炒至微黄色，略带焦斑，有香气，取出放凉，用时捣碎。

【化学成分】含苦杏仁苷约3%，另含苦杏仁酶、脂肪油（杏仁油，约50%）。苦杏仁苷经水解后产生氢氰酸（约0.2%）、苯甲醛及葡萄糖。苦杏仁酶包括苦杏仁苷酶、樱苷酶，遇热水或醇中煮沸即被破坏。另发现苦杏仁中含有蛋白质和15种以上的氨基酸，并含有β-紫罗兰酮等挥发性成分，以及雌性酮、α-雌二醇等。

【药理】能够镇静呼吸中枢，因而有止咳平喘作用。此外，还有驱虫、杀菌、抗炎、镇痛作用。本品服用过量，可产生组织窒息，以至呼吸衰弱迅速而死。

【文献摘要】

《名医别录》：杏生晋山川谷，五月采之。

《本草图经》：杏生晋山川谷，今处处有之，其实亦数种……杏子入药今以东来者为胜，乃用家园种者，山杏不堪药。

【附注】

（1）古代所用杏仁多以家杏为主，无苦甜之分，今药用杏仁以苦杏仁为主。因此无论家杏还是野杏，凡是微苦的均可作苦杏仁药用。

（2）甜杏仁系栽培品种杏的种子，形状较苦杏仁大，其味不苦，多作副食品用。

（3）《神仙传》记载："董奉居庐山，不交人，为人治病不收钱。重病得愈者，使种杏五株，轻病愈者为栽一株，数年之中，杏有十数万株，郁然成林。其杏子熟于林中，所在作仓，宜语买杏者，不须求报，但自取之。具一器谷便得一器杏，有人少谷往而取杏多，即有五虎逐之。此人怖虎，担倾覆，所余在器中，如向所持谷多少，虎乃还去。自是以后，买杏者皆于林中自平量，恐有多出。奉悉以前所得谷赈救贫乏。""杏林"作为中医的别称之一，就来源于此。

瓜蒌

瓜蒌始载于《神农本草经》。李时珍曰："裸与蓏同，许慎云：木上曰果，地下曰蓏。此物蔓生附木，故得兼名。诗云，果裸之实，亦施于宇，是矣。栝楼即果裸二字音转也，亦作苦蒌，后人转为瓜蒌，越转越失其真矣。其根作粉，洁白如雪，故谓之天花粉。"

【别名】瓜蒌、瓜楼、药瓜。

【来源】为葫芦科植物栝楼 *Trichosanthes kirilowii* Maxim. 或双边栝楼 *Trichosanthes rosthornii* Harms 的干燥成熟果实。

【产地与资源】栝楼生长于海拔 200～1800m 的山坡林下、灌丛、草地和村旁田边，或在自然分布区域内广为栽培，分布于华北、中南、华东及辽宁、陕西、甘肃、四川、贵州、云南。药材主产于山东、河南、河北，以山东肥城、长清、淄博所产瓜蒌质量最佳。在安徽有大面积种植，将其种子用作炒货。

双边栝楼又称中华瓜蒌，分布于甘肃东南部、陕西南部、江西、湖北西南部、四川东部、贵州、云南东北部。药材主产于四川。重庆、湖北也有较大面积种植。

【采收加工】秋季分批采摘成熟果实，连果梗剪下，置通风处阴干。

【植物形态】两种瓜蒌植物形态比较见表5-5-3。

表5-5-3　两种瓜蒌植物形态比较

品种	相同点	不同点		
		叶形	花萼裂片	种子
栝楼	多年生攀援草本，块根肥厚。茎多分枝，无毛，有棱槽，卷须2～5分枝。叶近圆形，常掌状3～7裂，雌雄异株；花萼5裂，花冠白色，5深裂，裂片倒卵形，顶端和边缘分裂成流苏状。果卵形至近球形，黄褐色；种子多数，扁平	叶片常掌状3～7中裂或浅裂，裂片长圆形或长圆状披针形，先端尖锐，基部心形，边缘有较大的梳齿或缺刻状	花萼5裂，裂片披针形	卵状椭圆形，扁平，沿边缘有一圈不甚明显的棱线，顶端稍尖，基部钝圆或稍偏斜
双边栝楼		植株较小，叶片常3～7深裂几达基部，裂片线状披针形或倒披针形，极稀有小裂片	花萼裂片线形	种子较大，极扁，长方椭圆形，棱线距边缘较远，圈沟明显，环边较宽，先端较宽而平截

【药材性状】呈类球形或宽椭圆形，长7～15cm，直径6～10cm。表面橙红色或橙黄色，皱缩或较光滑，顶端有圆形的花柱残基，基部略尖，具残存的果梗。轻重不一。质脆，易破开，内表面黄白色，有红黄色丝络，果瓤橙黄色，黏稠，与多数种子黏结成团。具焦糖气，味微酸、甜。

以完整不破、果皮厚、皱缩有筋、体重、糖分足者为佳。

【鉴别要点】果实表面橙红色或橙黄色；种子椭圆状，扁平，沿边缘有一圈明显或不甚明显的棱线；具焦糖香气。

【功能与主治】清热涤痰，宽胸散结，润燥滑肠。用于肺热咳嗽，痰浊黄稠，胸痹心痛，结胸痞满，乳痈，肺痈，肠痈，大便秘结。

【炮制】有全瓜蒌和蜜瓜蒌两种炮制品。

1. 瓜蒌丝或块　取原药材除去杂质及果柄，洗净，压扁，切丝或块，干燥。

2.蜜瓜蒌　取炼蜜加适量开水稀释，淋入净瓜蒌丝或块中拌匀，闷润，置炒制容器内，用文火炒至不粘手为度，取出晒凉。

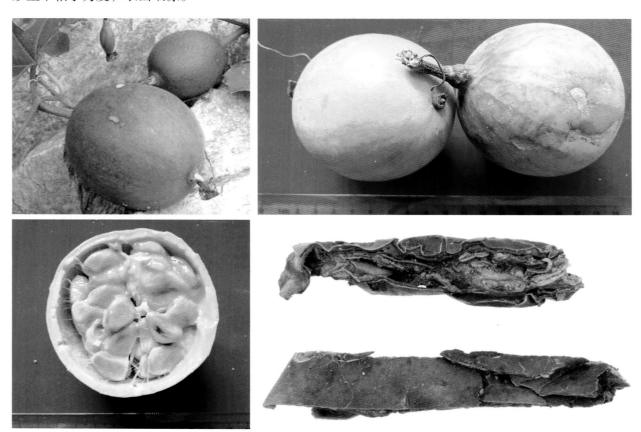

图 5-5-2　瓜蒌植物、鲜药材和饮片

【化学成分】瓜蒌果实含三萜皂苷、有机酸及其盐类、树脂、糖类、色素等，并含与根（天花粉）不相同的蛋白质。果肉含丝氨酸蛋白酶 A、B，天门冬氨酸，苏氨酸等 17 种氨基酸，以及钾、钙、镁、铁等。果皮含少量挥发油，以棕榈酸、亚油酸和亚麻酸的含量最高；还含有 Δ7- 豆甾烯醇 β- 菠菜甾醇、饱和脂肪酸和饱和脂肪醇混合物。双边瓜蒌果皮还含瓜蒌酯碱。瓜蒌种子含脂肪油约 26%，其中饱和脂肪酸约 30%，不饱和脂肪酸约 66.5%，以瓜蒌酸为主；尚含有菜油甾醇、谷甾醇及多种氨基酸、无机元素。

【药理】有祛痰、扩充血管、抗心肌缺血、抑制血小板聚集和血栓素 A_2（TXA$_2$）合成、抗心律失常、抗菌、抗胃溃疡、抗癌等作用。

【文献摘要】

《名医别录》：生弘农（今河南灵宝）川谷及山阴地，入土深者良，生卤地者有毒。二月、八月采根，暴干，三十日成。

《本草经集注》：出近道，藤生，状如土瓜，而叶有叉。其实今以杂作，摩膏用根，入土六七尺，大二三围，服食亦用之。

《本草图经》：栝楼生弘农山谷及山阴地，今所在有之，三四月内生苗，引藤蔓，叶如甜瓜叶而窄，作叉，有细毛。七月开花，似葫芦花，浅黄色，实在花下，大如拳，生青，至九月熟，赤黄色。

《本草纲目》：其根直下生，年久者长数尺，秋后掘者，结实有粉……其实圆长，青时如瓜，黄时如熟柿，山家小儿亦食之。内有扁子，大如丝瓜子，壳色褐，仁色绿，多脂，作青气。

【附注】

（1）栝蒌果实在临床上有时根据病情需要分为瓜蒌皮、瓜蒌仁和全瓜蒌分别入药。瓜蒌皮之功，重在清热化痰，宽胸理气；瓜蒌仁之功重在润燥化痰，润肠通便；全瓜蒌则兼有瓜蒌皮、瓜蒌仁之功效。

（2）本品原植物的干燥根入药称"天花粉"，具有清热生津、消肿排脓的功效，可用于热病烦渴、肺热燥咳、内热消渴、疮疡肿毒等。

第六节　咳喘安口服液

一、组方

咳喘安口服液由麻黄、苦杏仁、桔梗、地龙、前胡、紫苏子、莱菔子、陈皮、木香、郁金、五灵脂、炙百部组成。

二、临床应用

止咳，祛痰，平喘。用于慢性支气管炎引起的咳嗽。

三、临床研究

具有抗菌消炎、止咳、平喘、祛痰的作用。对嗓子干、痒、异物感等症状作用明显。

四、原料药材

麻黄、苦杏仁、桔梗、地龙详见前章节。

🔥 前胡

前胡始载于《名医别录》。李时珍曰："按孙愐《唐韵》作湔胡，名义未解。"《本草图经》云："柴胡根赤色，似前胡而强。"其言柴胡比前胡粗大，则前胡较柴胡为纤细。"前""纤"音近，疑"前胡"即"纤胡"，意谓其根似柴胡而较纤耳。

【别名】白花前胡、鸡脚前胡、官前胡、山独活、信前胡。

【来源】为伞形科植物白花前胡 *Peucedanum praeruptorum* Dunn 的干燥根。

【产地与资源】野生于山坡林缘、路旁或半阴性的山坡草丛中，分布于江苏、安徽、浙江、江西、福建、台湾、河南、湖北、湖南、广西、贵州、四川及陕西南部等地。主产于江西上饶、婺源，安徽宁国、绩溪，浙江淳安、临安、新昌，湖南邵阳、邵东、安化，四川彭州、都江堰。以浙江产量大，品质优。江西上饶地区古代称之为信州，所产前胡称"信前胡"，质量最佳，为传统的道地药材。目前以产于江西上饶、婺源，安徽宁国、绩溪，浙江淳安、临安的前胡为道地药材。

前胡原是高山野生植物，喜冷凉湿润气候，适应性强，耐寒，以土层深厚、肥沃的腐殖土壤种植为好。采用种子繁殖和分根繁殖。栽后 2 ～ 3 年秋、冬季采挖。

【采收加工】栽培者于 2 ～ 3 年后采收，晚秋至次春茎叶枯萎或未抽花茎时采挖，除去须根，洗净，晒干或低温干燥。

【植物形态】多年生草本。根圆锥形，有少数分支，根头处存留多数棕褐色枯鞘状抱茎。叶片宽三角状卵形，三出式二至三回羽状分裂，两面中脉上有短柔毛，边缘有粗锯齿。复伞形花序顶生或侧生，小花序有花约 20 朵，花梗不等长，花瓣 5 片，白色。花期 7 ～ 9 月，果期 9 ～ 10 月。

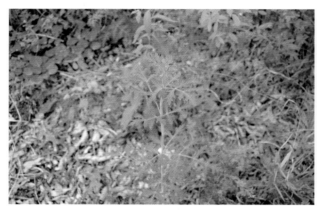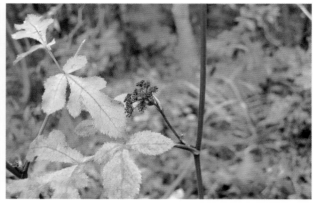

图 5-6-1　前胡植物（左图为白花前胡，右图为紫花前胡）

【药材性状】呈不规则的圆柱形、圆锥形或纺锤形，稍扭曲，下部常有分枝，长 3 ～ 15cm，直径 1 ～ 2cm。表面黑褐色或灰黄色，根头部多有茎痕和纤维状叶鞘残基，上端有密集的细环纹，下部有纵沟、纵皱纹及横向皮孔样突起。质较柔软，干者质硬，可折断，断面不整齐，淡黄白色，皮部散有多数棕黄色油点，形成层环纹棕色，射线放射状。气芳香，味微苦、辛。

以根粗壮、皮部肉质厚、质柔软、断面油点多、香气浓者为佳。前胡的道地特征为根壮、质柔软、香气浓。

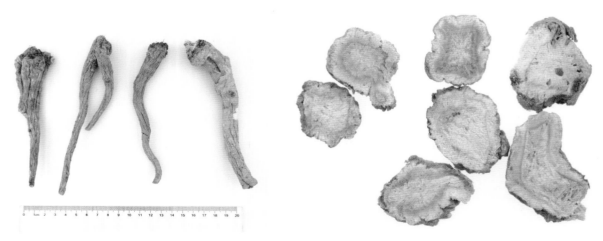

图 5-6-2　前胡药材和饮片

【鉴别要点】上端有密集的细环纹，下部有纵沟、纵皱纹及横向皮孔样突起；表面黑褐色或灰黄色，根头部多有茎痕和纤维状叶鞘残基；切面淡黄白色，皮部散有多数棕黄色油点，形成层环纹棕色，射线放射状。气芳香，味微苦、辛。

【功能与主治】降气化痰，散风清热。用于痰热喘满，咯痰黄稠，风热咳嗽痰多。

【炮制】除去杂质，洗净，润透，切薄片，晒干。

【化学成分】白花前胡含挥发油，并分离出 42 种香豆素类，主要有川芷内酯 Pd-Ia、Pd-Ib、Pd-Ⅱ、Pd-Ⅲ（白花前胡素 E）、Pd-c-Ⅱ、Pd-c-Ⅲ、Pd-c-Ⅳ（有钙拮抗作用），以及白花前胡甲、乙、丙、丁素。

【药理】有抗心衰、抗血小板聚集、降血压、祛痰、扩张冠状动脉等作用。另外，对小鼠具有耐缺氧作用。

【文献摘要】

《本草经集注》：前胡似柴胡而柔软，为疗治欲同，而《本经》上品有柴胡而无此。晚来医乃用之，亦有畏恶。此近道皆有，生下湿地，出吴兴者为佳。

《日华子诸家本草》：越、衢、婺、睦等处皆好，七八月采，外黑里白。

《本草图经》：前胡旧不著所出州土，今陕西、梁、汉、江、淮、荆襄州郡，及相州、孟州皆有之。二月、八月采，暴干。春生苗，青白色，似斜蒿，初生时有白芽，长三四寸，味甚香美，又似芸蒿，七月内开白花，与葱花相类，八月结果实，根细青紫色。

《本草纲目》：前胡有数种，唯以苗高一二尺，色似斜蒿，叶如野菊而细瘦，嫩时可食，秋月开黪白花，类蛇床子花，其根皮黑，肉白，有香气为真……大抵北地者为胜，故方书称北前胡云。

【附注】同属植物紫花前胡在 2005 年版以前的《中国药典》均以前胡药材的来源而收载，自 2005 年版始单列，但功效与前胡相同。本品在本草书籍中多称为"土当归""鸭脚前胡"，主产于江西修水，安徽宁国、绩溪以及湖南、浙江等地。《本草图经》以"滁州当归"收载："春生苗，绿叶有三瓣，七八月开花似蒔萝，浅紫色，根黑黄色，二月、八月采根，阴干。"本品呈圆柱形或圆锥形，主根较长，下部有分支，长 3～15cm，直径 0.8～1.7cm。表面土棕色或暗棕色，有浅直细纵皱纹，并有灰白色横向皮孔及须根痕。折断时皮部与中心木质部易分离，皮部较窄，散有黄色油点。木部较大，黄白色，油点少或无。香气浓，味微甘后苦。

🌿 紫苏子

紫苏子始载于《名医别录》。紫苏，"紫"言茎叶之色，"苏"言气香舒畅。《尔雅义疏》云："苏之为言舒也。"李时珍曰："苏性舒畅，行气和血，故谓之苏。"赤苏、黑苏，皆由茎叶色有所偏而命名。

【别名】苏子、黑苏子、赤苏、香苏。

【来源】为唇形科植物紫苏 *Perilla frutescens*（L.）Britt. 的干燥成熟果实。

【产地与资源】野生分布广，现全国各地广泛栽培，主产于湖北、河南、山东、江西、浙江、四川、河北、黑龙江等地，以湖北产量较大。

【采收加工】夏季枝叶茂盛时采叶为紫苏叶，秋季采收茎枝为紫苏梗。如采果实，将植株下部大叶摘下，晒干入药，到果实成熟时剪下果穗，晒干，脱粒果实，即为苏子。

【植物形态】一年生草本，株高达 90cm，茎直立，具槽，绿色或带紫色，密被长柔毛。叶阔卵形或圆形，两面绿色或紫色，或仅下面紫色。轮伞花序 2 花，组成偏向一侧的顶生或腋生的总状花序；花冠白色至紫红色。小坚果，球形。花期 8～9 月，果期 9～10 月。

【药材性状】呈卵圆形或类球形，直径约 1.5mm。表面灰棕色或灰褐色，有微隆起的暗紫色网纹。基部稍尖，有灰白色点状果梗痕。果皮薄而脆，易压碎。种子黄白色，种皮膜质，子叶 2 片，类白色，有油性。压碎有香气，味微辛。

【鉴别要点】卵圆形或类球形，直径约 1.5mm；表面灰棕色或灰褐色，有微隆起的暗紫色网纹。

【功能与主治】降气化痰，止咳平喘，润肠通便。用于痰壅气逆，咳嗽气喘，肠燥便秘。

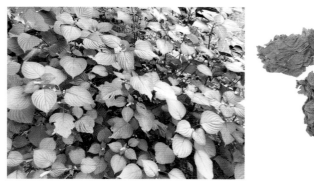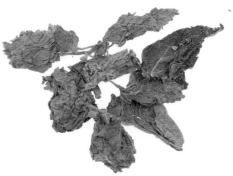

图 5-6-3　紫苏植物和紫苏叶

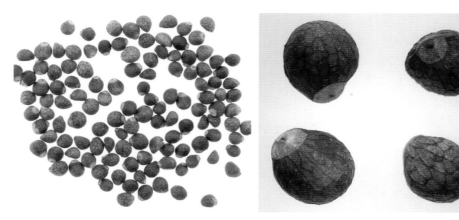

图 5-6-4　紫苏子（右图为放大图）

【炮制】

1. 净紫苏子　取原药材洗净，晒干。

2. 炒紫苏子　取净紫苏子置炒制容器内，用文火炒至有爆裂声，并有香气逸出。

3. 蜜紫苏子　取炼蜜，加适量开水稀释，淋入净紫苏子内拌匀，稍闷，用文火炒至深棕色，不粘手时，取出晾凉。

4. 苏子霜　取净紫苏子碾如泥状，加热，用布或吸油纸包裹，压榨去油，如此反复操作，至药物不再黏结成饼为度，研细。

【化学成分】含蛋白质 17%、油 51.7%，油中富含不饱和脂肪酸和亚麻酸 56.8%，亚油酸 17.6%。所含脂类包括三酰甘油、二酰甘油、一酰甘油、甾醇、甾醇酯、结合脂及游离脂肪酸。结合脂中包含卵磷脂、溶血卵磷脂、单半乳糖基甘油二酯、脑苷脂、脑磷脂及磷脂酰丝氨酸。甾醇中主要为 β- 谷甾醇。此外，还含十八碳二烯酸、十八碳一烯酸、十六碳酸及十八碳酸等。

【药理】有抗癌作用。给易中风的自发性高血压大鼠（SHR-SP）喂紫苏油可延长其存活率，使生存时间延长。紫苏油还可提高大鼠的学习能力。

【文献摘要】

《名医别录》：苏，叶下紫色而气甚香。

《本草图经》：苏，紫苏也，处处有之，以背面皆紫者为佳，夏采茎叶冬采子。

《本草纲目》：紫苏、白苏皆以二月、三月下种，或宿子在地自生。其茎方，其叶团而有尖，四围有巨齿，肥地者面背皆紫，瘠地者面青背紫，其面背皆白者即白苏，乃荏也。

【附注】古代所用苏有两种，即紫苏和白苏，白苏俗称"荏"，其子为民间油料，现多不药用。

莱菔子

莱菔子始载于《新修本草》。《尔雅·释草》曰："葖，芦萉。"郭璞注云："萉，宜作菔。芦菔，芜菁属紫花，大根，俗呼雹葖。"莱与芦，同音通转。萉，蒲北切，与菔通，后世乃直称莱菔。秦人名萝葡，今简称萝卜。

【别名】萝卜子、芦菔子、萝白子、菜头子。

【来源】为十字花科植物萝卜 *Raphanus sativus* L. 的干燥成熟种子。

【产地与资源】全国各地普遍栽培。

【采收加工】夏至秋季果实成熟时采割植株，晒干，打下种子，除去杂质，再晒干。

【植物形态】一年生或两年生草本。根肉质，形状，大小及色泽因品种不用而多变化。茎粗壮，高可达1m，分枝，具纵棱。基生叶丛生，大头状羽裂，茎生叶亦为大头状羽裂，较基生叶小。总状花序顶生，常组成圆锥状，花淡紫红色或白色；花瓣4片。长角果圆柱形，种子间常缢缩。花期4～5月，果期5～6月。

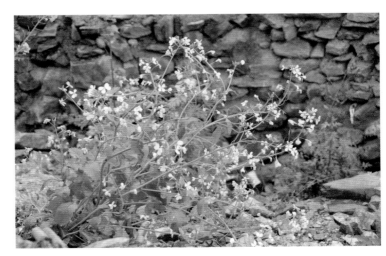

图 5-6-5　莱菔子植物

【药材性状】呈类卵圆形或椭圆形，稍扁，长2.5～4mm，宽2～3mm。表面黄棕色、红棕色或灰棕色。一端有深棕色圆形种脐，一侧有数条纵沟。种皮薄而脆，子叶2片，黄白色，有油性。气微，味淡、微苦辛。

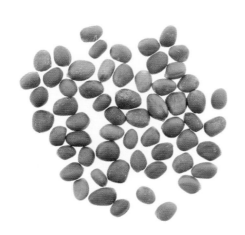

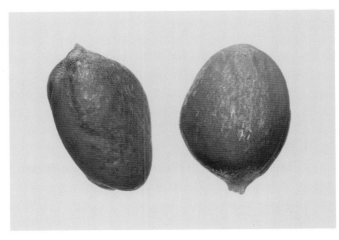

图 5-6-6　莱菔子（右图为放大图）

【功能与主治】消食除胀，降气化痰。用于饮食停滞，脘腹胀痛，大便秘结，积滞泻痢，痰壅喘咳。

【炮制】常用生莱菔子和炒莱菔子两种炮制品。

1. 净莱菔子　取原药材除去杂质，洗净，干燥，用时捣碎。

2. 炒莱菔子　取净莱菔子置炒制容器内，用文火炒至鼓起，有爆裂声，并有香气逸出时，取出晾凉，用时捣碎。

【化学成分】种子含芥子碱和脂肪油30%，油中含大量的芥酸、亚油酸、亚麻酸，还含菜籽甾醇和22-去氢菜油甾醇。另含莱菔素。

【药理】有抗病原微生物、解毒、降压作用。可使体动脉收缩压（SAP）、舒张压（DAP）、体动脉平均压（MAP）、肺动脉收缩压（SPAP）、肺动脉舒张压（DAPA）、肺动脉平均压（MPAP）分别降低。另外，莱菔子注射液静脉注射后，可使体血管阻力（SVR）、肺血管阻力（PVR）明显减低。

【文献摘要】

《新修本草》：陶谓温菘是也。其嫩叶为生菜食之，大叶熟啖，消食和中，根效在芜菁之右。

《蜀本草》：《图经》云：名萝葍，生江北，秦晋最多。

《本草图经》：芜菁及芦菔就不著所出州土，今南北皆通有之。芦菔即下莱菔，今俗呼萝葍是也。莱菔功用亦同（芜菁）。然力猛更出其右。断下方亦用其根，烧熟入药，尤能制面毒。昔有婆罗门僧东来，见食麦面者，云：此大热，何以食之。又见食中有萝菔，云：赖有此以解其性。自此相传，食面必啖芦菔。凡人饮食过度饱，宜生嚼之，佳。

《日用本草》：夏月复种者，名夏萝卜，形小而长者，名蔓菁萝卜。

《本草纲目》：莱菔，今天下通有之。昔人以芜菁、莱菔二物混注，已见蔓菁条下。圃人种莱菔，六月下种，秋采苗，冬掘根。春末抽高薹，开小花，紫碧色，夏初结角。其子如大麻子，圆长不等，黄赤色，五月亦可再种。其叶大者如芜菁，细者如花芥，皆有细柔毛。其根有红白二色，其状有长、圆二类。大抵生沙壤者脆而甘，生瘠地者坚而辣。根、叶皆可生可熟，可菹可酱，可豉可醋，可糖可腊，可饭，乃蔬中之最有利益者，而古人不深详之，岂因其贱而忽之耶？抑未谙其利耶？

【附注】

（1）莱菔入药始见于《名医别录》，与芜菁合为一条。陶弘景云："芦菔是今温菘，其根可食，叶不中啖。"

（2）《植物名实图考》引《滇海虞衡志》云："滇产红萝葍、颇奇，通体玲珑如胭脂，最可爱玩，至其内外通红，片开如红玉板，以水浸之，水即深红。"由此可见，古代萝卜的栽培品种颇多，形态各异，与当前栽培品种情况相似。

🌿 陈皮

陈皮始载于《神农本草经》。橘之皮，陈久者良之，故名陈皮。

【别名】橘皮。

【来源】为芸香科植物橘 *Citrus reticulata* Blanco 及其栽培变种的干燥成熟果皮。药材分为陈皮和广陈皮。广陈皮为变种的茶枝柑果皮。以广陈皮品质优。

【产地与资源】长江以南各省广泛栽培，以广东新会所产者为道地药材。

广陈皮主产于广东江门市新会区的会城、大泽、司前、罗坑、双水、崖门、沙堆、古井、三江、睦州、大鳌等地。茶枝柑产地范围很小，产量有限，市场很难见到。广陈皮的价格自近代至今均较高，一直有"卖橘不卖皮"的习俗，新会皮的市场价格是一般陈皮的 5～7 倍，甚至更高，现多用于奢侈食品的调味剂。

陈皮主产于重庆江津、綦江、合川、永川、涪陵、江北、南川、长寿等地，称"川陈皮"；福橘主产于福建闽侯、闽清、福清、永泰等地，称"建陈皮"。另外，陕西南部也产。

【采收加工】采摘成熟果实，剥取果皮，晒干或低温干燥。

【植物形态】常绿灌木或小乔木。株高 3～5m。枝通常有刺。叶披针形或椭圆形，先端窄而钝圆，常稍凹，基部楔形，全缘或有细锯齿，侧脉明显；叶柄细长，叶柄的翅多为 2～3mm，花小，黄白色。花期 5～7 月，果期 11～12 月。

【药材性状】陈皮常剥成数瓣，基部相连，有的呈不规则的片状，厚 1～4mm。外表面橙红色或红棕色，有细皱纹和凹下的点状油室；内表面浅黄白色，粗糙，附黄白色或黄棕色筋络状维管束。质稍硬而脆。气香，味辛、苦。

广陈皮常 3 瓣相连，形状整齐，厚度均匀，约 1mm。点状油室较大，对光照视，透明清晰。质较柔软。分柑青皮、微红皮和大红皮 3 个规格。

以瓣大、完整、颜色鲜、油润、质柔软、气浓、辛香、味稍甜后感苦辛者为佳。

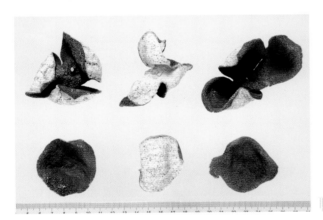
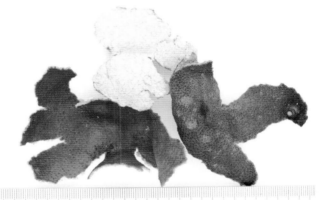

图 5-6-7 广陈皮和陈皮药材

【功能与主治】理气健脾，燥湿化痰。用于脘腹胀满，食少吐泻，咳嗽痰多。

【炮制】除去杂质，喷淋水，润透，切丝，干燥。

【化学成分】含挥发油 2%～4%，油中的主要成分为右旋柠檬烯（占 80% 以上）、柠檬醛、α- 蒎烯、β- 月桂烯、β- 水芹烯、α- 罗勒烯等。黄酮类化合物有橙皮苷、橙皮素、新橙皮苷、川橙皮素、二氢川陈皮素等。此外，尚含肌醇、β- 谷甾醇、维生素 B_1、对羟福林等。

【药理】陈皮所含挥发油，对胃肠道有温和的刺激作用，有芳香健胃和驱风下气的作用。陈皮煎剂、醇提物等能兴奋心肌，但剂量过大时反而会出现抑制，还可使血管产生轻度收缩，迅速升高血压。陈皮中的果胶对高脂饮食引起的动脉粥样硬化有一定的预防作用。陈皮煎剂对支气管有微弱扩张作用，可使肾血管收缩，有抗炎作用。

【文献摘要】

《名医别录》：橘柚生江南及山南山谷。

《本草图经》：今江浙、荆楚、湖岭皆有之。

《本草纲目》：橘树高丈许，枝多生刺。其叶两头尖，绿色光面，大寸许，长二寸许。四月着小白花，甚香。结实至冬黄熟，大者如杯，包中有瓣，瓣中有核也。宋韩彦直著橘谱三卷甚详，其略云：

柑橘出苏州、台州，西出荆州，南出闽、广、抚州，皆不如温州者为上也。

《本草品汇精要》：道地广东。

《药物出产辨》：产广东新会为最。

【附注】

（1）橘除了以陈皮入药外，还有以下部位以不同的功效入药：①青皮：分"个青皮"和"四花青皮"，系橘的幼果或未成熟果实的果皮，具有疏肝破气、消积化滞的功效。②橘络：系橘的中果皮与内果皮之间的维管束群，具有理气、化痰、通络的功效。③橘核：系橘的干燥成熟种子，具有理气、散结、止痛的功效。④橘叶：系多种橘类的叶子，具有疏肝行气、化痰消肿毒的功效。⑤橘白：系橘的中果皮，具有理气健胃的功效。⑤橘红：系橘的外果皮，具有散寒燥湿、利气消痰的功效。

（2）橘井："杏林春暖，橘井生香"。"杏林"和"橘井"都是中医的别称。相传西汉文帝时，湖南郴州的苏耽由于医术精湛，为人乐善好施而被称为"苏仙翁"。有一次，苏耽有事外出，需3年方回。他临走时对母亲说："明年天下会发生一场大的瘟疫，院子里的井水和橘树就能治疗。患者如恶寒发热、胸膈痞满，则给他一升井水、一片橘叶，煎汤饮服，立可痊愈。"第二年，果然天下瘟疫大行，求井水橘叶者，远至千里；饮井水橘叶者，也即刻痊愈。这个故事记载在晋葛洪《神仙传·苏仙公》中。后来人们连同"杏林"以"杏林春暖，橘井生香"来歌颂医家救人的功绩，也有"橘井泉香""橘井流芳"之赞。

郁金

郁金始载于唐代《药性论》。朱震亨云："郁金无香而性轻扬，能致达酒气于高远，古人用治郁遏不能升者，恐命名因此也。"

【别名】川郁金、广郁金。

【来源】为姜科植物温郁金 *Curcuma wenyujin* Y.H.Chen et C.Ling、姜黄 *Curcuma longa* L.、广西莪术 *Curcuma kwangsiensis* S.G.Lee et C.F.Liang 或蓬莪术 *Curcuma phaeocaulis* Val. 的干燥块根。前两者分别习称"温郁金"和"黄丝郁金"，其余按性状不同习称"桂郁金"或"绿丝郁金"。

【产地与资源】温郁金栽培或野生于浙江，浙江有大量栽培。药材主产于浙江温州，福建南安、安溪等地。道地产区以温州瑞安为中心，包括温州飞云江、瓯江流域及周边地区。

姜黄栽培于福建、台湾、广东、四川、西藏、云南等地。药材主产于四川崇庆、双流、新津、温江、犍为、峨边等地。以崇庆产者为道地药材。

广西莪术生于山坡草地或灌丛中，分布于广东、广西、云南、四川，广西有大量栽培。药材主产于广西上思、灵山、横县、贵县、钦州，广东四会、高要、鹤山等地。

蓬莪术分布于云南，栽培于福建、广东、广西、四川等地。主产于四川温江、乐山等地。

截至2015年底，四川省成都市双流区金桥镇舟渡村一组、舟渡村二组、舟渡村三组种植的郁金、莪术（蓬莪术），浙江省瑞安市陶山镇沙洲村种植的温郁金通过了国家中药材基地GAP认证。

【采收加工】冬季茎叶枯萎后采挖，除去泥沙和细根，蒸或煮至透心，干燥。

一般在冬末春初时采收。将地下部分挖出后将根茎（姜黄或莪术）与块根（郁金）分开，分别加工。将郁金洗净泥土，上笼蒸或煮1.5小时，用手捏块根不出水即可晒干，或低温烘干。不能用火炕，火炕容易发泡，中空，影响质量。

【植物形态】4种郁金植物形态比较见表5-6-1。

表 5-6-1 4 种郁金植物形态比较

比较		温郁金	姜黄	广西莪术	蓬莪术
不同点	根茎	主根茎陀螺状，侧根茎指状，黄色，芳香，内面柠檬色	根茎丛生，分枝，椭圆形或圆柱状，橙黄色至亮黄色，极香	根茎卵圆形，侧根茎指状，断面白色或微黄色	主根茎陀螺状或锥状陀螺形，侧根茎指状，具樟脑般香味，内面黄绿色至黑绿色或有时灰绿色
	块根	根端膨大成纺锤形，内面白色	根粗壮，末端膨大成块根	根端膨大成纺锤形块根，断面白色	根端膨大成纺锤形块根，内面黄绿或近白色
	叶	叶柄短，长不及叶片一半，叶片宽椭圆形，长35～75cm，宽14～22cm	叶柄与叶片几乎等长，长圆形或窄椭圆形，长30～45（90）cm，宽15～18cm	叶柄为叶片长的1/4。叶片长椭圆形，长14～40cm，宽4.5～9.5cm	叶柄为叶片长度的1\3～1\2或更短，叶片长圆状椭圆形
	穗状花序	穗状花序同时或先叶于根茎处抽出	穗状花序于叶鞘中央抽出	穗状花序于根茎处或叶鞘中央先叶抽出或同时抽出	穗状花序于根茎处先叶抽出
	苞片	上部无花的苞片椭圆形，淡红色，中下部苞片宽卵形，绿白色	上部无花苞片粉红色或淡红紫色，长椭圆形，中下部苞片嫩绿色或绿白色	上部苞片长圆形，淡红色	上部苞片长椭圆形，粉红色至紫红色，中下部苞片近圆形，淡绿色至白色
	花萼	花萼白色，先端有不等3裂，膜质	花萼白色，先端有3齿	花萼白色，顶3裂	花萼白色，顶3裂
	花冠	花冠白色	花冠漏斗状，淡黄色	花冠近漏斗状，花瓣3片，粉红色	花冠黄色，3裂不等长
	侧生退化雄蕊	花瓣状，黄色，唇瓣倒卵形，外折，黄色	比唇瓣短，淡黄色	花瓣状，淡黄色，唇瓣近圆形，淡黄色	比唇瓣小，唇瓣黄色
	花期	4～6月	8月	5～7月	4～5月
对应药材		温郁金	黄丝郁金	桂郁金	绿丝郁金

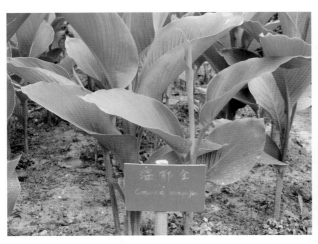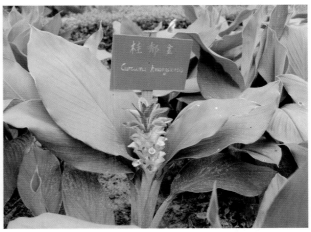

图 5-6-8 郁金植物（左图为温郁金，右图为桂郁金）

【药材性状】温郁金呈长圆形或卵圆形，稍扁，有的微弯曲，两端渐尖，长 3.5～7cm，直径 1.2～2.5cm。表面灰褐色或灰棕色，具不规则的纵皱纹，纵纹隆起处色较浅。质坚实，断面灰棕色，角质样；内皮层环明显。气微香，味微苦。

黄丝郁金呈纺锤形，有的一端细长，长 2.5 ～ 4.5cm，直径 1 ～ 1.5cm。表面棕灰色或灰黄色，具细皱纹。断面橙黄色，外周棕黄色至棕红色。气芳香，味辛辣。

桂郁金呈长圆锥形或长圆形，长 2 ～ 6.5cm，直径 1 ～ 1.8cm。表面具疏浅纵纹或较粗糙网状皱纹。气微，味微辛苦。

绿丝郁金呈长椭圆形，较粗壮，长 1.5 ～ 3.5cm，直径 1 ～ 1.2cm。气微，味淡。

以质坚实、外皮纵皱纹细、断面色黄者为佳。经验鉴别认为黄丝郁金质量最佳。

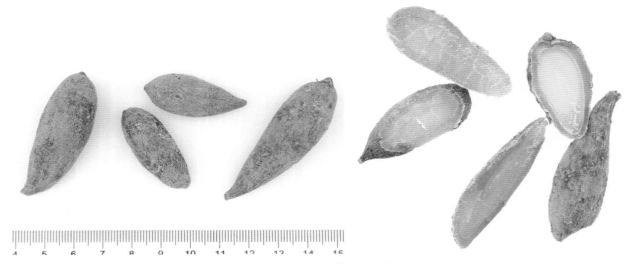

图 5-6-9　郁金药材和饮片

【功能与主治】活血止痛，行气解郁，清心凉血，利胆退黄。用于胸胁刺痛，胸痹心痛，经闭痛经，乳房胀痛，热病神昏，癫痫发狂，血热吐衄，黄疸尿赤。

【炮制】有生郁金和醋郁金两种炮制品。

1. 郁金片　取原药材除去杂质，洗净，润透，切薄片，干燥，筛去碎屑。

2. 醋郁金　取郁金片加入定量米醋拌匀，稍闷润，待醋被吸尽后，置炒制容器内，用文火炒干，取出晾凉，筛去碎屑。

【化学成分】

1. 温郁金　块根含姜黄素类化合物，如姜黄素、去甲氧基姜黄素、双去甲氧基姜黄素。

2. 姜黄　块根含姜黄素类化合物，如姜黄素、去甲氧基姜黄素、双去甲氧基姜黄素；挥发油，主要成分有姜黄酮、芳香－姜黄酮、大牻牛儿酮、松油烯、姜黄烯、芳香－姜黄烯、莪术二酮、莪术醇、桉叶素、丁香烯、柠檬烯、芳樟醇、α-蒎烯、β-蒎烯、樟烯及异龙脑等。

3. 广西莪术　含挥发油，主要成分有 β-蒎烯、桉叶素、龙脑、异龙脑、丁香烯、樟脑、β-榄香烯、δ-榄香烯、莗草烯、α-松油烯、芳樟醇、异莪术醇、桂莪术内酯等。

4. 蓬莪术　块根含姜黄素、去甲氧基姜黄素、双去甲氧基姜黄素。

【药理】具有抑制中枢神经系统高级神经活动、保护心肌损伤、保护肝损伤、抗孕、提高脾脏 cAMP 含量、抑制多种致病真菌等作用。

【文献摘要】

《新修本草》：此药苗似姜黄，花白质红，末秋出茎心，无实。根赤黄。取四畔子根，去皮，火干之。生蜀地及西戎。

《本草图经》：今广南、江西州郡亦有之，然不及蜀中者佳。

《本草衍义》：郁金不香，今人将染妇人衣最鲜明，然不耐日炙。染成衣则微有郁金之气。

《本草蒙筌》：色赤兼黄，生蜀地者胜。体圆有节，类蝉肚者真。

《本草纲目》：其苗似姜，其根大小如指，长者寸许，体圆有横纹如蝉腹状，外黄内赤。

《植物名实图考》：郁金，其生蜀地者为川郁金，以根如螳螂肚者为真。其用以染黄者则姜黄也。

【附注】市场中的"片姜黄"为温郁金新鲜根茎切片后干燥而成，具有行气破瘀、通经络的作用，用于风湿痹痛、心腹积痛、胸胁疼痛、闭经腹痛、跌打损伤等血瘀气滞证。温郁金煮熟晒干的根茎称"温莪术"，能破血散气消积，用于闭经、痛经、积聚等症，对治疗子宫颈癌、子宫糜烂及多种皮肤病有一定疗效。

🌿 五灵脂

五灵脂始载于《开宝本草》。李时珍曰："五灵脂，谓状如凝脂而受五行之灵气也。"

【别名】寒号虫粪，寒雀粪，曷旦，灵脂。

【来源】为鼯鼠科动物复齿鼯鼠 *Trogopterus xanthipes* Milne-Edwards 及其同属动物的干燥粪便。

【产地与资源】主产于河北、山西、河南、陕西、甘肃、北京市郊等地。湖北、四川等地亦产。有少量饲养，现陕西商洛养殖较多。

【采收加工】全年可采，以春、秋两季为多，春季采者品质较佳。采得后，除去砂石、泥土等杂质，按形状分为"五脂块"和"灵脂米"。

【药材性状】灵脂块呈不规则块状，大小不一。表面黑棕色、红棕色或灰棕色，凹凸不平，有油润性光泽。黏附的颗粒呈长椭圆形，表面常破碎，显纤维性。质硬，断面黄棕色或棕褐色，不平坦，有的可见颗粒，间或有黄棕色树脂状物质。气腥臭。

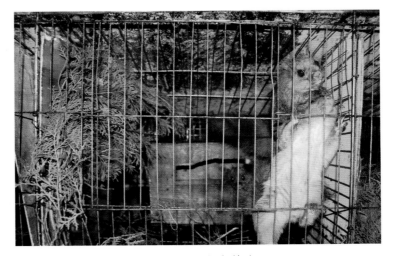

图 5-6-10　鼯鼠养殖

灵脂米为长椭圆形颗粒，长5～15mm，直径3～6mm。表面黑棕色、红棕色或灰棕色，较平滑或微粗糙，常可见淡黄色的纤维，有的略具光色。体轻，质松，易折断，断面黄绿色或黄褐色，不平坦，纤维性。气微。

目前，市场上人工制粒喷洒鼯鼠尿液造假五灵脂米较多，其断面颗粒均匀、平坦，无纤维或未消化的柏叶残渣。

【鉴别要点】断面黄棕色或棕褐色，不平坦，可见颗粒、纤维或黄棕色树脂状物质。

【功能与主治】活血化瘀，行气止痛。用于胸胁、脘腹刺痛，痛经，闭经，产后血瘀疼痛，跌扑肿痛，蛇虫咬伤。

【炮制】临床多用醋炙五灵脂。取净五灵脂米或块置锅内，文火加热后，均匀喷淋米醋，翻炒至表面微有光泽时，取出，晾干。

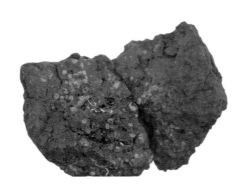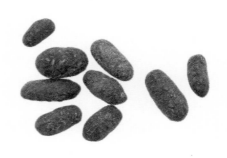

图 5-6-11　五灵脂（左图为灵脂块，右图为灵脂米）

【化学成分】含焦性儿茶酚、苯甲酸、3-蒈烯-9，10-二羧酸、尿嘧啶、五灵脂酸、间羟基苯甲酸、原儿茶酸、次黄嘌呤、尿囊素、L-络氨酸、3-O-顺式对香豆酰委陵菜酸等。还含熊果酸、委陵菜酸、三对节萜酸以及五灵脂三萜酸Ⅰ、Ⅱ、Ⅲ等。

【药理】有抗凝、抗结核作用。五灵脂对结核杆菌及多种皮肤真菌有不同程度的抑制作用。还有缓解平滑肌痉挛的作用，临床上也曾用于心绞痛。

【文献摘要】

《开宝本草》：五灵脂出北地，寒号虫粪也。

《嘉祐补注本草》：寒号虫四足，有肉翅不能远飞。

《本草图经》：今唯河东州郡有之。五灵脂色黑如铁，采无时。

《本草纲目》：曷旦乃候时之鸟也，五台诸山甚多。其状如小鸡，四足有肉翅。夏月毛采五色，自鸣若曰：凤凰不如我。至冬毛落如鸟雏，忍寒而号曰：得过且过。其屎恒集一处，气甚臊恶，粒大如豆。采之有如糊者，有粘块如糖者。人亦以沙石杂而货之。凡用以糖心润泽者为真。

【附注】

（1）五灵脂是较常用药材，是失笑散（五灵脂、蒲黄等分）的主要成分之一。在 1963 年版、1977 年版、1985 年版、1990 年版《中国药典》均已收载，自 1995 年版《中国药典》不再收载五灵脂药材。目前五灵脂药材标准收载于《陕西省药材标准》（2015 年版）中。

（2）古人认为鼯鼠属寒号虫或鸟类，冬天会脱毛。现在认为鼯鼠非虫类、鸟类和蝙蝠类。在饲养过程中并未发现其有冬日脱毛和自食粪便的情况，饲料多以侧柏叶为主。

（3）据有人观察，在秋季大量植物果实及种子成熟时，鼯鼠采食侧柏及其他含脂肪较多的种仁，经消化后排出溏样粪便，和尿液混合粘连于一起，干后即为灵脂块；在无种仁可食的春夏季，则采食侧柏及其他植物的枝叶，经消化后排出粪便含大量纤维，不能粘连，即为灵脂米。

🌿 百部

百部始载于《名医别录》。李时珍曰："其根多者百十连属，如部伍然，故以名之。"

【别名】百并、百条根、九丛根、山百根、牛虱鬼、药虱药。

【来源】为百部科植物直立百部 *Stemona sessilifolia*（Miq.）Miq.、蔓生百部 *Stemona japonica*（Bl.）Miq. 或对叶百部 *Stemona tuberosa* Lour. 的干燥块根。

【**产地与资源**】直立百部生于山地林下或栽培，分布于河南、山东、江苏、安徽、浙江、江西、福建、湖北、湖南等地。

蔓生百部生于灌木林下、河边、路旁，分布于华东及湖南、湖北、陕西、四川等地。

直立百部和蔓生百部药材主产于浙江温州、景宁、临海、余姚、临安，江苏江宁、句容、高淳、溧水，安徽全椒、滁县、黄山等地。

对叶百部野生于山坡丛林中，分布于福建、江西、湖北、湖南、广东、广西、贵州、四川、云南、台湾等地。对叶百部药材主产于四川宜宾、乐山、宣汉，重庆达县、万州、开县、武隆，贵州罗甸、望谟、兴义，广西河池、南丹、天峨等地。

百部喜较温暖、潮湿、阴凉环境，耐寒，忌积水。以土层深厚、疏松肥沃、富含腐殖质、排水良好的砂质壤土为宜。一般用种子育苗移栽和分株法繁殖。

【**采收加工**】移栽 2～3 年后采挖。于冬季地上部分枯萎后或春季萌动前采挖，挖出块根，除去细根、泥土，洗净，置沸水中略烫或蒸至无白心，取出，晒干或烘干。也可鲜用。

【**植物形态**】3 种百部植物形态比较见表 5-6-2。

表 5-6-2　3 种百部植物形态比较

比较		直立百部	蔓生百部	对叶百部
相同点		多年生草本，块根簇生，肉质，叶全缘或微波状，花被 4 片，卵状披针形至卵形，雄蕊 4 枚，紫色，蒴果卵状，稍扁		
不同点	块根	纺锤形	长纺锤形	纺锤形或圆柱形
	茎	直立，不分枝，高 30～60cm	茎下部直立，上部蔓状，高 60～100cm	缠绕草本，高达 5m
	叶	叶常 3～4 片轮生，叶片卵形至椭圆形，长 4～6cm，宽 2～4cm，先端短尖，基部楔形，主脉通常 5 条，中间 3 条特别明显	叶 3～4 片轮生，叶片卵形至卵状披针形，长 3～9cm，宽 1.5～4cm，先端渐尖，基部圆或宽楔形，叶脉 5～9 条，两面隆起	叶常对生，卵形，长 8～30cm，宽 2.5～10cm，先端渐尖，基部浅心形，叶脉 7～15 条
	花	花多数，生于茎下部鳞叶腋间，花梗细长	花单生或数朵排成聚伞花序，花梗丝状，每梗贴生于叶片中脉上	花大，腋生，花梗与叶分离。花单生或 2～3 朵排成总状
	花被	浅绿色	淡绿色	黄绿色带紫色条纹
	花药附属物	药隔膨大成披针形附属物，花药线形，顶端具窄卵形附属物	花药顶端附属物呈箭头状	花药附属物呈钻状或披针形
	花果期	花期 4～5 月，果期 7 月	花期 5 月，果期 7 月	花期 5～6 月

【**药材性状**】直立百部呈纺锤形，上端较细长，皱缩弯曲，长 5～12cm，直径 0.5～1cm。表面黄白色或淡棕黄色，有不规则深纵沟，间或有横皱纹。质脆，易折断，断面平坦，角质样，淡黄棕色或黄白色，皮部较宽，中柱扁缩。气微，味甘、苦。

蔓生百部两端稍狭细，表面淡灰白色，多不规则皱褶和横皱纹。

对叶百部呈长纺锤形或长条形，长 8～24cm，直径 0.8～2cm。表面浅黄棕色至灰棕色，具浅纵皱纹或不规则纵槽。质坚实，断面黄白色至暗棕色，中柱较大，髓部类白色。

以根粗壮、质坚实、色黄白者为佳。

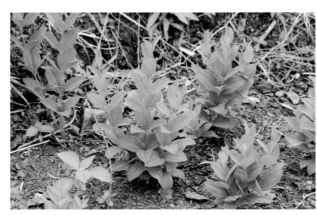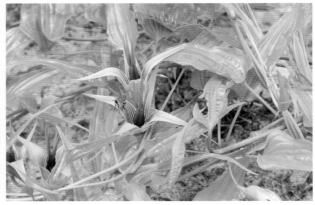

图 5-6-12　百部植物（左图为直立百部，右图为蔓生百部）

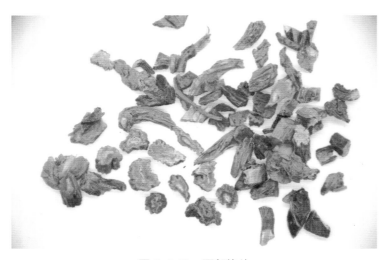

图 5-6-13　百部饮片

【鉴别要点】外皮有纵沟，切面外缘起伏较大；中柱外缘有较硬的白圈，圈内白色或中空；味初嚼略甜或不甜，后苦味明显。

【功能与主治】润肺下气止咳，杀虫灭虱。用于新久咳嗽，肺痨咳嗽，顿咳；外用于头虱，体虱，蛲虫病，阴痒。蜜百部润肺止咳，用于阴虚劳嗽。

【炮制】常用的有生百部片和蜜炙百部两种炮制品。

1. 百部片　取原药材除去杂质，洗净，润透，切厚片，干燥，筛去碎屑。

2. 蜜百部　取炼蜜加少量开水稀释，淋入净百部片内拌匀，闷润，置炒制容器内，用文火炒至不粘手时，取出晾凉。

【化学成分】百部主要含生物碱。

1. 直立百部　含直立百部碱、霍多林碱、对叶百部碱、原百部碱等。

2. 蔓生百部　含百部碱、次百部碱、异次百部碱、蔓生百部碱、异蔓生百部碱及原百部碱等。

3. 对叶百部　含有对叶百部碱、异对叶百部碱、次对叶百部碱、氧化对叶百部碱、斯替明碱及百部次碱等。

【药理】具有抗病原微生物、抗寄生虫、杀昆虫、镇咳祛痰平喘等作用。

【文献摘要】

《本草经集注》：山野处处有，根数十相连，似天门冬而苦强，但苗异尔。

《本草图经》：百部根，旧不著所出州土，今江、湖、淮、陕、齐、鲁州郡皆有之。春生苗，作藤蔓，叶大而尖长，颇似竹叶，面青色而光，根下作撮如芋子，一撮乃十五六枚，黄白色。二、三、八月采，曝干用。

【附注】商品中，把直立百部、蔓生百部的干燥块根习称"小百部"；把对叶百部的块根习称"大百部"。也有将 3 种百部各分大、小两种。福建、贵州、河南、广西等地所产者较大；山东、江苏、四川、安徽、浙江所产者较细小。

第七节　金前感冒胶囊

一、组方

金前感冒胶囊由金银花、前胡、黄芩、苦杏仁、桔梗、牛蒡子、芦根、蝉蜕、人工牛黄组成。

二、临床应用

疏风清热，利咽止咳。用于感冒风热证，临床表现为发热或微有恶风、咳嗽痰少、鼻塞流涕、喷嚏、咽红痛痒、头痛等。

三、临床研究

具有抗呼吸道病毒、增强免疫功能的作用。缓解上呼吸道症状作用明显。

四、原料药材

金银花、前胡、黄芩、苦杏仁、桔梗详见前章节。

🌿 牛蒡子

牛蒡子始载于《名医别录》，原名恶实。李时珍曰："其实状恶而多刺钩，故名。其根叶皆可食，人呼为牛菜，术人隐之，呼为大力也。"

【别名】大力子、牛子、鼠粘子。

【来源】为菊科植物牛蒡 *Arctium lappa* L. 的干燥成熟果实。

【产地与资源】野生、栽培均有，野生分布很广，多生长在山野路旁、沟边、荒地、向阳山坡草地、林缘及村庄附近。主产于吉林桦甸、蛟河、敦化、延吉，辽宁本溪、清原、凤城、桓仁，黑龙江五常、尚志、富锦、阿城，河北易县、涞源、隆化、平山、迁安、滦平、蔚县、怀来，北京怀柔、密云、昌平、延庆，以及山西、内蒙古、陕西、宁夏、甘肃、安徽、浙江等地。野生以东北产量最大，称"关大力"。栽培主产于四川绵阳、南充，重庆万

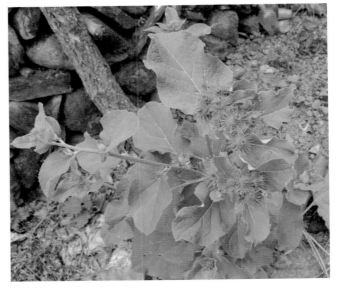

图 5-7-1　牛蒡植物

州、达州，河北安国，浙江桐乡、嘉兴等地。产于四川绵阳、南充和重庆万州、达州者称为"川大力"；产于河北安国和浙江桐乡、嘉兴者称为"杜大力"。

牛蒡为两年生草本植物，喜温暖湿润气候，耐寒、耐旱、怕涝。种植宜土层深厚、疏松肥沃、排水良好的砂质壤土。

【采收加工】秋季果实成熟时采收果序，晒干，打下果实，除去杂质，再晒干。注意在打果实时须戴风镜，以免苞片上的钩毛和冠毛飞入眼睛致病。

【植物形态】两年生大型草本，高 1 ～ 2m。根粗壮，肉质，圆锥形。基生叶丛生，大形，有长柄。茎生叶互生，边缘微波状或有细齿，基部心形，下面密被白色短柔毛。头状花序丛生于枝端，排成伞房状；总苞球形，总苞片披针形，先端延长成针状，末端钩曲。花淡红色，全为管状花。瘦果椭圆形，具棱。花期 6 ～ 7 月，果期 7 ～ 8 月。

【药材性状】呈长倒卵形，略扁，微弯曲，长 5 ～ 7mm，宽 2 ～ 3mm。表面灰褐色，带紫黑色斑点，有数条纵棱，通常中间 1 ～ 2 条较明显。顶端钝圆，稍宽，顶面有圆环，中间具点状花柱残迹；基部略窄，着生面色较淡。果皮较硬，子叶 2 片，淡黄白色，富油性。气微，味苦后微辛而稍麻舌。

以粒大饱满、灰褐色、无杂质者为佳。

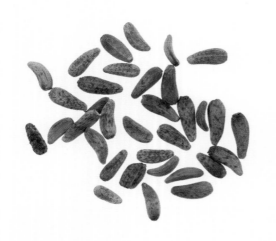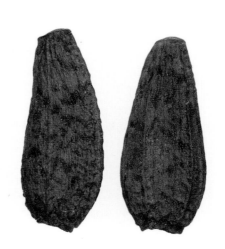

图 5-7-2　牛蒡子（右图为放大图）

【鉴别要点】牛蒡子虽然商品价格不高，但市场上混杂伪品现象很常见。因此，鉴别牛蒡子需具备以下 5 个要点：①长 5 ～ 7mm，宽 2 ～ 3mm。②表面灰褐色，带紫黑色斑点，有数条纵棱，通常中间 1 ～ 2 条较明显。③顶面有圆环，中间具点状花柱残迹。④基部略窄，着生面色较淡。⑤味苦后微辛而稍麻舌。

【功能与主治】疏散风热，宣肺透疹，解毒利咽。用于风热感冒，咳嗽痰多，麻疹，风疹，咽喉肿痛，痄腮，丹毒，痈肿疮毒。

【炮制】

1. 净牛蒡子　除去杂质，洗净，干燥，用时捣碎。

2. 炒牛蒡子　取净牛蒡子置炒制锅内用文火炒至有爆裂声，色泽加深，略鼓起，微有香气。

【化学成分】①木脂素类：包括拉帕酚 A、C、D、E、F、H，牛蒡子苷，牛蒡子苷元，罗汉松酯素，新牛蒡素乙，2，3- 二苄基丁内酯木脂素等，其中以牛蒡子苷远高于其他成分。②挥发油成分：含 R- 胡薄荷酮和 S- 胡薄荷酮（含量分别为 17.38%、5.59%）等多种挥发油成分，是主要的化学成分。牛蒡子中还含约 26.1% 的油脂，其中棕榈酸 6.37%、硬脂酸 1.77%、油酸 18.83%、亚油酸 68.02%、亚麻酸 6.82%、其他 1.77%，亚油酸含量最高。③其他成分：如少量生物碱、甾醇、维生素 A 样物、维生素 B_1、蛋白质等。

【药理】具有抗肿瘤、抗炎、抗病毒、抗糖尿病、抗肾炎等作用。还可显著提高表皮细胞外基体的新陈代谢，并且明显减少体内皱纹，为表皮细胞的再生提供了有效的治疗方法。

【文献摘要】

《名医别录》：生鲁山平泽。

《新修本草》：其草叶大如莨，子壳似栗状，实细长如茺蔚子。

《本草图经》：恶实即牛蒡子也。生鲁山平泽，今处处有之。叶如莨而长，实似葡萄核而褐色，外壳如栗球，小而多刺，鼠过之则缀惹不可脱，故谓之鼠粘子。其根有极大者，作菜茹益人。

《本草纲目》：牛蒡古人种子，以肥壤栽之。剪苗汋淘为蔬，取根煮曝为脯，云甚益人，今人已罕食之。三月生苗，起茎高者三四尺。四月开花成丛，淡紫色。结实如枫球而小，萼上细刺百十攒簇之，一球有子数十颗。其根大者如臂，长者近尺，其色灰黪。七月采子，十月采根。

【附注】

（1）牛蒡的叶在有些地方称为"大夫叶"，具有清热除烦、散风止痒、消肿解毒止痛的功效，用于风热头痛、心烦口干、咽喉肿痛、小便涩少、痈肿疮疖、皮肤风痒、白屑风，对早期未化脓的急性乳腺炎有良好的疗效。

（2）牛蒡根也是民间常用药材，具有散风热、消毒肿的功效，用于风热感冒、头痛、咳嗽、热毒面肿、咽喉肿痛、牙龈肿痛、风湿痹痛、癥瘕积块、痈疖恶疮、痔疮脱肛。汉中民间用其未抽薹的根炖猪蹄食，有滋补作用。牛蒡根含愈创木内酯类化合物，具有促生长作用。

（3）牛蒡子的伪品较多，常见的有同科植物大鳍蓟的果实。其果实形状、颜色及气味与牛蒡子极相似，唯表面纵纹脉间有明显细密的横皱纹。

🌿 芦根

芦根始载于《名医别录》。

【别名】芦苇根、苇根。

【来源】为禾本科植物芦苇 *Phragmites communis* Trin. 的新鲜或干燥根茎。

【产地与资源】全国大部分地区都有分布，野生于河流、池沼岸边浅水中，主产于安徽安庆、蚌埠，江苏启东，浙江杭州、宁波，湖北孝感等地。

芦苇喜温暖湿润气候，又耐寒，是护堤固岸、净化水质很好的植物，许多地方在河堤岸边和湿地种植芦苇。

【采收加工】全年均可采挖，除去芽、须根及膜状叶，切段，晒干或鲜用。栽植者，栽后 2 年即可采挖。

【植物形态】多年生高大草本，高 1 ～ 3m。地下茎粗壮，横走，节间中空，节上有芽。茎直立，中空。叶 2 列，互生；叶鞘圆筒状，叶舌有毛；叶片扁平，边缘粗糙。穗状花序排列成大型圆锥花序，顶生。花、果期 7 ～ 10 月。

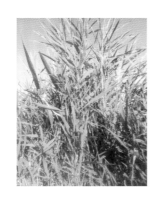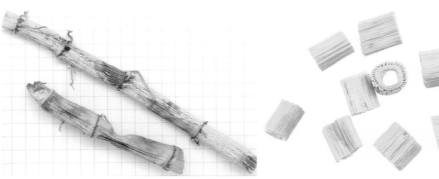

图 5-7-3　芦苇植物及芦根药材、饮片

【药材性状】鲜芦根呈长圆柱形，有的略扁，长短不一，直径 1 ～ 2cm。表面黄白色，有光泽，外皮疏松可剥离，节呈环状，有残根和芽痕。体轻，质韧，不易折断。切断面黄白色，中空，壁厚 1 ～ 2mm，有小孔排列成环。气微，味甘。芦根呈扁圆柱形，节处较硬，节间有纵皱纹。

以条粗均匀、色黄白、有光泽、无须根者为佳。

【鉴别要点】圆柱形，干品已压扁，表面黄白色，有光泽，节呈环状；切面黄白色，中空，有小孔排列成环。

【功能与主治】清热泻火，生津止渴，除烦止呕，利尿。用于热病烦渴，肺热咳嗽，肺痈吐脓，胃热呕哕，热淋涩痛，河豚中毒。

【炮制】除去杂质，洗净，切段，干燥。

【化学成分】根含多量的维生素 B_1、维生素 B_2、维生素 C、蛋白质、脂肪、碳水化合物、天冬酰胺，又含氨基酸、脂肪酸、甾醇、生育酚、多元酚（如咖啡酸和龙胆酸）、2, 5- 二甲氧基 - 对苯醌、对羟基苯甲醛、丁香醛、松柏醛、香草酸、阿魏酸、对香豆酸及二氧杂环己烷木质素。另含薏苡素、小麦黄素、B- 香树脂醇、蒲公英赛醇、蒲公英赛酮、阿拉伯糖、木糖、葡萄糖、游离脯氨酸、三甲胺乙内酯类化合物等。

【药理】芦根中可提取出 1 种多糖，具有免疫促进作用，在小鼠脾细胞空斑形成和淋巴细胞转化中显示作用。

【文献摘要】

《本草经集注》：当掘取甘辛者，其露出及浮水中者，并不堪用。

《新修本草》：生下湿地。茎叶似竹，花若荻花。二月、八月采根，日干用之。

《本草图经》：芦根，旧不载所出州土，今在处有之。生下湿陂泽中。其状都似竹而叶抱茎生，无枝。花白作穗，若茅花。根亦若竹而节疏。

《本草纲目》：芦有数种，其长丈许中空皮薄色白者，芦也，苇也。短小于苇而中空皮厚色青苍者，荻也。其最短小而中实者蒹也，薕也。皆以初生、已成得名。其身皆如竹，其叶皆长如箬竹，其根入药，性味皆同。其未解叶者，古谓之紫萚。

《岭南采药录》：生于河旁池沼渚水之处，茎高丈余，叶有平行脉，秋间茎顶抽花，种实有白毛，强如蕹菜，中通而色白，入药用嫩强及新芽。

【附注】

（1）鲜芦根埋于湿沙中，用时取出。

（2）芦苇的其他部位也可入药。①芦茎：芦苇的茎，具有清肺解毒、止咳排脓的功效，用于肺痈吐脓、肺热咳嗽、痈疽。②芦笋：芦苇的嫩苗，具有清热生津、利水通淋的功效，用于热病口渴心烦、肺痈、肺痿、淋病、小便不利，解食鱼、肉中毒。③芦竹箨：芦苇的箨叶，具有生肌敛疮、止血的功效，用于金疮、吐血、生肉、消疤痕。

蝉蜕

蝉蜕始载于《神农本草经》。

【别名】蝉壳、伏壳、蝉脱、知了、知了皮。

【来源】为蝉科昆虫黑蚱 *Cryptotympana pustulata* Fabricius 的若虫羽化时脱落的皮壳。

【产地与资源】全国大部分地区都产，主产于山东、河南、河北、湖北、江苏、四川等地。

【采收加工】夏、秋二季收集，除去泥沙，晒干。蝉所栖息的砂土林地附近地面、草上或树干、树枝上较多。采收后防止压碎。

【药材性状】略呈椭圆形而弯曲，长约 3.5cm，宽约 2cm。表面黄棕色，半透明，有光泽。头部有丝状触角 1 对，多已断落，复眼突出。额部先端突出，口吻发达，上唇宽短，下唇伸长成管状。胸部背面呈十字形裂开，裂口向内卷曲，脊背两旁具小翅 2 对；腹面有足 3 对，被黄棕色细毛。腹部钝圆，共 9 节。体轻，中空，易碎。气微，味淡。

以身干、色黄亮、体轻、完整无杂质者为佳。

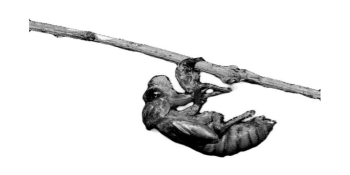 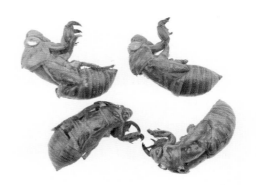

图 5-7-4　蝉蜕

【鉴别要点】形蝉，黄棕色，半透明，背部十字开裂，中空，轻泡。

【功能与主治】疏散风热，利咽透疹，明目退翳，解痉。用于风热感冒，咽痛音哑，麻疹不透，风疹瘙痒，目赤翳障，惊风抽搐，破伤风。

【炮制】除去杂质，洗净，干燥。

【化学成分】含大量的甲壳质及蛋白质、氨基酸、有机酸、酚类化合物，并含可溶性钙和三磷酸腺苷酶。

【药理】具有抗惊厥、镇静、镇痛、解热、免疫抑制、抗过敏、抗肿瘤等作用。

【文献摘要】

《名医别录》：蚱蝉生杨柳上，五月采，蒸干之，勿令蠹。

《本草经集注》：蚱字音笮，即是哑蝉。哑蝉，雌蝉也，不能鸣者。蝉类甚多。

《本草衍义》：蚱蝉，夏月身与声俱大，始终一般声。仍皆乘昏夜方出土中，升高处，背壳坼蝉出。所以皆夜出者，一以畏人，二畏日炙，干其壳而不能蜕。

《本草纲目》：夏月始鸣，大而色黑者，蚱蝉也。

【附注】商品中的蝉蜕实际来自同科动物多种蝉类的蜕壳。其中，山蝉羽化时脱落的皮壳，体较瘦小，色金黄透红光，称"金蝉衣"，为蝉蜕中的珍品。

人工牛黄

【制法】本品由牛胆粉、胆酸、猪去氧胆酸、牛磺酸、胆红素、胆固醇、微量元素等加工制成。

【产地与资源】人工牛黄是按批准文号管理的中药材，生产人工牛黄的企业需具备国家药品监督管理局颁发的《药品生产许可证》和文号批件。

【性状】本品为黄色疏松粉末。味苦，微甘。

【功能与主治】清热解毒，化痰定惊。用于痰热谵狂，神昏不语，小儿急惊风，咽喉肿痛，口舌生疮，痈肿疔疮，多作配方用；外用适量敷患处。

【化学成分】含胆红素、猪去氧胆酸、胆酸、牛磺酸、胆固醇及微量元素。

【药理】与天然牛黄相比，有不同程度的镇静作用，可对抗咖啡因、可卡因性惊厥，有一定的解热效果和抗炎活性。对环磷酰胺所致小鼠红细胞数的降低有明显对抗效果，对抗病原微生物感染有一定保护作用，可显著提高小鼠腹腔巨噬细胞的吞噬活性，也有利胆作用。在小鼠酚红排泌及犬气管痰液引流实验中均表现有祛痰效果，对小鼠 S_{180} 及 S_{37} 有明显抑制作用。

【附注】牛黄是牛的胆囊或胆囊管中的结石，又称天然牛黄，最早记载于《神农本草经》。人工牛黄从 20 世纪 50 年代开始研制并用于制剂产品，用于替代天然牛黄，根据资料显示，在不同时期，人工牛黄的配方组成不同，到 2005 年版《中国药典》较为成熟。首次收载在 2005 年版《中国药典》。目前全国生产人工牛黄的企业较多，原料来源良莠不齐。

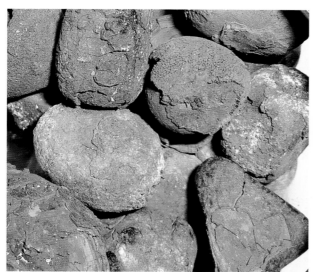
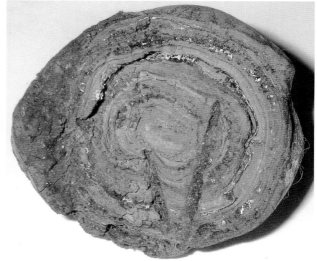

图 5-7-5　天然牛黄（胆黄）

第八节　四季感冒片

一、组方

四季感冒片由桔梗、紫苏叶、陈皮、连翘、甘草、香附、防风、荆芥、大青叶组成。

二、临床应用

清热解表。用于四季风寒感冒，临床表现为发热头痛、鼻流清涕、咳嗽口干、咽喉疼痛、恶心厌食等。

三、临床研究

具有解热、镇咳、祛痰作用。

四、原料药材

桔梗、紫苏叶、陈皮、荆芥、连翘、甘草、香附、防风详见前章节。

荆芥

荆芥以"假苏"之名始载于《神农本草经》。"荆芥"之名始载于《吴普本草》。荆芥古有"姜芥""荆姜"之名，后声讹谓之"荆芥"。李时珍曰："曰苏、曰姜、曰芥，皆因气味辛香，如苏、如姜、如芥也。"

【别名】假苏、姜芥、鼠蓂。

【来源】为唇形科植物荆芥 *Schizonepeta tenuifolia* Briq. 的干燥地上部分。

【产地与资源】野生、栽培均有，商品中以栽培为主，野生较少。野生品主产于河北、山西、内蒙古、甘肃、东北等地。栽培品主产于河北安国、易县、唐县，江苏江都、扬州、泰兴，浙江萧山、杭州，江西吉安、彭水，以及湖南、湖北等地。其中以安国产量大，约占全国总产量的80%。

荆芥属一年生草本植物，野生于山区路边、村庄宅院附近、低山阳坡或平原空旷之地。

截至2015年底，河北省唐山市玉田县大杨铺村、小杨铺村、中君铺村、斯家铺村、东六村、六里村、三村、十一村、刘现庄村、邢庄村、大和平村、孔雀店村、高马头村、张家选村、板桥选村、小套村的荆芥种植基地通过了国家 GAP 认证。

【采收加工】夏、秋二季花开到顶、穗绿时采割，除去杂质，晒干，为荆芥；单独采收花穗（花序），为荆芥穗。

【植物形态】一年生直立草本，高 0.3～1m，有强烈的香气。茎方形，基部带紫色，叶对生，指状 3 裂，裂片线形至线状披针形，下面有腺点。轮伞花序密生于枝端而成间断的假穗状；花冠青紫色或淡红色。花期 7～8 月，果期 9～10 月。

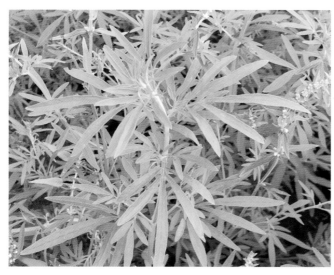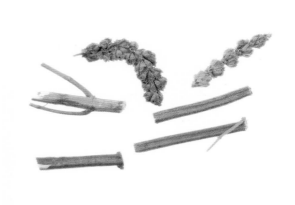

图 5-8-1 荆芥植物和饮片

【药材性状】茎呈方柱形，上部有分枝，长 50 ～ 80cm，直径 0.2 ～ 0.4cm；表面淡黄绿色或淡紫红色，被短柔毛；体轻，质脆，断面类白色。叶对生，多已脱落，叶片 3 ～ 5 羽状分裂，裂片细长。穗状轮伞花序顶生，长 2 ～ 9cm，直径约 0.7cm。花冠多脱落，宿萼钟状，先端 5 齿裂，淡棕色或黄绿色，被短柔毛；小坚果棕黑色。气芳香，味微涩而辛凉。

以色淡黄、穗长而密、香气浓郁者为佳。

【鉴别要点】茎细、实心，方形的四角厚实而四边薄，表面淡黄绿色或淡紫红色；气味芳香而特别。荆芥穗的宿存花萼黄绿色，呈钟状。

【功能与主治】解表散风，透疹消疮。用于感冒，头痛，麻疹，风疹，疮疡初起。

【炮制】除去杂质，喷淋清水，洗净，润透，50℃烘 1 小时，切段，干燥。

【化学成分】地上部分、穗、梗各含挥发油 1.12%、1.69%、0.60%，其中主要成分均为胡薄荷酮、薄荷酮、异薄荷酮和异胡薄荷酮，还都含有乙基戊基醚、3- 甲基环戊酮、3- 甲基环己酮、苯甲酸、新薄荷醇等。地上部分挥发油中还含有 β- 蒎烯、3，5- 二甲基 -2- 环己烯 -1- 酮、葛缕酮、二氢葛缕酮、马鞭草烯酮等。穗状花序含单萜类成分，如荆芥苷 A、B、C、D、E，荆芥醇，荆芥二醇；黄酮类成分，如香叶木素、橙皮苷等；酚类成分，如咖啡酸、迷迭香酸、迷迭香酸单甲酯、荆芥素等。

【药理】解热降温，镇静，镇痛，抗炎，止血，抑制心脏收缩，对肠管和子宫平滑肌有兴奋作用，祛痰平喘，对机体免疫功能方面有一定抗补体作用，抗氧化，抗微生物。用现代生物分析法研究表明，荆芥提取物对地西泮受体、多巴胺受体、血管紧张素Ⅱ受体有轻度抑制作用，对胆囊收缩素、β- 羟基 -β 甲基戊二酸辅酶 A 还原酶有较明显的抑制作用。此外，对磷酸二酯酶和腺苷环化酶有抑制作用。体外试验表明有弱的抑制癌细胞的作用。

【文献摘要】

《名医别录》：假苏生汉中川泽。

《本草图经》：假苏，荆芥也。生汉中川泽，今处处有之，叶似落黎而细，初生辛香可啖，人取作生菜。古方稀用，近世医家为要药，并取花实成穗者，曝干入药。又有胡荆芥，俗呼新罗荆芥。又有石荆芥，生山石间。体性相近，入药亦同。

《本草纲目》：按吴普本草云假苏一名荆芥，叶似落黎而细。荆芥原是野生，今为世用，遂多栽蒞。二月布子生苗，炒食辛香。方茎细叶，似独帚叶而细小，浅黄绿色，八月开小花，作穗成房，房如紫苏房，内有细子如葶苈子状，黄赤色，连穗收采用之。

【附注】

（1）商品中分南荆芥和北荆芥。南荆芥是主产于江苏、江西的栽培品，为带花穗的全株，黄绿色，体短细，质嫩。北荆芥主产于河北安国，多已摘去花穗或铡去花穗，分别使用，铡下的茎色紫红，质老。一般认为荆芥穗散风解表功效比荆芥强。

（2）产于东北、河北和江苏等地的同属植物多裂叶荆芥全草也作荆芥用，功效与荆芥相同。

大青叶

"大青"之名收载于《名医别录》。李时珍曰："其茎叶皆深青，故名。"其茎叶是古代制作染青的原料，药用未抽薹的基生叶，故名大青叶。

【别名】大青、蓝叶、蓝菜。

【来源】为十字花科植物菘蓝 *Isatis indigotica* Fort. 的干燥叶。

【产地与资源】主产河北、陕西、江苏、安徽等地。详见"板蓝根"条。

【采收加工】夏、秋二季分 2～3 次采收，除去杂质，晒干。

【植物形态】见"板蓝根"条。

【药材性状】多皱缩卷曲，有的破碎。完整叶片展平后呈长椭圆形至长圆状倒披针形，长 5～20cm，宽 2～6cm；上表面暗灰绿色，有的可见色较深稍突起的小点；先端钝，全缘或微波状，基部狭窄下延至叶柄呈翼状；叶柄长 4～10cm，淡棕黄色。质脆。气微，味微酸、苦、涩。

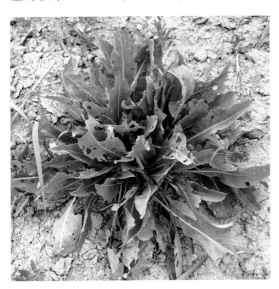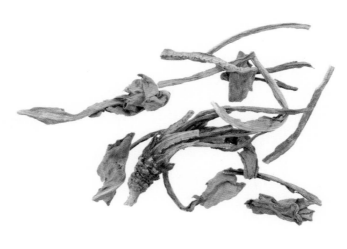

图 5-8-2　大青叶植物和饮片

【鉴别要点】多皱缩卷曲，翼状叶柄长，上表面暗灰绿色，有的可见色较深稍突起的小点。

【功能与主治】清热解毒，凉血消斑。用于温病高热神昏，发斑发疹，痄腮，喉痹，丹毒，痈肿。

【炮制】除去杂质，清水洗，切碎，干燥。

【化学成分】含靛蓝、菘蓝苷 B、靛玉红，以及铁、钛、锰、铜、钴、镍、硒、铬、砷等无机元素。菘蓝苷水解可得靛蓝和呋喃木糖酸。

【药理】抗病原微生物，抗炎，解热，抗内毒素等。

【附注】古代用的大青叶除了十字花科的菘蓝叶，还有爵床科的马蓝、蓼科的蓼蓝、豆科的木蓝等植物的叶。如李时珍所谓的"大青"叶："处处有之。高二三尺，茎圆。叶长三四寸，面青背淡，对节而生。八月开小花，红色成簇。结青实大如椒颗，九月色赤。"其应为蓼科的蓼蓝。

第九节　老年咳喘片

一、组方

老年咳喘片由黄芪、白术、防风、甘草、黄精、淫羊藿、补骨脂组成。该方是由经典名方玉屏风散加甘草、黄精、淫羊藿、补骨脂而来的。

二、临床应用

滋阴壮阳，扶正固本，提高免疫能力，促进病体康复。用于老年慢性支气管炎及各种体虚病症。

三、临床研究

具有增强免疫功能的作用。

四、原料药材

黄芪、白术、防风、甘草、黄精、淫羊藿、补骨脂详见前章节。

第十节　强力枇杷露

一、组方

强力枇杷露由枇杷叶、罂粟壳、百部、桔梗、薄荷脑、白前、桑白皮组成。

二、临床应用

养阴敛肺，镇咳祛痰。用于久咳劳嗽、支气管炎等。

三、临床研究

通过缓解支气管平滑肌痉挛达到止咳祛痰作用。

四、原料药材

枇杷叶、罂粟壳、百部、桔梗、薄荷脑详见前章节。

白前

白前始载于《名医别录》。

【别名】水杨柳、水竹消。

【来源】为萝藦科植物柳叶白前 Cynanchum stauntonii（Decne.）Schltr.ex Levi. 或芫花叶白前 Cynanchum glaucescens（Decne.）Hand.–Mazz. 的干燥根茎和根。

【产地与资源】野生、栽培均有，多为野生，野生于沙漠地及溪边、渠沟旁潮湿地。主产于浙江富阳、绍兴、湖州、金华、新登，安徽蚌埠、六安、安庆、贵池，以及福建、江西、湖南、湖北、广东等。多用种子育苗移栽和分根繁殖。目前市场上主要是柳叶白前，全是栽培，主产于湖北黄冈和武汉新洲区。

【采收加工】8 月间采收，挖起全株，割去地上部分或不割去地上部分的全株，洗净泥土，晒干。以全株洗净晒干入药者，称为"草白前"。

【植物形态】柳叶白前为直立半灌木，高达 1m，根茎匍匐，节上簇生多数须根；茎直立，无毛，下部木质化。叶对生，狭披针形，全缘。聚伞花序腋生；花小，花冠 5 深裂，紫红色，内具长柔毛。蓇葖果单生，长披针形。种子顶端具有白色丝状绒毛。花期 5～8 月，果期 9～10 月。

芫花白前与柳叶白前相似，但茎被两列柔毛。叶长圆形或圆状披针形，状如芫花叶。花较大，花冠黄色。

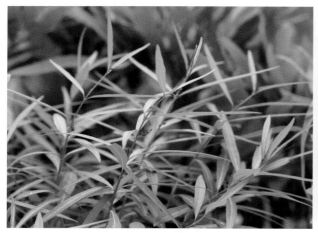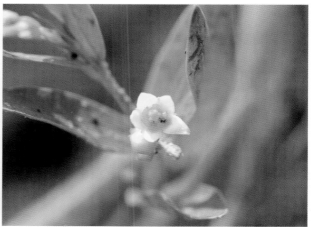

图 5-10-1　柳叶白前和芫花叶白前植物

【药材性状】柳叶白前根茎呈细长圆柱形，有分枝，稍弯曲，长 4～15cm，直径 1.5～4mm。表面黄白色或黄棕色，节明显，节间长 1.5～4.5cm，顶端有残茎。质脆，断面中空。节处簇生纤细弯曲的根，长可达 10cm，直径不及 1mm，有多次分枝呈毛须状，常盘曲成团。气微，味微甜。

芫花叶白前根茎较短小或略呈块状；表面灰绿色或灰黄色，节间长 1～2cm。质较硬。根稍弯曲，直径约 1mm，分枝少。

以根茎粗长，无泥土、杂质者为佳。柳叶白前较芫花白前质优。

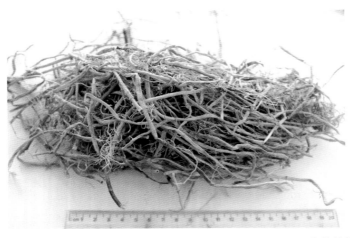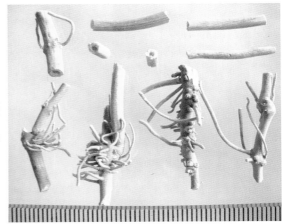

图 5-10-2　白前药材和饮片

【鉴别要点】白前易与白薇相混淆，其性状比较见表 5-10-1。

表 5-10-1　白前与白薇性状比较

比较		白前	白薇
相同点		药用部位均为根茎和根。白前根茎占比例大；白薇以根占比例大	
不同点	根茎	细长圆柱形或略呈团块状，节明显，节间长 1～4.5cm。表面黄白色或黄棕色；质脆，易折断，断面中空	略呈马尾状，根茎粗短，有结节，上面有圆形的茎痕，下面簇生多数细长的根，表面棕黄色，断面实心
	根	纤细，弯曲，直径不及 1mm，有多数分枝，呈毛须状，常盘曲成团	根较粗，直径 1～2mm，断面皮部黄白色，木部黄色
	气味	气微，味微甜	气微，味微苦

【功能与主治】降气，消痰，止咳。用于肺气壅实，咳嗽痰多，胸满喘急。

【炮制】

1. 白前段　除去杂质，洗净，润透，切段，干燥。

2. 蜜白前　取净白前，将炼蜜有适量开水稀释，与白前拌匀，闷润后置锅内，用文火炒至表面深黄色，不粘手。

【化学成分】主要含 β- 谷甾醇，高级脂肪酸，华北白前醇，白前皂苷 A、B、C、D、E、F、G、H、I、J、K，黄花夹竹桃糖苷，白前新皂苷 A、B 等。

【药理】具有镇咳、祛痰、平喘、抗炎等作用。

【文献摘要】

《本草经集注》：此药出近道，似细辛而大，色白易折。主气嗽方多用之。

《新修本草》：叶似柳或芫花，苗高尺许，生洲渚沙碛之上。根白长于细辛，味甘，俗以酒渍服，主上气不生。近道俗名石蓝，又名嗽药。今用蔓生者，味苦，非真也。

《本草蒙筌》：白薇、白前，近道具有。苗茎根叶，形色颇同。白前似牛膝，粗长坚脆易断。白薇似牛膝，短小柔软能弯。

【附注】

（1）草白前为柳叶白前带根的全草，茎呈圆柱形，单一或分枝，一般长 30cm 左右，直径

2～4mm，灰绿色或黄绿色，无毛，有细棱。单叶对生，具短柄，叶片皱缩或破碎，完整者披针形，全缘。有时可见腋生聚伞花序，花小，黑棕色。气微，味淡。

（2）白前与白薇在某些地区有混淆使用的情况，可从两者的常用术语，如软白前、硬白薇、空白前、实白薇、水白前、山白薇等来区分。这些术语反映了两味药材的性状和生境不同。这两种药材的性味、功能不同，不应混用。

桑白皮

桑白皮以"桑根白皮"之名始载于《神农本草经》。药用桑树去除栓皮的根部白色韧皮部而名之。

【别名】桑根皮、桑根白皮。

【来源】为桑科植物桑 *Morus alba* L. 的干燥根皮。

【产地与资源】野生、栽培均有，但以栽培为主。全国大部分地区都有分布和栽培，主产于河南商丘，安徽阜阳、涡阳、亳州，四川涪陵、南充，湖南会同、沅陵、怀化，河北涞源、易县，广东顺德、南海等地。以河南、安徽产量大，统称"亳桑皮"，为道地药材。

桑树喜温暖气候，耐旱，不怕涝，耐贫瘠，对土壤适应性很强，常生于丘陵、山坡、村旁、田野。

【采收加工】秋末叶落时至次春发芽前采挖根部，趁鲜除去泥土及须根，刮去黄棕色粗皮，纵向剖开，剥取根皮，晒干。

【植物形态】见"桑枝"条。

【药材性状】呈扭曲的卷筒状、槽状或板片状，长短宽窄不一，厚 1～4mm。外表面白色或淡黄白色，较平坦，有的残留橙黄色或棕黄色鳞片状粗皮；内表面黄白色或灰黄色，有细纵纹。体轻，质韧，纤维性强，难折断，易纵向撕裂，撕裂时有粉尘飞扬。气微，味微甘。

以纯根皮、色白、皮厚、质柔韧、无粗皮、嚼之有黏性、成团状丝者为佳。

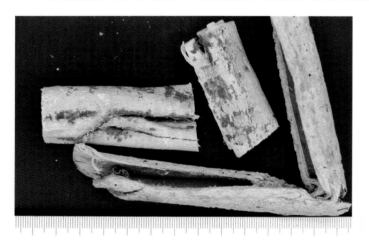
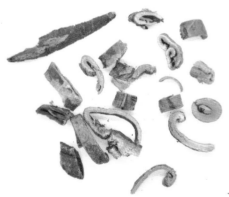

图 5-10-3 桑白皮药材和饮片

【鉴别要点】色白而柔韧，有残留橙黄色或棕黄色鳞片状粗皮。

【功能与主治】泻肺平喘，利水消肿。用于肺热喘咳，水肿胀满尿少，面目、肌肤浮肿。

【炮制】

1. **桑白皮丝** 洗净，稍润，切丝，干燥。

2. **蜜桑白皮** 取桑白皮丝，将炼蜜用开水稀释，与桑白皮丝拌匀，润透，置锅内用文火炒至不粘手，取出，晾凉。

【化学成分】含黄酮类成分，如桑素，桑色烯，环桑素，环桑色烯，桑根皮素，环桑根皮素，氧化二氢桑根皮素，桑黄酮A、B、C、D、E、F、G、H、I、K、L、Y、Z，桑白皮素C、D，桑根酮A、B、C、D、E、F、G、H、I、J、K、L、M、N、O、P。又含桑色呋喃A、B、C、K、N、O、M、P、Q，伞形花内酯，东莨菪素，桑糖朊A及具降压作用的乙酰胆碱类似物成分。

【药理】利尿；对心血管系统有降压、抑制心肌收缩和频率等作用；兴奋平滑肌；对神经系统表现出多种作用；对金黄色葡萄球菌、伤寒杆菌、福氏痢疾杆菌有抑制作用等。

【文献摘要】

《名医别录》：采无时，出土上者杀人。生犍为山谷，六月多雨时，采集暴干。

《本草图经》：桑根白皮，本经不著所出州土，今处处有之，采无时。方书称桑之功最神，在人资用尤多。《尔雅》：桑辨有椹，栀。郭璞云：辨，半也。一半有椹，半无名曰栀。有云：女桑，桋桑。俗间呼桑木之小而条长者为女桑。又山桑木堪弓弩；厥桑丝中琴瑟，皆材之美者也，他木鲜及焉。

【附注】桑的种类较多，其根皮在不同产地均作桑白皮入药。

第十一节　小儿清热止咳口服液

一、组方

小儿清热止咳口服液由麻黄、苦杏仁、石膏、甘草、黄芩、板蓝根、北豆根组成。

二、临床应用

清热宣肺，平喘利咽。用于小儿外感风热所致的感冒，临床表现为发热恶寒、咳嗽痰黄、气促喘息、口干喑哑、咽喉肿痛。

三、临床研究

具有解热、镇咳、平喘、利咽的作用。

四、原料药材

麻黄、苦杏仁、石膏、甘草、黄芩、板蓝根、北豆根详见前章节。

第十二节　消炎退热颗粒

一、组方

消炎退热颗粒由大青叶、蒲公英、甘草、紫花地丁组成。

二、临床应用

清热解毒，凉血消肿。用于外感热病、热毒壅盛证，临床表现为发热头痛、口干口渴、咽喉肿痛，或上呼吸道感染见上述证候者，亦用于疮疖肿痛。

三、临床研究

具有抗菌消炎、抗病毒、增强免疫功能等作用。

四、原料药材

大青叶、蒲公英、甘草详见前章节。

紫花地丁

紫花地丁以"堇堇菜"之名始载于《救荒本草》，"紫花地丁"之名收载于《本草纲目》。"紫花"因花色得名；"丁"即古"钉"字。本品花色紫，其根似钉，故名。箭头草、宝剑草、犁头草等皆以叶形命名。

【别名】堇堇菜、犁头草、箭头草、地丁、紫地丁。

【来源】为堇菜科植物紫花地丁 *Viola yedoensis* Makino 的干燥全草。

【产地与资源】主要为野生，近些年有种植。野生于田间、荒地、山坡草丛、林缘或灌木丛中，分布于全国大部分地区。一般用种子繁殖，冬前或早春直播。喜温暖或凉爽气候。忌涝，适生于排水良好的砂质壤土。药材主产于江苏、浙江、安徽、陕西等地。

【采收加工】春、秋二季采收，除去杂质，晒干。

【植物形态】多年生草本，全株有短白毛。主根较粗。叶基生，狭披针形或卵状披针形，基部微心形，稍下延于叶柄成翅状，花期后叶通常增大长成三角状披针形。花瓣 5 片，紫堇色，最下面一片有距，距细管状。蒴果椭圆形，成熟时 3 裂。花期 3 ～ 4 月，果期 5 ～ 8 月。植物特点为花红紫或蓝紫，叶似箭头。

【药材性状】多皱缩成团。主根长圆锥形，直径 1 ～ 3mm；淡黄棕色，有细纵皱纹。叶基生，灰绿色，展平后叶片呈披针形或卵状披针形，长 1.5 ～ 6cm，宽 1 ～ 2cm；先端钝，基部截形或稍心形，边缘具钝锯齿，两面有毛；叶柄细，长 2 ～ 6cm，上部具明显狭翅。花茎纤细；花瓣 5 片，紫堇色或淡棕色；花距细管状。蒴果椭圆形或 3 裂，种子多数，淡棕色。气微，味微苦而稍黏。

以色绿、根黄者为佳。变黑者不可用。

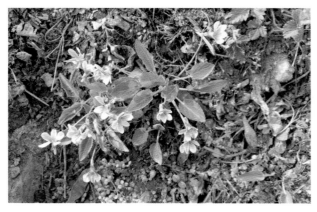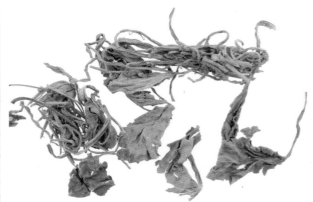

图 5-12-1　紫花地丁植物和饮片

【鉴别要点】①用水浸湿后展开看叶片性状：先端钝，基部截形或稍心形，边缘具钝锯齿，两面有毛。②看叶柄和花梗：二者都是细而弯曲，叶柄边缘有叶片残片。③看果实种子，花基本看不到。④看根茎及根。

【功能与主治】清热解毒，凉血消肿。用于疔疮肿毒，痈疽发背，丹毒，毒蛇咬伤。

【炮制】除去杂质，洗净，切碎，干燥。

【化学成分】含棕榈酸、对羟基苯甲酸、反式对羟基桂皮酸、琥珀酸、地丁酰胺（二十四炭酰对羟基苯乙胺）、山柰酚 -3-O- 吡喃鼠李糖苷。另含具有抑制艾滋病毒活性的大分子成分。

【药理】具有抗病与微生物的作用。100% 煎剂对金黄色葡萄球菌、肺炎链球菌、甲型溶血性链球菌、乙型溶血性链球菌、大肠埃希菌、流感嗜血杆菌、白喉棒状杆菌、绿脓杆菌、白色葡萄球菌、白色念珠菌有不同程度的抑制作用。1∶4 水浸剂对堇色毛癣菌亦有抑制作用。

【文献摘要】

《救荒本草》：堇堇菜，一名箭头草。生田野中。苗初塌地生。叶似铍箭头样，而叶蒂甚长。其后，叶间窜葶，开紫花。结三瓣蒴儿，中有子如芥子大，茶褐色。

《本草纲目》：紫花地丁，处处有之。其叶似柳而微细，夏开紫花结角。平地生者起茎，沟壑边生者起蔓。

《植物名实图考》：犁头草即堇堇菜。南北所产，叶长圆、尖缺各异；花亦有白紫之别，又有宝剑草、半边莲诸名，而结实则同。

《普济方》：乡村篱落生者，夏秋开小白花，如铃儿倒垂，叶微似木香花之叶。此与紫花者相戾，恐别一种也。

【附注】

（1）各地称为"地丁"的药材并非同一物，但多为小草本，花红紫或蓝紫，功效相似。《中国药典》将堇菜科植物紫花地丁定为正品。该品叶似箭头，与古本草所载别名"箭头草"相符，其他"地丁"则无此特点。

（2）商品中常混有多种堇菜的全草。常见的有产于东北、华北地区的东北堇菜，广布于长江以南的戟叶堇菜，分布于安徽、江苏、上海等地的白花堇菜，分布于内蒙古、河北、北京、天津等地的早开堇菜等。

（3）甜地丁：为豆科植物米口袋的干燥带根全草，详见"甜地丁"条。

第十三节　银翘解毒片

一、组方

银翘解毒片由金银花、连翘、薄荷、桔梗、甘草、牛蒡子、荆芥、淡豆豉、淡竹叶组成。

二、临床应用

疏风解表，清热解毒。用于风热感冒，临床表现为发热头痛、咳嗽口干、咽喉疼痛。

三、原料药材

金银花、连翘、薄荷、桔梗、甘草、牛蒡子、荆芥详见前章节。

淡豆豉

淡豆豉在《伤寒论》中就有记载，原名香豉。"豉"为声形字，意为佐味者，乃食品之支派。豉为大豆所制，有淡、咸两种，淡者入药，故名淡豆豉。

【别名】豆豉、香豉、大豆豉。

【来源】为豆科植物大豆 *Glycine max* (L.) Merr. 的成熟种子的发酵加工品。

【产地与资源】大豆，全国大部分地区均产，以东北产量最大。药材以江苏、浙江、湖南、四川产出者为多。

【采收加工】取桑叶、青蒿各 70 ～ 100g，加水煎煮，滤过，煎液拌入净大豆 1000g 中，待吸尽后，蒸透，取出，稍晾，再置容器内，用煎过的桑叶、青蒿渣覆盖，闷使发酵至黄衣上遍时，取出，除去药渣，洗净，置容器内再闷 15 ～ 20 天，至充分发酵、香气溢出时，取出，略蒸，干燥即得。

【药材性状】呈椭圆形，略扁，长 0.6 ～ 1cm，直径 0.5 ～ 0.7cm。表面黑色，皱缩不平。质柔软，断面棕黑色。气香，味微甘。

以粒大、饱满、色黑者为佳。

【鉴别要点】取本品 1g，研碎，加水 10ml，在 50 ～ 60℃水浴中温浸 1 小时，滤过。取滤液 1ml，加 1% 硫酸铜溶液与 40% 氢氧化钾溶液各 4 滴，振摇，应无紫红色出现。

【功能与主治】解表除烦，宣发郁热。用于感冒，寒热头痛，烦躁胸闷，虚烦不眠。

【炮制】

1.净淡豆豉　取原药材除去

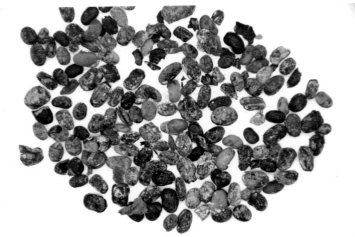

图 5-13-1　淡豆豉药材

杂质。

2. 炒豆豉　取净豆豉置锅内，用文火炒至表面微焦，有香气逸出时，取出放凉。

【化学成分】含有蛋白质、氨基酸、脂肪、碳水化合物、胡萝卜素、维生素 B_1、维生素 B_2、维生素 B_{12}、烟酸、酶、钙、铁、磷盐以及皂苷类物质。在淡豆豉中特别是含有丰富的异黄酮类及多糖类活性成分。

【药理】①调节血脂，抗动脉粥样硬化，抗肿瘤。②免疫调制作用：淡豆豉中的果聚糖（β-2，6-果聚糖）是一种免疫调制物，并且可能对变态反应性疾病有预防作用。③降糖作用：乙酸乙酯和正丁醇萃取部分均有一定的降糖作用，其中正丁醇部分更为明显。④肾钙质沉着作用：大豆异黄酮的苷及苷元均具有促进肾钙质沉着的作用。⑤抗骨质疏松作用：其机制可能与升高血清降钙素（CT）水平和减缓骨细胞凋亡有关。⑥清除自由基：淡豆豉多糖对化学体系产生的羟自由基（OH）和超氧阴离子（ O^{2-} ）均有清除作用。

【文献摘要】

《本草经集注》：豉，食中之常用，春夏天气不和，蒸炒以酒渍服之，至佳。

《本草拾遗》：蒲州豉味咸，无毒。做法与诸豉不同，其味烈。陕州又有豉汁，经年不败，大除烦热，入药并不如今之豉心，为其无盐故也。

《食疗本草》：陕府豉汁甚胜于常豉，以大豆为黄蒸，每一斗加盐四升，椒四两，春三日，夏两日，冬五日，即成。半蒸加生姜五两，既洁且精，胜埋于马粪中。

《本草纲目》：豉，诸大豆皆可为之，以黑豆者入药。有淡豉、咸豉，治病多用淡豆豉及咸者，当随方法。用黑大豆二三斗，六月内淘净，水浸一宿，沥干蒸熟，取出摊席上，候微温，蒿覆。每三日一看，候黄衣上遍，不可太过。取晒簸净，以水拌干湿得所，以汁出指间为准，安瓮中，筑实。桑叶盖，厚三寸，密封泥，于日中晒七日，取出，曝一时，又以水拌入瓮。如此七次，再蒸过。摊去火气，瓮收筑封即成。

【附注】加工药用的淡豆豉多用黑豆，食用者多用黄豆。四川、湖南、江苏等地产的淡豆豉多用黑豆，陕南产的淡豆豉多用黄豆。在汉中，药用时将发酵好的黄豆不拌调料和盐，直接晒干；食用时趁湿拌入炒黄磨粉的玉米面和炒熟的黄豆面，再拌入盐、辣椒面、大料面等，晒干。

🌿 淡竹叶

淡竹叶始载于《滇南本草》。李时珍曰："竹叶，象形。"以叶象竹而味淡，故名淡竹叶。

【别名】林下竹、淡竹米、长竹叶。

【来源】为禾本科植物淡竹叶 *Lophatherum gracile* Brongn. 的干燥茎叶。

【产地与资源】淡竹叶商品主要来自野生资源，也有栽培。野生于山坡、林下或沟边阴湿处，主要分布于华东、华南及西南地区。主产于浙江余姚、奉化、临海、杭州、兰溪、长兴、宁波，江苏苏州、震泽，安徽霍山、歙县，湖南黔阳、邵阳、衡阳，四川温江、邛崃、雅安、乐山、洪雅，湖北孝感，广东清远、从化、阳山、增城，江西萍乡、武宁、修水、瑞昌等地。以浙江杭州一带所产的茎叶长、色绿、无根，为优，称为"杭竹叶"；江苏产者茎叶短，而且常带根，名"苏竹叶"，质次。

淡竹叶喜凉爽气候，栽培宜于山坡林下及阴湿处，富含腐殖质的砂质壤土。一般用种子繁殖，直播。7 ～ 9 月种子成熟时割取果穗，打下种子，晒干备用，于翌年 3 ～ 4 月播种。

【采收加工】夏季未抽花穗前采割，晒干。栽培者 3 ～ 4 年开始采收，可连续收获几年。在 6 ～ 7 月将开花时，除留种外，其余一律离地 2 ～ 5cm 处割取地上部分，晒干，理顺扎成小把即成。晒时，不能间断，以免脱节；夜间不能露天堆放，以免黄叶。

【植物形态】多年生草本，具短缩而稍木质化的根茎，须根中部常膨大形似纺锤状块根。叶互生，披针形，叶脉平行，小横脉明显。花期 7～9 月，果期 10 月。

【药材性状】长 25～75cm。茎呈圆柱形，有节，表面淡黄绿色，断面中空。叶鞘开裂。叶片披针形，有的皱缩卷曲，长 5～20cm，宽 1～3.5cm；表面浅绿色或黄绿色。叶脉平行，具横行小脉，形成长方形的网格状，下表面尤为明显。体轻，质柔韧。气微，味淡。

以身干、色绿、梗少、不带根及花穗者为佳。

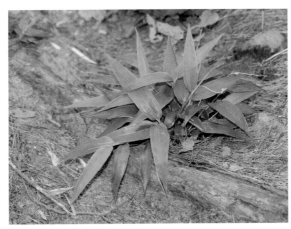
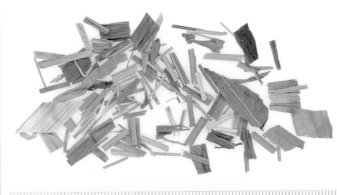

图 5-13-2　淡竹叶植物和饮片

【鉴别要点】叶脉平行，具横行小脉，形成长方形的网格状，下表面尤为明显。

【功能与主治】清热泻火，除烦止渴，利尿通淋。用于热病烦渴，小便短赤涩痛，口舌生疮。

【炮制】除去杂质，切段。

【化学成分】含三萜化合物，如芦竹素、印白茅素、蒲公英赛醇、无羁萜等。

【药理】解热，利尿，能增加尿中氯化物的排泄量，对金黄色葡萄球菌、溶血性链球菌有抑制作用，升高血压等。

【文献摘要】

《本草纲目》：处处原野有之。春生苗，高数寸，细茎绿叶，俨如竹米落地所生细竹之茎叶。其根一颗数十须，须上结子，与麦门冬一样，但坚硬尔。随时采之。八、九月抽茎，结小长穗。俚人采其根苗，捣汁和米作酒曲，甚芳烈。叶去烦热，利小便，根能坠胎催生。

《植物名实图考》：淡竹叶，详《本草纲目》，今江西、湖南原野多有之，考古方淡竹叶，《梦溪笔谈》谓对苦竹而言；或又谓自有一种淡竹；唯李时珍以此草定为淡竹叶。又有竹豆草，与此相类，《竹谱》亦谓可代淡竹叶。

【附注】

（1）苦竹叶：为苦竹的叶子，其来源、性状及功效与淡竹叶均不同，在处方中分别入药，不可相混。

（2）《证类本草》中记述，宋及其以前所用淡竹叶为竹亚科淡竹、苦竹等多种植物的叶，也就是今天的苦竹叶，到明代李时珍才将淡竹叶和苦竹叶区分开。

第十四节　抗菌消炎胶囊

一、组方

抗菌消炎胶囊由金银花、百部、大黄、大青叶、知母、黄芩、金钱草组成。

二、临床应用

清热，泻火，解毒。用于风热感冒，咽喉疼痛，实火牙痛。

三、临床研究

具有抗菌、抗病毒、抗炎等作用。

四、原料药材

金银花、百部、大黄、大青叶、知母、黄芩、金钱草详见前章节。

第十五节　通窍鼻炎片

一、组方

通窍鼻炎片由苍耳子、防风、黄芪、白芷、辛夷、白术、薄荷组成。

二、临床应用

散风固表，宣肺通窍。用于风热蕴肺、表虚不固所致的鼻塞时轻时重、鼻流清涕或浊涕、前额头痛，慢性鼻炎、过敏性鼻炎、鼻窦炎见上述证候者。

三、原料药材

防风、黄芪、白芷、辛夷、白术、薄荷详见前章节。

🌿 苍耳子

苍耳子以"葈耳实"之名始载于《神农本草经》。"苍耳子"之名始见于《备急千金要方·食治》。"苍"指青色，"耳"是"耳珰"（古代女子耳饰）。本品原植物叶深青，果实形似耳珰，故名。

【别名】苍耳、苍子、胡苍子、肥猪苗子（汉中）、刺猬子（汉中）。

【来源】为菊科植物苍耳 *Xanthium sibiricum* Patr. 的干燥成熟带总苞的果实。

【产地与资源】一年生草本植物，野生于平原、丘陵、低山、荒坡、路边、田边等处，广泛分布全国各地。商品均来源野生。在全国各地都有出产，以长江以北各地为多。

【采收加工】秋季 9～10 月果实成熟，由青转黄，叶已大部分枯萎脱落时，选择晴天，割下全株，脱粒，干燥，除去梗、叶等杂质。

【植物形态】一年生草本，高达 90cm。茎下部圆柱形，上部有纵沟，被灰白色糙伏毛。叶互生，有长柄，叶片三角状卵形或心形，上面绿色，下面苍白色，被粗糙或短白伏毛。头状花序近于无柄，聚生，单性同株。无花冠。成熟的具瘦果的总苞外面疏生具钩的坚硬总苞刺。花期 7～8 月，果期 9～10 月。

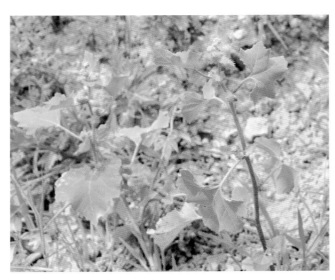

图 5-15-1　苍耳子植物

【药材性状】呈纺锤形或卵圆形，长 1～1.5cm，直径 0.4～0.7cm。表面黄棕色或黄绿色，全体有钩刺，顶端有 2 枚较粗的刺，分离或相连，基部有果梗痕。质硬而韧，横切面中央有纵隔膜，2 室，各有 1 枚瘦果。瘦果略呈纺锤形，一面较平坦，顶端具 1 突起的花柱基，果皮薄，灰黑色，具纵纹。种皮膜质，浅灰色，子叶 2 片，有油性。气微，味微苦。

以粒大、饱满、黄绿色者为佳。

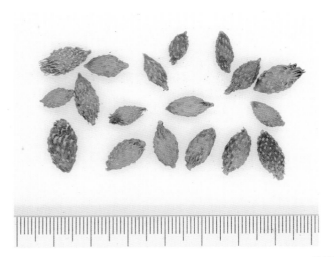
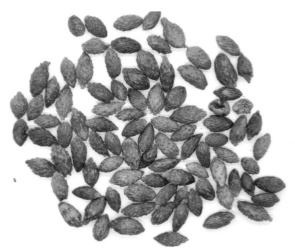

图 5-15-2　苍耳子饮片（炒）

【鉴别要点】短纺锤形，表面有众多尖刺。

【功能与主治】散风寒，通鼻窍，祛风湿。用于风寒头痛，鼻塞流涕，鼻衄，鼻渊，风疹瘙痒，湿痹拘挛。

【炮制】炒苍耳子，取净苍耳子置锅内，用中火炒至黄褐色，微有香气。去刺，筛净。

【化学成分】果实含脂肪油，其中脂肪酸有棕榈酸、硬脂酸、油酸、亚油酸等。不皂化物中含蜡醇、β- 谷甾醇、γ- 谷甾醇及 δ- 谷甾醇。丙酮不溶脂中有卵磷脂、脑磷脂。还含苍耳子苷（即 β- 谷甾醇 -β-D 葡萄糖苷）、葡萄糖、果糖、蔗糖、酒石酸、琥珀酸、延胡索酸、苹果酸、亮氨酸、苯丙氨酸、甘氨酸、天冬氨酸、天冬酰胺。又含蛋白质，包括多种氨基酸。种子壳中含羧基苍术苷。种仁中含苍术苷。

【药理】①抗微生物，抗炎，镇痛，抗氧化，降血糖。②对心脏有抑制作用，使心率减慢、收缩力减弱，有轻度降压作用，并增加血管通透性。③有短时明显降白细胞作用，对免疫功能有抑制作用。④对呼吸系统，小剂量加强，大剂量抑制。⑤对体外子宫颈瘤有抑制作用。⑥提取物对血管紧张素受体、β- 羟基 -β- 甲基戊二酸辅酶 A、钙通道阻滞剂受体和胆囊收缩素等有不同程度的抑制作用。

【文献摘要】

《名医别录》：葈耳生安陆川谷及六安田野，实熟时采。

《本草经集注》：此是常思菜，伧人皆食之，以叶覆麦作黄衣者。一名羊负来，昔中国无此，言从外国遂羊毛中来，方用亦甚稀。

《千金要方》：一名胡葈，一名地葵，一名施，一名常思。蜀人名羊负来，秦名苍耳，魏人名只刺。

《本草图经》：葈耳，今处处有之。郭璞云：或曰此物本生蜀中，其实多刺，因羊过之，毛中粘缀遂至中国。

《救荒本草》：苍耳俗名道人头，又名喝起草。今处处有之。叶青白，类黏糊菜叶。秋间结实，比桑椹短小而多刺。

【附注】

（1）现市场常发现有以同科植物东北苍耳带总苞的果实充当苍耳药用。其果实较大，长 1.5～3cm，直径 0.7～1.2cm。总苞棕褐色或黑褐色，密生钩刺，长 2～3.5cm，顶端有两枚较粗的刺，分离。基部增粗，有果柄痕，与苍耳子明显不同。

（2）苍耳的全草也入药，具有祛风散热、除湿解毒之功效，用于感冒、头风、头晕、鼻渊、目赤、目翳、风湿痹痛、拘挛麻木、风癞、疔疮、疥癣、皮肤瘙痒、痔疮、痢疾。

（3）苍耳虫（苍耳囊虫）：夏、秋间生于苍耳茎中的昆虫幼虫。研末调涂、捣敷或用香油浸后敷，用于治疗痔疮、疔肿、无名肿毒恶疮。

第十六节　玉屏风口服液

一、组方

玉屏风口服液由黄芪、防风、白术组成。本方是元代名医危亦林《世医得效方》中经典名方玉屏风散的现代剂型。

二、临床应用

益气，固表，止汗。用于表虚不固，自汗恶风，面色㿠白，或体虚易感风邪者。

三、原料药材

黄芪、防风、白术详见前章节。

第十七节 宣肺败毒颗粒

一、组成

宣肺败毒颗粒由麻黄、石膏、麸炒苍术、广藿香、青蒿、虎杖、马鞭草、薏苡仁、芦根、葶苈子、焯苦杏仁、化橘红、甘草组成。本方是由麻杏石甘汤（《伤寒论》）、麻杏薏甘汤（《金匮要略》）、葶苈大枣泻肺汤（《金匮要略》）、苇茎汤（《外台秘要》）、金不换正气散（《太平惠民和剂局方》）5个古代经典名方加减化裁而来的。

方中麻黄辛温，宣肺平喘，解表散邪；石膏辛寒，清泄肺热，辛散透邪，二药相伍，共为君药，可宣肺平喘，清解肺热，透散在肺卫之邪毒。麸炒苍术辛香苦温，芳香辟秽，燥湿健脾；广藿香辛温解表，化湿和中，辟秽化浊；青蒿苦辛而寒，三药相合，芳香辟秽，不仅助麻黄宣散湿毒，而且可畅中焦气机升降之职。虎杖味苦微寒，止咳化痰，散瘀解毒；马鞭草味苦性凉，活血通络，清热解毒，二药相伍，使毒解络通，以利排除湿毒。薏苡仁甘淡微寒，清肺热而排湿毒，益肠胃而渗湿热；芦根甘寒轻浮，善清肺热，专于透邪排痰；葶苈子苦辛大寒，泻肺平喘，以助通腑，三药相伍，可清肺宣壅，涤痰排毒。以上诸药为臣药。焯苦杏仁苦降肺气而平喘咳，与麻黄合用，宣降肺气、止咳平喘；化橘红辛苦微温，燥湿醒脾，理气和胃，助麸炒苍术、广藿香宣畅气机，诸药并用，共为佐药。甘草味甘微凉，止咳化痰，清热解毒，调和诸药，是为佐使。诸药相伍，辛开苦降，清透于上，降渗于下，辅以散瘀通络，以利湿热痰毒外透降泄，共奏宣肺化湿、清热透邪、泻肺解毒之效。

二、临床应用

宣肺化湿，清热透邪，泻肺解毒。用于湿毒郁肺所致的疫病，临床表现为发热、咳嗽、咽部不适、喘促气短、乏力、纳呆、大便不畅、舌质暗红、苔黄腻或黄燥、脉滑数或弦滑。

三、原料药材

麻黄、石膏、芦根、苦杏仁、甘草见前章节。

🌿 苍术

苍术始载于《神农本草经》。古时苍术与白术统称"术"，陶弘景把"术"分为两种。现《伤寒杂病论》中的"白术""赤术"之名为宋代林亿校注时所加。李时珍曰："苍术，其根藏黑色，故名。"

【别名】南苍术、茅山苍术。

【来源】为菊科植物茅苍术 *Atractylodes lancea*（Thunb.）DC. 或北苍术 *Atractylodes chinensis*

（DC.）Koidz. 的干燥根茎。

【产地与资源】生于海拔 700 ～ 2500m 的山坡、灌丛或草丛，分布于黑龙江、辽宁、吉林、河北、山西、内蒙古、陕西、甘肃、河南、江西、安徽、江苏、浙江、四川等地。

茅苍术又称南苍术，主产于江苏句容（茅山）、镇江、溧水，湖北襄阳、南漳、广水，河南桐柏、唐河，浙江，安徽，江西等地。以江苏茅山地区及其江苏西南部丘陵地区所产的为道地药材，质量最佳，河南桐柏产的质量也好，但这两处产量均小，湖北产量大。

北苍术主产于河北、北京、山西、陕西、甘肃、山东、内蒙古、辽宁、吉林、黑龙江等地。

产于黑龙江、吉林、辽宁及朝鲜一带的同属植物关苍术，现被列入苍术伪品。

茅苍术多生长在丘陵杂草或树林中，喜凉爽、温和、湿润气候。北苍术多生长在森林、草原地带的干燥阳坡，耐寒性强，喜冷，喜阳光充足的气候。

苍术在过去主要为野生，栽培较少，现在随着用量增加，野生资源严重减少，近些年栽培发展较快，已形成市场主流，陕西商洛就有成片种植。

截至 2015 年底，湖北罗田县草盘地镇韩婆墩村、黄沙河村、星光村、孙家垸村的苍术种植基地通过了国家 GAP 认证。

【采收加工】春、秋二季采挖，以秋季采收为佳。挖出根茎后，除去泥沙，晒干，撞去须根。

【植物形态】茅苍术、北苍术、关苍术植物形态比较见表 5-17-1。

表 5-17-1　茅苍术、北苍术、关苍术植物形态比较

比较		茅苍术	北苍术	关苍术
相同点		多年生草本。根状茎横走，结节状。茎多纵棱，高 30 ～ 100cm，不分枝或上部稍分枝。叶互生，革质；花多数，全为管状花，白色或淡紫色。瘦果有冠毛		
不同点	上部叶	上部叶多不裂，无柄；叶片卵状披针形至椭圆形，边缘有刺状锯齿先端渐尖，基部渐窄	叶片较宽，卵形或长卵形，茎上部叶 3 ～ 5 羽状浅裂或不裂，叶缘有不规则的刺状锯齿，通常无叶柄	叶柄长，上部叶 3 出，余同茅苍术
	下部叶	下部叶常 3 裂或半裂，顶部裂片较大，圆、倒卵形，侧裂片 1 ～ 2 对，椭圆形	下部叶一般羽状 5 深裂	下部叶羽状 3 ～ 5 全裂，裂片长圆形、倒卵形或椭圆形，基部渐狭而下延，边缘有平伏或内弯的刚毛状锯齿
	总苞片	总苞圆柱形，总苞片 5 ～ 8 层，卵形至披针形	头状花序稍宽，总苞片 5 ～ 6 层，较茅苍术略宽	同茅苍术
	退化雄蕊	退化雄蕊线状，先端卷曲	退化雄蕊先端圆，不卷曲	同北苍术
	花果期	花 8 ～ 10 月，果 9 ～ 10 月	花 7 ～ 8 月，果 8 ～ 9 月	花 8 ～ 9 月，果 9 ～ 10 月

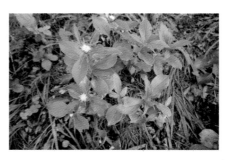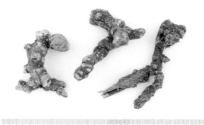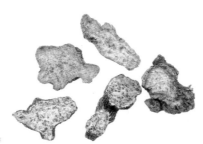

图 5-17-1　北苍术植物、药材和饮片

【药材性状】3 种苍术药材性状比较见表 5-17-2。

表 5-17-2　3 种苍术药材性状比较

比较	茅苍术	北苍术	关苍术
根茎性状	呈不规则连珠状或结节状圆柱形，略弯曲，偶有分枝	呈疙瘩块状或结节状圆柱形叶柄	同北苍术
大小	长 3～10cm，直径 1～2cm	长 4～9cm，直径 1～4cm	同北苍术
表面	表面灰棕色，有皱纹、横曲纹及残留须根，顶端具茎痕或残留茎基	表面黑棕色，除去外皮者黄棕色	同北苍术
质地	质坚实	质较疏松	质较轻
断面	断面黄白色或灰白色，散有多数橙黄色或棕红色油室，暴露稍久，可析出白色细针状结晶	断面散有黄棕色油室	纤维性强，断面几无黄棕色油室
气味	气香特异，味微甘、辛、苦	香气较淡，味辛、苦	气香特异，味辛、微苦

茅苍术和北苍术均以个大、质坚实、断面朱砂点多、香气浓者为佳。

【功能与主治】燥湿健脾，祛风散寒，明目。用于湿阻中焦，脘腹胀满，泄泻，水肿，脚气痿躄，风湿痹痛，风寒感冒，夜盲，眼目昏涩。

【炮制】

1. 苍术片　取原药材除去杂质，用水浸泡，洗净，润透，切厚片，干燥，筛去碎屑。

2. 麸炒苍术　先将锅烧热，撒入麦麸，用中火加热，待冒烟时投入苍术片，不断翻动，炒至深黄色时取出，筛去麦麸，放凉。

3. 焦苍术　取苍术片置热锅内，用中火炒至褐色时，喷淋少许清水，再文火炒干，取出放凉，筛去碎屑。

【化学成分】茅苍术中含挥发油 5%～9%，油中的主要成分为苍术素、茅术醇、β-桉油醇、榄香醇、苍术醇、苍术酮。另含 β-芹子烯、3-β-羟基苍术酮、3-β-乙酰氧基苍术酮、苍术素醇（苍术定醇）、乙酰苍术素醇、3-β-羟基苍术醇、3-β-醋酸基苍术醇等。尚含有少量糠醛、色氨酸、9 个倍半萜糖苷苍术苷，以及钴、铬、铜、锰、钼、镍、锡、锶、钒、锌、铁、磷、铝、锆、钛、镁、钙等微量元素。

北苍术含挥发油 3%～5%，油中的主要成分为苍术素、茅术醇、β-桉油醇、苍术醇。另含有苍术酮、α-没药醇、苍术定醇、乙酰苍术定醇等。此外，含有阿拉伯糖、半乳糖、葡萄糖、蔗糖、棉子糖等多种糖类。

【药理】①对消化系统的作用：抗实验性胃炎及胃溃疡作用，对胃肠运动有显著促进作用，对肝脏有保护作用。②降血糖，降低肝糖原，抗缺氧，排钠。③对烟碱（N）受体有阻断作用，其挥发油对体外食管癌细胞有抑制作用。④对中枢神经有抑制作用，从而具有镇静作用。⑤烟熏消毒作用，与艾叶合用对流行性感冒病毒、肺炎球菌、流感嗜血杆菌和金黄色葡萄球菌均有杀灭作用，对黄曲霉菌落也有杀灭作用。

【文献摘要】

《名医别录》：术生郑山山谷、汉中、南郑，二月、三月、八月、九月采根曝干。

《本草经集注》：郑山，即南郑也。今处处有之，以蒋山、白山、茅山者为胜。

《本草衍义》：苍术其长如大小指，肥实，皮色褐，气味辛烈。

《本草图经》：术，今处处有之，以嵩山、茅山者为佳。春生苗，青色无桠，茎作蒿杆状，青赤色，长三二尺以来，夏开花，紫碧色，亦似刺蓟花，或有黄白色者。入伏后结子，至秋而苗枯。根似姜而傍有细根，皮黑，心黄白色，中有膏液，紫色。

《救荒本草》：苍术近郡山谷说有，嵩山、茅山者佳。苗淡青色，高二三尺，茎作蒿杆，叶抪茎而生，梢叶似棠梨叶，脚叶有三五叉，皆有锯齿，小刺，开花碧色，也似刺蓟，或有黄花、白花者，根长如指大而肥实，皮黑，茶褐色，味苦甘，采根，去黑皮，薄切，浸二三宿去苦味，煮熟食，亦作煎。

《本草纲目》：苍术，山蓟也。处处山中有之。苗高二三尺，其叶抱茎而生，梢间叶似棠梨叶，其脚下叶有三五叉，皆有锯齿小刺。根如老姜之状，苍黑色，肉白有油膏。

《植物名实图考长编》：据《东坡杂记》：黄州山中苍术甚多，就野买一斤数钱尔。此长生药也，人以为易得，不复贵重，至以熏蚊子，此亦可为太息。舒州白术茎叶亦甚相似，特花紫耳，然甚难得，三百一两，其效止于去游风，非神仙上药。

【附注】

（1）苍术常以断面含"朱砂点"（油点）多少和颜色深浅来判断质量优劣。朱砂点多而色呈棕红色者为质优，无朱砂点者不可用。

（2）茅苍术还有一个最大的特点，即暴露稍久可析出白色细针状结晶，此并非发霉，使用时需仔细观察。

广藿香

"藿香"之名始载于汉代杨孚的《异物志》，"广藿香"之名始见于1963年版《中国药典》。1977年版《中国药典》将"广藿香"列为正名。李时珍云："豆叶曰藿，其叶似之，而草味芳香，故曰藿香。"

【别名】香枝（以香气得名）。

【来源】为唇形科植物广藿香 *Pogostemon cablin*（Blanco）Benth. 的干燥地上部分。

【产地与资源】原产于菲律宾、马来西亚等东南亚热带地区。最早由南洋华侨传入广东，初种于海南宝岗一带，后移至石牌、棠下，现成为广东省十大著名道地药材之一。原主产于广州市郊石牌村、棠下村、花都区、清远、肇庆、高要、湛江、吴川、徐闻、海康、廉江，海南的万宁、屯昌、琼山等地，广西、福建、台湾也有栽培。以广州市郊石牌村和棠下村产的广藿香质量最优。肇庆、高要所产者质量也好，与石牌藿香接近。但现在广州市郊几乎全被开发房地产，已没有广藿香种植。

广藿香在我国种植是不开花的，均须采用扦插繁殖，故称为"香枝"。4月上旬，选取健壮植株上的嫩枝，剪成13～17cm长的插条，去掉下部叶片，仅留上部3片叶，将枝条插入穴中，插条顶端须露出土面，覆土压实盖以稻草，保持湿润。

2006年广州经济开发区萝岗区、湛江市遂溪县乌塘镇种植的广藿香通过了国家中药材GAP认证。

【采收加工】水田栽培6～8月、坡地栽培8～11月收割。选晴天连根拔起，去掉须根及泥沙。也可留宿根分期收割，于定植后3～6个月收割侧生分枝，以后每隔4～5个月割1次，2～3年后更新；也可在收获期将离地2～4个节上的枝条和主杆割下，让其基部再长枝叶，第2年收获期又依此法进行，2～3年后更新。广藿香采收后，在阳光下摊晒两天，待叶成皱缩状时即分层重叠堆积，用草席覆盖压紧，让其发汗 1～2 天，摊开再晒，反复至干。

【植物形态】一年生直立草本，高 30～60cm。分枝，全株被毛，老茎外表木栓化。叶对生，具柄，揉之有清淡的特异香气；叶片卵圆形或长椭圆形，边缘具不整齐的粗钝齿，两面皆被毛茸，下面较密，叶脉于下面凸起，上面稍凹下，有的呈紫红色，叶面不平坦。我国产者绝少开花。

【药材性状】本品茎略呈方柱形，多分枝，枝条稍曲折，长 30～60cm，直径 0.2～0.7cm；表面被柔毛；质脆，易折断，断面中部有髓；老茎类圆柱形，直径 1～1.2cm，被灰褐色栓皮。叶对生，皱缩成团，展平后叶片呈卵形或椭圆形，长 4～9cm，宽 3～7cm；两面均被灰白色绒毛；先端短尖或钝圆，基部楔形或钝圆，边缘具大小不规则的钝齿；叶柄细，长 2～5cm，被柔毛。气香特异，味微苦。

切段呈不规则的段。茎略呈方柱形，表面灰褐色、灰黄色或带红棕色，被柔毛。切面有白色髓。叶破碎或皱缩成团，完整者展平后呈卵形或椭圆形，两面均被灰白色绒毛；基部楔形或钝圆，边缘具大小不规则的钝齿；叶柄细，被柔毛。气香特异，味微苦。

以身干、断面发绿、叶厚柔软而多、香气浓郁者为佳。

【鉴别要点】茎略呈方柱形，表面被柔毛，皱缩成团的叶两面均被灰白色绒毛；具特异香气。

【功能与主治】芳香化浊，和中止呕，发表解暑。用于湿浊中阻，脘痞呕吐，暑湿表证，湿温初起，发热倦怠，胸闷不舒，寒湿闭暑，腹痛吐泻，鼻渊头痛。

【炮制】除去残根和杂质，先抖下叶，筛净另放；茎洗净，润透，切段，晒干，再与叶混匀。

【化学成分】茎叶挥发油含广藿香醇（百秋李醇）、西车烯、α- 愈创木烯、δ- 愈创木烯、α- 广藿香烯、β- 广藿香烯、广藿香酮、β- 愈创木烯、β- 橄香烯、β- 丁香烯、δ- 荜澄茄烯及广藿香二醇。另外还含黄酮类、香豆素类等成分。《中国药典》规定醇溶性浸出物不得少于 2.5%，含百秋李醇（$C_{15}H_{26}O$）不得少于 0.10%。

【药理】①抑菌作用：广藿香酮体外对白色念珠菌、新型隐球菌、黑根霉菌等真菌有明显的抑制作用，对甲型溶血性链球菌等细菌也有一定的抑制作用；广藿香叶鲜汁对金黄色葡萄球菌、白色葡萄球菌及枯草杆菌的生长有一定抑制作用；广藿香酮能抑制青霉菌的生长，可用于口服液的防腐。②钙拮抗作用：广藿香水提物对高钾引起的离体豚鼠结肠带收缩有明显抑制，表明其有钙拮抗作用。

【文献摘要】

《南州异物志》：藿香出海边国，形如都梁，可著衣服中。交趾有之。

《南方草木状》：榛生，吏民自种植，五六月采暴之，乃芬尔。出交趾、九真诸国。

《本草图经》：藿香旧附五香条，不著所出州土，今岭南郡多有之，人家亦多种植，二月生苗，茎梗甚密作丛，叶似桑而小薄，六月七月采之，暴干乃芬香，须黄色然后可收。

《本草纲目》：唐史云：顿逊国出藿香，插枝便生，叶如都良者，是也。藿香方茎有节中虚，叶微似茄叶。洁古、东垣唯用其叶，不用枝梗。今人并枝梗用之，因叶多伪故耳。

【附注】

（1）据专家考证，《本草图经》《本草纲目》所叙述的藿香均为广藿香，但附图为同科不同属的藿香，《植物名实图考》的附图和文字描述均为藿香。藿香目前在中国分布广，食用地域广，为了区别二者，《中国药典》则改称此为"广藿香"。二者区别见表 5-17-3。

表5-17-3　广藿香与藿香比较

比较	广藿香	藿香
茎	略呈方形，全株被毛，老茎外表木栓化	四棱形，略带红色，稀被微毛及腺体
叶	卵圆形或长椭圆形，长5～7（10）cm，宽4～5（7）cm，两面皆被毛茸，下面较密，叶脉于下面凸起，上面稍凹下，有的呈紫红色，叶面不平坦	椭圆状卵形或卵形，长2～8cm，宽1～5cm，上面无毛或近无毛，散生透明腺点，下面被短柔毛
花	无花	有聚成顶生的总状花序
植物形态图（《中华本草》）		

（2）广藿香的商品规格分为石牌香、高要香、海南香，均为统货。①石牌香：除净根。枝叶相连。老茎多呈圆形，茎节较密；嫩茎略呈方形，密被毛茸。断面白色，髓心较小。叶面灰黄色，叶皆灰绿色。气钝香，味微苦而凉。散叶不超过10%。②高要香：除净根。枝叶相连。枝干较细，茎节较密；嫩茎方形，密被毛茸。断面白色，髓心较大。叶片灰绿色。气清香，味微苦而凉。散叶不超过15%。③海南香：除净根。枝叶相连。枝干粗大，近方形，茎节密；嫩茎方形，具稀疏毛茸。断面白色，髓心大。叶片灰绿色，较厚。气香浓，味微苦而凉。散叶不超过20%。

（3）广藿香是藿香正气散、藿香正气丸、藿香正气液等经典名方的主要原料。

（4）用广藿香煎汤，时时噙漱，可香口去臭。

（5）汉中略阳著名小吃"略阳罐罐茶"中的主要原料是藿香。其制法为用藿香、茶叶、生姜等煎水，滤过，加入面粉煎煮而成。

青蒿

"青蒿"之名最早见于《五十二病方》。《神农本草经》名草蒿，又名青蒿。李时珍曰："蒿，草之高者也。茎叶与常蒿一同，但常蒿色淡青，此蒿色深青。"故得此名。气味清香，亦名香蒿。其味苦，又名苦蒿。

【别名】草蒿、黄蒿、黄花蒿、香蒿、苦蒿。

【来源】为菊科植物黄花蒿 Artemisia annua L. 的干燥地上部分。

【产地与资源】分布于我国南北各地，生于旷野、山坡、路边、河岸等地。

2004年，重庆市酉阳县的青蒿种植基地通过了国家GAP认证（仅用于提取原料）。

【采收加工】秋季花盛开时采割，除去老茎，阴干。

【植物形态】一年生草本，高40～150cm。全株具较强挥发油气味。茎直立，具纵条纹，多分枝，光滑无毛。基生叶平铺地面，开花时凋谢；茎生叶互生，幼时绿色，老时变为黄褐色，无毛，有短柄，向上渐无柄；叶片通常为三回羽状全裂，裂片短细，有极小粉末状短柔毛，上面深绿色，下面淡绿色，具细小的毛或粉末状腺状斑点；叶轴两侧具窄翅；茎上部的叶向上逐渐细小呈条形。头状花序细小，球形，径约2mm，具细软短梗，多数组成圆锥状，总苞小，球形，花全为管状花，黄色，外围为雌花，中央为两性花。瘦果椭圆形。花期8～10月，果期10～11月。

【药材性状】本品茎呈圆柱形，上部多分枝，长30～80cm，直径0.2～0.6cm 表面黄绿色或棕黄色，具纵棱线；质略硬，易折断，断面中部有髓。叶互生，暗绿色或棕绿色，卷缩易碎，完整者展平后为三回羽状深裂，裂片和小裂片矩圆形或长椭圆形，两面被短毛。气香特异，味微苦。

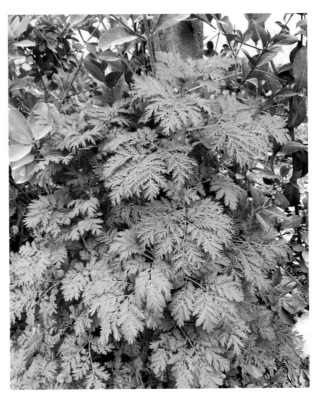

图 5-17-2　黄花蒿植物

以色绿、叶多、香气浓者为佳。

【鉴别要点】黄绿色或棕黄色；叶完整者展开三回羽状深裂，裂片及小裂片矩圆形或长椭圆形，两面被短毛；气香特异，味微苦。

【功能与主治】清虚热，除骨蒸，解暑热，截疟，退黄。用于温邪伤阴，夜热早凉，阴虚发热，骨蒸劳热，暑邪发热，疟疾寒热，湿热黄疸。

【炮制】除去杂质，喷淋清水，稍润，切段，干燥。

【化学成分】地上部分含：①萜类：青蒿素、青蒿素Ⅰ、青蒿素Ⅱ、青蒿素Ⅲ（氢化青蒿素，去氧青蒿素）、青蒿素Ⅳ、青蒿素Ⅴ、青蒿素Ⅵ、青蒿素B的异构体青蒿素C、去氧异青蒿素C、青蒿烯、青蒿酸、去氢青蒿酸、环氧青蒿酸、11R-左旋二氢青蒿酸、青蒿酸甲酯、青蒿醇、去甲黄花蒿酸、二氢去氧异青蒿素B、黄花蒿内酯、无羁萜及3β-无羁萜醇等。②黄酮类：槲皮万寿菊素-6,7,3,4-四甲醚、猫眼草酚、蒿黄素、3-甲氧基猫眼草酚（猫眼草黄素）、3,5,3-三羟基-6,7,4-三甲氧基黄酮、5-羟基-3,6,7,4-四甲氧基黄酮、紫花牡荆素、中国蓟醇、5,3-二羟基-6,7,4-三甲氧基黄酮、5,3-二羟基-6,7,4-三甲氧基黄酮、5,7,3,4-四羟基-二甲氧基黄酮、去甲中国蓟醇、柽柳黄素、鼠李素、槲皮素-3-甲醚、滨蓟黄素、鼠李柠檬素、金圣草素、5,2,4-三羟基-6,7,5-三甲氧基黄酮、5,7,8,3-四羟基-3,4-二甲氧基黄酮、槲皮万寿菊素-3,4-二甲醚、山柰酚、槲皮素、木犀草素、万寿菊素、槲皮素-3-芸香糖苷、木犀草素-7-O-糖苷、山柰酚-3-O-糖苷、槲皮素-3-O-糖苷、万寿菊素-3-O-糖苷及6-甲氧基山柰酚-3-O-糖苷等。③香豆素类：东莨菪素、香豆精、6,8-二甲氧基-7-羟基香豆素、5,6二甲氧基-7-羟基香豆素及蒿属香豆素等。④挥发油：左旋-樟脑、β-丁香烯、异蒿属酮、β-蒎烯、乙酸乙脑酯、1,8-桉叶素、香苇醇、苄基异戊酸、β- 金合欢烯、古巴烯、γ- 衣兰油烯、三环烯、α- 蒎烯、小茴香酮、蒿属酮、芳樟醇、异龙脑、α- 松油醇、龙脑、樟烯、月桂烯、柠檬烯、γ- 松油醇、异戊酸龙脑酯、γ- 荜澄茄烯、δ- 荜澄茄烯、α- 榄香烯、β- 榄香烯、γ- 榄香烯、水杨酸、β- 松油烯、α- 侧柏烯、4- 菅烯、乙酸异龙脑酯、4- 松油醇、4- 乙酸松油醇酯及乙酸芳樟醇等。⑤其他：棕榈酸、豆甾醇、β- 谷甾醇、石楠藤酰胺乙酸酯、5- 十九烷基间苯二酚 -3-O- 甲醚酯、二十九醇、2- 甲基三十烷 -8- 酮 -23- 醇、三十烷酸三十一醇酯、2，29- 二甲基三十烷、黄花蒿双环氧化物、本都山蒿环氧化物及其 β- 糖苷酶等。

《中国药典》规定用无水乙醇作溶剂，醇溶性浸出物不得少于 1.9%。

【药理】①抗菌、抗病毒作用：0.25% 青蒿挥发油对所有皮肤真菌有抑制作用，1% 者有杀菌作用；青蒿水煎液对表皮葡萄球菌、卡他球菌、炭疽杆菌、志贺菌属等也有一定的抑制作用；青蒿乙醇提取物在试管内对钩端螺旋体的抗菌浓度为 7.8mg/ml，效力与连翘、黄柏、重楼相似；青蒿的合成衍生物青蒿酯钠对金黄色葡萄球菌、福氏痢疾杆菌、大肠埃希菌、奈瑟卡他球菌、副伤寒杆菌（甲型与乙型）均有一定的抗菌作用；青蒿素对流感病毒 A3 型京科 79-2 株有抗病毒作用；青蒿中的谷甾醇和豆甾醇有抗病毒作用。②抗寄生虫作用：抗疟作用；抗弓形虫、血吸虫、环形泰勒焦虫、双芽巴贝斯焦虫作用。③对免疫系统：青蒿素可提高淋巴细胞的转化率，促进机体细胞免疫，促进红细胞、白细胞、红细胞蛋白增高；青蒿素 50 ～ 100mg/kg 静脉注射后能显著提高小鼠腹腔巨噬细胞的吞噬率（50.2% ～ 53.1%）和吞噬指数（1.58 ～ 1.91）；青蒿琥酯能极显著地提高健康奶牛的 E- 玫瑰花形成率，有明显提高机体细胞免疫的作用，但有实验证明，青蒿素类物质对免疫功能有抑制作用。④解热作用：采用蒸馏法制备的青蒿注射液，对百日咳、白喉、破伤风三联疫苗致热的家兔有明显的解热作用；同法制备的青银注射液（青蒿与金银花）对伤寒、副伤寒甲乙三联菌苗致热的家兔有更为显著的退热效果，其降温特点迅速而持久。⑤抗肿瘤作用：青蒿酸及青蒿 B 的 4 种衍生物对白血病细胞 P388、肝癌细胞 SMMC-7721、胃癌细胞均有抑制作用。⑥对心血管作用：青蒿素可减慢心率，抑制心肌收缩力，降低冠状动脉流量，降低血压，且有一定抗心律失常作用。

【文献摘要】

《蜀本草》：叶似茵陈蒿而背不白，高四尺许。四月、五月采苗，阴干。

《本草图经》：青蒿春生苗，叶极细，嫩时人亦取杂诸香菜食之。至夏高三五尺。秋后开细淡黄花，花下便结子，如粟米大，八九月间采子，阴干。根、茎、子、叶并入药用，干者炙作饮香尤佳。凡使子勿使叶，使根勿使茎，四者若同，反使成疾。青蒿治骨蒸热劳为最，古方多单用之。

《本草纲目》：青蒿二月生苗，茎粗如指而肥软，茎叶色并深青。其叶微似茵陈，而背面俱青。其根白硬。七八月开细黄花颇香。结实大如麻子，中有细子。黄花蒿：香蒿、臭蒿通可名草蒿。此蒿与青蒿相似，但此蒿色绿带淡黄，气辛臭不可食，人家采以罨酱黄酒曲者是也。

《本经逢原》：青蒿亦有两种，一种发于早春，叶青如绵茵陈，专泻丙丁之火，能利水道，与绵茵陈之性不甚相远；一种盛于夏秋，微黄似地肤子，为少阳、厥阴血分之药，茎紫者为良。

《重庆堂随笔》：青蒿，专解湿热，故为湿温疫疠要药。

【附注】

（1）《肘后方》及其后历代医籍中均有青蒿单味或复方治疟疾的记载。自古青蒿就有青蒿和黄花蒿两种混用的情况，且尤多用色深之青蒿。如《本草图经》的两幅附图所列草蒿为两种。《梦溪笔谈》也明确指出："青蒿一类，自有两种，有黄色者，有青色者，本草谓之青蒿，亦恐有别也。陕西绥、银之间有青蒿，在蒿丛之间时有一两株，迥然青色，土人谓之香蒿，茎叶与常蒿悉同，但常蒿色绿，而此蒿青翠，一如松桧之色，之深秋，余蒿并黄，此蒿独青，气稍芬芳。恐古人所用，以此为胜。"《本草纲目》中列青蒿与黄花蒿两条，将"香蒿"和"臭蒿"分别置为二者的异名。《植物名实图考》也将青蒿与黄花蒿分别收录，并注明青蒿为《神农本草经》中的下品，黄花蒿为《纲目》始收入药。1963 年版和 1977 年版《中国药典》中青蒿的来源均为青蒿和黄花蒿两种，但现在研究和调查的结果比较，仅黄花蒿含有抗疟成分青蒿素，且资源丰富，产量极大，使用最为广泛，故此为青蒿正品。因此，1985 年版《中国药典》中青蒿的来源仅为黄花蒿一种。二者的植物形态比较见表 5-17-4。

表 5-17-4　黄花蒿与青蒿植物形态比较

比较	黄花蒿	青蒿
叶	三回羽状深裂，裂片及小裂片矩圆形或长椭圆形，两面被短毛	二回羽状深裂，裂片矩圆状条形，二次裂片条形，两面无毛
瘤状物	无	茎和叶柄上有瘿状物
花色	深黄色	淡黄色
叶片形态图（《中国植物志》）		

（2）青蒿药性论二则：①陈士铎云："青蒿，专解骨蒸劳热，尤能泄暑热之火，泄火热而不耗气血，用之以佐气血药，大建奇功，可君可臣，而又可佐可使。但必须多用，因其体既轻，而性兼补阴，少用转不得力。又青蒿之退阴火，退骨中之火也，然不独退骨中之火，即肌肤之火，未尝不共泄也，故阴虚而又感邪者，最宜用耳。又青蒿最宜沙参、地骨皮共用，则泻阴火更捷，青蒿能引骨中之火，行于肌表，而沙参、地骨皮只能凉骨中之火，而不能外泄也。"②冯兆张云："凡苦寒之药，多伤胃气，唯青蒿芬芳入脾，独宜于血虚有热之人，宜其不伤胃气故也。但无补益之功，必兼气血药而用之，方有济也。"

虎杖

虎杖始载于《名医别录》。李时珍曰："杖言其茎，虎言其斑也。"盖植物形态而得名。

【别名】花斑竹、酸筒杆、酸汤梗、斑杖根、黄地榆、斑杖点。

【来源】为蓼科植物虎杖 Polygonum cuspidatum Sieb. et Zucc. 的干燥根茎和根。

【产地与资源】生于阴湿山坡、溪谷、灌木、路旁等，分布于华中、中南、西南及河北、河南、陕西、甘肃等地。野生分布广，也有人工栽培。目前湖北十堰种植面积较大。

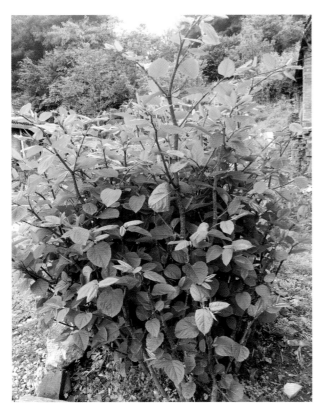

图 5-17-3　虎杖植物

截至 2015 年底，重庆市黔江区鹅池镇学堂村、杜家村、方家村，石家镇渗坝村，石会镇中元村的虎杖种植基地通过了国家 GAP 认证。

【采收加工】春、秋二季采挖，除去须根，洗净，趁鲜切短段或厚片，晒干。

【植物形态】多年生草本或亚灌木，根粗壮，常横生，黄色。茎表皮上具有紫红色斑点。叶卵形、卵状椭圆形或近圆形，全缘。叶柄常呈紫红色。花单性，雌雄异株。花期 7～9 月，果期 8～10 月。

【药材性状】多为圆柱形短段或不规则厚片，长 1～7cm，直径 0.5～2.5cm。外皮棕褐色，有纵皱纹和须根痕，切面皮部较薄，木部宽广，棕黄色，射线放射状，皮部与木部较易分离。根茎髓中有隔或呈空洞状。质坚硬。气微，味微苦、涩。

【鉴别要点】外皮棕褐色，质地坚硬；切面皮部较薄，木部宽广，棕黄色，射线放射状，皮部与木部较易分离。根茎髓中有隔或呈空洞状。

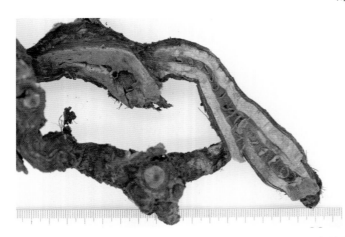
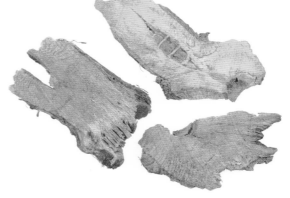

图 5-17-4　虎杖药材和饮片

【功能与主治】利湿退黄，清热解毒，散瘀止痛，止咳化痰。用于湿热黄疸，淋浊，带下，风湿痹痛，痈肿疮毒，水火烫伤，经闭，癥瘕，跌打损伤，肺热咳嗽。

【炮制】除去杂质，洗净，润透，切厚片，干燥。

【化学成分】①游离蒽醌及蒽醌苷：主要有大黄素、大黄素甲醚、大黄酚、蒽苷 A、蒽苷 B、迷人醇、6- 羟基芦荟大黄素、大黄素 -8- 甲醚、6- 羟基芦荟大黄素 -8 甲醚等，为抗菌成分。②芪类化合物：白藜芦醇（抗菌成分芪三酚）、虎杖苷（镇咳及降血脂成分芪三酚苷）。③其他：原儿茶酚、右旋儿茶精、2，5- 二甲基 -7- 羟基色酮、7- 羟基 -4- 甲氧基 -5- 甲基香豆精、2- 甲氧基 -6- 乙酰基 -7- 甲基胡桃醌、决明蒽醌 -8- 葡萄糖苷、β- 谷甾醇葡萄糖苷、葡萄糖、鼠李糖、多糖、氨基酸、铜、铁、锰、锌、钾及钾盐等。

【药理】①降压，降血脂，镇咳平喘，镇静，止血，抗炎，抗氧化，抗菌，抗病毒，抗肿瘤，升高白细胞和血小板。②所含大黄素在不同浓度下对胃肠道表现出松弛和收缩。③对微循环的影响：所含的白藜芦醇苷可使失血性休克的大鼠血压中度回升，脉压明显增大，甚至超过失血前水平，并在微循环中促进停滞的血流回复；白藜芦醇苷具有扩张细动脉的作用，同时又能增加心搏量和脉压，从而提高了机体的存活率；虎杖中所含的结晶可使家兔烧伤后收缩型的血管改为扩张型，减少血栓形成，改善微循环，促进毛细血管血流的恢复；虎杖注射液可以增加清醒小鼠心肌营养血流量。④所含的白藜芦醇苷可以抑制血小板聚集。⑤白藜芦醇苷可明显改善大鼠失血性休克心脏和大循环功能。⑥虎杖提取物还有解热镇痛和保肝作用。

【文献摘要】

《本草经集注》：田野甚多，此状如大马蓼，茎斑而叶圆。

《蜀本草》：生下湿地，作树高丈余，其茎赤根黄。二月、八月采根，日干。所在有之。

《本草图经》：三月生苗，茎如竹笋状，上有赤斑点，初生便分枝丫。叶似小杏叶。七月开花，九月结实。南中出者，无花，根皮黑色，破开即黄。

【附注】虎杖分布广泛，作用也广。中医临床除传统功用外，现还常配伍用于血瘀诸证、湿热证、疮疡肿毒、肿瘤癌症、急慢性支气管炎和肺炎等。

🌿 马鞭草

马鞭草始载于《名医别录》。《新修本草》曰："穗类鞭鞘，故名马鞭。"《开宝本草》曰："云似马鞭鞘，亦未近之。其节生紫花如马鞭节。"

【别名】马鞭梢、铁马鞭、退血草。

【来源】为马鞭草科植物马鞭草 *Verbena officinalis* L. 的干燥地上部分。

【产地与资源】生于路旁、田野、山坡、溪边或村落附近，分布于中南、西南及山西、陕西、甘肃、新疆、江苏、安徽、浙江、江西、福建等地。药材主产于湖北、江苏、广西、贵州。安徽、浙江、湖南、江西、福建、河北、四川、云南也产。马鞭草易种植，一般用种子繁殖。

【采收加工】6～8月花开时割取地上部分，除去杂质，晒干。

【植物形态】多年生草本，茎方形，两面凸出，两面凹下，节及棱上被硬毛。叶对生，近无柄，基生叶的边缘常有粗锯齿及缺刻，茎生叶多数3深裂，裂片边缘有不规则的粗锯齿，两面均被硬毛。穗状花序细长；每朵花下有1枚卵状钻形的苞片；花冠管状，淡紫色至蓝色，近二唇形。蒴果长圆形。花期6～8月，果期7～11月。

【药材性状】茎呈方柱形，多分枝，四面有纵沟；表面绿褐色，粗糙；质硬而脆，断面有髓或中空。叶对生，皱缩，多破碎，绿褐色，完整者展平后叶片3深裂，边缘有锯齿。穗状花序细长，有小花多数。气微，味苦。

以色青绿、带花穗、无杂质者为佳。

【鉴别要点】茎呈方柱形，两面凸起，两面凹下；果穗很长，接近全株的1/2。

【功能与主治】活血散瘀，解毒利水，退黄，截疟。用于癥瘕积聚，痛经经闭，喉痹，痈肿，水肿，黄疸，疟疾。据报道，单用马鞭草煎剂治疗咽白喉有效。

【炮制】除去残根及杂质，洗净，稍润，切段，干燥。

【化学成分】全草含马鞭草苷（山茱萸苷）、5-羟基马鞭草苷、齐墩果酸、熊果酸、挥发油、鞣质及咖啡酸。叶中含腺苷、β– 胡萝卜素。

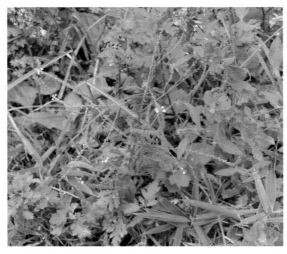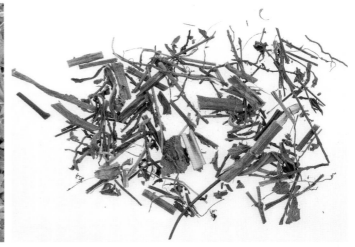

图 5–17–5　马鞭草植物和饮片

【药理】有抗炎止痛、镇咳、兴奋子宫平滑肌等作用。

【文献摘要】

《新修本草》：苗似狼牙及芫蔚，抽三四穗，紫花，似车前。穗类鞭鞘，故名马鞭。

《本草图经》：今衡山、庐山、江淮州郡皆有之，春生苗，似狼牙亦类益母而茎圆，高三二尺。

《本草纲目》：马鞭，下地甚多。春月生苗，方茎，叶似益母，对生，夏秋开细紫花，作穗如车前穗，其子如蓬蒿子而细，根白而小。

薏苡仁

薏苡仁始载于《神农本草经》。李时珍曰："薏苡，名义未详。"

【别名】薏米、苡米、苡仁、薏仁。

【来源】为禾本科植物薏苡 Coix lacryma-jobi L. var. mayuen.（Roman.）Stapf 的干燥成熟种仁。

【产地与资源】生于河边、溪边或阴湿山谷。商品均来源于栽培，全国大部分地区均有出产，主要产自福建、浙江、河北、辽宁、江苏等地。以福建浦城产的"浦薏米"、河北安国（旧称祁州）产的"祁薏米"、辽宁产的"关薏米"最为著名。现贵州兴仁等地为主产地。

薏苡在我国已有近 2500 年的栽培历史，种植面积大，分布也最广，几乎全国各地都有栽培。各地在长期栽培中已形成地方栽培品种，如四川白壳薏苡、辽宁薄壳早熟薏苡、广西糯性强的薏苡品系等。

截至 2015 年底，浙江省泰顺县林垟村、晓垟坑村、上林洋村、叶瑞垟村、高场村、瑞后村、翁家山村、黄淡际村、福船村、外西坑村、董庄村，缙云县姓潘村、稠门村、江沿村的薏苡仁种植基地通过了国家 GAP 认证。

【采收加工】秋季果实成熟时采割植株，晒干，打下果实，再晒干，除去外壳、黄褐色种皮和杂质，收集种仁。

【植物形态】一年生草本。秆直立，高 1 ～ 1.5m。叶鞘光滑，上部者短于节间；叶片线状披针形。总状花序，腋生成束，直立或下垂，具花梗。花期、果期 7 ～ 10 月。

【药材性状】呈宽卵形或长椭圆形，长 4 ～ 8mm，宽 3 ～ 6mm。表面乳白色，光滑，偶有残存的黄褐色种皮；一端钝圆，另端较宽而微凹，有一淡棕色点状种脐；背面圆凸，腹面有 1 条较宽而深的纵沟。质坚实，断面白色，粉性。气微，味微甜。

以粒大饱满、无破碎、色白者为佳。

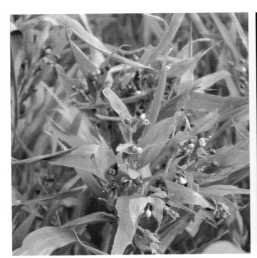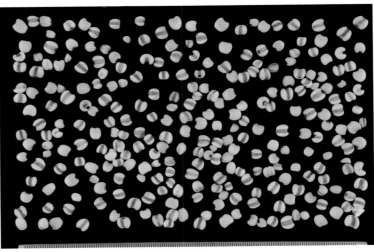

图 5-17-6　薏苡植物和薏苡仁饮片

【鉴别要点】宽卵形或长椭圆形，表面乳白色，光滑；背面圆凸，腹面有 1 条较宽而深的纵沟。

【功能与主治】利水渗湿，健脾止泻，除痹排脓，解毒散结。用于水肿，脚气，小便不利，脾虚泄泻，湿痹拘挛，肺痈，肠痈，赘疣，癌肿。

【炮制】

1. 净薏苡仁　取原药材除去皮壳及杂质，筛去灰屑。

2. 清炒薏苡仁　取净薏苡仁置炒制容器内，用文火炒至表面微黄色，略鼓起，取出晾凉。

3. 麸炒薏苡仁　取麸皮撒于热锅内，用中火加热至冒烟时，倒入净薏苡仁，炒至表面黄色，微鼓起，取出，筛去麸皮，晾凉。

【化学成分】含薏苡仁酯、粗蛋白、脂类、薏苡多糖及 69 种挥发油等。

【药理】有抗肿瘤、抑制骨骼肌收缩、镇静、镇痛、降温、解热、抗炎、降血钙、降血压、增强免疫功能、降血糖，诱发排卵、抑制胰蛋白酶等作用。

【文献摘要】

《名医别录》：生真定平泽及田野，八月采实，采根无时。

《本草经集注》：真定县属常山郡，近道处处有，多生人家。交趾者子最大。

《本草图经》：春生苗，茎高三四尺，叶如黍，开红白花作穗，五月、六月结实，青白色，形如珠子而稍长，故呼薏珠子。

《本草纲目》：薏苡，人多种之，二三月宿根自生，叶如初生芭茅，五六月抽茎开花结实。有两种：一种粘牙，尖而壳薄，即薏苡也，其米白色如糯米，可作粥饭及磨面食，亦可同米酿酒。一种圆而壳厚，坚硬者，即菩提子也，其米少，及粳糯也，但可穿作念经数珠，故人亦呼为念珠云。其根并白色，大如匙柄，纠结而味甘也。

【附注】

（1）本植物的根、叶亦供药用。薏苡根，又名五谷根，性寒，味苦微甘，具有清热利湿、健脾杀虫之功，可用于治疗黄疸、水肿、淋病、疝气、经闭、带下病、虫积腹痛等。薏苡叶能温中散寒，补益气血，主治胃寒疼痛、气血虚弱。

（2）据史料记载，东汉初，名将马援奉命南下平叛，军士多染疾病，曾以当地出产的薏苡治疗筋骨风湿，驱除瘴气。他在得胜班师回朝时，购得一批薏苡运回作为药用，有人却诬告其带回的是从合浦搜刮来的珍珠。如果记载属实，广西、云南应该是薏苡的原产地。目前贵州、云南薏苡仁产量也较大。

葶苈子

葶苈子以"大適""大室"之名始载于《神农本草经》。《雷公炮炙论》始称"葶苈"。早在《五十二病方》中便有"亭历"之名。《名医别录》名"丁历"。

【别名】大適、大室、丁历、亭历。

【来源】为十字花科植物播娘蒿 Descurainia sophia（L.）Webb. ex Prantl. 或独行菜 Lepidium apetalum Willd. 的干燥成熟种子。前者习称"南葶苈子"，后者习称"北葶苈子"。

【产地与资源】播娘蒿，药材又称甜葶苈，生于山坡、田野和农田，分布于东北、华北、西北、华东、西南等地。药材主产于江苏、安徽、山东，浙江、河北、河南、山西、陕西、甘肃亦产。

独行菜，药材又称苦葶苈，生于山坡、沟旁、路旁及村庄附近，为常见田间杂草，分布于东北、华北、西北、华东、西南等地。药材主产于河北、辽宁、内蒙古、黑龙江、吉林、山西、山东、甘肃、青海等地也产。

两种葶苈子植物分布广，资源丰富，但也可以人工种植。两种植物均喜温暖、湿润、阳光充足的环境，适宜栽培在土壤肥沃、疏松、排水良好的坡地。用种子繁殖，9月下旬前播种。

【采收加工】夏季果实成熟（黄绿色）时采割植株，晒干，搓出种子，除去杂质。

【植物形态】播娘蒿与独行菜植物形态比较见表5-17-5。

表5-17-5　播娘蒿与独行菜植物形态比较

比较	播娘蒿	独行菜
植株	株高20～80cm，全株呈灰白色	株高5～30cm
茎	茎直立，上部分枝，具纵棱槽，密被分枝状短柔毛	茎直立或自基部具多数分枝，被白色细小头状毛
叶	叶轮廓为长圆形或长圆状披针形，长3～7cm，宽1～4cm，二回至三回羽状全裂或深裂，最终裂片条形或条状长圆形，长2～5mm，先端钝，全缘，两面被分枝短柔毛	叶片狭匙形或倒披针形，一回羽状浅裂或深裂，长3～5cm，宽1～1.5cm，先端短尖，边缘有稀疏缺刻状锯齿，基部渐狭；基生叶披针形或长圆形；中部叶片长1.5～2cm，宽2～5mm，基部稍宽，无柄，贴茎生，边缘有疏齿；最上部叶线性，先端尖，边缘少有疏齿或近于全缘；两面无毛或疏被头状毛
茎下部叶	有叶柄，向上叶柄逐渐缩短或近于无柄	基生叶有病，叶炳长1～2cm。
花序	总状花序顶生，具多数花	总状花序顶生，果期可延长至5cm
花冠	花冠黄色，匙形，与萼片近等长	花小，排列疏松；花瓣不存或退化成丝状，比萼片短
果实	长角果圆筒状，长2.5～3cm无毛，稍内曲，与果梗不成直线，果瓣中脉明显	短角果卵圆形或椭圆形，长2～3mm，扁平，顶端微凹，宿存极短花柱，果瓣顶端具极狭翅，假隔膜宽不到1mm
种子	每室1行，形小，多数，长圆形，稍扁，淡红褐色，表面有细网纹，潮湿后有黏胶物质	每室1粒，椭圆状卵形，表面平滑，棕红色或黄褐色

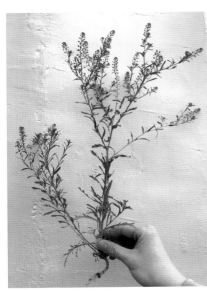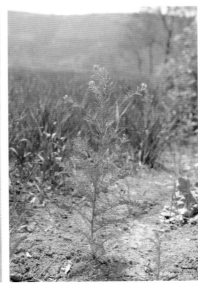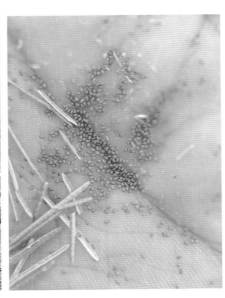

图 5-17-7　独行菜、播娘蒿植物和播娘蒿种子

【药材性状】南葶苈子呈长圆形略扁，长 0.8 ～ 1.2mm，宽约 0.5mm。表面棕色或红棕色，微有光泽，具纵沟两条，其中一条较明显。一端钝圆，另端微凹或较平截，种脐类白色，位于凹入端或平截处。气微，味微辛、苦，略带黏性。

北葶苈子呈扁卵形，长 1 ～ 1.5mm，宽 0.5 ～ 1mm。一端钝圆，另端尖而微凹，种脐位于凹入端。味微辛辣，黏性较强。

【鉴别要点】两种葶苈性状比较见表 5-17-6。

表 5-17-6　南葶苈子与北葶苈子性状比较

比较	南葶苈子（播娘蒿子）	北葶苈子（独行菜子）
外形	长圆形略扁，一头钝圆，另一端微凹或较平截，中央凹入，种脐位于凹下处，不成小白点。长 0.8 ～ 1.2mm，宽 0.5mm	扁卵形，一端钝圆，另一端渐尖而微凹，种脐位于凹下处，突出成小白点，放大后明显，长 1 ～ 1.5mm，宽 0.5 ～ 1mm
表面	黄棕色，表面具有细密的网纹及 2 条纵列的浅槽	黄棕色或红棕色，微有光泽，具多数细微颗粒状突起，可见 2 条纵列的浅槽，其中一条较明显
气味	气微，味微辛，略带黏性	无臭，味微苦辛，黏性较强

【功能与主治】泻肺平喘，行水消肿。用于痰涎壅肺，喘咳痰多，胸胁胀满，不得平卧，胸腹水肿，小便不利。

【炮制】

1. 葶苈子　除去杂质和灰屑。

2. 炒葶苈子　取净葶苈子，置锅内中火炒至微鼓起，表面棕黄色，有爆声有油香气，不带黏性时，取出，放凉。

【化学成分】

1. 播娘蒿　种子含芥子酸、毒毛花苷元、黄白糖芥苷（又名糖芥毒苷）、卫矛单糖苷、卫矛双糖苷、葡萄糖糖芥苷、芥子碱等。种子挥发油含芥子油苷、芥酸、异硫氰酸苄酯、异硫氰酸烯丙酯、二烯丙基二硫化物；还含脂肪油，其中脂肪酸为亚油酸、亚麻酸、油酸、棕榈酸、硬脂酸及芥酸等。

2. 独行菜　种子含黑芥子苷。

《中国药典》以干燥品计算，含槲皮素 –3–O–β–D– 葡萄糖 –7–O–β–D– 龙胆双糖苷（$C_{33}H_{40}O_{22}$）不得少于 0.075%。

【药理】具有强心作用。

【文献摘要】

《名医别录》：生藁城平泽及田野，立夏后采实，阴干。

《本草经集注》：出彭城者最胜，今近道亦有，母则公荠，子细黄，至苦。

《雷公炮炙论》：凡使，勿用赤须子，真相似葶苈子，只是味微甘苦，葶苈子入顶苦。

《蜀本草》：苗似荠苨，春末生，高二三尺，花黄，角生子黄细，五月熟，采子暴干。

《本草图经》：葶苈生藁城平泽及田野，今京东、陕西、河北州郡皆有之，曹州者优胜。初春生苗叶，高六七寸，有似荠，根白，枝茎俱青，三月开花微黄，结角，子扁小如黍粒微长，黄色，立夏后采实，暴干。《月令》“孟夏之月，靡草死”，许慎、郑康成注皆云靡草，荠、葶苈之属也，至夏则枯死，故此时采之。其葶苈单茎向上，叶端出角，角粗且短。又有一种苟芥草，叶近根下作奇，生角细长，取时必须分别前件二种也。

《救荒本草》：独行菜，又名麦秸菜，生田野中，科苗高一尺许。叶似水刺针叶，微矮小；有似水苏子。叶亦矮小狭窄，作瓦陇样。梢出细葶，开小黪白花。结小青蓇葖，小如绿豆粒。叶味甜。救饥：采嫩苗叶焯熟，换水淘净，纳盐调食。播娘蒿，生田野中，苗高二尺许，茎似黄蒿茎。其叶碎小，葶细如针，色颇黄嫩。嫩则可食，老则为柴，苗叶味甜。救饥：采嫩苗叶焯熟，换水浸淘去蒿气，油盐调食。

《本草纲目》：盖葶苈有甜苦二种，狗荠实叶皆似荠，味微甘，即甜葶苈也。或云甜葶苈是菥蓂子，考其功用，亦似不然。

《植物名实图考长编》：雩娄农曰：《滇南本草》葶苈，一名麦蓝菜，生麦地。全采得视之，正如荠，高几二尺，叶大无花杈。腌为蔬，脆而不甘，与荠味殊别。其花实亦似荠，盖即甜葶苈也。《尔雅》葶苈，郭璞注：实叶皆似苏，此草正如初生白芥菜。其狗荠一种，南方至多，花黄，叶深绿，不堪入馔；《图经》极详晰，殆苦葶苈耳。

【附注】

（1）根据《本草图经》“曹州葶苈”图看，古代用的葶苈正品为十字花科植物葶苈（独行菜），同等入药的还有琴叶葶苈（美洲独行菜）。部分地区也有以宽叶葶苈（宽叶独行菜）、光叶葶苈（光叶独行菜）的种子入药的。

（2）琴叶独行菜与独行菜的区别：茎直立，单一，表面具柱状腺毛；上部分枝，枝上疏生短柔毛或近于无毛。基生叶具柄，叶炳长 1 ~ 1.5cm；叶片倒披针形，长 1 ~ 5cm，羽状分裂或大头羽状分裂，裂片大小不等，卵形或长圆形，基部渐窄，边缘有锯齿，两面有断伏毛；茎生叶有短柄，叶片倒披针形或线性，长 1.5 ~ 5cm，宽 2 ~ 10mm，先端急尖，基部渐窄。花瓣 4 片，白色，倒卵形，和萼片等长或稍长。种子红棕色，边缘有白色窄翅。生于路旁、荒地和田野。原产美洲。我国分布于山东、江苏、安徽、浙江、江西、福建、台湾、河南、湖北、广西等地。

橘红

橘红是一味常用中药，具有散寒燥湿、利气消痰的功效。橘红经过历代医家不断发展和演变，形成了橘皮类橘红和柚类橘红两类。这两类橘红由于植物来源有别，其性状和功效也有差异。《中国药典》自 2005 年版开始将橘红和化橘红分别收载。橘皮类橘红加工费时，产量低，药材市场很难见到，多用于奢侈饮品调味剂。当前药材市场见到的都是柚类橘红。按照《中国药典》，现将两类橘红分别介绍。

（一）橘皮类橘红

"橘红"之名最早见于宋代官方制剂标准《太平惠民合剂局方》中的二陈丸。元代王好古的《汤液本草》云："橘皮，去白者曰橘红也。"由此可知，古时的橘红为橘皮类橘红，并且说明橘红的药用部位是橘的外果皮。

【来源】为芸香科植物橘 *Citrus reticulata* Blanco 及其栽培变种的干燥外层果皮。栽培变种主要有大红袍、福橘、朱橘等。

【产地与资源】橘在长江以南各省广泛栽培，但加工橘红的产地基本是固定的。按品种分，"大红袍"，又称"川芸皮"，产于重庆江津、四川泸州；朱橘，又称"樟红皮"，产于江西樟树、新余等地；温橘红，产于浙江黄岩、衢州、温州；福橘，又称"建橘红"，产于福建漳州、闽侯等地。

【采收加工】秋末冬初果实成熟后采收，用刀削下外果皮，晒干或阴干。这类商品多为食品厂的副产品。由于所用橘的品种不同，加工的粗细有别，其性状、质量差异很大。

【植物形态】见"陈皮"条。

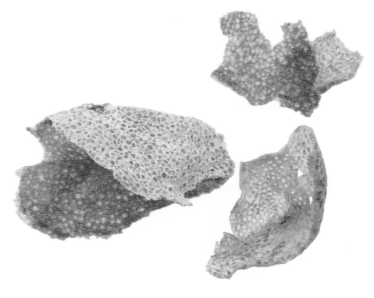

图 5-17-8　橘皮类橘红药材

【药材性状】呈长条形或不规则薄片状，边缘皱缩向内卷曲。外表面黄棕色或橙红色，存放后呈棕褐色，密布黄白色突起或凹下的油室。内表面黄白色，密布凹下透光小圆点。质脆易碎。气芳香，味微苦、麻。

【功能与主治】理气宽中，燥湿化痰。用于咳嗽痰多，食积伤酒，呕恶痞闷。

【化学成分】含挥发油 2% ～ 4%，油中的主要成分为右旋柠檬烯（80% 以上）、柠檬醛、α- 蒎烯、β- 月桂烯、β- 水芹烯、α- 罗勒烯等。黄酮类化合物有橙皮苷、橙皮素、新橙皮苷、川橙皮素、二氢川陈皮素等。此外，尚含肌醇、β- 谷甾醇、维生素 B_1、对羟福林等。

【药理】具有化痰理气、健脾消食、燥湿、醒酒、宽中、解蟹毒等作用。

【文献摘要】见"陈皮"条。

（二）柚类橘红

化州橘红首见于《本草纲目拾遗》，其曰："治痰证如神，消油腻谷食积，醒酒宽中。气虚者忌服，解蟹毒。"

【来源】为芸香科植物化州柚 *Citrus grandis* Tomentosa 或柚 *Citrus grandis*（L.）Osbeck 的未成熟或近成熟的干燥外层果皮。前者习称"毛橘红"，后者习称"光七爪""光五爪"。

【产地与资源】化州柚主产于广东茂名的化州、电白、廉江，以化州罗江上游的平定、文楼、合江、中垌等乡镇为核心区域，该区域产的橘红以表面毛茸细密而著名。其毗邻的广西陆川、博白等地也产，但毛茸稀疏或极少，质次。柚主产于广西浦北、陆川、博白、北流，广东电白、遂溪等地，湖南也产。

【采收加工】夏季果实未成熟时采收，置沸水中略烫后，将果皮割成5或7瓣，除去果瓤和部分中果皮，压制成形，干燥。

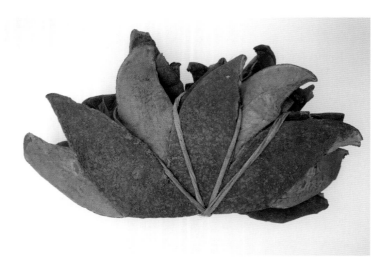

图 5-17-9　柚类橘红药材

【药材性状】化州柚呈对折的七角或展平的五角星状，单片呈柳叶形。完整者展平后直径 15～28cm，厚 0.2～0.5cm。外表面黄绿色，密布茸毛，有皱纹及小油室；内表面黄白色或淡黄棕色，有脉络纹。质脆，易折断，断面不整齐，外缘有1列不整齐的下凹的油室，内侧稍柔而有弹性。气芳香，味苦、微辛。

柚外表面黄绿色至黄棕色，无毛。

【功能与主治】理气宽中，燥湿化痰。用于咳嗽痰多，食积伤酒，呕恶痞闷。

【附注】李时珍曰："橘皮纹细色红而薄，内多筋脉，其味苦辛。柑皮纹粗色黄而厚，内多白膜，其味辛甘；柚皮最厚而虚，纹更粗，色黄，内多膜无筋，其味甘多辛少。但以此别之，即不差矣。橘皮性温，柑、柚皮性冷，不可不知。"

第六章 消化系统用药

消化系统由消化道和消化腺两部分组成。消化道是一条起自口腔延续咽、食道、胃、小肠、大肠到肛门的很长的肌性管道，其中经过的器官包括口腔、咽、食管、胃、小肠（十二指肠、空肠、回肠）及大肠（盲肠、结肠、直肠）等。

消化系统疾病就是发生在口腔、唾液腺、食管、胃、肠、肝、胆、胰腺、腹膜及网膜等脏器的疾病，为常见病、多发病，总发病率占我国人口的30%以上。

消化系统疾病常见的主要有胃炎，胃溃疡，十二指肠溃疡，肠梗阻，肠扭转，功能性消化不良，急、慢性肠炎，肝硬化，肝脓肿，病毒性肝炎，胆结石，胆囊炎，胆囊蛔虫，胰腺炎等。其临床表现常见的有恶心呕吐、腹痛、腹胀、腹泻、便秘、呕血黑便、黄疸等。

中医学认为，消化系统疾病属于脾胃病证和肝胆病证。脾的功能是主运化、升清、统摄血液。脾主运化，就是指脾有主管消化饮食和运输水谷精微的功能。胃有受纳、腐熟水谷的功能。肝有疏泄功能，肝的疏泄协助脾胃之气的升降，确保了脾胃的消化功能。胆协助肝疏泄下行，将胆汁注入肠中以助于消化饮食。脾主运化、胃主受纳，脾主升清、胃主降浊，一化一纳，一升一降，与肝胆的疏泄协同，共同完成了机体生化气血之功。

消化系统疾病中医临床常见症状为胃痛、痞满、腹痛、呕吐、呃逆、噎膈、泄泻、便秘等。其病因繁多，病种复杂，临床辨证施治多采用消导、理气、疏肝、除湿、培补脾气等方法进行治疗。

第一节 胆石利通片

一、组方

胆石利通片由郁金、猪胆粉、陈皮、乳香、没药、甘草、硝石、白矾、三棱、金钱草、大黄组成。

二、临床应用

理气解郁，化瘀散结，利胆排石。用于肝胆郁热、气滞血瘀、湿热壅滞的胆石症，临床表现为右上腹胀满疼痛、痛引肩背，胃脘痞满，厌食油腻，舌质暗红，舌苔黄腻，脉弦数。

三、临床研究

促进胆汁分泌，抑菌消炎；降低括约肌紧张性，防治胆囊切除术后综合征；防治胆石症，预防胆结石复发。

四、原料药材

郁金、猪胆粉、陈皮、乳香、没药、甘草详见前章节。

硝石

硝石始载于《神农本草经》，是古时炼丹之原料，被列为上品。《本草纲目》曰："马志曰：以其消化诸石，故名消石。初煎炼时有细芒，而状若朴消，故有芒消之号。"古无"硝"字，今因其为矿物类，遂用"硝"字。

【别名】火硝、焰消、化金石。

【来源】为硝酸盐类硝石族矿物钾硝石经加工精制而成的结晶。

【产地与资源】主产区古今均在西北、西南地区，山东、江苏、安徽、湖南、湖北、河北、山西、福建等地也有出产。

老土墙下的陈墙土、干旱地区的碱土均为民间用土法制硝石的原料。药用硝石多来自化工制品，是以氧化钾或氯化钾及钠硝石为原料制得，仍含杂质氯化钾等。天然产出者，多分布于干燥地区土壤、岩石的表面及洞穴中，或在地表沉积物中。常混有钾、钠、钙、镁的硝酸盐，硫酸盐矿物（如钠硝石、芒硝等）及卤化物（钾盐、石盐等），组分复杂，不能直接入药。人工炼制品仍含少量杂质。

【采收加工】取含硝的土块，击碎后，置桶内，加水浸泡调匀，经多次过滤，取滤液澄清，置蒸发锅内加热蒸去水分，取出冷却，即析出硝石结晶。置阴凉干燥处保存，防火，防潮。

制硝石有水制、火制两种。水制为硝石加水与10%萝卜同煮，过滤，浓缩后，放置，待其结晶即成。火制是将硝石入锅中，微火炒至洁白色，炒时不可离人，以防火患。

【晶体性质】晶体结构属斜方晶系。晶体为颗粒、针状、毛发状或束状的集合体，或呈皮壳状、盐花状产出。人工制品呈假六方板柱状、粒块状。白色、浅灰色，或无色透明；常因含杂质呈青白、黄、灰黑等色调。玻璃状或丝绢状光泽。性脆，易碎。相对密度1.99。易溶于水。味苦凉。易燃，火焰为紫色。

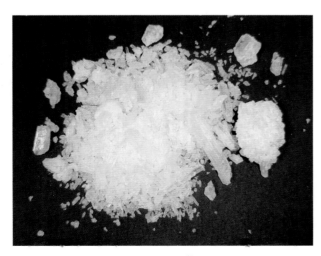

图 6-1-1　硝石

【药材性状】呈六棱长柱状或板柱状。长2～6cm，直径0.2～0.8cm。白色或近无色。半透明至透明，玻璃光泽。硬度近于指甲。质脆，易折断，断面平滑或参差不齐。气无，味较咸、凉，具刺舌感。

以无色、透明、无杂质、结晶性者为佳。

【功能主治】破坚散结，利尿泻下，解毒消

肿。用于痃胀，心腹疼痛，吐泻，黄疸，淋病，便秘，目赤，喉痹，疔毒，痈肿。

【炮制】

1. **净硝石**　取原药材除去杂质，用时捣碎或研细。

2. **制硝石**　取鲜萝卜丝和硝石置锅内，加水共煮 1 小时，过滤去萝卜及杂质，再入锅内加热浓缩后，倒入锅内静置放冷，取出结晶体，晾干。100kg 硝石用萝卜 30kg，水适量。

【化学成分】主要成分为硝酸钾（KNO_2）。因产地及提炼方法不同，含硝酸钾量差异较大，为 47.45% ～ 97.65%。另外，尚含少量硝酸钠、氯化钠等。

【文献摘要】

《名医别录》：消石生益州山谷及武都、陇西、西羌，采无时。

《本草经集注》：消石疗病与朴硝相似，仙经用此消化诸石，今无真识此者。或云与朴消同山，所以朴硝一名硝石朴也。又云一名芒硝，今芒硝乃是炼朴消作之。并未核研其验……今宕昌以北诸山有碱土处皆有之。

《蜀本草》：按今硝石是炼朴硝，或地霜为之。状如钗脚，好者长五分以来。能化七十二种石为水，故名硝石。

《开宝本草》：此即地霜也。所在山泽、冬月地上有霜，扫取以水淋汁后，乃煎炼而成。盖以能消化诸石，故名硝石，非与朴硝、芒硝同类而有硝石名也。一名芒硝者，以其初煎炼时有细芒而状若消，故有芒硝之号，与后条芒硝全别。

《本草纲目》：硝石，诸卤地皆产之。而河北庆阳诸县及蜀中尤多。秋冬间遍地生白，扫取煎炼而成。货者苟且，多不洁净，须再以水煎化，倾盆中，一夜结成。沉在下者，状如朴硝，又名生硝，谓炼过生出之硝也。结在上者，或有锋芒如芒硝，或有圭棱如马牙硝，故硝石亦有芒硝、牙硝之名。与朴硝之芒、牙同称，而水火之性则异也。崔昉《外丹本草》云：硝石，阴石也。此非石类，乃碱卤煎成，今呼焰硝。河北商城及怀、卫界，沿河人家，刮卤淋汁炼就，与朴硝小异，南地不产也。昇玄子《伏汞图》云：硝石生乌场，其色青白，用白石英炙热点上，便消入石中者为真。其石出处，气极秽恶，飞鸟不能过其上。人或单衣过之，身上诸虫悉化为水。能消金石为水，服之长生，以形若鹅管者佳。

【附注】

（1）芒硝：主要成分为含水硫酸钠（$Na_2SO_4 \cdot 10H_2O$）。多产于海边碱土地区、矿泉、盐场附近及潮湿的山洞中。

（2）朴消：为较不纯的硫酸钠结晶。属天然芒硝的粗制品或精炼芒硝时的渣底。一般不作内服，只供制芒硝或他用。

（3）皮消：又名土消，为极不纯的硫酸钠。不入药用，只供制芒硝。

（4）玄明粉：为芒硝风化后的无水硫酸钠。多外用治目赤、咽肿、口疮。

（5）精制硝石和芒硝的共同方法是加萝卜煮，冷却，结晶。

白矾

白矾始载于《神农本草经》，原名矾石。李时珍曰："矾者，燔也，燔石而成也。""燔"，焚烧。矾，古代早期多由烧石得之，是多种矾类的统称。白矾为其中一种，白色或透明，故有"白矾""明矾"之称。

【别名】明矾。

【来源】矿物明矾石经加工提炼而成的结晶。

【产地与资源】产于浙江平阳、安徽无为、福建福鼎，山西、河北、湖北等省也产。常为碱性长石受低温硫酸盐溶液的作用变质而成，多产于火山岩中。

【采收加工】采得后，打碎、用水溶解，蒸发浓缩，放冷后即析出结晶。

【药材性状】本品呈不规则的块状或粒状。无色淡黄色，透明或半透明。表面略平滑或凹凸不平，具细密纵棱，有玻璃样光泽。质硬而脆。气微，味酸、微甘而极涩。

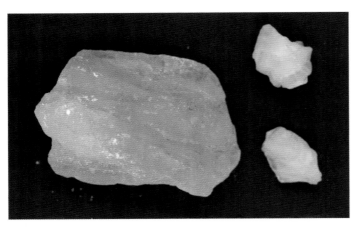

图 6-1-2　白矾药材

【鉴别要点】透明或半透明，有玻璃样光泽的晶体；味涩。

【功能主治】外用解毒杀虫，燥湿止痒；内服止血止泻，驱除风痰。外治用于湿疹，疥癣，聤耳流脓；内服用于久泻不止，便血，崩漏，癫痫发狂。

【炮制】白矾在临床上常用白矾（生品）和枯矾（用火煅烧后）两种炮制品。

1. 净白矾　取原药材除去杂质，捣碎或研细。

2. 枯矾取　净白矾敲成小块，置煅锅内，用武火加热至溶化，继续煅至膨胀松泡呈白色蜂窝状固体，完全干燥，停火，放凉后取出，研成细粉。

【化学成分】主含含水硫酸钾铝 [$KAl(SO_4)_2 \cdot 12H_2O$]。

【药理】具有抗菌、抗阴道滴虫、收敛、止血、利胆作用。临床用于治疗高血压、高脂血症、肝硬化腹水、消化道出血、慢性溃疡性结肠炎及直肠炎、腮腺炎、中耳炎、口疮、子宫颈炎、带状疱疹、腰椎骨质增生等。

【文献摘要】

《本草经集注》：今出益州北部西川，从河西来，色青白，生者名马齿矾。已炼成纯白，蜀人又当消石，名白矾。

《新修本草》：矾石有五种，青矾、白矾、黄矾、黑矾、绛矾。然白矾多入药用，青、黑二矾疗疳及诸疮，黄矾亦疗疮生肉，兼染皮用之，其绛矾本来绿色，新出窟未见风者，正如琉璃，陶及今人谓之石胆，烧之赤色，故名绛矾矣。出瓜州。

《本草图经》：矾石初生皆石也，采得碎之煎炼，乃成矾。矾有五种，其色各异，白矾、黄矾、绿矾、黑矾、绛矾也。白矾则入药及染人所用者；绿矾入咽喉齿药及染色；黄矾丹灶家所须，时亦入药；黑矾惟出西戎，亦谓之皂矾，染须鬓药或用之，绛矾本来绿色，亦谓之石胆，烧之赤色，故有绛名，今亦稀见。

《本草纲目》：白矾，方士谓之白君，出晋地者上，青州、吴中者次之。皆白者为雪矾；光明者为明矾，亦名云母矾；纹如束针，状如粉扑者，为波斯白矾，并入药为良。

【附注】枯矾为白矾煅烧品，煅后可增强收湿敛疮的作用。功能收湿敛疮，止血化腐，用于湿疹湿疮、脱肛、痔疮、聤耳流脓、阴痒带下、鼻衄齿衄、鼻息肉。

🔥 三棱

三棱始载于《本草拾遗》。《中华本草》曰："叶片线性，背具纵棱，全叶若有三棱，故得其名。"

【别名】黑三棱、京三棱、光三棱。

【来源】为黑三棱科植物黑三棱 *Sparganiuum stoloniferum* Buch.–Ham. 的干燥块茎。

【产地与资源】生于水湿低洼地及沼泽地，分布于东北、华北及陕西、宁夏、甘肃、河南、山东、江苏、安徽、浙江、江西、湖北、湖南、贵州、四川、云南等地。分布广，资源较丰富，现有栽培。

【采收加工】冬季苗枯萎时收获，割去枯残茎叶，挖取块茎，洗净，晒至八成干时，放入竹笼里，撞去须根和粗皮，或削去外皮，晒或炕至全干。

【植物形态】茎直立，粗壮，高达 1.2m，挺水。叶片长 40～90cm，上部扁平，下部背面呈龙骨状突起，或呈三棱形。花果期 5～10 月。

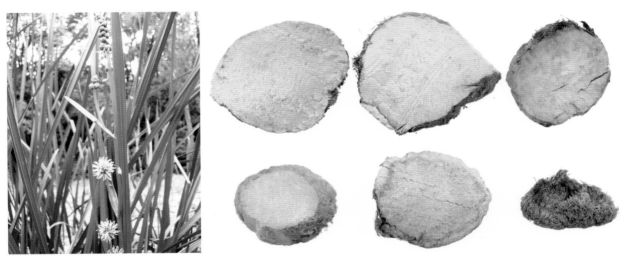

图 6-1-3 黑三棱植物和饮片

【药材性状】呈圆锥形，略扁，长 2～6cm，直径 2～4cm。表面黄白色或灰黄色，有刀削痕，须根痕小点状，略呈横向环状排列。体重，质坚实。气微，味淡，嚼之微有麻辣感。

以体重、质坚、去净外皮、表面黄白色者为佳。

【鉴别要点】三棱个圆锥形略扁，表面黄白色或灰黄色，有横向环状排列的小点状须根痕，并残留细小的"胡荽根"，有的有刀削痕。饮片的纵切片外皮也能看到"胡荽根"，质地柔韧，断面有小点（维管束）。

【功能与主治】破血行气，消积止痛。用于癥瘕痞块，痛经，瘀血经闭，胸痹心痛，食积胀痛。

【炮制】临床常用生三棱片和醋三棱两种饮片。

1. 三棱片 取原药材除去杂质，大小分开，浸泡至六七成透时，捞出，闷润至透，切薄片，干燥。筛去碎屑。

2. 醋三棱 取三棱片加入定量米醋拌匀，稍闷润，待醋被吸尽后，置炒制容器内，用文火炒干，取出晾凉。筛去碎屑。

【化学成分】主要有挥发油、苯丙素类、黄酮类和生物碱类等。此外，还含有少量蒽醌、甾体、多种有机酸、淀粉等。

【药理】有抗凝和抗血栓形成，保护组织缺血、缺氧，兴奋平滑肌等作用。

【文献摘要】

《本草拾遗》：本经无传。三棱总有三四种，但取根，似乌梅，有须相连。蔓如縋，作漆色，蜀人织为器，一名�者是也。

《本草图经》：京三棱旧不著所出地土，今河、陕、江、淮、荆襄间皆有之。春生苗，高三四尺，似荛蒲叶皆三棱，五六月开花似莎草，黄紫色。霜降后采根，削去皮须，黄色，微苦，以如小鲫鱼状，体重者佳。一说三棱生荆楚，字当作荆，以著其地……三棱所用皆淮南红蒲根也，泰州尤多，举世皆用之。又本草谓京三棱形如鲫鱼，黑三棱如乌梅而轻，今红蒲根至坚重，刻削而成，莫知形体。又叶扁茎圆，不复有三棱处，不知缘何名三棱也。

《救荒本草》：黑三棱，旧云：河陕江淮荆襄间皆有之；今郑州买峪山涧水边亦有。苗高三四尺，叶似菖蒲叶而厚大，背皆三棱剑脊。叶中撺葶，葶上结实，攒为刺球，状如楮桃样而三颗瓣甚多。其颗瓣，形似草决明而大，生则青，熟则红黄色。根状如乌梅而颇大，有须蔓延相连，比京三棱体微轻，治疗并同。

【附注】

（1）除黑三棱外，细叶黑三棱和小黑三棱的块茎在东北等地区也作三棱入药。细叶黑三棱植株较矮小，根茎短，块茎较小；茎直立，纤细；叶子狭条形，长 65cm，宽 2.5 ～ 4mm。小黑三棱茎不分枝，通常无根茎，块茎较小；叶片狭条形，长达 60cm，宽 5 ～ 8mm。这两种药材与黑三棱相似，仅块茎较小。

（2）莎草科植物荆三棱分布于东北、华北、华东、西南及陕西、甘肃、青海、新疆、河南、湖北，生于湖、河浅水中或湿地，其块茎在吉林、安徽和江苏等地作三棱商品收购，商品又称黑三棱。长期以来，这两种药材常容易混淆，通常把原植物黑三棱的药材在商品中称"荆三棱"，把原植物为荆三棱的药材在商品中称"黑三棱"。

黑三棱药材性状为块茎呈近球形，长 2 ～ 3.5cm，直径 2 ～ 3cm，表面棕黑色，凹凸不平，有少数点状须根痕；去皮者下端略呈锥形，黄白色或灰白色，有残存的根茎疤痕及未去净的外皮黑斑，并有刀削痕。质轻而坚硬，难折断，入水中漂浮于水面，稀下沉。碎断面平坦，黄白色或棕黄色。气微，味淡，嚼之微辛、涩。

❀ 金钱草

《本草纲目拾遗》引《百草镜》以"神仙对坐草"之名始载。《本草纲目拾遗》中有"金钱草"之名，但非此物。该物以"金钱草"之名，始载于《四川中药志》。花黄，叶圆，大小如铜钱，因有其名。

【别名】神仙对坐草、蜈蚣草、铜钱草、连钱草、路边黄、地蜈蚣、黄疸草。

【来源】为报春花科植物过路黄 *Lysimachia christinae* Hance 的干燥全草。

【产地与资源】生于路边、沟边及山坡、疏林、草丛阴湿处，分布于河南、山西、安徽、江苏、浙江、江西、福建、台湾、湖北、湖南、广东、广西、陕西、云南、贵州、四川等地。药材产于四川、重庆等长江中下游各省及陕西汉中、安康，河南南阳等地。也有栽培。分布广，易繁殖。四川和重庆丘陵地区是道地产区。

【采收加工】夏、秋二季采收，除去杂质，晒干。

【植物形态】多年生草本，茎柔弱，匍匐地面，淡绿带红色，叶对生，叶柄与叶片等长；叶片心形或宽卵形，全缘，两面均有黑色腺条；花成对腋生，花萼绿色，外面有黑色腺条；花冠 5 裂，黄色，基部相连。裂片有明显的黑色腺条；蒴果球形，有黑色短腺条。花期 5 ～ 7 月，果期 6 ～ 8 月。

【药材性状】药材常缠结成团，茎扭曲，表面棕色或暗棕红色，有纵纹。叶对生，多皱缩，展平后呈宽卵形或心形，基部微凹，全缘；上表面灰绿色或棕褐色，下表面色较浅，主脉明显突起，用水浸后，对光透视可见黑色或褐色条纹。有的带花，花黄色，单生叶腋，具长梗。蒴果球形。气微，味淡。

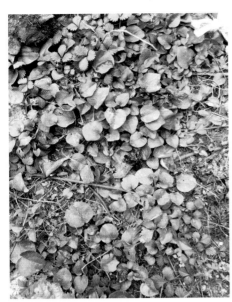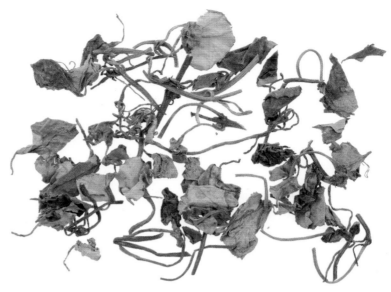

图 6-1-4 金钱草植物和饮片

【鉴别要点】整体表面棕色或暗棕红色展平后呈宽卵形或心形，全缘用水浸后，对光透视可见黑色或褐色条纹花单生叶腋，黄色，具长梗。

【功能与主治】利湿退黄，利尿通淋，解毒消肿。用于湿热黄疸，胆胀胁痛，石淋，热淋，小便涩痛，痈肿疔疮，蛇虫咬伤。

【炮制】除去杂质，清水洗，切段，干燥。

【化学成分】含酚类、甾醇、黄酮类、氨基酸、鞣质、挥发油、胆碱等。黄酮类有槲皮素、槲皮素 –3–O– 葡萄糖苷、山奈酚、山奈素 –3–O– 半乳糖苷和 3, 2′, 4′, 6′– 四羟基 –4, 3′– 二甲氧基查尔酮。

【药理】①排石、抗炎。②对细胞和体液免疫系统有抑制作用。③对血管平滑肌有松弛作用。④对人血小板的聚集有抑制作用。

【文献摘要】

《本草纲目拾遗》：神仙对坐草，一名蜈蚣草。山中道旁皆有之，蔓生，两叶相对，青圆似佛耳草，夏开小黄花，每节间有二朵，故名。

《植物名实图考》：过路黄，江西坡塍多有之。铺地拖蔓，叶如豆叶，对生附茎。叶间春开五尖瓣黄花，绿跗尖长，与叶并苗。

【附注】

（1）广金钱草：为豆科广金钱草的干燥地上部分。本品原为两广地区的常用草药，名"金钱草"。因与报春花科金钱草功效相似，均有清热、利尿、排石的功效，故称"广金钱草"。现在两广以外的其他省也用。本品药材全体密被黄色伸展的短柔毛；小叶 1 或 3 片，圆形或矩圆形，直径 2 ～ 4cm。

（2）商品中极易混杂同属植物聚花过路黄的地上部分，主要区别是其叶为卵形至宽卵形，每节有花 4 朵，集生于茎端。产区与金钱草同，但常生于海拔 800m 以上山区，当地称"风寒草""临时救"。

大黄

大黄始载于《神农本草经》。陶弘景曰："大黄，其色也。将军之号，当取其骏快也。"李杲曰："推陈致新，如戡定祸乱，以致太平，所以有将军之号。"

【别名】将军、锦纹、生军、川军。

【来源】为蓼科植物掌叶大黄 *Rheum palmatum* L、唐古特大黄 *Rheum tanguticum* Maxim.ex Balf. 或药用大黄 *Rheum offcihale* Baill 的干燥根和根茎。

【产地与资源】掌叶大黄生于海拔 1500～4400m 的山地林缘或草地，分布于甘肃、青海、四川、云南、西藏，陕西太白山地区也有分布。甘肃有大量栽培。药材主产于甘肃岷县、文县、礼县、宕昌、武都、临夏、武威，青海同仁、同德、贵德，西藏昌都、那曲地区，四川阿坝州、甘孜州、凉山州等西北部高山峡谷。

唐古特大黄生于海拔 1600～3000m 的山地林缘或草地，分布于青海、西藏、甘肃、四川的甘孜和阿坝。药材主产于青海玉树地区的治多、称多、杂多、囊谦，果洛地区的达日、久治、班玛、同仁、同德；四川甘孜的石渠、德格、色拉、巴塘、理塘，阿坝的若尔盖、松潘、马尔康、九寨沟等川西北高原区以及祁连山北麓。

药用大黄生于海拔 1200～4000m 山地，分布于陕西、湖北、贵州、四川、云南。药材又称"南大黄""南川大黄"。主产于重庆万州、巫溪、城口、南川，四川北川、青川、平武、万源、雅安、宣汉，陕西镇坪、镇巴、城固、勉县、略阳，湖北鄂西地区及贵州、云南等地。过去多集散于重庆和成都，因而又称"南川大黄"。

产于四川阿坝州马尔康、汶川、茂县、理县、黑水、松潘以及甘孜州和凉山州的掌叶大黄，因集散于成都，市场上也称"川大黄"或"北川大黄"。

商品中野生和栽培均有，但野生较少，以栽培为主。目前，国内年需求量 5000～6000 吨，年出口量 600～1000 吨。大黄分种子繁殖和子芽繁殖。一般多采用种子繁殖。多在土层深厚、地质疏松、排水良好的土壤中种植。栽培大黄种质相对固定，但也有交叉，甘肃多栽培掌叶大黄，青海多栽培唐古特大黄。

【采收加工】种植后 3～4 年即可采挖，秋末茎叶枯萎或次春发芽前采挖，挖取根及根茎，除去细根，刮去外皮，切瓣或段，用绳穿成串在通风处阴干或直接晒干。鲜大黄切勿堆放、雨淋、火烤，以防霉烂、变质，还应防冻。南大黄传统加工方法是横切厚片，用暗火烟熏干燥，干燥后再撞去外皮。

【植物形态】3 种大黄植物形态比较见表 6-1-1。

表 6-1-1　3 种大黄植物形态比较

比较		掌叶大黄	唐古特大黄	药用大黄
相同点		多年生草本，高达 1～2m；根状茎及根肥大；基生叶有肉质粗壮的长柄，约与叶片等长；圆锥花序大型，顶生，分枝多；花小，数朵成簇；瘦果有 3 棱，沿棱生翅，红色。唐古特大黄花序分枝紧密，向上直立，紧贴于茎		
不同点	基生叶	宽卵形或圆形，直径达 40cm，裂片 3～5（7），每一裂片有时再羽状裂或有粗齿，基部稍心形，上面无毛或疏生乳头状小突，下面有柔毛	宽卵形或近圆形，长 30～60cm，掌状 5 深裂，中央 3 裂片再羽状裂，裂片常呈三角状披针形或狭线性，裂片较掌叶大黄窄长	近圆形，掌状 5 浅裂，基部心形
	茎生叶	茎生叶较小，互生，有短叶柄	茎生叶少，较细裂，下面有柔毛	少而小，与基生叶同形
	托叶鞘	鞘状，膜质，密生短柔毛	同掌叶大黄	筒状，膜质，较透明
	花	紫红色或带红紫色	花被紫红色	花淡绿色
	花果期	花期 6～9 月，果期 7～8 月	花期 6 月，果期 7～8 月	

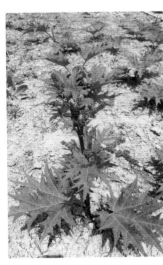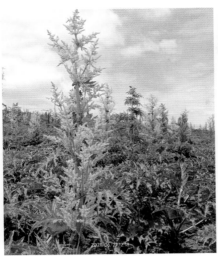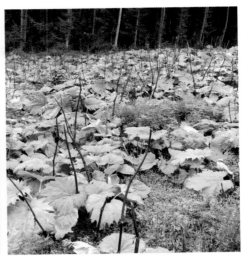

图 6-1-5 大黄植物（左图为掌叶大黄，中图为唐古特大黄，右图为药用大黄）

【药材性状】呈类圆柱形、圆锥形、卵圆形或不规则块状，长 3～17cm，直径 3～10cm。除尽外皮者表面黄棕色至红棕色，有的可见类白色网状纹理及星点（异型维管束）散在，习称"锦纹"，残留的外皮棕褐色，多具绳孔及粗皱纹。质坚实，有的中心稍松软，断面淡红棕色或黄棕色，显颗粒性；根茎髓部宽广，有星点环列或散在；根木部发达，具放射状纹理，形成层环明显，无星点。气清香，味苦而微涩，嚼之粘牙，有沙粒感。

以个大、质坚实、气清香、味苦而微涩者为佳。

【鉴别要点】3 种大黄药材和饮片不宜区别，野生的唐古特大黄根茎髓部星点常呈 2 轮或 3 轮环列；掌叶大黄常呈 1 轮环列；药用大黄呈散列。

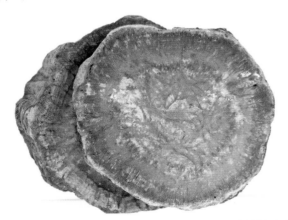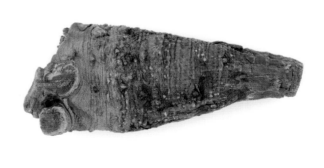

图 6-1-6 大黄药材（左图为川大黄，右图为西大黄）

【功能与主治】泻下攻积，清热泻火，凉血解毒，逐瘀通经，利湿退黄。用于实热积滞便秘，血热吐衄，目赤咽肿，痈肿疔疮，肠痈腹痛，瘀血经闭，产后瘀阻，跌打损伤，湿热痢疾，黄疸尿赤，淋证，水肿；外治烧烫伤。酒大黄善清上焦血分热毒，用于目赤咽肿、齿龈肿痛。熟大黄泻下力缓，泻火解毒，用于火毒疮疡。大黄炭凉血化瘀止血，用于血热有瘀出血。

【炮制】大黄饮片传统有生大黄片、酒大黄、蜜大黄、醋大黄、熟大黄、大黄炭、清宁片等规格。现常用生大黄片、酒大黄、熟大黄。

1. 大黄片或块　取原药材除去杂质，大小分开，洗净，捞出，淋润至软后，切厚片或小方块，

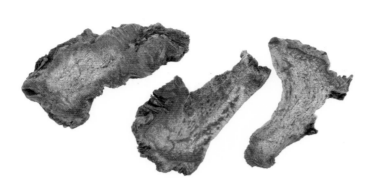

图 6-1-7　大黄饮片

晾干或低温干燥，筛去碎屑。

2. 酒大黄　取大黄片或块用黄酒喷淋拌匀，稍闷润，待酒被吸尽后，置炒制容器内，用文火炒至色泽加深，取出晾凉，筛去碎屑。

3. 熟大黄　①取大黄片或块置容器内，隔水蒸至大黄内外均呈黑色为度，取出，干燥。②取大黄片或块用黄酒拌匀，闷约 1～2 小时至酒被吸尽，装入容器内，密闭，隔水炖 6～8 小时至大黄内外均呈黑色时，取出，干燥。

4. 大黄炭　取大黄片或块置炒制容器内，用武火炒至外表呈焦黑色时，取出，晾凉。

5. 醋大黄　取大黄片或块用米醋拌匀，稍闷润，待醋被吸尽后，置炒制容器内，用文火炒干，取出，晾凉，筛去碎屑。

6. 清宁片　取大黄片或块置煮制容器内，加水满过药面，用武火加热，煮烂时加入黄酒（100∶30）搅拌，再煮成泥状，取出晒干，粉碎，过 100 目筛，取细粉，再与黄酒、炼蜜混合成团块状，置笼屉内蒸至透，取出揉匀，搓成直径约 14mm 的圆条，于 50～55℃低温干燥，烘至七成干时，装入容器内，闷约 10 天至内外湿度一致，手摸有挺劲，取出，切厚片，晾干。筛去碎屑。大黄片或块每 100kg，用黄酒 75kg，炼蜜 40kg。

【化学成分】游离蒽醌衍生物有大黄酸、大黄素、芦荟大黄素、大黄素甲醚、大黄酚，为大黄的抗菌成分。结合性蒽醌衍生物为游离蒽醌的葡萄糖苷或双蒽酮苷，系大黄的主要泻下成分，其中以双蒽酮苷作用最强。双蒽酮苷为番泻苷 A、B、C、D、E、F 等。番泻苷 A 与番泻苷 B、番泻苷 C 与番泻苷 D 互为异构体。此外尚含有大黄素、芦荟大黄素和大黄酚的双葡萄糖苷。另一类结合性蒽醌为单糖苷，是游离蒽醌类的葡萄糖苷，包括大黄酸 -8- 葡萄糖苷、大黄素葡萄糖苷、大黄酚葡萄糖苷、芦荟大黄素葡萄糖苷、大黄素甲醚葡萄糖苷等，此类单糖苷具有一定的致泻的作用。此外，尚含有鞣质类物质约 5%，其中有没食子酸酰葡萄糖、没食子酸、d- 儿茶素及大黄四具素等。此类物质有止泻收敛作用。其中没食子酸及 d- 儿茶素亦有止血成分。近据报道，大黄尚含 4 种大黄苷 A、B、C、D，亦为泻下成分。掌叶大黄根茎含蒽醌衍生物的总量为 1.01%～5.19%，其中游离状态者为 0.14%～0.75%，结合状态者为 0.87%～4.44%。唐古特大黄根茎含蒽醌衍生物的总量为 1.14%～4.36%，其中游离状态者为 0.30%～1.20%，结合状态者为 0.82%～3.16%。药用大黄根茎含蒽醌衍生物的总量为 3.0%～3.37%，其中游离状态者为 1.24%～1.31%，结合状态者为 1.69%～2.31%。

【药理】①对消化系统的作用：导泻，利胆，保肝，抗胃和十二指肠溃疡，阻止结肠内水分吸收，加快结肠内容物的排出。②对病原微生物的作用：广谱抗菌，抗真菌，抗病毒，对溶组织阿米巴原虫、人毛滴虫、阴道滴虫等均有一定的抑制作用。③抗肿瘤，抗炎，改变微循环，止血，降脂。④利尿，降低血中尿素氮和肌酐的含量。⑤长期服用蒽醌类泻药可致肝硬化和电解质紊乱。

【文献摘要】

《吴普本草》：生蜀郡北部或陇西。二月卷生黄赤，其叶四四相当，茎高三尺许。三月花黄，五月实黑，八月采根。根有黄汁，切片阴干。

《名医别录》：生河西山谷及陇西。二月、八月采根，火干。

《本草经集注》：今采益州北部汶山及西山者，虽非河西、陇西，好者犹作紫锦色，味甚苦涩，色至浓黑。西川阴干者胜。北部日干，亦有火干者，皮小焦不如，而耐蛀堪久。此药至劲利，粗者便不中服，最为俗方所重，道家时用以祛痰疾，非养性所须也。将军之号，当取其骏快矣。

《新修本草》：其性湿润而易蛀坏，火干乃佳。作时烧石使热，横寸截着石上煿之，一日微燥，以绳穿晾干。今出宕州、凉州、西羌、蜀地皆佳。

《本草图经》：今蜀川、河东、陕西州郡皆有之，以蜀川锦文者佳。其次秦陇来者，谓之土番大黄。正月内生青叶，似蓖麻，大者如扇。根如芋，大者如碗，长一二尺。其细根如牛蒡，小者也如芋，四月开黄花，亦有青红似荞麦花者。茎青紫色，形如竹。二月、八月采根，去黑皮，切作横片，火干。蜀大黄乃作竖片如牛舌形，谓之牛舌大黄。二者功用相等。江淮出者曰土大黄，二月开花，结细实。

《本草纲目》：宋祁《益州方物图》，言蜀大山中多有之，赤茎大叶，根巨若碗，药市以大者为枕，紫地锦文也。今人以庄浪出者为最，庄浪即古泾原陇西地，与《别录》相合。

【附注】

（1）在药材质量方面，过去行业内老师傅认为以唐古特大黄最好，掌叶大黄次之，药用大黄较次。传统的大黄种植，种植后 3～4 年才可采收。而目前在甘肃、青海产地，种子育苗 1 年，春天移栽，当年秋末采挖，总生长时间不足 2 年，使得其含蒽醌总量和游离蒽醌总量达不到《中国药典》标准。过去，陕西、湖北等地产的南大黄不被市场看好，主要用于出口或工业。但近些年，因其生长时间较长，含蒽醌总量和游离蒽醌总量符合《中国药典》标准，而被青睐。据王文全等研究发现，无论是唐古特大黄、掌叶大黄还是药用大黄，用传统的暗火烟熏干燥的药材，其蒽醌总量和游离蒽醌总量显著高于阴干、晒干或烘干的药材。因此，建议保留传统加工方法。

（2）大黄的支根称为"水根大黄"。过去大黄资源紧张时，大黄支根也入药，大黄主根资源充足时便作为工业原料进行提取使用。

（3）过去把大黄的根茎和根加工成"蛋吉""中吉""苏吉"现在很少见。现在产地趁鲜刮去外皮，较大的切成两半。

（4）过去，市场上有"西宁大黄""凉州大黄""铨水大黄"，为大黄中的优品，也是道地药材。"铨水大黄"是甘肃礼县、岷县、宕昌、武都等地所产的栽培品，常加工成蛋吉、片吉、中吉、苏吉等规格。这些大黄由于是野生或栽培生长时间长，共同具有质坚实，断面"槟榔渣"（红肉白筋），"星点"明显，气清香，嚼之微苦涩而略甜，有沙砾感，尤其以礼县铨水镇的产品质坚实，红度好而著名，目前市场上已绝迹。甘肃栽培大黄由于生长年限短，断面呈"白肉棕筋"。

（5）大黄自汉代张骞、班固出使西域始至今，是持续出口到世界各地的主要中药材之一，被称为典型的"中为洋用"中药，在《马可波罗游记》中就记录了阿拉伯商人从中国运往北非和欧洲各国大批的大黄和其他中药材。在欧洲，大黄被做成了名酒、糖果、糕点等而广泛利用。

（6）宋朝范成大曾统帅蜀军，其蜀地多种大黄，著有名诗《大黄花》，故大黄又名"川军"。

第二节　消石利胆胶囊

一、组片

由黄芩、金钱草、大黄、白芍、郁金、三棱、威灵仙、柴胡、青皮、海金沙、茵陈、姜黄、鸡内金组成。

二、临床应用

疏肝利胆，行气止痛，清热化湿。用于肝胆气滞、湿热内阻、结石阻塞、胆腑不通证，临床表现为右胁胀痛、时轻时重，脘腹胀满，口苦，恶心呕吐，纳食减少，甚则右上腹或剑突下持续性胀痛或绞痛，身黄，小便黄赤，舌质红，苔黄腻，脉弦滑而数。

三、临床研究

促进胆囊排空及胆汁分泌，有效防止胆囊炎、胆结石；降低胆固醇，平衡胆汁成分，有效溶石排石；对改善上腹疼痛、腹胀、厌油、口苦口臭、小便黄效果明显；对胆囊炎、胆管炎、胆囊结石、胆囊手术后综合征、胆道功能疾病疗效确切。

四、原料药材

黄芩、金钱草、大黄、白芍、郁金、三棱、威灵仙详见前章节。

柴胡

柴胡始载于《神农本草经》。柴胡原名"茈胡"，茈有柴、紫两种读音。李时珍曰："茈胡生山中，嫩则可茹，老则采而为柴，故苗有芸蒿、山菜、茹草之名。"

【别名】茈胡、地熏、山菜、菇草、柴草。

【来源】为伞形科植物柴胡 *Bupleurum chinense* DC. 或狭叶柴胡 *Bupleurum scorzonerifolium* Willd. 的干燥根。按性状不同，前者习称"北柴胡"，后者习称"南柴胡"。

【产地与资源】柴胡生于干旱荒山坡、路边、林缘、灌丛或草丛。分布于除东北、华北、西北、华东和华中地区。药材主产于陕西、河北、山西、甘肃、辽宁、吉林、黑龙江、河南、内蒙古。

狭叶柴胡生于干燥的草原、向阳山坡及灌木林缘等处，分布于东北、华北及陕西、甘肃、山东、江苏、安徽、广西等地。药材主产甘肃、江苏、安徽、辽宁、吉林、黑龙江、内蒙古等地。黑龙江大庆有大面积栽培。

柴胡以种子繁殖，播种后生长 2 ～ 3 年即可采收。亩产 50 ～ 100kg。目前，种植面积较大的有陕西、山西和内蒙古。陕西以宝鸡陈仓，汉中略阳，榆林横山、定边种植面积较大。

截至 2015 年底，湖北房县军点、竹山南口村、竹山向山村的北柴胡种植基地通过了国家 GAP 认证。

【采收加工】春、秋二季采挖，除去茎叶和泥沙，干燥。

【植物形态】两种柴胡植物形态比较见表 6-2-1。

表 6-2-1　两种柴胡植物形态比较

比较		柴胡	狭叶柴胡
相同点		多年生草本。茎单一或 2～3 丛生，上部多分枝。上部枝呈之字弯曲。复伞形花序多数；伞幅 3～8 个，不等长，小总苞片 5 片，披针形，小伞形花序具 5～10 朵花；花黄色。双悬果棕色，每棱槽中具油管 3 枚，合生面 4 条	
不同点	株高	株高 40～80cm	高达 30～60cm
	根	主根粗大，坚硬，分枝，具较多支根，灰褐色	主根发达，长圆锥状，红褐色
	茎基	基部无红色纤维状叶基残留物	基部密被红色纤维状叶基残留物
	基生叶	基生叶披针形或狭椭圆形，长 4～7cm，宽 6～8mm，先端渐尖，基部渐狭，具长柄，长早枯	基生叶及下部的叶有长柄，条形或窄条形，长 6～16cm，宽 2～7mm，先端渐尖，具短芒，基部渐狭
	茎生叶	茎中部叶披针形或广线状披针形，长 4～12cm，宽 3～16mm，最宽处在中部，7～9 脉，两面均绿色	茎生叶条状披针形具白色骨质边缘
	总苞片	2～3 片或缺，披针形	1～3 片，条形
	双悬果	椭圆形，果棱稍尖锐，狭翅状	宽椭圆形，棱粗钝凸出
	花果期	花、果期 7～9 月	花期 7～9 月，果期 8～10 月

【药材性状】北柴胡呈圆柱形或长圆锥形，长 6～15cm，直径 0.3～0.8cm。根头膨大，顶端残留 3～15 个茎基或短纤维状叶基，下部分枝。表面黑褐色或浅棕色，具纵皱纹、支根痕及皮孔。质硬而韧，不易折断，断面显纤维性，皮部浅棕色，木部黄白色。气微香，味微苦。

南柴胡根较细，圆锥形，顶端有多数细毛状枯叶纤维，习称"扫帚头"，下部多不分枝或稍分枝。表面红棕色或黑棕色，靠近根头处多具细密环纹。质稍软，易折断，断面略平坦，不显纤维性。具败油气。

均以条粗长、须根少者为佳。

【鉴别要点】北柴胡与南柴胡性状比较见表 6-2-2。

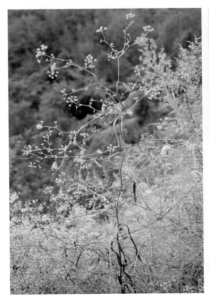
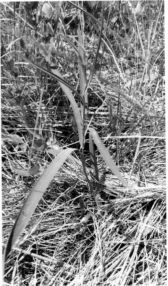

图 6-2-1　柴胡（北柴胡）和狭叶柴胡植物

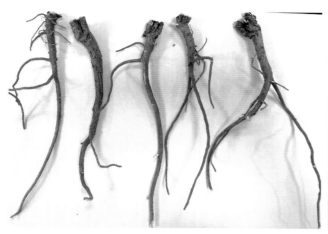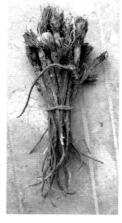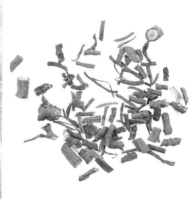

图 6-2-2　北柴胡、南柴胡药材及北柴胡饮片（图左为北柴胡药材，中为南柴胡药材）

表 6-2-2　北柴胡与南柴胡性状比较

比较	北柴胡	南柴胡
形状	圆柱形或长圆锥形，根头膨大，顶端残留 3～15 个茎基或短纤维状叶基	较细，圆锥形，顶端有多数细毛状枯叶纤维
表面	黑褐色或浅棕色，具纵皱纹、枝根痕及皮孔	红棕色或黑棕色，靠近根头部多具细密环纹
分枝	有分枝	不分枝或少分枝
质地	质硬而韧，不易折断	质稍软，易折断
断面	断面显片状纤维性；切面，外皮极薄，木部占直径绝大部分，有多个环圈	断面略平坦，不显纤维性；切面，皮部棕色，占直径的少半，木部放射状明显
气味	气微香，味微苦	败油气

【功能与主治】疏散退热，疏肝解郁，升举阳气。用于感冒发热，寒热往来，胸胁胀痛，月经不调，子宫脱垂，脱肛。

【炮制】临床常用的有生柴胡片、醋柴胡两种规格。过去常见的鳖血柴胡、炒柴胡、蜜柴胡、酒柴胡等炮制规格，现已很少使用。

1. 柴胡片　取原药材除去杂质和残茎，洗净，润透，切厚片，干燥。

2. 醋柴胡　取柴胡片加入定量米醋拌匀，稍闷润，待醋被吸尽后，置炒制容器内，用文火炒干，取出晾凉。

3. 鳖血柴胡　①取柴胡片加入定量洁净的新鲜鳖血及适量冷开水拌匀，稍闷润，待鳖血液被吸尽后，置炒制容器内，用文火炒干，取出晾凉。②取柴胡片加入定量洁净新鲜鳖血、黄酒拌匀，稍闷润，待鳖血，酒液被吸尽后，置炒制容器内，用文火炒干，取出晾凉。每 100kg 柴胡片用鳖血 13kg、黄酒 25kg。

【化学成分】柴胡除含挥发油、皂苷外，尚含有多元醇、植物甾醇、香豆素、脂肪酸等成分。地上部分含有黄酮。

北柴胡挥发油中含有 δ- 荜澄茄烯、香芹酮、葛缕醇、石竹烯。另含有柴胡皂苷 A、C、D 等。近年又分得柴胡皂苷 B₂、B₃、F、T、V 等。

南柴胡挥发油中含有香橙烯、异冰片、樟脑、石竹烯、α- 胡椒烯、β- 榄香烯、β- 莳烯、柠檬烯、里哪醇、绿叶烷。

【药理】①抗炎，保肝，抗溃疡。②对中枢神经系统的作用：解热，镇静，抗惊厥，镇痛，镇咳。③双向影响机体免疫力：柴胡多糖注射液可以显著增加腹腔巨噬细胞吞噬百分数和吞噬指数，流行性感冒病毒血清中和抗体滴度，表现出增强机体免疫功能；柴胡注射液对健康人 T 淋巴细胞 E 受体有显著抑制作用，表明有免疫抑制作用。④降压、降脂，抗菌、抗病毒。⑤对代谢的影响：柴胡皂苷可促进肝糖原合成，因而有显著升高血糖的作用；通过促进胆汁分泌和粪便排泄，有分解脂肪和降低胆固醇的作用；柴胡皂苷能明显增加蛋白质生物合成；柴胡多糖通过肾上腺促进 DNA 合成作用的消失。⑥柴胡多糖具有抗辐射损伤的作用；柴胡黄酮和柴胡皂苷对血浆乙酰胆碱酯酶具有竞争 – 非竞争型混合抑制作用；柴胡皂苷对胰蛋白酶有较强的抑制作用。

【文献摘要】

《名医别录》：生弘农川谷及冤句。二月、八月采根，暴干。

《本草经集注》：今出近道，状如前胡而强。《博物志》云：芸蒿叶似邪蒿，春秋有白蒻，长四五寸，香美可食。长安及河内并有之。

《救荒本草》：柴胡，今钧州密县山谷间有之。苗甚辛香，茎青紫，坚硬，微有细线楞，叶似竹叶而小，开小黄花，根但赤色。采苗叶焯熟，换水淘去苦味，油盐调食。

《本草图经》：今关陕、江湖间，近道皆有之，以银州者为胜。二月生苗，甚香，茎青紫，叶似竹叶稍紫，七月开黄花，根赤色，似前胡而强。芦头有赤毛如鼠尾，独颗长者好。二月八月采根。

《本草纲目》：银州所产柴胡，长尺余而微白且软，不易得也。北地所产者，亦如前胡耳软，今人谓之北柴胡是也。入药也良。南土所产者，不似前胡，正如蒿根，强硬不堪使用。其苗有如韭叶者、竹叶者，以竹叶者为胜。其如邪蒿者最下也。

【附注】

（1）市场上柴胡的种质来源比较乱，除了上述《中国药典》收载的这两种外，尚有竹叶柴胡、银州柴胡，甚至有从日本引进的三岛柴胡等多种。柴胡饮片中掺假现象也较多。

（2）银柴胡：为石竹科植物银柴胡的干燥根。主产于宁夏陶乐、盐地、灵武、中卫等地。具有清虚热、除疳热的作用。最早以柴胡的道地药材“银州柴胡”的伪品出现，后正式收载于《本草纲目拾遗》。

青皮

青皮始载于《珍珠囊》。“橘之未黄而青色者”，故名。

【别名】四花青皮、个青皮、青皮子。

【来源】为芸香科植物橘 *Citrus reticulata* Blanco 及其栽培变种的干燥幼果或未成熟果实的果皮。

【产地与资源】长江以南各省广泛栽培。汉中城固种橘亦有近千年。

【采收加工】5～6 月收集自落的幼果，晒干，习称“个青皮”；7～8 月采收未成熟的果实，在果皮上纵剖成四瓣至基部，除尽瓤瓣，晒干，习称“四花青皮”。

【植物形态】常绿灌木或小乔木。枝通常有刺，叶披针形或椭圆形；花小，黄白色，单生或 2～3 多簇生于叶腋。柑果扁球形或球形，果皮粗糙。花期 5～7 月，果期 11～12 月。

【药材性状】四花青皮果皮剖成 4 裂片，裂片长椭圆形，长 4～6cm，厚 0.1～0.2cm。外表面灰绿色或黑绿色，密生多数油室；内表面类白色或黄白色，粗糙，附黄白色或黄棕色小筋络。质稍硬，易折断，断面外缘有油室 1～2 列。气香，味苦、辛。

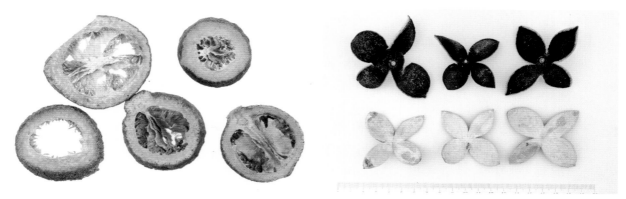

图 6-2-3　个青皮和四花青皮饮片

个青皮呈类球形，直径 0.5 ～ 2cm。表面灰绿色或黑绿色，微粗糙，有细密凹下的油室，顶端有稍突起的柱基，基部有网形果梗痕。质硬，断面果皮黄白色或淡黄棕色，厚 0.1 ～ 0.2cm，外缘有油室 1 ～ 2 列。瓤囊 8 ～ 10 瓣，淡棕色。气清香，味酸、苦、辛。

【鉴别要点】个青皮的特点是"薄皮大馅"，瓤囊部分（心）占直径的大部分。枳实的特点是"肉厚心小，香浓味苦"，中果皮（肉）占直径的大部分。

【功能与主治】疏肝破气，消积化滞。用于胸胁胀痛，疝气疼痛，乳癖、乳痈，食积气滞，脘腹胀痛。

【炮制】

1. 青皮片或丝　取原药材除去杂质，洗净，闷润，切厚片或丝，晒干，筛去碎屑。

2. 醋青皮　取青皮丝或片加入定量米醋拌匀，稍闷润，至醋被吸尽后，置炒制容器内，用文火炒干，取出晾凉，筛去碎屑。

【化学成分】主要含挥发油（1.198%～ 3.187%）、柠檬烯、黄酮类、橙皮苷、新橙皮苷以及多种氨基酸类成分。

【药理】有祛痰、平喘、升压、抗休克作用。

【文献摘要】

《本草纲目》：青橘皮乃橘之未黄而色青者，薄而光，其气芳烈。今人多以小柑、小柚、小橙伪为之，不可不慎辨之。入药以汤浸去瓤，切片醋拌，瓦炒过用。

《本草原始》：青皮，乃橘之未成熟，落之，头破裂，状如莲瓣。其气芳烈，皮薄而光，纯青色，故名青皮。《本经》载名青橘皮。头破裂者，俗呼四花青皮，凡用以此为胜。

【附注】青皮在商品中分"个青皮"和"四花青皮"，习惯认为四花青皮较好。

🌿 海金沙

海金沙始载于《嘉祐本草》。李时珍曰："（海金沙藤）俗名竹园荽，象叶形也。（海金沙）其色黄如细沙也，谓之海者，神异之也。"《中华本草》曰："其攀援多向左缠绕，故名左转藤。本品孢子入药，细如海沙而色黄，故名海金沙。"

【别名】金沙藤、左转藤、竹园荽。

【来源】为海金沙科植物海金沙 *Lygodium japonicum*（Thunb.）Sw. 的干燥成熟孢子。

【产地与资源】攀援于其他植物上，野生于阴湿山坡灌丛、路边林缘或草丛中，分布于华东、中南、西南及陕西、甘肃。药材主产于广东、浙江、江苏、江西、湖南、湖北、四川、广西、福建、陕西亦产。

海金沙喜生长在排水量良好的砂质土壤中。攀援性强，抗逆性也强。用孢子繁殖和分茎繁殖。孢子繁殖，即采成熟孢子立即播于土壤表面，稍覆土，常浇水保持湿度。

【采收加工】秋季孢子未脱落时采割藤叶，晒干，搓揉或打下孢子，除去藤叶。

【植物形态】多年生攀援植物，茎草质，细弱。叶为 1～2 回羽状复叶，纸质。小叶孢子囊生于能育羽片的背面，孢子囊多在夏秋两季产生。

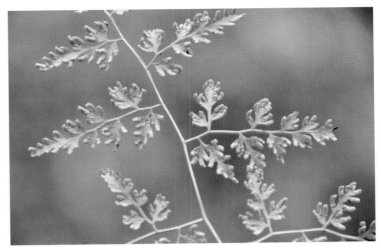

图 6-2-4 海金沙植物

【药材性状】呈粉末状，棕黄色或浅棕黄色。体轻，手捻有光滑感，置手中易由指缝滑落。撒入水中浮于水面，加热后则逐渐下沉，燃烧时发出爆鸣及闪光，无灰渣残留。气微，味淡。

以质轻、色棕黄、有光滑感、无杂质者为佳。

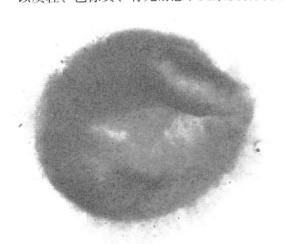
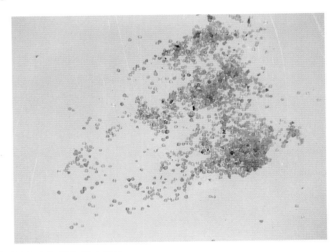

图 6-2-5 海金沙药材（右图为放大图）

【功能与主治】清利湿热，通淋止痛。用于热淋，石淋，血淋，膏淋，尿道涩痛。

【化学成分】孢子含水溶性成分海金沙素，又含脂肪油，其中主要脂肪酸为油酸、亚油酸、棕榈酸和肉豆蔻酸等。还含反式对香豆酸和咖啡酸等利胆成分和赤霉素 A_{73} 的甲酯。

【药理】增强输尿管蠕动。

【文献摘要】

（1）《嘉祐本草》：出黔中郴，七月采收，生作小株，才高一二尺。收时全科，于日中暴之，令小干，纸衬以杖击之，有细沙落纸上，旋收之，且暴且击，以沙尽为度。

（2）《本草纲目》：江、浙、湖、湘、川、陕皆有之，生林下。茎细如线，引子竹木上，高尺许。其叶细如园荽叶而甚薄，背面皆青，上多皱纹。皱处有沙子，状如蒲黄粉，黄赤色。不开花，细根坚强。其沙及草皆可入药。方士采其草取汁，煮砂、缩贺。

【附注】海金沙商品极易掺假，用时注意鉴别。

茵陈

茵陈始载于《神农本草经》。《本草拾遗》曰："虽蒿类，苗细，经冬不死，更因旧苗而生，故名茵陈，后加蒿字也。"药用幼苗，枝叶细柔，密被白绵毛，故又称绵茵陈、绒蒿。

【别名】绵茵陈、绒蒿、安吕草、米米蒿。

【来源】为菊科植物滨蒿 *Artemisia scoparia* Waldst.et Kit. 或茵陈蒿 *Artemisia capillaries* Thunb. 的干燥地上部分。

【产地与资源】滨蒿生于山坡、旷野、路旁、林缘、砂地、河岸及盐碱地，分布几乎遍布全国。药材主产于陕西、河北、山西等地。商品统称绵茵陈，陕西产者称西茵陈，质量最佳。

茵陈蒿生于低海拔地区的河岸附近湿润沙地、路旁和低山坡，分布于华东、中南及辽宁、河北、陕西、四川、台湾等地。药材主产于山东、江苏、浙江、福建等地。

【采收加工】春季幼苗高6～10cm时采收或秋季花蕾长成至花初开时采割，除去杂质和老茎，晒干。春季采收的习称"绵茵陈"，秋季采割的称"花茵陈"。

【植物形态】两种植物形态比较见表6-2-3。

表6-2-3　两种植物形态比较

比较		滨蒿	茵陈蒿
相同点		幼苗密被灰白色细柔毛，老时脱落；茎直立，多分枝	
不同点	植株	一年生或二年生草本，高30～60cm	多年生草本，高达30～100cm
	基生叶	有长柄，较窄，叶片宽卵形，裂片稍卵状，疏离	有柄，2～3回羽状全裂或掌状分裂，最终裂片线性
	茎生叶	茎中部叶披针形或广线状披针形，长4～12cm，宽3～16mm，最宽处在中部，7～9脉，两面均绿色	茎生叶羽状全裂成丝状，小裂片呈条状披针形，具白色骨质边缘
	头状花序	直径约1mm，外层雌花5～7朵，中部两性花约4朵	直径1.5～2mm，每一花托上着生两性花和雌花各约5朵，均为淡紫色管状花

【药材性状】绵茵陈卷曲成团状，灰白色或灰绿色，全体密被白色茸毛，绵软如绒。展平后叶片呈一至三回羽状分裂，小裂片卵形或稍呈倒披针形、条形，先端锐尖。

花茵陈茎呈圆柱形，多分枝，长30～100cm，直径2～8mm；表面淡紫色或紫色，有纵条纹，被短柔毛；体轻，质脆，断面类白色。叶密集，或多脱落；下部叶二至三回羽状深裂，裂片条形或细条形，两面密被白色柔毛；茎生叶一至二回羽状全裂，基部抱茎，裂片细丝状。头状花序卵形，多数集成圆锥状，长1.2～1.5mm，直径1～1.2mm，有短梗；总苞片3～4层，卵形，苞片3裂；外层雌花6～10个，可多达15个，内层两性花2～10个。瘦果长圆形，黄棕色。气芳香，味微苦。

以质嫩、绵软、色灰白、香气浓者为佳。

【功能与主治】清利湿热，利胆退黄。用于黄疸尿少，湿温暑湿，湿疮瘙痒。

【炮制】除去残根和杂质，搓碎或切碎。绵茵陈筛去灰屑。

【化学成分】含具有利胆作用的有效成分蒿属香豆素、绿原酸等。

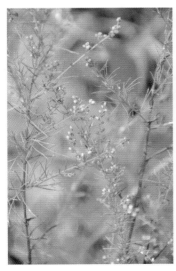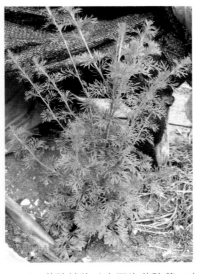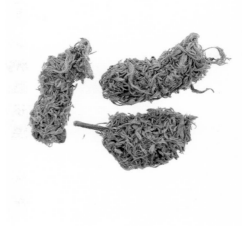

图 6-2-6 茵陈植物（左图为茵陈蒿，中图为滨蒿）和药材

【药理】利胆保肝，解热镇痛消炎，抗病原微生物，抗肿瘤，利尿。所含的香豆素类化合物具有扩血管、降血脂、抗凝血等作用，用于冠心病。

【文献摘要】

《名医别录》：生太山及丘陵坡岸。

《本草经集注》：今处处有，似蓬蒿而叶紧细，茎冬不死。春又生。

《本草图经》：今近道皆有之，而不及泰山者佳。春初生苗，高三五寸，似蓬蒿而叶紧细，无花实，秋后叶枯，茎干经冬不死，至春更因旧苗而生新叶。五月、七月采茎叶阴干，今谓之山茵陈。

《本草纲目》：今山茵陈二月生苗，其茎如艾。其叶如淡色青蒿而背白，叶歧紧细而扁整。九月开细黄花色，结实大如艾子，华实并与庵蔺花实相似，亦有无花实者。

【附注】全国大部分地区习惯用绵茵陈。

姜黄

姜黄始载于《新修本草》。李时珍谓其"根盘屈黄色，类生姜而圆"，故名。根据其颜色、形状而得名。

【别名】郁金、宝鼎香、毫命、黄姜、黄丝。

【来源】为姜科植物姜黄 *Curcuma longa* L. 的干燥根茎。

【产地与资源】栽培于福建、台湾、广东、四川、西藏、云南等地。药材主产于四川犍为、沐川、宜宾、双流、新津、崇庆、温江、峨边、重庆秀山等地，广东、广西、福建、云南、贵州、陕西城固均产，以四川产品为优。本品除药用外，多用作染料和食品调色剂。

【采收加工】冬季茎叶枯萎时采挖，洗净，煮或蒸至透心，晒干，除去须根。

【植物形态】多年生草本，高约 1m，根茎橙黄色至亮黄色，圆柱形；根端具纺锤形块根。叶柄长 20～45cm，叶片绿色，长圆形或椭圆形。穗状花序于叶鞘中央抽出，冠部苞片开展，白色或绿色，有时淡红紫色；花萼白色，先端 3 齿；花冠淡黄色；唇瓣黄色，中间棕黄色。花期 8 月。

【药材性状】呈不规则卵圆形、圆柱形或纺锤形，常弯曲，有的具短叉状分枝，长 2～5cm，直径 1～3cm。表面深黄色，粗糙，有皱缩纹理和明显环节，并有圆形分枝痕及须根痕。质坚实，不易折断，断面棕黄色至金黄色，角质样，有蜡样光泽，内皮层环纹明显，维管束呈点状散在。气香特异，味苦、辛。

以质坚实、断面金黄、香气浓厚者为佳。

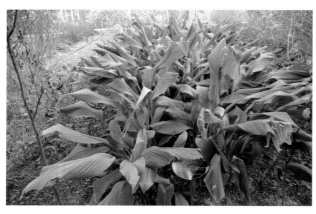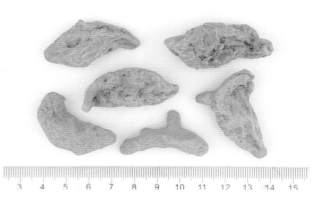

图 6-2-7　姜黄植物和饮片

【鉴别要点】形如姜，断面色黄赤。

【功能与主治】破血行气，通经止痛。用于胸胁刺痛，胸痹心痛，痛经经闭，癥瘕，风湿肩臂疼痛，跌扑肿痛。

【炮制】除去杂质，略泡，洗净，润透，切厚片，干燥。

【化学成分】含姜黄素类化合物、姜黄多糖类化合物、脂肪酸，以及钾、钠、镁、钙、锰、铁、铜、锌等元素。

【药理】具有降血脂、利胆、抗肿瘤、抗炎、抗病原微生物作用；对降低全血和血浆黏稠度作用显著；对终止妊娠有作用。另外，还有抗氧化作用和光效应作用。

【文献摘要】

《新修本草》：叶根都似郁金，花春生于根，与苗并处，夏花烂，无子，根有黄、青、白三色。其作之方法与郁金同尔。西戎人谓之蒁药。

《本草图经》：姜黄旧不载所出州郡，今江、广、蜀川多有之。叶青绿，长一二尺许，阔三四寸，有斜纹如红蕉叶而小，花红白色，至中秋渐凋。春末方生，其花先生，次方生叶，不结实。根盘屈，黄色，类生姜而圆，有节。

《本草纲目》：近时以扁如干姜形者，为片子姜黄；圆如蝉腹形者，为蝉肚郁金，并可浸水染色。蒁形虽似郁金，而色不黄叶。姜黄、郁金、蒁药三物，形状功用皆相近，但郁金入心治血，而姜黄兼入脾，兼治气，蒁药则入肝，兼治气中之血，为不同尔。

《本草正义》：姜黄始见《唐本草》，称其辛苦大寒，按：今市肆姜黄，确有二种，名片姜黄者，是本已切为厚片，而后晒干，形似干姜，色不黄，质亦不坚，治风寒湿者即此。又一种则坚实光亮，其色深黄，乃如郁金，是为染色之用，不入药剂者。

《植物名实图考》：姜黄，《唐本草》始著录。今江西南城县里龟都种之成田，以贩他处染黄。其形状似美人蕉而根如姜，色极黄，其亦微辛。郁金，生蜀地者为川郁金，以根如螳螂肚为真。其用以染黄者则姜黄也。

【附注】

（1）市场中的"片姜黄"为温郁金新鲜根茎切片后干燥而成。具有行气破瘀、通经络的作用。用于风湿痹痛、心腹积痛、胸胁疼痛、闭经腹痛、跌打损伤等血瘀气滞证。

（2）市场上姜黄药材有两种形状。一种是圆形姜黄，系姜黄的主根茎，较粗短，呈长卵形，因其状如蝉肚，俗称"蝉肚姜黄"。另一种是长形姜黄，系姜黄的侧生根茎，略呈圆柱形或稍扁，带有指状分支或圆形分支断痕。均以卵圆形或圆柱形、枝条粗壮、外色鲜黄、断面橙红或橙黄色、质坚实、味辛辣、气浓厚者为佳。

🍃 鸡内金

鸡内金始载于《本草蒙荃》。李时珍曰："肫胵，鸡肫也。近人讳之，呼肫内黄皮为鸡内金。"

【别名】鸡黄皮、鸡食皮、鸡嗉子、鸡胗子。

【来源】为雉科动物家鸡 *Gallus gallus domesticus* Brisson 的干燥砂囊内壁。

【产地与资源】全国各地均产。

【采收加工】杀鸡后，取出鸡肫，立即剥下内壁，洗净，干燥。

【药材性状】为不规则卷片，厚约 2mm。表面黄色、黄绿色或黄褐色，薄而半透明，具明显的条状皱纹。质脆，易碎，断面角质样，有光泽。气微腥，味微苦。

以个大、色黄、完整少破碎者为佳。

【功能与主治】健胃消食，涩精止遗，通淋化石。用于食积不消，呕吐泻痢，小儿疳积，遗尿、遗精，石淋涩痛，胆胀胁痛。

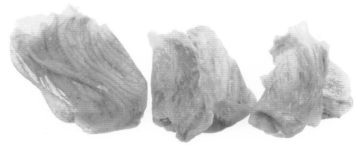

图 6-2-8　鸡内金药材

【炮制】

1. 净鸡内金　取原药材，洗净，干燥。

2. 砂炒鸡内金　将砂置热锅内，用武火加热至灵活状态时，投入大小一致的鸡内金，不断翻动，炒至发泡卷曲，呈淡黄色时取出，筛去砂，放凉。

3. 焦鸡内金　将鸡内金置热锅内，用中火加热至焦黄色，取出，放凉。

4. 醋鸡内金　将鸡内金适当破碎，置热锅内炒至发泡卷曲，呈淡黄色时，均匀喷淋醋液，再略炒干，取出，放凉。

【化学成分】鸡内金含胃激素、角蛋白、微量胃蛋白酶、淀粉酶、多种维生素、18 种氨基酸，以及铝、钙、铬、钴、铜、铁、镁、锰、钼、铅、锌等微量元素。

【药理】明显增强胃运动功能，加速放射性锶的排泄，抗癌等。

【文献摘要】

《医学衷中参西录》：鸡内金，鸡之脾胃也。中有瓷石、铜、铁皆能消化，其善化瘀积可知。（脾胃）居中焦以升降气化，若有瘀积，气化不能升降，是以易致胀满，用鸡内金为脏器疗法。若再与白术等分并用，为消化瘀积之要药，更为健补脾胃之妙品，脾胃健壮，益能运化药力以消积也。不但能消脾胃之积，无论脏腑何处有积，鸡内金皆能消之，是以男子疝癖，女子癥瘕，久久服之，皆能治愈。又凡虚劳之证，其经络多瘀滞，加鸡内金于滋补药中，以化其经络之瘀滞，而病始可愈。至以治室女月信一次未见者，尤为要药。盖以能助当归、白芍以通经，又能助健补脾胃之药，多进饮食以生血也。

第三节　肝爽颗粒

一、组方

肝爽颗粒由柴胡、白芍、当归、夏枯草、丹参、桃仁、党参、茯苓、白术、鳖甲、蒲公英、虎杖、枳壳组成。

二、临床应用

疏肝健脾，消热散瘀，软坚散结。用于肝郁脾虚、气滞血瘀证，临床表现为两肋胀痛、咽干舌燥、食欲不振、腹胀体倦、腹中块硬、大便溏薄、苔白、脉弦涩。

三、临床研究

抑制Ⅲ型、Ⅳ型胶原合成，降低透明质酸、层粘连蛋白含量，逆转肝纤维化，防治肝硬化；延缓肝硬化及其并发症的发生，有效治疗慢性肝炎、脂肪肝、酒精肝、药物性肝损伤、肝功能损害；保肝降酶，改善肝病患者乏力、纳差、腹胀、肝区疼痛等不适；与抗病毒药物联合用药，可提高抗病毒药物疗效。

四、原料药材

柴胡、白芍、当归、夏枯草、丹参、桃仁、虎杖、党参详见前章节。

茯苓

茯苓始载于《神农本草经》。李时珍曰："《史记·龟策传》作茯灵，盖松之神灵之气伏结而成，故谓之茯苓、茯神也。俗作苓者，传写之讹尔。"

【别名】茯苓个、茯苓片、茯苓块。

【来源】为多孔菌科真菌茯苓 Poria cocos（Schw.）Wolf 的干燥菌核。

【产地与资源】生于松树根上。茯苓在我国分布广泛，野生茯苓主产于云南丽江、兰坪、维西、剑川、永胜，四川凉山州、雅安，以及吉林、安徽、浙江、福建、河南、湖北、广西、贵州、陕西南部等地。以云南产者为优，称"云茯苓"，为著名道地药材。

现市场上的茯苓已全部人工栽培。茯苓属于寄生性真菌，栽培是把培育的茯苓菌种点植在松木段上，放入坑中，覆土培育而成。历史上茯苓的栽培集中在安徽、湖北、河南三省接壤地区的大别山区，主产于徽霍山、金寨、太湖、岳西、潜山，湖北罗田、英山、麻城，河南商城、固始等地。其中以安徽岳西产量大，质量优。广东信宜、高州、新丰，广西岑溪、苍梧、玉林，福建尤溪、三明、沙县，湖南会同、靖州、道县，云南禄劝、武定等地也都是历史产区。目前云南楚雄、普洱、临沧、大理、丽江、迪庆为"云茯苓"的道地产地。

截至2015年底，湖北省英山县石头咀镇周家畈村、天堂村、卡里村、郑坊村、方家畈村、程璋河村、栗树咀村、胡家山村，陶家河乡英太寨村、严坳村，罗田县九资河镇九资河村、徐凤冲村、王家铺村，罗田县白庙河乡白庙河村；湖南省靖州县太阳坪乡八龙村、地芒村，甘棠镇乐群村的茯苓种植基地通过了国家 GAP 认证。

【采收加工】多于 7～9 月采挖，挖出后除去泥沙，堆置"发汗"，摊开晾至表面干燥，再"发汗"，反复数次至现皱纹，内部水分大部散失后，阴干，称为"茯苓个"；或将鲜茯苓按不同部位切制，阴干，分别称为茯苓皮、赤茯苓、茯苓块、茯苓片、茯苓丁。因为茯苓干后很坚硬，切制很困难，所以目前均在产地趁鲜切成薄片或 1cm 见方的茯苓块，俗称"茯苓丁"。切前先将鲜茯苓蒸透再切，否则，切成的茯苓片、丁易碎。

【药材性状】茯苓个呈类球形、椭圆形、扁圆形或不规则团块，大小不一。外皮薄而粗糙，棕褐色至黑褐色，有明显的皱缩纹理。体重，质坚实，断面颗粒性，有的具裂隙，外层淡棕色，内部白色，少数淡红色，有的中间抱有松根。气微，味淡，嚼之粘牙。

茯苓块为去皮后切制的茯苓，呈立方块状或方块状厚片，大小不一。白色、淡红色或淡棕色。其与葛根丁很相似，区别为茯苓块中没有棕褐色纤维。

茯苓片为去皮后切制的茯苓，呈不规则厚片，厚薄不一。白色、淡红色或淡棕色。

以体重、质坚实、外皮色棕褐、纹细、无裂隙，断面白色细腻、黏牙力强者为佳。

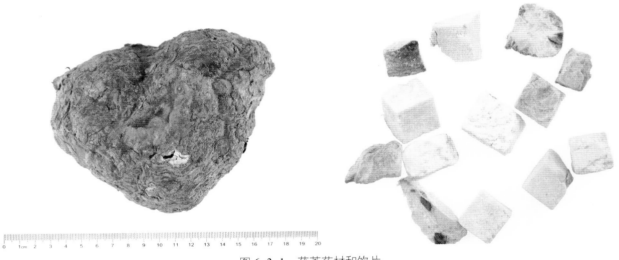

图 6-3-1 茯苓药材和饮片

【功能与主治】利水渗湿，健脾宁心。用于水肿尿少，痰饮眩悸，脾虚食少，便溏泄泻，心神不安，惊悸失眠。

【炮制】茯苓多在产地加工成片、块或丁。过去临床有"朱砂茯苓"，现很少见。

【化学成分】主要含茯苓多糖、麦角甾醇、胆碱、腺嘌呤、卵磷酸、蛋白质、氨基酸、β-茯苓聚糖分解酶、蛋白质酶等。茯苓多糖为主要有效成分。据报道，茯苓皮中锌、锰的含量高于茯苓块、并含有茯苓块中不含有的铜和硒。

【药理】有利尿、抗菌、抗肿瘤、增加巨噬细胞的细胞毒性等作用。茯苓的水、乙醇及乙醚提取物对离体蛙心都有增强心脏收缩以及加速心率的作用。

【文献摘要】

《名医别录》：茯苓、茯神生太山山谷大松下。二月、八月采，阴干。

《本草经集注》：今出郁州。彼土人乃假斫松作之，形多小，虚赤不佳。自然成者，大如三四升器，外皮黑细皱，内坚白，形如鸟、兽、龟、鳖者良。

《新修本草》：今太山亦有茯苓，白实而块小，而不复采用。第一出华山，形极粗大。雍州、南山亦有，不如华山者。

《蜀本草》：生枯松树下，形块无定，以似人、龟、鸟形者佳。今所在大松处皆有，唯华山最多。

《本草图经》：茯苓生泰山山谷，今泰、华、嵩山皆有之。出大松下，附根而生，无苗、叶、花、实，作块如拳，在土底，大者至数斤。似人形、龟形者佳，皮黑，肉又赤白两种。

《本草纲目》：茯苓有大如斗者，有坚如石者，绝胜。其轻虚者不佳，盖年浅未坚故尔。刘宋王微《茯苓赞》云：皓苓下居，彤丝上荟，中状鸟鬼，其容龟蔡。神侔少司，保延幼艾。终志不移，柔红可佩。

《本经逢原》：茯苓，一种栽莳而成者，曰莳苓，出浙中，但白不坚，入药少力。

【附注】

（1）茯苓皮：菌核外的紫黑色外皮。具有利水消肿的作用，用于水湿肿满、小便不利。

（2）赤茯苓：菌核近外皮部淡红色部分。具有行水、利湿热的作用，用于小便不利、水肿、淋浊、泄泻。

（3）茯神：菌核中间抱有松根（茯神木）的白色部分。具有宁心安神利水的作用，用于惊悸、怔忡、健忘失眠、惊痫、小便不利。

（4）茯神木：菌核中间的松根。具有平肝安神的作用，用于惊悸健忘、中风语謇、脚气转筋。

白术

白术始载于《神农本草经》。李时珍曰："按《六书》本义，术字篆文，象其根干枝叶之形。""术"似为象形字。本品早期与苍术不分，陶弘景始分为二，与苍术相比，本品色略淡白，故名之为白术。古时主产于潜县，故有"于白术"之名。

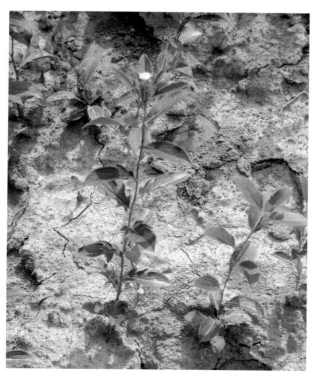

图 6-3-2　白术植物

【别名】於术、冬白术、浙术。

【来源】为菊科植物白术 *Atractylodesmacrocephala* Koidz. 的干燥根茎。

【产地与资源】全国各地均有栽培。主产于浙江磐安、东阳、武义、新昌、嵊州、仙居、天台、义乌、奉化、缙云等地，统称"浙白术"。其中又以磐安、东阳、新昌、嵊州产的质量最佳，为浙江道地药材之一。除此之外，湖南平江、溆浦、隆回、潜阳，江西宜春、九江，重庆秀山、酉阳，四川乐山、宝兴，湖北恩施、通城，福建建阳、顺昌，安徽亳州、太和，河北安国等地也有种植。

【采收加工】栽培生长 2～3 年，冬季下部叶枯黄、上部叶变脆时采挖，除去泥沙，烘干或晒干，再除去须根。白术干燥时，要边烘边发汗逐步至五六成干，再用微火烘至全干。

【植物形态】多年生草本，根状茎块状。茎直立，上部分枝，叶有长柄，3 裂或羽状 5 深裂，裂片边缘有贴伏的细刺齿，顶裂片大；茎上叶狭披针形，不裂。头状花序极大，总苞片约5～8层。管状花紫红色，瘦果。花、果期9～10月。

【药材性状】为不规则的肥厚团块，长3～13cm，直径1.5～7cm。表面灰黄色或灰棕色，有瘤状突起及断续的纵皱和沟纹，并有须根痕，顶端有残留茎基和芽痕。质坚硬不易折断，断面不平坦，黄白色至淡棕色，有棕黄色的点状油室散在；烘干者断面角质样，色较深或有裂隙。气清香，味甘、微辛，嚼之略带黏性。

以个大、质坚实、断面色黄白、香气浓者为佳。

【鉴别要点】切面裂隙呈孔状，是白术区别于其他药材的重要特征。

【功能与主治】健脾益气，燥湿利水，止汗，安胎。用于脾虚食少，腹胀泄泻，痰饮眩悸，水肿，自汗，胎动不安。

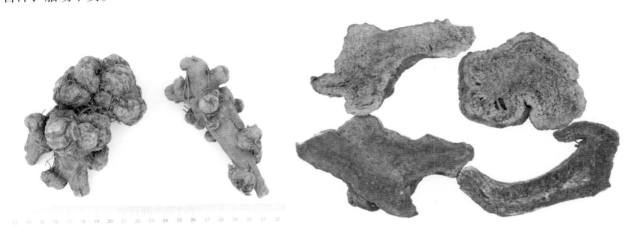

图6-3-3 白术药材和炒白术饮片

【炮制】

1. 白术片　取原药材除去杂质，用水润透切厚片、干燥，筛去碎屑。

2. 土炒白术　先将土（以陈墙土为佳）置锅内加热，炒至土呈灵活状态时投入白术片，炒至白术表面均匀挂土粉时，取出，筛去土，放凉。

3. 麸炒白术　先将锅烧热，撒入麦麸，待冒烟时投入白术片，不断翻动，炒至白术呈深黄色，取出，筛去麦麸，放凉。

【化学成分】含挥发油1.4%左右，油中的主要成分为苍术酮、苍术醇、白术内酯A、白术内酯B、3-β-乙酰氧基苍术酮等多种成分。白术中尚可分离得到甘露聚糖Am-3。

【药理】利尿，降血糖，强壮，镇静，抗凝血，血管扩张，抗肿瘤，抗菌，促进造血功能，促进蛋白质合成，对心脏呈抑制作用，对呼吸有短暂的兴奋作用。另外，白术对家兔、肠鼠、大鼠和小鼠的子宫平滑肌有明显抑制作用，白术煎剂对小鼠因四氧化碳引起的肝损伤有保护作用。白术乙酸乙酯提取物，对大白鼠十二指肠给药，可明显增加胆汁分泌。

【文献摘要】

《本草经集注》：术乃有两种：白术叶大有毛而作桠，根甜而少膏，可作丸散用；赤术叶细无桠，根小，苦而多膏，可作煎用。东境术大而无气烈，不任用。今市人卖者，皆以米粉涂令白，非自然，用时宜刮去之。

《本草图经》：今白术生杭、越、舒、宣州高山岗上。凡古方云术者，乃白术也。

《本草蒙筌》：浙术，俗呼云头术。种平壤，颇肥大，由粪力也，易润油。歙术，俗名狗头术，产深谷，虽瘦小，得土气充盈。宁国、池州、昌化产。并与歙类，境界相邻故也。采根秋月俱同。制度烘曝却异。浙者大块旋曝，每润滞油多；歙者薄片顿烘，竟干燥白甚。凡用唯白为胜，乃觅歙者尤优。

《本草纲目》：白术，桴蓟也，吴越有之。人多取其根栽莳，一年即稠。嫩苗可茹，叶稍大而有毛。根如指大，状如鼓槌，亦有大如拳者。彼人剖开暴干，谓之削术，亦曰片术。陈自良言白而肥者，是浙术；瘦而黄者，是幕阜山所出，其力劣。昔人用术不分赤白。自宋以来，始言苍术苦辛气烈，白术苦甘气和，各自施用，亦颇有理。并以秋采者佳，春采者虚软易坏。

《本经逢原》：白术一名山姜。云术肥大，气壅；台术条细，力薄；宁国狗头术皮赤稍大。然皆栽灌而成，故其气景，不若于潜野生者壅滞之患。

【附注】白术与苍术在南北朝以前统称为术，至陶弘景始有区分，于宋代正式分为两药。《伤寒杂病论》中有 20 多种方剂用到术，现书中"白术"的"白"，乃林亿等校书时所加。

鳖甲

鳖甲始载于《神农本草经》，列为中品。李时珍曰："鳖行蹩躄，故谓之鳖。"

【别名】上甲、团鱼壳。

【来源】为鳖科动物鳖 *Trionyx sinensis* Wiegmann 的背甲。

【产地与资源】除新疆、青海、宁夏、西藏未见报道外，广布于全国各地。主产于湖北、湖南、江苏、安徽、江西、河北、河南、陕西、山西、内蒙古、福建、广东、广西等地。现各地普遍有养殖。

【采收加工】全年均可捕捉，以秋、冬二季为多，捕捉后杀死，置沸水中烫至背甲上的硬皮能剥落时取出，剥取背甲，除去残肉，晒干。

【药材性状】呈椭圆形或卵圆形，背面隆起，长 10～15cm，宽 9～14cm。外表面黑褐色或墨绿色，略有光泽，具细网状皱纹和灰黄色或灰白色斑点，中间有一条纵棱，两侧各有左右对称的横凹纹 8 条，外皮脱落后，可见锯齿状嵌接缝。内表面类白色，中部有突起的脊椎骨，颈骨向内卷曲，两侧各有肋骨 8 条，伸出边缘。质坚硬。气微腥，味淡。

以块大、无残肉、无腥臭者为佳。

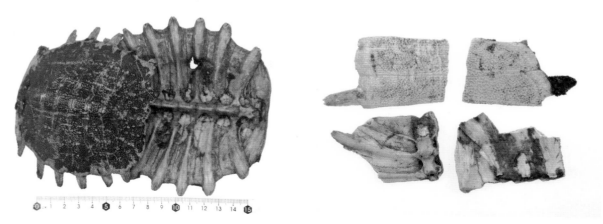

图 6-3-4　醋鳖甲药材

【功能与主治】滋阴潜阳，退热除蒸，软坚散结。用于阴虚发热，骨蒸劳热，阴虚阳亢，头晕目眩，虚风内动，手足瘈疭，经闭，癥瘕，久疟疟母；外用可治水火烫伤，溃疡久不收口。

【炮制】将砂置锅内，用武火加热，砂炒至灵活状态，投入大小分档的净鳖甲，炒至质酥，外表呈深黄色，取出，筛去砂，趁热投入醋液中稍浸，捞出，干燥，捣碎。

【化学成分】主含骨胶原、碳酸钙、磷酸钙、碘等。50%醇浸出物为1.53%～1.96%，95%醇浸出物为0.41%～0.61%，水浸出物为3.38%～4.13%。

【药理】有补血、抗肿瘤等作用。

【文献摘要】

《名医别录》：鳖甲生丹阳池泽，今处处有之。采无时。采得，生取甲，剔去肉者，为好。

《本草图经》：以岳州、沅江所出甲有九肋者为胜。入药以醋炙黄用。

《本草纲目》：鳖，甲虫也。水居陆生，穿脊连肋，与龟同类。四缘有肉裙，故曰：龟，甲里有肉；鳖，肉里有甲。

【附注】

（1）分布于广东、海南、广西、贵州、云南等地的山瑞鳖的背甲也可作鳖甲入药。但由于山瑞鳖属国家二级保护动物，所以现在已经禁止捕捉。

（2）鳖甲胶为鳖甲经煎熬、浓缩制成的固体胶，呈扁方块状，棕褐色，具凹纹，半透明，质坚脆，断面不平坦，具光泽。

（3）混淆品为缘板鳖和印度缘板鳖的背甲。

🌿 蒲公英

蒲公英始载于《新修本草》，原名蒲公草。李时珍曰："蒲公英，名义未详。"

【别名】黄花地丁、金簪草、蒲公丁、婆婆英。

【来源】为菊科植物蒲公英 *Taraxacum mongolicum* Hand.–Mazz.、碱地蒲公英 *Taraxacum borealisinense* Kitam. 或同属数种植物的干燥全草。

【产地与资源】蒲公英生长于山坡、草地、路旁、河岸沙地及田野，分布于东北、华北及山东、安徽、江苏、浙江、湖南、湖北、陕西、甘肃、青海、云南、贵州、四川等地。

碱地蒲公英生于稍潮湿的盐碱地或原野上，分布于黑龙江、吉林、辽宁、河北、河南、陕西、山西、甘肃、青海等地。

这两种蒲公英以野生为主，也有种植。

【采收加工】春至秋季花初开时采挖，除去杂质，洗净，晒干。

【植物形态】多年生草本。叶长圆状倒披针形或倒披针形，逆向羽状分裂，侧裂片4～5对。舌状花黄色。瘦果。花、果期3～6月。各种蒲公英只是叶子裂的程度、裂片的性状和花葶长短有差别。

【药材性状】呈皱缩卷曲的团块。根呈圆锥状，多弯曲；表面棕褐色，抽皱；根头部有棕褐色或黄白色的茸毛，有的已脱落。叶基生，多皱缩破碎，完整叶片呈倒披针形，绿褐色或暗灰绿色，先端尖或钝，边缘浅裂或羽状分裂，基部渐狭，下延呈柄状，下表面主脉明显。花茎1至数条，每条顶生头状花序，总苞片多层，内面一层较长，花冠黄褐色或淡黄白色。有的可见多数具白色冠毛的长椭圆形瘦果。气微，味微苦。

以叶多、色绿、根完整者为佳。

【鉴别要点】圆锥形的根较多，根头部有棕褐色或黄白色的茸毛；多皱缩破碎，绿褐色，浸湿展开呈倒披针形；偶尔可见黄色花瓣或白色冠毛。

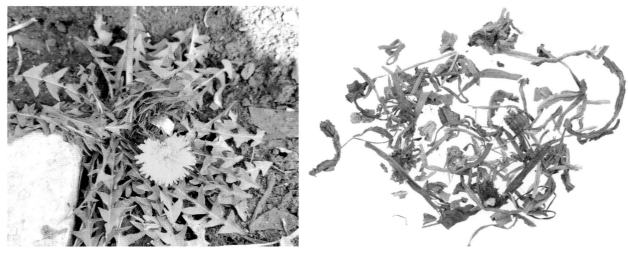

图 6-3-5　蒲公英植物和饮片

【功能与主治】清热解毒，消肿散结，利尿通淋。用于疔疮肿毒，乳痈，瘰疬，目赤咽痛，肺痈，肠痈，湿热黄疸，热淋涩痛。

【炮制】除去杂质，洗净，切段，干燥。

【化学成分】含蒲公英甾醇、胆碱、菊糖、果胶、蒲公英醇、豆甾醇、β- 香树脂醇、β- 谷甾醇、蒲公英赛醇、蒲公英素、蒲公英苦素、维生素 A、维生素 B、维生素 C 等。

【药理】具有抗病原微生物、保肝、利胆、抗胃溃、增强免疫功能作用。在治疗水肿、利尿方面有一定作用。

【文献摘要】

《新修本草》：叶似苦苣，花黄，断有白汁，人皆啖之。

《本草图经》：蒲公草旧不著所出州土，今处处平泽田园中皆有之，春初生苗叶如苦苣，有细刺，中心抽一茎，茎端出一花，色黄如金钱，断其茎有白汁出，人亦啖之。俗呼为蒲公英。

《本草衍义》：蒲公草今地丁也，四时常有花，花罢飞絮，絮中有子，落处即生，所以庭院间亦有之，盖因风而来也。

《本草纲目》：地丁，江之南北颇多，他处亦有之，岭南绝无。小科布地，四散而生，茎、叶、花、絮并似苦苣，但小耳。嫩苗可食。

【附注】现在市场上有带少量叶的全根蒲公英，价格比全草贵，应该是春季刚发芽时采挖的蒲公英。汉中民间用这种鲜根炖肉食，治疗虚火牙龈肿痛。

枳壳

枳壳始载于《雷公炮炙论》。《说文》曰："枳，木似橘。从木，只声。"李时珍曰："枳乃木名，从只，谐声也，实乃其子，故名枳实。"

【别名】只壳、商壳。

【来源】为芸香科植物酸橙 *Citrus aurantium* L. 及其栽培变种的干燥未成熟果实。

【产地与资源】常栽培于丘陵、低山地带，分布于我国长江流域地区。以湖南产量大；以重庆江津、綦江，江西樟树的黄土岗镇、新干的三湖镇质量最优。商品常以产地和品质差异进行划分。

1. 川枳壳　产于重庆江津、綦江、万州、云阳、酉阳、秀山、铜梁、合川、永州，四川蓬溪、遂宁、南充等地。以皮细、青绿色、个大、肉厚、质坚而细腻为特点。

2. **江枳壳** 产于江西樟树、新干、新余、丰城、吉安、弋阳、都昌、贵谿、抚州等地。以皮略粗、黑绿色、肉质厚为特点。

3. **湘枳壳** 现又称"衡枳壳"。产于湖南沅江、益阳、辰溪、麻阳、龙山、汉寿、常宁等地。以皮棕褐色而粗为特点。

4. **苏枳壳** 产于江苏、浙江。与湘枳壳相似。

【采收加工】7月果皮尚绿时采收，自中部横切为两半，晒干或低温干燥。

【植物形态】常绿小乔木，分枝多。枝具棱和短刺。单身复叶，互生。花白色，单生或2～3朵簇生于叶腋。花瓣5枚，具芳香。果近球形，橙黄色，果皮粗糙。果肉酸带苦味。花期5～7月，果期11～12月。

【药材性状】呈半球形，直径3～5cm。外果皮棕褐色至褐色，有颗粒状突起，突起的顶端有凹点状油室；有明显的花柱残迹或果梗痕。切面中果皮黄白色，光滑而稍隆起，厚0.4～1.3cm，边缘散有1～2列油室，瓤囊7～12瓣，少数至15瓣，汁囊干缩呈棕色至棕褐色，内藏种子。质坚硬，不易折断。气清香，味苦、微酸。

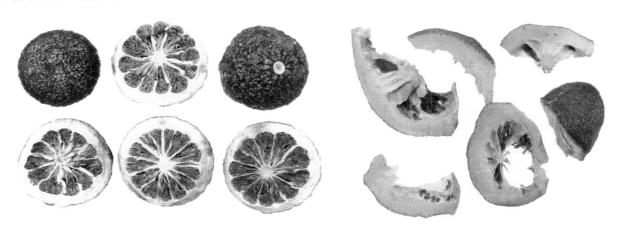

图 6-3-6 枳壳药材和饮片

【鉴别要点】外果皮棕褐色至褐色，有颗粒状突起，突起的顶端有凹点状油室；切面中果皮黄白色，厚大于4mm；有橘子样的香气。

【功能与主治】理气宽中，行滞消胀。用于胸胁气滞，胀满疼痛，食积不化，痰饮内停，脏器下垂。

【炮制】常用的饮片有生枳壳片和麸炒枳壳片。

1. **枳壳片** 除去杂质，洗净，润透，切薄片，干燥后筛去碎落的瓤核。

2. **麸炒枳壳** 麸皮撒入热锅内，用中火加热，待冒烟时，加入枳壳片，不断翻动，炒至色变深时取出，筛去麸皮，晾凉。

【化学成分】含挥发油，油中的主要成分为右旋柠檬烯（约90%）、枸橼醛、右旋芳樟醇和邻氨基苯甲酸甲酯等。此外，尚含有辛弗林、N-甲基酪胺、橙皮苷、新橙皮苷、柚苷、川陈皮素，以及苦味成分苦橙苷、苦橙酸等。

【药理】①对心血管系统有升压作用。②对胃肠道有抑制和兴奋双重作用。③对子宫有兴奋作用。

【文献摘要】

《名医别录》：生河内川泽，九月、十月采，阴干。

《新修本草》：枳实，日干乃得，阴便湿烂也。用当去核及中瓤。

《梦溪笔谈》：六朝以前，医方唯有枳实，无枳壳，故本草亦只有枳实，后人用枳之小嫩者为枳实，大者枳壳。主疗各有所宜，遂别出枳壳一条，以附枳实之后，然两条主疗亦相出入。古人言枳实者，便是枳壳。

《本草图经》：枳壳，今京西江湖州郡皆有之，以南州者为佳……旧说，七月、八月采者为实，九月、十月采者为壳。今医家多以皮厚而小者为枳实，完大者为壳。

【附注】枳壳常见的基原为酸橙、甜橙、香园、枸橘的未成熟果实。香园枳壳果顶花柱基痕周围有一圆圈式环纹，俗称"金钱环"。枸橘枳壳外果皮淡黄色或黄绿色，被有白色茸毛，俗称"绿衣枳壳"，果肉薄，产于福建、陕南等地。20世纪90年代以前，汉中老药工将汉中产的枳壳横切两瓣，仰晒至五成干，再对折，用特制夹夹压，晒干，切时润软，纵切成片，片形呈鸭嘴形，称为"鸭嘴枳壳"，销往全国。通过考证，古代使用的枳实是分布较广的枳（枸橘）。

第四节　乙肝清热解毒胶囊

一、组方

乙肝清热解毒胶囊由虎杖、茵陈、野菊花、淫羊藿、甘草、土茯苓、白花蛇舌草、北豆根、蚕沙、橘红、拳参、白茅根、茜草组成。

二、临床应用

清肝利胆，解毒逐瘀。用于肝胆湿热引起的黄疸（或无黄疸），表现为发热（或低热）、口干苦或口黏臭、厌油、胃肠不适、舌质红、舌苔厚腻、脉弦滑数等；急、慢性病毒性乙型肝炎初期或活动期，乙型肝炎病毒携带者见上述证候者。

三、原料药材

虎杖、茵陈、野菊花、淫羊藿、橘红、甘草、土茯苓详见前章节。

🌿 白花蛇舌草

白花蛇舌草始载于《广西中药志》。《中华本草》曰："叶片狭长，以形状之，故名蛇舌草、羊须草。叶腋开白花，花后结小蒴果如珠。"

【别名】蛇舌草、羊须草、蛇总管。

【来源】为茜草科植物白花蛇舌草 *Hedyotis diffusa* Willd 的干燥全草。

【产地与资源】生于潮湿的田边、路边、沟边和草地，主产于福建、广东、广西、海南、安徽、云南等地。喜温暖湿润环境，不耐干旱和积水，对土壤要求不严，但以肥沃的砂质壤土中或腐殖壤土生长良好。用种子繁殖，南方3～4月，北方5月播种。

【采收加工】夏、秋季采集，洗净，鲜用或晒干。

【植物形态】一年生披散草本，高 15 ～ 50cm。根细长，分枝。叶线形至线状披针形。花单生或成对生于叶腋，花冠白色，漏斗形，蒴果扁球形，直径 2 ～ 2.5mm，室背开裂，花萼宿存。

【药材性状】全体扭缠成团状，灰绿色至灰棕色。主根细长，粗约 2mm，须根纤细，淡灰棕色。茎细，卷曲，质脆，易折断，中央髓部白色。叶多皱缩，破碎，易脱落；托叶长 1 ～ 2mm。花、果单生或对生于叶腋，花常具短而粗的花梗。蒴果扁球形，直径 2 ～ 2.5mm，室背开裂，宿萼顶端 4 裂，边缘具短刺毛。气微，味淡。

【鉴别要点】茎细，卷曲，质脆，易折断，中央髓部白色；蒴果扁球形，直径 2 ～ 2.5mm，室背开裂，宿萼顶端 4 裂，边缘具短刺毛。

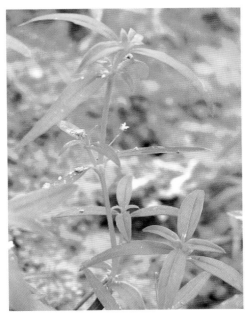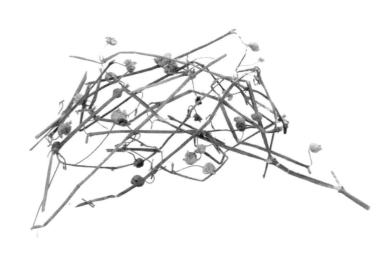

图 6-4-1　白花蛇舌草植物和药材

【功能与主治】清热解毒利湿。用于肺热喘嗽，咽喉肿痛，肠痈，疖肿疮疡，毒蛇咬伤，热淋涩痛，水肿，痢疾，肠炎，湿热黄疸，癌肿。

【化学成分】全草含车叶草苷、车叶草苷酸、去乙酸基车叶草苷酸、都桷子苷酸、鸡屎藤次苷、鸡屎藤次苷甲酯、6-O- 对 - 羟基桂皮酰鸡屎藤次苷甲酯、6-O- 对 - 甲氧基桂皮酰鸡屎藤次苷甲酯、6-O- 阿魏酰鸡屎藤次苷甲酯、2- 甲基 -3- 羟基蒽醌、2- 甲基 -3- 甲氧基蒽醌、2- 甲基 -3- 羟基 -4- 甲氧基蒽醌、熊果酸、β- 谷甾醇、三十一烷、豆甾醇、齐墩果酸、β- 谷甾醇葡萄糖苷、对香豆酸等。

【药理】有增强免疫功能、抗菌、抗肿瘤、抑制生精、抗蛇毒等作用。

【附注】

（1）常见的白花蛇舌草伪品为石竹科蚤缀。其植物形态为全株有白色短柔毛，茎为簇生，稍铺散，下部平卧，上部直立；叶小为条形或圆卵形，两面疏生柔毛，并有细乳头状腺点，无柄；聚伞花序疏生枝端；苞片和小苞片叶质，卵形，密生柔毛；花梗细，密生柔毛及腺毛；花瓣倒卵形，白色，全缘，无花萼宿存；蒴果卵形，呈 6 瓣裂开；气微，味微酸而微甜。

（2）同属植物以下种类在不同地区亦作白花蛇舌草入药：①水线草，分布于我国东南及西南部各地。②纤花耳草，在云南等地作白花蛇舌草使用。③松叶耳草，在广西部分地区作花蛇舌使用。

北豆根

北豆根始载于《药材学》。《中华本草》曰："为北方各省通用的山豆根，故名。"蝙蝠葛以蝙蝠藤之名始见于《本草纲目拾遗》，云："此藤附生岩壁、乔木及人墙茨侧，叶类葡萄而小，多歧，劲厚青滑，绝似蝙蝠形，故名。"

【别名】山豆根、黄条香、野豆根、蝙蝠藤。

【来源】为防己科植物蝙蝠葛 *Menispermum dauricum* DC. 的干燥根茎。

【产地与资源】生于山坡林缘、灌丛、田边、路边及石砾滩地，或攀援于岩石上。分布于东北、华北、华东及陕西、宁夏、甘肃、四川等地。主产于吉林、辽宁、河北、河南、陕西、甘肃、山东等地。北豆根年需量 700 ～ 900 吨。野生资源分布广，可满足需求。

【采收加工】春、秋二季采挖，除去须根和泥沙，洗净，晒干。

【植物形态】缠绕藤本。茎木质化，长达数米，无毛。根茎粗，黄褐色。茎圆形，具纵条纹。叶盾状三角形至七角形，长、宽均为 7 ～ 10cm，花单性异株，成腋生圆锥花序；雄花黄绿色。花瓣 6 ～ 8 片，较萼片为小，带肉质。核果，扁球形。花期 5 ～ 6 月，果期 7 ～ 8 月。

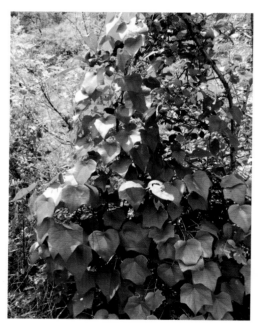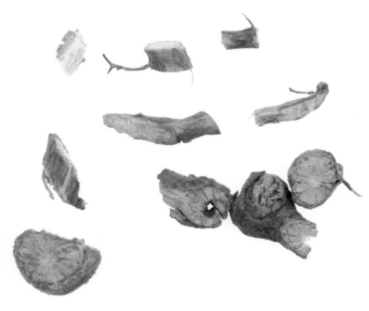

图 6-4-2　北豆根植物和饮片

【药材性状】呈细长圆柱形，略弯曲，有分枝，长可达 50cm，直径 3 ～ 8mm。表面黄棕色至暗棕色，有纵皱纹、细长须根和突起的须根痕，外皮极易剥落。质韧，不易折断，断面不整齐，纤维细，木部淡黄色，中心有髓。气微，味苦。

以条粗、外皮黄棕色、断面浅黄色者为佳。

【鉴别要点】断面车轮纹明显，中心有白色髓；味苦（味不苦可能是伪品）。

【功能与主治】清热解毒，祛风止痛。用于咽喉肿痛，热毒泻痢，风湿痹痛。

【炮制】除去杂质，洗净，润透，切厚片，干燥。

【化学成分】含多种生物碱，总量为 1.7% ～ 2.5%，以春季采收含量最高。其中主要为北豆根碱（蝙蝠葛碱），含量可达总碱之半，其次为去甲北豆根碱、异去甲北豆根碱、北豆根酚碱、木兰碱、蝙蝙蝠葛任碱及青防己碱等。并含有北豆根苏林碱及蝙蝠葛辛、蝙蝠葛定、尖防己碱、N-去甲尖防己碱等。

【药理】具有降压、抗心律失常、抗血栓、抗炎镇痛、促组胺、抗肿瘤等作用。

【附注】北豆根原为山豆根药材种类之一。山豆根始载于《开宝本草》，为豆科植物柔枝槐的根及根茎，今又称广豆根。北豆根入药始于何时无从考证，其原植物蝙蝠葛之茎藤始载于《本草纲目拾遗》，名为"蝙蝠藤"，具有清热解毒、消肿止痛的作用，用于腰痛、瘰疬、咽喉肿痛、腹泻痢疾、痔疮肿痛。

表 6-4-1　北豆根与山豆根比较

比较	北豆根	山豆根
来源	防己科植物蝙蝠葛的干燥根茎	豆科植物越南槐的干燥根及根茎
性状	呈细长圆柱形，弯曲，有分枝，表面黄棕色至暗棕色，多有弯曲的细根，并可见突起的根痕和纵皱纹，外皮易剥落。切片类圆形，木部淡黄色，呈放射状排列，中心有髓，周边棕黄色至淡棕色，气微，味苦	呈不规则结节状，长圆柱形，略弯曲，常有分支，长短不等。表面灰棕色至棕褐色，质坚硬不易折断。切片类圆形，周边棕色或棕褐色，质坚硬，有豆腥气，味极苦
成分	蝙蝠葛碱	苦参碱
功效	清热解毒，祛风止痛。用于咽喉肿痛（扁桃体炎），热毒泻痢（肠炎痢疾），风湿痹痛	清热解毒，消肿利咽。用于火毒蕴结，乳蛾喉痹，咽喉肿痛，齿龈肿痛，口舌生疮

蚕沙

原蚕蛾药用始载于《名医别录》，蚕沙药用始载于《本草经集注》。《中华本草》曰："一年两度孵化的蚕称原蚕。再生则晚季，故又称晚蚕。"蚕的粪便形同沙粒而得名。

【别名】原蚕屎、晚蚕沙、蚕砂、原蚕沙、马鸣肝。

【来源】为蚕蛾科动物家蚕 *Bombyx mori* L. 蛾幼虫的干燥粪便。

【产地与资源】全国大部分地区均产。以江苏、浙江、四川等地产量最多。

【采收加工】6 ～ 8 月收集二眠到三眠时的粪便，收集后晒干，簸净泥土及桑叶碎屑，生用。

【药材性状】蚕沙呈颗粒状六棱形，长 2 ～ 5mm，直径 1.5 ～ 3mm。表面灰黑色或黑绿色，粗糙，有 6 条明显的纵沟及横向浅沟纹。气微，味淡。

【鉴别要点】灰黑色或黑绿色六棱形颗粒。

【功能与主治】祛风除湿，和胃化浊，活血通经。用于风湿痹痛，肢体不遂，风疹瘙痒，吐泻转筋，闭经，崩漏。

【化学成分】叶绿素衍生物：脱镁叶绿素 α 及 β，13-羟基脱镁叶绿素 α

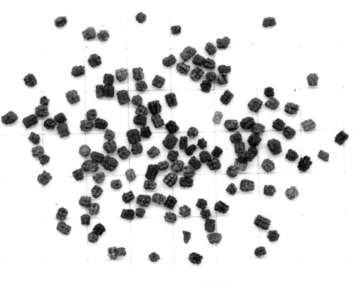

图 6-4-3　蚕沙药材

及 β，10- 羟基脱镁叶绿素 α 等。

【药理】具有抗癌及光敏作用和抗牛凝血酶作用。

【文献摘要】

《本草图经》：原蚕蛾，《本经》不载所出州土，今东南州郡多养此蚕，处处皆有之。此是重养者，俗呼为晚蚕。屎，名蚕沙，多如诸方用。

《本草纲目》：种类甚多，有大、小、白、乌、斑色之异。其虫属阳，喜燥恶湿，食而不饮，三眠三起，二十七日而老。自卵出而为蚵，自蚵脱而为蚕，蚕而茧，茧而蛹，蛹而蛾，蛾而卵，卵而复蚵，亦有胎生者，与母同老，盖神虫也。南粤有三眠、四眠、两生、七出、八出者。其茧有黄、白二色。

【附注】

（1）原蚕蛾：蚕蛾雄虫的全体。具有补肾壮阳、涩精止血、解毒消肿的作用。

（2）白僵蚕：蚕蛾的幼虫感染白僵病僵死的全虫。具有祛风止痉、化痰散结、解毒利咽的作用。

拳参

拳参以"紫参"之名首载于《神农本草经》，以"拳参"之名始载于《图经本草》。《中华本草》曰："拳者，卷也。本品根卷曲如拳，故名拳参、拳头参；又因色紫，亦称紫参。"

【别名】拳蓼、倒根草、虾参、紫参、草河车。

【来源】为蓼科植物拳参 *Polygonum bistorta* L. 的干燥根茎。

【产地与资源】生于较高的山坡、草丛、林间阴湿处，分布于辽宁、河北、山西、内蒙古、陕西、甘肃、新疆、山东、江苏、安徽、浙江、河南、湖北、湖南等地。

商品以野生为主，也有栽培。拳参为中药小品种，年用量不大，野生资源分布广，可满足需求。

【采收加工】春初发芽时或秋季茎叶将枯萎时采挖，除去泥沙，晒干，去须根。

【植物形态】多年生草本，根茎粗大，黑褐色，对卷弯曲，折断内部紫色，近地面处常有残存的叶柄和纤维状破碎的托叶鞘。茎常单一。茎生叶具长柄，披针形或宽披针形。穗状花序顶生，圆柱形，花密集。苞片膜质；每苞片内常生 4 朵白色或粉红色的小花。花期 6～7 月，果期 8～10 月。

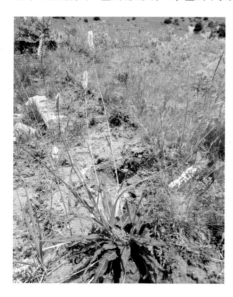
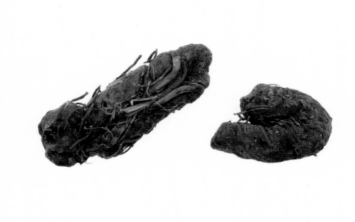

图 6-4-4　拳参植物和药材

【药材性状】呈扁长条形或扁圆柱形，弯曲，有的对卷弯曲，两端略尖，或一端渐细，长

6 ～ 13cm，直径 1 ～ 2.5cm。表面紫褐色或紫黑色，粗糙，一面隆起，一面稍平坦或略具凹槽，全体密具粗环纹，习称"虾形"，有残留须根或根痕。质硬，断面浅棕红色或棕红色，维管束呈黄白色点状，排列成环。气微，味苦、涩。

取本品薄片或粉末少量，加乙醇 2 滴与 1% 三氯化铁的乙醇溶液 1 滴，显蓝黑色。

【鉴别要点】形状如虾，表面紫黑色，断面棕红色，黄白色点状维管束排列成状。

【功能与主治】清热解毒，消肿止血。用于赤痢热泻，肺热咳嗽，痈肿瘰疬，口舌生疮，血热吐衄，痔疮出血，蛇虫咬伤。

【炮制】除去杂质，洗净，略泡，润透，切薄片，干燥。

【化学成分】含鞣质 8.7% ～ 25%，其中包括可水解鞣质和缩合鞣质，尚有没食子酸、逆没食子酸、D- 儿茶酚、6- 没食子酰葡萄糖等。此外尚含有羟基甲基蒽醌，β- 谷甾醇，酚酸类化合物阿魏酸、莽草酸、绿原酸等。

【药理】有止血消炎、抗菌作用。

【文献摘要】

《新修本草》：紫参叶似羊蹄，紫花青穗，皮紫黑，肉红白，肉浅皮深，所在有之。

《本草图经》：拳参生淄州田野。叶如羊蹄，根似海虾，黑色。五月采。

【附注】同属植物根茎在不同地区作拳参入药的有：①耳叶参：分布于东北各地。②毛耳叶蓼：分布于吉林。③倒根蓼：分布于吉林长白山。④狐尾蓼：分布于内蒙古。⑤珠芽蓼：分布于吉林、内蒙古、陕西、甘肃、青海、四川。⑥圆穗蓼：分布于西藏。⑦亮果蓼：分布于甘肃、青海、新疆。⑧太平洋蓼：分布于东北。⑨草血竭：分布于贵州、云南。

🌿 白茅根

白茅根以"茅根之名"首载于《神农本草经》，以"白茅根"之名始载于《本草经集注》。李时珍曰："茅叶如矛，故名。"

【别名】丝茅草、茅草、白茅草。

【来源】为禾本科植物白茅 *Imperata cylindrica* Beauv. *var. major*（Nees）C. E. Hubb. 的干燥根茎。

【产地与资源】生于路旁、荒地、干草地或山坡，分布于东北、华北、华东、中南、西南及陕西、甘肃等地。全国大部分地区均产，以华北地区产量大。

【采收加工】春、秋二季采挖，洗净，晒干，除去须根和膜质叶鞘，捆成小把。

【植物形态】多年生草本。有长根状茎。秆直立，形成疏丛。叶多数基部丛生。圆锥花序，圆柱状，分枝短缩密集；小穗基部围以细长白色丝状柔毛。成熟时果穗被白色长柔毛。花期 4 ～ 6 月，果期 6 月。

【药材性状】呈长圆柱形，直径 0.2 ～ 0.4cm。表面黄白色或淡黄色，微有光泽，具纵皱纹，节明显，稍突起，节间长短不等，通常长 1.5 ～ 3cm。体轻，质略脆，断面皮部白色，多有裂隙，放射状排列，中柱淡黄色，易与皮部剥离。气微，味微甜。

【鉴别要点】圆柱形，表面黄白色或淡黄色，微有光泽，节明显；切面中央有一大孔，周围一圈小孔似车轮状；味甜。

【功能与主治】凉血止血，清热利尿。用于血热吐血，衄血，尿血，热病烦渴，湿热黄疸，水肿尿少，热淋涩痛。

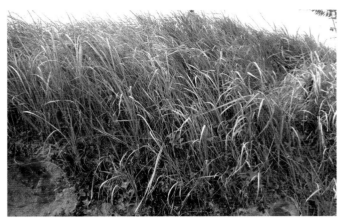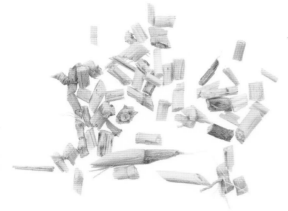

图 6-4-5　白茅根植物和饮片

【炮制】

1. 白茅根段　取原药材微润，切段，干燥，筛去碎屑。

2. 茅根炭　取茅根段置炒制容器内，用中火炒至表面焦色，喷淋少许清水，灭尽火星，取出晾干。

【化学成分】含芦竹素、印白茅素、薏苡素、羊齿烯醇、西米杜鹃醇、异山柑子萜醇、白头翁素、豆甾醇、β- 谷甾醇、菜油甾醇、蔗糖、葡萄糖、果糖、木糖、枸橼酸、草酸及苹果酸等。

【药理】利尿，促凝血，影响心肌摄取 86Rb，增强免疫功能。

【文献摘要】

《名医别录》：茅根生楚地山谷、田野。六月采根。

《本草经集注》：此即今白茅菅。《诗》云，露彼菅茅。其根如渣芹，甜美。服食此断谷甚良。俗方稀用。

《本草图经》：茅根，今处处有之。春生苗，布地如针，俗间谓之茅针，亦可啖，甚益小儿。夏生白花，茸茸然，至秋而枯，其根至洁白，亦甚甘美，六月采根用。

《本草纲目》：茅有白茅、菅茅、黄茅、香茅、芭茅数种，叶皆相似。白茅短小，三、四月开白花成穗，结细实，其根甚长，白软如筋而有节，味甘，俗称丝茅。

【附注】白茅根在临床上也有用鲜的，过去在湿沙阴凉处保存，现多用冷库保存。

🌿 茜草

茜草始载于《神农本草经》。李时珍曰："陶隐居本草言东方有而少，不如西方多，则西草为茜。"

【别名】血茜草、血见愁、蒨草、地苏木、活血丹、土丹参、红内消。

【来源】为茜草科植物茜草 *Rubia cordifolia* L. 的干燥根和根茎。

【产地与资源】生于山坡、路旁、沟边、林缘，全国大部分地区均有分布。主产于陕西渭南，河南嵩县，安徽六安、芜湖，河北保定、邢台，山东莒南、蓬莱。湖北、江苏、浙江、江西、甘肃、辽宁、广东、广西、四川等地亦产。以陕西渭南、河南嵩县产量大且质量优。

商品中有野生和栽培的。

【采收加工】春、秋二季采挖，除去泥沙，干燥。栽培的，于栽后 2 ～ 3 年 11 月采挖。

【植物形态】多年生攀援草本。根紫红色或橙红色。茎四棱，蔓生，多分枝，茎棱、叶柄、叶缘和下面中脉上都有倒刺。叶 4 枚轮生，具长柄，三角状卵形，先端尖锐，基部心形，全缘。花期

6～9月，果期9～10月。

【药材性状】呈结节状，丛生粗细不等的根。根呈圆柱形，略弯曲，直径0.2～1cm；表面红棕色或暗棕色，具细纵皱纹和少数细根痕；皮部脱落处呈黄红色。质脆，易折断，断面平坦皮部狭，紫红色，木部宽广，浅黄红色，导管孔多数。气微，味微苦，久嚼刺舌。

以条粗、表面红棕色、断面红黄色、无茎基及泥土者为佳。

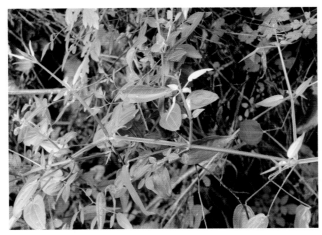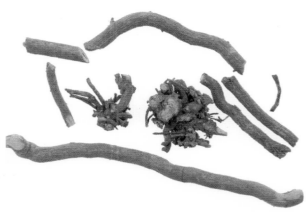

图6-4-6　茜草植物和饮片

【鉴别要点】颜色特别，表面红棕色或暗棕色；皮部脱落处呈黄红色；断面紫红色；木部浅黄红色，导管孔多数。

【功能与主治】凉血止血，祛瘀通经。用于吐血，衄血，崩漏，外伤出血，瘀阻经闭，关节痹痛，跌扑肿痛。

【炮制】

1. 茜草片　取原药材除去残茎及杂质，洗净，润软，切厚片，干燥，筛去碎屑。

2. 茜草炭　取茜草片或段置炒制容器内，用武火炒至外表呈焦黑色，取出晾凉，筛去碎屑。

【化学成分】含羟基茜草素、异茜草素、茜草素、茜草酸、伪羟基茜草素等蒽醌类成分。还含有大叶茜草素，β-冬绿糖苷-茜草苷，茜草萘酸苷Ⅰ、Ⅱ。

【药理】止血，抗血小板聚集，升高白细胞，镇咳祛痰，抗菌，抗癌，对尿路结石、实验性心肌梗死、平滑肌的作用。另外，茜草素与芦丁相似，能抑制大鼠皮肤结缔组织的通透性。

【文献摘要】

《名医别录》：茜根生乔山山谷，二月、三月采根曝干。苗根生山阴谷中。蔓草木上，茎有刺，实如椒。

《蜀本草》：叶如枣叶，头尖下阔。四五叶对生节间，蔓延草本上。根紫赤色，今所在皆有，八月采根。

《救荒本草》：土茜苗，今北土处处有之，名土茜。根可以染红，叶似枣叶形，头尖下阔，纹脉竖直。茎方，茎叶俱涩，四五叶对生节间。茎蔓延附草木上，开五瓣淡银褐花。结子小如绿豆粒，生青熟红，根紫赤色。采叶焯熟，水浸作成黄色，淘净，油盐调食。其子红熟摘食。

《本草纲目》：茜草十二月生苗，蔓延数尺，方甚中空有筋，外有细刺，数寸一节，每节五叶，叶如乌药叶而糙涩，面青背绿，七八月开花结实，如小椒，中有细子，可以染绛。

【附注】作为茜草使用的还有：①大叶茜草：为四川茜草的主流种。②披针叶茜草：在四川、贵州、福建、广西、陕西南部也作茜草使用。③钩毛茜草：在云南作茜草收购。④红花茜草：在云南丽江、大理地区作茜草收购。⑤洋茜草：在新疆作茜草收购使用。⑥膜叶茜草：在四川、云南、陕西南部民间以根作茜草使用。⑦林茜草：在东北地区当茜草收购。⑧光茎茜草：在云南当茜草使用。⑨卵叶茜草：在四川、陕西南部当茜草使用。⑩金剑草：在四川、贵州当茜草使用。

第五节　暖胃舒乐片

一、组方

暖胃舒乐片由黄芪、延胡索、白芍、丹参、甘草、大红袍、鸡矢藤、白及、砂仁、五倍子、肉桂、炮姜组成。

二、临床应用

补中益气，调和脾胃，行气活血，止痛生肌。用于脾胃虚寒、肝脾不和证，临床表现为脘腹疼痛、腹胀喜温、泛酸嗳气、食欲不振、舌淡白、脉迟无力。

三、原料药材

黄芪、延胡索、白芍、丹参、甘草详见前章节。

🌿 大红袍

大红袍始载于《滇南本草》。因药材形色而名。

【别名】大和红、锈钉子、油根、扁皂角。

【来源】为豆科植物毛秔子梢 *Campylotropis hirtella*（Franch.）Schindl. 的干燥根。

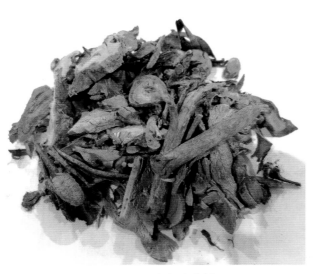

图 6-5-1　大红袍药材

【产地与资源】生于海拔 1800～2600m 的溪边，水田边、草坡、林地或山坡灌丛中，分布于四川、贵州、云南等地。药材主产于云南、贵州。

【采收加工】秋、冬两季采挖，洗净，切片，晒干或鲜用。

【植物形态】小灌木，高约 1m，通体均被锈色硬毛。根直而长，可达 50cm，常有锈色油点，断面带浅红色。茎直立，枝有棱。三出复叶互生；小叶革质，三角状卵形。夏秋开花，总状花序腋生或聚成顶生的圆锥花序；花梗长约 5mm，有关节；蝶形花冠紫红色。荚果斜卵形，仅一荚节，被贴生长柔毛，紫色网脉明显。

【药材性状】略呈圆柱形，稍弯曲，少分枝，长 30 ～ 70cm，直径 0.5 ～ 3cm。表面棕褐色或红褐色，粗糙，有细根或细根痕，常有黑褐色油脂状物。质硬而韧，不易折断，断面淡棕色，纤维性。气微，味微苦、涩。

【鉴别要点】表面棕褐色或红褐色；常有黑褐色油脂状物。置小火上烘烤，皮部有棕红色油状物渗出，易点燃。

【功能与主治】活血调经，理气止痛，清热利湿。用于月经不调，闭经，痛经，白带，痢疾，胃脘痛，胃、十二指肠溃疡；外用治外伤出血、黄水疮、水火烫伤。

【炮制】大红袍片，取原药材，除去残茎及杂质，洗净，润软，切薄片，干燥。

【化学成分】根中含表儿茶精，原矢车菊素 B_1、B_2、B_5、C_1。

【文献摘要】

《滇南本草》：大红袍，又名野黄豆、锈钉子。味苦、微涩，性温。调经活血，止血除瘀。附方：治胃气痛，大红袍煮鸡蛋吃。

【附注】

（1）大红袍药材仅收载于《中国药典》1977 年版。

（2）《中药大辞典》和《中华本草》中的大红袍是紫金牛科植物铁仔的根或全草。其功能与暖胃舒乐片的组方不吻合。

🌿 鸡矢藤

鸡矢藤始载于清康熙末年《生草药性备要》。《本草纲目拾遗》云："搓其叶嗅之，有臭气，未知正名何物，人因其臭，故名为臭藤。"鸡屎藤及诸"臭"、诸"屎"之名皆得义于其臭气。今避"屎"之讳，用"矢"。鸟类喜食其果实而名斑鸠饭。因善治风湿痹痛，故有"清风藤"之名。

【别名】斑鸠饭、鸡屎藤、臭藤根、臭藤、清风藤。

【来源】为茜草科植物鸡屎藤 *Paederia scandens*（Lour.）Merr. 的全草及根。

【产地与资源】生于溪边、河边、路边、林旁及灌木林中，常攀援于其他植物或岩石上，分布于山东、安徽、江苏、浙江、江西、福建、台湾、广东、广西、湖北、湖南、陕西等地。药材主产于长江流域及其以南各地。商品以野生为主，也有栽培。

【采收加工】带叶藤在夏、秋季采收；秋、冬季挖根，洗净，切片，晒干。

【植物形态】蔓生草本，基部木质，高 2 ～ 3m。叶对生，有柄；叶片全缘，无毛；搓揉之有臭气。圆锥花序腋生及顶生，扩展，分枝为蝎尾状的聚伞花序；花白紫色；花冠钟状，内面红紫色，被粉状柔毛；浆果球形，成熟时光亮，草黄色。

【药材性状】茎呈扁圆柱形，稍扭曲，无毛或近无毛，直径 3 ～ 12mm，栓皮常脱落，有纵皱纹及叶柄断痕，易折断，断面平坦，灰黄色；嫩茎黑褐色，质韧，不易折断，断面纤维性，灰白色或浅绿色。叶对生，多皱缩或破碎，完整者展平后呈宽卵形或披针形，先端尖，基部楔形，圆形或浅心形，全缘，绿褐色，两面无柔毛或近无毛。气特异，味微苦、涩。

以条匀、叶多、气浓者为佳。

【鉴别要点】有特殊臭气。

【功能与主治】祛风除湿，消食化积，解毒消肿，活血止痛。用于风湿痹痛，食积腹胀，小儿疳积，腹泻，痢疾，中暑，黄疸，肝炎，肝脾肿大，咳嗽，瘰疬，肠痈，无名肿毒，脚湿肿烂；外用治水火烫伤，湿疹，皮炎，跌打损伤，蛇蛟蝎螫。

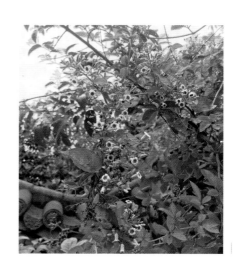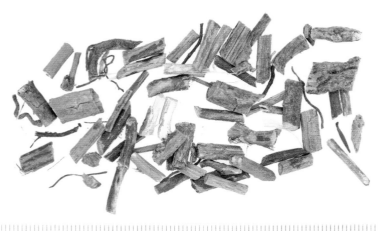

图 6-5-2　鸡矢藤植物和饮片

【炮制】鸡矢藤片，取原药材，除去杂质，洗净，润软，切厚片，干燥。

【化学成分】全株含环烯醚萜苷类、鸡屎藤苷、鸡屎藤次苷、鸡屎藤苷酸、车叶草苷、去乙酰车叶草苷、矢车菊素糖苷、矮牵牛素糖苷、蹄纹天竺素、摁贝素、饱和羰基混合物及 γ- 谷甾醇。叶中含熊果酚苷、挥发油、C10- 叶绿素和脱镁叶绿素。

【药理】镇静，镇痛，抗惊厥，抗菌等。鸡屎藤总生物碱能抑制肠肌收缩，并能拮抗乙酰胆碱所致的肠肌痉挛。

【文献摘要】

《本草纲目拾遗》：蔓延墙壁间，长丈余，叶似泥藤。叶对生，与臭梧桐叶相似。六七月开花，粉红色，绝类牵牛花，但口不甚放开。搓其叶嗅之，有臭气，故名为臭藤，其根入药。

《植物名实图考》：鸡屎藤产南安。蔓生，黄绿茎，叶长寸余，后宽前尖，细纹无齿。藤梢秋结青黄实，硬壳有光，圆如绿豆稍大，气臭。

【附注】

（1）鸡屎藤因消食化积作用明显被许多专业书籍列在消食药类中。

（2）陕南、四川北部、湖北等民间常用鸡屎藤带叶煎水服治小儿厌食症，用鲜叶切碎煎鸡蛋食治眩晕。

🌿 白及

白及始载于《神农本草经》。李时珍曰："其根白色，连及而生，故名白及。"

【别名】白根、地螺丝、羊角七。

【来源】为兰科植物白及 *Bletilla sfriata*（Thunb.）Reiehb.f. 的干燥块茎。

【产地与资源】生于山野、山谷、潮湿地，主产于贵州、四川、湖南、湖北、安徽、河南、浙江、陕西、云南、江西、甘肃、江苏、广西等地亦产。以贵州产量大，质量好。

白及是常用药材，分布广，野生资源即可满足市场需求。但随着工业用量不断增大，使得野生资源满足不了需求。白及是兰科植物，其种子细如白面，萌发能力极弱，自然界种群繁殖力较弱，人工栽培以小根茎作种栽为主，由于种根茎数量有限，所以白及栽培发展缓慢。近 10 年来，在科研人员的努力下，攻克了白及种子育苗技术，大大加快了白及的栽培面积。目前，贵州、重庆、湖北、湖南、四川、陕西等地都有大面积种植，完全满足了需求。据文献资料记载，唐宋时期，陕西汉中的白及是道地药材，是上贡朝廷的贡品之一。

白及喜温暖湿润气候，不耐寒。宜疏松、肥沃、排水良好而又较为阴湿的砂质壤土、夹砂石和腐殖质土壤栽培，不宜在排水不良、黏性重的土壤栽种。

【采收加工】栽种 3 ～ 4 年后的 9 ～ 10 月采挖，将根茎浸水中约 1 小时，洗净泥土，除去须根，置沸水中煮或蒸至无白心时取出，晒至半干，略发汗，晒或烘至全干。撞去残须和外皮，使表面呈光洁淡黄白色，筛去杂质。

【植物形态】多年生草本。根茎假鳞茎块状。叶披针形。总状花序，顶生，具花 4 ～ 10 朵，玫瑰红色；花粉块蓝色，长而扁；蒴果，圆柱形，6 纵棱。花期 3 ～ 5 月，果期 5 ～ 6 月。

【药材性状】呈不规则扁圆形，多有 2 ～ 3 个爪状分枝。表面灰白色或黄白色，有数圈同心环节和棕色点状须根痕，上面有突起的茎痕，下面有连接另一块茎的痕迹。质坚硬，不易折断，断面类白色，角质样。气微，味苦，嚼之有黏性。

以个大、饱满、色白、半透明、质坚实者为佳。

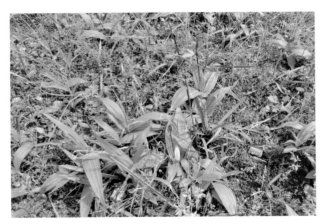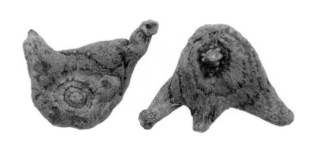

图 6-5-3 白及植物和药材

【鉴别要点】不规则扁圆形，多有 2 ～ 3 个爪状分枝，表面灰白色或黄白色，有数圈同心环节和棕色点状须根痕，上面有突起的茎痕，下面有连接另一块茎的痕迹；质坚硬。

【功能与主治】收敛止血，消肿生肌。用于咯血，吐血，外伤出血，疮疡肿毒，皮肤皲裂。

【炮制】白及片，取原药材洗净，润透，切薄片，干燥。

【化学成分】①联苄类化合物：3, 3′- 二羟基 -2′, 6′- 双（对 - 羟苄基）-5- 甲氧基联苄、2, 6- 双（对 - 羟苄基）-3′, 5- 二甲基 -3- 羟基联苄等。②二氢菲类化合物：抗菌活性化合物 4, 7- 二羟基 -1- 对羟苄基 -2- 甲氧基 -9, 10- 二氢菲等。③联菲类化合物：白及联菲 A、B、C，白及联菲醇 A、B、C 等。④双菲醚类化合物：白及双菲醚 A、B、C、D 等。⑤具螺内酯的菲类衍生物：白及菲螺醇等。⑥菲类糖苷化合物：2, 7- 二羟基 -4- 甲氧基菲 -2-O- 葡萄糖苷等。⑦其他菲类化合物：1- 对羟苄基 -4- 甲氧基菲 -2, 7- 二醇等。⑧苄类化合物：山药素 Ⅲ 等。⑨蒽类化合物：大黄素甲醚等。⑩酸类化合物：对羟基苯甲酸等。⑪醛类化合物：对羟基苯甲醛等。⑫白及甘露聚糖：白及胶质（黏液质之一），由 4 分子甘露糖和 1 分子葡萄糖组成的葡萄糖配甘露聚糖。黏液质含量 56.75% ～ 60.15%。

【药理】具有止血、保护黏膜、抗肿瘤、抗菌、抗真菌、维持血容量及升高血压等作用。

【文献摘要】

《吴普本草》：茎叶如生姜、藜芦。十月花，直上，紫赤，根白相连。

《名医别录》：白及生北山川谷又冤句及越山。

《本草经集注》：叶似杜若，根形似菱米，节间有毛，可以作糊。

《本草图经》：今江淮、河、陕、汉、黔诸州皆有之，生石山上，二月、八月采根。今医治金疮不瘥及痈疽方中多用之。

《本草纲目》：按洪迈《夷坚志》云：台州狱吏悯一囚。囚感之，因言：吾七次犯死罪，遭讯拷，肺皆损伤，至于呕血。人传一方，只用白及为末，米引日服，其效如神。后其囚凌迟，刽者剖其胸，见肺间窍穴数十处，皆白及填补，色犹不变也。洪贯之闻其说，赴任洋州，一卒忽苦咯血甚危，用此救之，一日即止也。《摘玄》云：试血法：吐在水碗内，浮者肺血也，沉者肝血也，半沉半浮者心血也。各随所见，以羊肺、羊肝、羊心煮熟，蘸白及末，日日食之。

《本草品汇精要》：道地：兴州、申州。

《植物名实图考》：雩娄农曰：黄元志《黔中杂记》谓白及根，苗妇取以浣衣，甚洁白。白及为补肺要药。磨以胶瓷，坚不可拆；研朱点易，功并雌黄。既以供濯取洁，又以奇艳为容，阴崖小草，用亦宏矣。

《药物出产辨》：产陕西汉中府、安徽安庆府。

【附注】分布于西南及陕西、甘肃、湖北、湖南、广西等地的同属植物黄花白及的根茎和分布于四川、贵州、云南、陕西、广西、台湾等地的小白及的根茎，在产地也作白及用。此两种除形较瘦小外，其余与正品相似。

🌿 砂仁

砂仁始载于唐代甄权《药性本草》。李时珍曰："（缩砂密）名义未详。藕下白蒻多蓉，取其密藏之意。此物实在根下，仁藏壳内，亦或此意欤。"

【别名】小豆蔻、缩砂密、缩砂仁。

【来源】为姜科植物阳春砂 *Amomum villosum* Lour.、绿壳砂 *Amomum villosum* Lour. *var. xanthioides* T.L.Wu et Senjen 或海南砂 *Amomum longiligularg* T.L. wu 的干燥成熟果实。

【产地与资源】阳春砂野生于山沟林下阴湿处，分布于福建、广东、广西和云南等，现多为栽培。主产于广东阳春、阳江、高州、信宜、罗定、恩平、云浮、封开、新兴、丰顺、佛冈等地。其中以阳春市蟠龙村金花坑产品质量最优，为久负盛名的道地药材，但产量甚少，不敷使用。高州、信宜产量较大，质量亦佳。广西东兴、凭祥、宁明、龙州等地也是传统栽培地。目前云南已成为主产区。

绿壳砂野生于海拔 600 ～ 800m 的山沟林下阴湿处，分布于广西和云南，野生很少。商品为栽培的，主产于云南西双版纳、景洪、思茅、临沧、勐腊、勐海、红河、芒市、瑞丽等地。

海南砂野生于海南山谷密林中，产量很少。栽培主产于海南澄迈、三亚市崖州区、儋州市，广西博白、陆川等地，广东有栽培。

砂仁分种子繁殖和分株繁殖两种。定植后，3 年可开花结果，雌雄异株，为热带、亚热带雨林植物，多栽培于海拔 100 ～ 500m 有一定庇荫山谷或溪流边，以土层深厚疏松、腐殖质丰富为宜。穗状花序，花葶从地下横生根茎抽搐，开花结果。

【采收加工】一般在 8 月中、下旬，当果实表面颜色由红紫变红褐色时，嚼之有浓烈辛辣味时采收。用小刀或剪刀剪下果穗，再进行焙干和晒干，两道工序分次进行，至干燥为止。现多采用设备控温高温、低温交替干燥。采收果穗时不能手扯果穗，以免扯伤匍匐茎表皮，影响来年产量。

【植物形态】3 种砂仁植物形态比较见表 6-5-1。

表 6-5-1　3 种砂仁植物形态比较

比较		阳春砂	绿壳砂	海南砂
相同点		根茎匍匐于地面；叶 2 列，狭长椭圆形或披针形，全缘；花茎从根茎上抽出，穗状花序，白色，花冠间有红色斑点；蒴果椭圆形，具软刺；种子多数，聚成团，有浓郁的香气		
不同点	根茎	芽鲜红色，锥状	根茎先端的芽绿色	芽鲜红色
	叶舌	棕红色，稀绿色，长 3～5mm	绿色，长 3～5mm	叶舌极长，长 2～4.5cm
	果实	软刺不分枝，棕红色	软刺不分枝，成熟时为绿色	果成熟时棕红色，具明显 3 棱，果皮厚硬，柔刺片状、分裂
	花果期	花期 3～5 月，果期 7～9 月	花期 4～5 月，果期 7～9 月	花期 4～6 月，果期 6～9 月
	分布	野生于福建、广东、广西、云南等地，该区域有大面积栽培	野生分布于云南南部，有大面积栽培	野生分布于海南，广东、海南大面积栽培

【药材性状】3 种砂仁药材性状比较见表 6-5-2。

表 6-5-2　3 种砂仁药材性状比较

比较		阳春砂	绿壳砂	海南砂
相同点		表面棕褐色，密生刺状突起，顶端有花被残基，种子集结成团，具三钝棱，中有白色隔膜，将种子团分成 3 瓣，种子为不规则多面体，表面棕红色或暗褐色，有细皱纹，外被淡棕色膜质假种皮；质硬，胚乳灰白色。气芳香而浓烈，味辛凉、微苦。以个大、饱满、坚实、种仁红棕色、香气浓、搓之果皮不易脱落者为佳		
不同点	果形	椭圆形或卵圆形，有不明显的三棱	椭圆形或卵圆形，有不明显的三棱	长椭圆形或卵圆形，有明显的三棱
	大小	长 1.5～2cm，直径 1～1.5cm	长 1.5～2cm，直径 1～1.5cm	长 1.5～2cm，直径 0.8～1.2cm
	果表面	密生刺状突起，顶端有花被残基，基部常有果梗	密生刺状突起，顶端有花被残基，基部常有果梗	被片状、分枝的软刺，基部具果梗痕
	果皮	果皮薄而软	果皮薄而软	果皮厚而硬
	种子团	种子团大，每瓣有种子 5～26 粒	种子团大，每瓣有种子 5～26 粒	种子团较小，每瓣有种子 3～24 粒
	种子直径	直径 2～3mm	直径 2～3mm	1.5～2mm

【功能与主治】化湿开胃，温脾止泻，理气安胎。用于湿浊中阻，脘痞不饥，脾胃虚寒，呕吐泄泻，妊娠恶阻，胎动不安。

【炮制】

1. 砂仁　取原药材，除去杂质。用时捣碎。

2. 盐砂仁　取净砂仁，加盐水拌匀，稍闷，待盐水被吸尽后，至炒制容器内，用文火加热炒干，取出晾凉。

【化学成分】主要含乙酰龙脑酯、芳樟醇、橙花叔醇、龙脑、樟脑、柠檬烯等 30 多种挥发油，又含锌、铁、锰、铜等多种微量元素。

【药理】抗血小板聚集，抗溃疡，通过拮抗

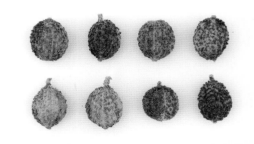

图 6-5-4　阳春砂药材

乙酰胆碱和氯化钡对肠管的兴奋作用而表现出对肠道平滑肌的作用。另外，还有明显的镇痛作用。

【文献摘要】

《药性本草》：缩砂密出波斯国。

《海药本草》：缩砂密生西海及西戎诸国，多从安东道来。

《本草图经》：缩砂密生南地，今唯岭南山泽间有之，苗茎似高良姜，高三四尺，叶青，长八九寸，阔半寸已来。三月、四月开花在根下，五六月成实，五七十枚作一穗，状似益智，皮紧厚而皱，如栗纹，外有刺，黄赤色，皮间细子一团，八隔，可四十余粒，如黍米大，微黑色，七八月采。

《本草原始》：此物实在根下，皮紧厚缩皱，仁类砂粒，秘藏壳内，故名缩砂密也，俗呼砂仁。

【附注】

（1）同属植物红壳砂仁在云南也作砂仁入药。其区别为果实圆球形，具明显或不甚明显的 3 钝棱，长 0.9～1.8cm，直径 0.7～1.4cm，表面棕褐色或红棕色，被刺状突起；每室含种子 5～8 粒，种子不规则多角形，长 2～4mm，直径 1～2.5mm。气香，味辛凉，微苦。主产云南，也销外地。

（2）砂仁在古代就有进口和国产之分。进口者即今之绿壳砂仁，主产于越南、泰国、缅甸、印尼；国产砂仁为产岭南的阳春砂仁。

（3）自古至今，市场上都存在假砂仁，常见的是由多种山姜的果实或种子团冒充的。

🌿 五倍子

五倍子始载于《本草拾遗》。李时珍曰："五倍当作五棓，见《山海经》。其形似海中文蛤，故亦同名。百虫仓，会意也。百药煎，隐名也。"

【别名】百药煎、文蛤、百虫仓、五棓子。

【来源】为漆树科植物盐肤木 *Rhus chinensis* Mill.、青麸杨 *Rhus potaninii* Maxim. 或红麸杨 *Rhus punjabensis* Stew.var.*sinica*（Diels）Rehd. et wils. 叶上的虫瘿，主要由五倍子蚜 *Melaphis chinensis*（Bell）Baker 寄生而形成。

【产地与资源】盐肤木生于向阳多沙砾的山坡上、荒野或灌丛中，分布于除青海、新疆、黑龙江、辽宁以外的各省区，但能产结五倍子的只有四川、贵州、云南、湖南、湖北、陕西、河南、浙江。

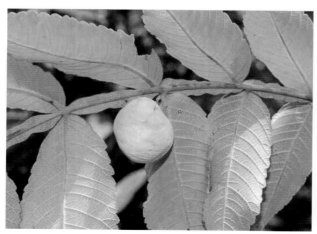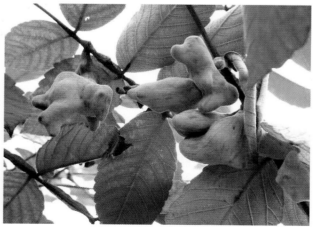

图 6-5-5　五倍子虫瘿（左图为肚倍，右图为角倍）

青麸杨生于山坡干燥处灌木丛中，分布于陕西、甘肃、山西、河南、湖北、湖南、贵州、四川、西藏、云南等地。

红麸杨生于向阳山坡疏林下或灌木丛中，分布于湖北、湖南、陕西、甘肃、云南、贵州、四川、西藏等地。

五倍子在过去工业用量大，是我国传统出口创汇品种，现在工业用量很小，资源极其丰富。

【采收加工】秋季采摘，置沸水中略煮或蒸至表面呈灰色，杀死蚜虫，取出，干燥。按外形不同，分为"肚倍"和"角倍"。

【五倍子的形成及其蚜虫生活史】早春五倍子蚜虫的春季迁移蚜从过冬寄主提灯藓属植物飞至盐肤木类植物上产生有性的无翅雌、雄蚜虫，雌、雄蚜虫交配产生无翅单性雌虫干母，干母在幼嫩叶上取汁液生活，同时分泌唾液，使组织的淀粉转为单糖，并刺激细胞增生，逐步形成外壁绿色、内部中空的囊状虫瘿，即五倍子，虫体藏于其中。在形成虫瘿的过程中，虫瘿初呈绿色小球形，逐渐增大，至8月间即增大较速，同时，囊中雌虫反复进行单性繁殖，并由无翅蚜虫发育成有翅蚜虫，不再摄取植物汁液。虫瘿外壁此时即转为红色，鞣质含量达到最高。若不及时采收，则虫瘿完全成熟，内部水分渐少，再受阳光暴晒，逐渐萎缩以至破裂。有翅成虫飞出，寄生在过冬寄主提灯藓属植物上进行单性生殖，胎生无翅蚜虫，并分泌白蜡状物覆盖虫体，进入越冬状态，至次年春季发育成有翅胎生雌虫，再飞到盐肤木类植物上产生雌雄无翅幼虫。由此可知，五倍子的产生，必须兼有寄主盐肤木类植物、五倍子蚜虫和过冬寄主提灯藓类植物等三要素，而且此种藓类植物须终年湿润，以利蚜虫过冬。由于五倍子蚜虫种类的不同和其营瘿部位习性不同而形成五倍子外形各异。一般情况，五倍子蚜寄生在盐肤木上，形成的虫瘿多为"角倍"；倍蛋芽寄生在青麸杨和蛋铁倍芽寄生在红麸杨上，形成的虫瘿多为"肚倍"。

【药材性状】肚倍呈长圆形或纺锤形囊状，长 2.5～9cm，直径 1.5～4cm。表面灰褐色或灰棕色，微有柔毛。质硬而脆，易破碎，断面角质样，有光泽，壁厚 0.2～0.3cm，内壁平滑，有黑褐色死蚜虫及灰色粉状排泄物。气特异，味涩。

角倍呈菱形，具不规则的钝角状分枝，柔毛较明显，壁较薄。

均以个大、完整、色灰褐、壁厚者为佳。

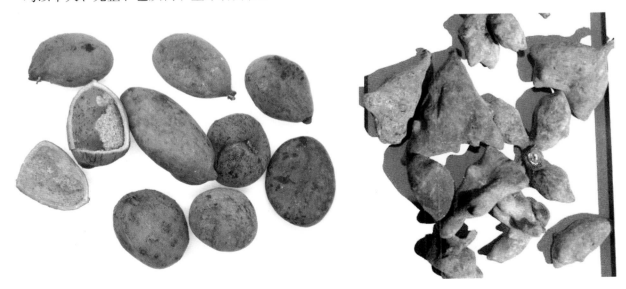

图 6-5-6　五倍子药材（左图为肚倍，右图为角倍）

【功能与主治】敛肺降火，涩肠止泻，敛汗止血，收湿敛疮。用于肺虚久咳，肺热咳嗽，久泻久痢，自汗盗汗，消渴，便血痔血，外伤出血，痈肿疮毒，皮肤湿烂。

【化学成分】含五倍子鞣质，习称五倍子鞣酸，含量 60%～70%，有的达 78%（角倍约 50%，肚倍约 70%）。另含有没食子酸（2%～4%）、脂肪、树脂及蜡质。

【药理】具有收敛、止血、止泻、抗菌解毒、杀精作用。

【文献摘要】

《开宝本草》：五倍子在处有之。其子色青，大者如拳，而内多虫。

《本草图经》：以蜀中者为胜。生于肤木叶上，七月结实，无花。其木青色黄。其实青，至熟而黄。九月采子，曝干，染家用之。

《本草纲目》：五倍子，宋开宝本草收入草部，嘉祐本草移入木部，虽知生于肤木之上，而不知其乃虫所造也。肤木，即盐肤木也。此木生丛林处者，五六月有小虫如蚁，食其汁，老则遗种，结小球于叶间……初起甚小，渐渐长坚，其大如拳，或小如菱，形状圆长不等。初时青绿，久则细黄，缀于枝叶，宛若结成。其壳坚脆，其中空虚，有细虫如蠛蠓，山人霜降前采取，蒸杀货之，否则虫必穿坏，而壳薄且腐矣。皮工造为百药煎，以染皂色，大为时用。

【附注】五倍子忌与铁剂同用。

🌿 肉桂

肉桂始载于《神农本草经》，分牡桂、菌桂。桂，以其叶之脉纹而得名。《桂海虞衡志》云："凡木叶心皆一纵理，独桂有两道如圭形，故字从圭。"药材以脂多肉厚者佳，故名"肉桂"。

【别名】桂皮、玉桂。

【来源】为樟科植物肉桂 *Cinnamomum cassia* Presl 的干燥树皮。

【产地与资源】国内肉桂全为栽培品，广泛栽培于广西东南部及广东西南部的沟漏山、十万大山及云浮山脉间的广大山区。主产于广西防城、平南、容县、桂平、藤县、岑溪、钦州、博白、陆川、北流、苍梧，广东信宜、高安、德庆、罗定等地。广西栽培历史悠久，产量约占全国的 90%。

【采收加工】定植后 15 年生以上，韧皮部已积累大量油层，可于春季或秋季采剥桂皮。凡 2～3 月采剥的桂皮称春皮，品质较差，但易剥离；7～8 月剥的桂皮称秋桂，品质较好，但不易剥离。为了便于秋季剥皮，必须在夏至前后，于肉桂的茎基部剥去 1 圈宽约 18～20cm 的树皮，以切断全部的筛管，阻止养分向根部运输，增加树皮油分的积蓄量，还可使木质部和韧皮部产生离层，以利秋后剥皮。采剥时，按先上后下，先剥桠皮后剥干皮的顺序进行。用刮桂刀先在分枝处横切树枝 1 圈，深达木质部，再依次往下 40～50cm 处环切 1 圈，深达木质部，然后在两圈之间纵切 1 刀，用竹片插入割缝上下徐徐剥动，将整块桂皮剥下，晒干即成商品。剥下的桂皮根据不同部位、厚度、完整性分成不同的规格等级。

【植物形态】乔木，树皮灰褐色，幼枝多有四棱，被褐色茸毛。叶革质，全缘，中脉及侧脉明显凹下，具离基三出脉。果实椭圆形，成熟后黑紫色。花期 6～7 月，果期 10～12 月。

【药材性状】呈槽状或卷筒状，长 30～40cm，宽或直径 3～10cm，厚 0.2～0.8cm。外表面灰棕色，稍粗糙，有不规则的细皱纹和横向突起的皮孔，有的可见灰白色的斑纹；内表面红棕色，略平坦，有细纵纹，划之显油痕。质硬而脆，易折断，断面不平坦，外层棕色而较粗糙，内层红棕色而油润，两层间有 1 条黄棕色的线纹。气香浓烈，味甜、辣。

以不破碎、体重、外皮厚、细、肉厚、断面色紫、油性大、香气浓厚、味甜辣、嚼之渣少者为佳。

【鉴别要点】断面和内表面红棕色且划之显油痕；气香浓烈，味甜、辣。

【功能与主治】补火助阳，引火归元，散寒止痛，温通经脉。用于阳痿宫冷，腰膝冷痛，肾虚作喘，虚阳上浮，眩晕目赤，心腹冷痛，虚寒吐泻，寒疝腹痛，痛经经闭。

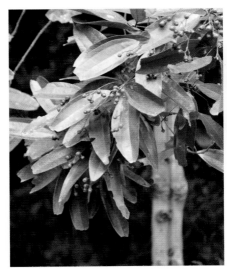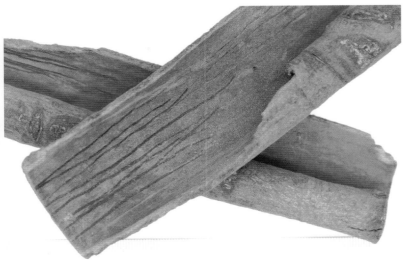

图 6-5-7 肉桂植物和药材

【炮制】除去杂质及粗皮。用时捣碎。

【化学成分】含挥发油（1%～2%）、鞣质、黏液质、碳水化合物等。油中的主要成分为桂皮醛（约85%）及醋酸桂皮酯，另含有少量的苯甲醛、肉桂酸、水杨酸、苯甲酸、香兰素、乙酸苯内酯等。桂皮醛是肉桂镇静、镇痛、解热作用的有效成分。

【药理】①对胃肠运动的影响：桂皮油系芳香性健胃祛风剂，对肠胃有缓和的刺激作用，可促进唾液及胃液分泌，增强消化功能，并能解除胃肠平滑肌痉挛，缓解肠道痉挛性疼痛。②抗溃疡，抗血小板聚集，抗炎，抗菌，抗肿瘤，缓解附子对心肌的损坏。③对心血管系统的作用：桂皮醛能增加离体心脏的心肌收缩力和心搏数，通过肾上腺能使血压升高；肉桂水提液能使实验动物冠状动脉流量和脑血流量增加，外周血管扩张；对实验动物血小板聚集及心肌损伤具有一定保护作用，使心肌细胞膜结合酶的异常变化得到一定恢复。④对免疫功能的影响：桂皮提取物能明显降低非特异性免疫功能和抗体的产生；桂皮多糖能明显提高网状内皮系统对碳粒的吞噬功能；桂皮酸钠有升高白细胞的作用；所含的双萜内酯有抗补体、抗过敏作用；水提液可降低实验动物尿蛋白的排出，改善肾组织学指数。⑤对中枢神经系统的影响：肉桂油、肉硅酸钠、桂皮醛等具有镇静、镇痛、解热、抗惊厥等作用。

【文献摘要】

《名医别录》：菌桂，生交趾、桂林山谷岩崖间；牡桂，生南海；桂，生桂阳。

《本草经集注》：今出广州者好，湘州、始兴、桂阳县即是小桂亦有而不如广州者。交州、桂州者，形段小，多脂肉，亦好。以半卷多脂者，单名桂，入药最多。

《本草图经》：菌桂，生交趾山谷；牡桂，生南海山谷；桂；生桂阳。牡桂，融州、桂州、交州、宜州甚良。今观宾、宜、韶、钦诸州所图上者，种类亦各不同，然皆题曰桂，无复别名。参考旧注，谓菌桂，与今滨州所出者相类；人家园圃亦有种者，移植于岭北，则气味殊少辛辣，固不堪入药也。

《本草崇原》：始出桂阳山谷及合浦、交趾、广州、象州、湘州诸处。色紫暗，味辛甘者为真。

【附注】

（1）肉桂的产地从秦汉至今基本集中在广西、广东和越南3个地方，其中广西的产地集中在桂平、钦州、梧州等桂东南和桂南地区，广东的产地集中在罗定、信宜、肇庆等粤西南地区。

（2）过去肉桂分国产肉桂和进口肉桂。国产肉桂原产于越南（早期越南北部长期为中国领土，称交趾或交州，故有"交趾肉桂"之称），后逐渐向北移植，广泛种植于广东和广西；进口肉桂主产于越南、柬埔寨，其次为斯里兰卡、印度，以往均由越南进口。

（3）桂枝：在每年修剪时，将 0.7 ～ 0.9cm 粗的枝条或砍伐后将不能剥皮的细枝梢，去叶切成40cm 的小段，晒干；或趁鲜切成桂枝片，晒干。桂子：于霜降前后，采摘尚未成熟的果实，晒干去果柄。桂油：将叶片、小枝、果实、碎桂等蒸馏所得的油。

（4）官桂：在历史上众说不一，有的说是肉桂中的佳品，属贡品；有的说是产于广东、广西阴面山坡，缺乏油润的肉桂；也有的说是产于湖南南部和四川南部同属的辣樟树皮。

🍃 干姜

干姜始载于《神农本草经》。《说文解字》云："姜，御湿之菜。"说明姜在中国使用历史悠久，造字以其功能专属。

【别名】白姜、均姜、干生姜。

【来源】为姜科植物 *Zingiber offcinale* Rosc. 的干燥根茎。

【产地与资源】原产于亚洲热带，全国除东北外，大部分地区有栽培。干姜以四川犍为、沐川、宜宾，贵州长顺、兴仁产量大，质量优，为传统道地产区。目前，云南罗平的产量也很大。

姜喜温暖湿润的气候，不耐寒，怕积水，怕阳光直射，忌连作，宜选择坡地或稍阴湿的地块栽培。以土层深厚、疏松、肥沃、排水良好的砂质壤土为宜。用根茎（种姜）繁殖，于每年春季栽培，南方1 ～ 4 月，北方 4 ～ 5 月，将种姜切成小块，每块保留壮芽 1 ～ 2 个，条栽或穴栽。种姜的品种不同，其产品质量亦有区别。种姜有"黄口"（芽尖齐呈樱桃嘴）、"铁白口"（芽尖略弯）、"白口"之分。药用姜以黄口最好，铁白口次之，白口最次。黄白口姜块大而坚实，粉性足、纤维少，辣味重，水分少，产量高。

【采收加工】冬季采挖，挖出根茎后，除去茎叶和须根，洗净泥土，晒干或低温干燥。趁鲜切片晒干或低温干燥者称为"干姜片"或"白姜片"。

【植物形态】根状茎具分枝，断面黄白色，肥厚，有芳香及辛辣味。株高 0.5 ～ 1m。叶无柄；叶舌稍 2 裂，膜质。叶片披针形或线状披针形。花亭单独从根茎抽出，穗状花序卵形，花冠黄绿色，唇瓣有紫色条纹及淡黄色斑点。花期 10 月。

【药材性状】呈扁平块状，具指状分枝，长 3 ～ 7cm，厚 1 ～ 2cm。表面灰黄色或浅灰棕色，粗糙，具纵皱纹和明显的环节。分枝处常有鳞叶残存，分枝顶端有茎痕或芽。质坚实，断面黄白色或灰白色，粉性或颗粒性，内皮层环纹明显，维管束及黄色油点散在。气香、特异，味辛辣。

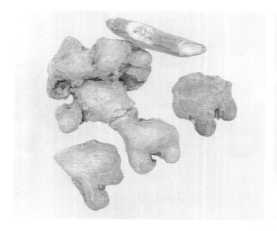 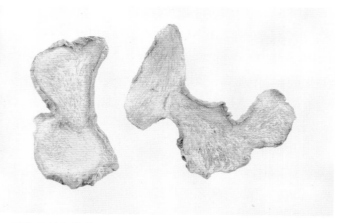

图 6-5-8　干姜药材和饮片

【功能与主治】温中散寒，回阳通脉，温肺化饮。用于脘腹冷痛，呕吐泄泻，肢冷脉微，寒饮喘咳。炮姜温中止泻，温经止血，用于虚寒脘腹疼痛、呕吐、泻痢、吐衄崩漏。

【炮制】

1. **干姜片**　取原药材除去杂质，略泡，洗净，润透，切厚片或块，干燥，筛去碎屑。

2. **炮姜**　先将净河砂置炒制容器内，用武火炒热，再加入干姜片或块，不断翻动，炒至鼓起，表面棕褐色，取出，筛去砂，晾凉。

3. **姜炭**　取干姜块置炒制容器内，用武火加热，炒至表面焦黑色，内部棕褐色，喷淋少许清水，灭尽火星，微火略炒，取出晒干，筛去碎屑。

【化学成分】含挥发油 1.2% ～ 2.8%，油中的主要成分为姜醇、姜烯、没药烯、α- 姜黄烯、α- 金合欢烯和 β- 金合欢烯等。

【药理】炮姜具有抗溃疡、止血作用。

【文献摘要】

《名医别录》：凡作干姜法，水淹三日，去皮置流水中六日，更刮去皮，然后晒干，置瓷缸中酿三日，乃成。

《本草经集注》：干姜，今唯出临海、章安，二三村解作之。蜀汉姜旧美，荆州有好姜，而并不能作干者。

《本草图经》：生姜，生犍为山谷及荆州、扬州。今处处有之，以汉、温、池州者为良。苗高二三尺，叶似箭竹叶而长，两两相对，苗青，根黄，无花实。

《本草纲目》：宿根为之母姜，干姜以母姜造之，今江西、襄、均皆造，以白净结实者为良，故人呼为白姜，又称均姜。凡入药并宜炮用。

【附注】据报道，干姜在 220℃ 制成炮姜后，挥发油含量下降不明显，姜炭炮制高于 300℃，挥发油下降约 57%。炮姜与姜炭的薄层色谱图谱大致相同，但与干姜有明显区别。经加热炮制后，部分斑点消失，同时出现了一些新的斑点，相同 Rf 值（比移值）斑点之间的相对含量发生了明显改变。经薄层扫描分析，干姜、炮姜、姜炭薄层色谱图谱中，各斑点的相对含量发生了明显改变。醚提取液的气相 - 质谱 - 计算机检测表明，生姜、干姜、炮姜、姜炭中分别有 22 个、22 个、23 个、23 个组分，各组分的含量都发生了变化，有些成分发生了质的变化。生姜中的 4 种成分，在干姜和炮姜中均未能检出。干姜和姜炭中的 3 种成分，是生姜所没有的。不同炮制品中所含成分的变化，势必对其药理作用产生不同的影响。

第六节　十味益脾颗粒

一、组方

十味益脾颗粒由鸡内金、茯苓、莱菔子、山药、薏苡仁、莲子、大枣、山楂、神曲、麦芽组成。

二、临床应用

补脾益气，消食健胃。用于小儿厌食症脾虚食滞证，临床表现为食欲不振、食量减少或拒食、面色无华、神疲乏力、大便溏薄、形体消瘦、腹胀、舌燥红、苔白腻等。

三、临床研究

促进胃排空和小肠推进功能，并抑制亢进的胃肠运动，双向调节胃肠运动；增强免疫功能，促进新陈代谢。

四、原料药材

鸡内金、茯苓、薏苡仁、莱菔子详见前章节。

🌿 山药

山药始载于《神农本草经》。山药原名"薯蓣"，宋代寇宗奭的《本草衍义》云："薯蓣因唐代宗名预，避讳改为薯药；又因宋英宗讳署，改为山药。"山药之名首见于此。

【别名】怀山药、山蓣、麻山药、薯蓣。

【来源】为薯蓣科植物薯蓣 *Dioscorea opposita* Thunb. 的干燥根茎。

【产地与资源】野生山药几乎全国各地均有分布，生于海拔 100～2500m 的山坡、山谷林下或溪边、路旁灌丛中或杂草中。栽培山药以河南温县、孟州、武陟、博爱、焦作等地产量最大，以温县质量最佳，故有"怀山药"之称。山西太谷、介休、平遥、孝义等地产的质量亦佳。其次陕西大荔、渭南，山东菏泽，河北安国、保定、蠡县、博野、安平等地亦产，又以蠡县产量大，质量优。江苏、安徽等南方所产的也称"怀山药"。

药用山药由于各地栽培的品种不同，所以地下块茎的形态、颜色、大小等都有差异。目前栽培品种有铁棍山药、太谷山药、大白皮山药、小白皮山药、小茸毛山药等，以铁棍山药为主。铁棍山药的特点是类圆柱形，较直，色白，粉性足，水分少，质量最好。太谷山药略次。

山药是药食两用植物，仅药用年需求量约 6000 吨。

山药属深根植物，喜土层深厚、砂质壤土、土质肥沃、排水良好的土地，洼地、黏性地、碱地均不宜栽培。焦作市各县地处黄河北岸，又是沁河、丹河流经境内入黄河之区域，具有得天独厚的地理优势，所产的山药为久负盛名的道地药材。

山药的繁殖分为芦头繁殖和珠芽繁殖两种。

截至 2015 年底，河南省武陟县大封镇董宋村、寨上村，温县赵堡镇东平滩村、南平皋村、黄河滩，温泉镇滩陆庄村、张庄村、黄河滩，南

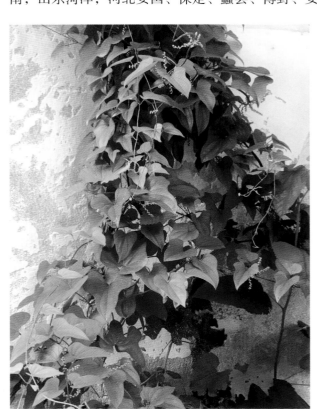

图 6-6-1　山药植物

张羌朱家庄，荥阳市汜水镇口子村、南屯村的山药种植基地通过了国家 GAP 认证。

【采收加工】冬季茎叶枯萎后采挖，切去根头，洗净，除去外皮和须根，干燥，习称"毛山药"；或除去外皮，趁鲜切厚片，干燥，称为"山药片"；也有选择肥大顺直的干燥山药，置清水中，浸至无干心，闷透，切齐两端，用木板搓成圆柱状，晒干，打光，习称"光山药"。

【植物形态】草质藤本。块茎垂直生长，长可达 1m 多；茎右旋缠绕，通常带紫红色，无毛，叶腋内常有珠芽。单叶，卵状三角形至箭形，常 3 浅裂至 3 深裂。雄花序为穗状花序；花序轴明显呈"之"字状曲折。蒴果不反折，三棱状扁圆形或三棱状圆形，外面有白粉；种子着生于每室中轴中部，四周有膜质翅。花期 6～9 月，果期 7～11 月。

【药材性状】毛山药略呈圆柱形，弯曲而稍扁。表面黄白色或淡黄色，有纵沟、纵皱纹及须根痕，偶有浅棕色外皮残留。体重，质坚实，不易折断，断面白色，粉性。气微，味淡、微酸，嚼之发黏。

光山药呈圆柱形，两端平齐。表面光滑，白色或黄白色。

以质坚实、粉性足、色白者为佳。

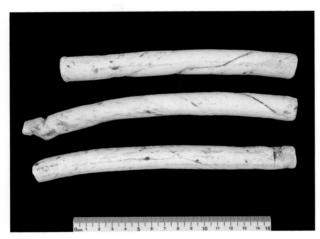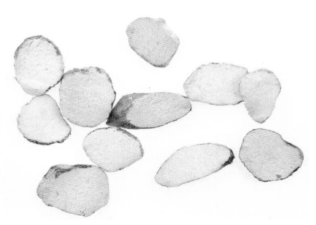

图 6-6-2　山药药材和饮片

【鉴别要点】色白，粉性强，无纤维，味淡。

【功能与主治】补脾养胃，生津益肺，补肾涩精。用于脾虚食少，久泻不止，肺虚喘咳，肾虚遗精，带下，尿频，虚热消渴。麸炒山药补脾健胃，用于脾虚食少、泄泻便溏、白带过多。

【炮制】临床常用山药片和炒山药。炒山药分土炒山药和麸炒山药，目前土炒山药很少见，多用麸炒山药。疗效以土炒山药好，因为脾胃属土，性相近。

1. 山药片　取原药材除去杂质，大小分开，洗净，润透，切厚片，干燥，筛去碎屑。

2. 土炒山药　先将土粉（以陈墙土为佳）置锅内加热至灵活状态，再投入山药片拌炒，至表面均匀挂土粉时取出，筛去土粉，放凉。

3. 麸炒山药　将锅烧热，撒入麦麸，待其冒烟时投入山药片，不断翻动，至黄色时取出，筛去麦麸，晾凉。

【化学成分】含淀粉（16%）、黏液质、胆碱、薯蓣皂苷、多巴胺、甾醇、糖蛋白、多酚氧化酶、维生素 C 等。黏液质中含甘露聚糖、植酸、3，4- 二羟基苯乙胺、尿囊素和 16 种氨基酸等。

【药理】降血糖，降血脂，改善消化系统功能，提高免疫功能，抗氧化，抗肿瘤，促进肾脏再生修复等。

【文献摘要】

《本草图经》：薯蓣，今处处有之，以北都、四明者为佳。春生苗，蔓延篱援。茎紫叶青，有三尖角，似牵牛更厚而光泽。夏开细白花，大类枣花。秋生实于叶间，状如铃。二月、八月采根。今人冬春采，刮之白色者为上，青黑者不堪，曝干用之。

《救荒本草》：人家园圃种者，肥大如手臂，味美，怀、孟间产者入药最佳，味甘，性温平，无毒。

《植物名实图考》：江西、湖南有一种扁阔者，俗称脚板薯，味淡。

【附注】

（1）在不同地区还以同属植物的块茎作为山药入药：①分布于西南和中南的参薯，在广西博白、陆川、桂平、玉林、贵县、广东廉江、茂名以及湖南等地作山药用。该品种在广西产量很大，不仅药用，也用于保健品和副食品。②分布于安徽淮河以南、江苏、浙江、江西、福建、台湾、湖北、湖南、广东、广西、贵州东部、四川的日本薯蓣，在产地作山药用。③分布于福建、湖南、广东、广西、云南等地的褐苞薯蓣，在产地作山药用。④分布于浙江、福建、湖南、广东、广西等地的山薯，在产地作山药用。

（2）山药在不同时期也常出现伪品，常见的有：①大戟科植物木薯的块根，多斜切成片冒充山药，该品含木薯毒苷，误服易引起氢氰酸中毒。②旋花科植物番薯的块根，俗称红薯、白薯、甘薯、地瓜等。

（3）余零子：山药茎蔓上的珠芽，也是一味中药，具有补肺益气、健脾补虚、固肾益精的作用。

莲子

莲子始载于《神农本草经》，名藕实。藕、莲、荷名字古远。李时珍曰："花叶常偶生，不偶不生，故根曰藕……莲者连也，花实相连而出也。其种子入药，故名莲子。"

【别名】藕实、水芝丹、莲实、莲蓬子、莲肉。

【来源】为睡莲科植物莲 *Nelumbo nucifera* Gaertn. 的干燥成熟种子。

【产地与资源】生于水田或池塘中，分布于辽宁、河北、河南、陕西、甘肃、山西、山东、四川及长江以南各省区。莲子均来源于栽培。主产于湖南常德、汉寿、衡阳、衡南、湘阴、华容、沅江、岳阳、津市、汨罗，湖北江陵、潜江、公安、洪湖、监利、阳江，浙江金华、武义，安徽芜湖、安庆、肥西、肥东、长丰，福建建瓯、建阳、建宁、浦城、宁化，江西广昌、石城，江苏宝应、金湖、高邮、镇江，以及江浙之间的太湖、苏皖之间的洪泽湖、苏鲁之间的微山湖等地。产于湖南者称为"湘莲子"，产于福建者称为"建莲子"，产于湖北者称为"湖莲子"。传统认为建莲子质量最佳。

【采收加工】秋季果实成熟时采割莲房，取出果实，除去果皮，干燥。

【植物形态】多年生水生草本。株高 1～2m，根茎肥厚，内有蜂巢状孔道。叶基生，盾状圆形，波状全缘，挺出水面。花大，粉红色或白色，芳香。坚果（莲子）椭圆形或卵形。花期 7～8 月，果期 8～9 月。

【药材性状】略呈椭圆形或类球形，长 1.2～1.8cm，直径 0.8～1.4cm。表面浅黄棕色至红棕色，有细纵纹和较宽的脉纹。一端中心呈乳头状突起，深棕色，多有裂口，其周边略下陷。质硬，种皮薄，不易剥离。子叶 2 片，黄白色，肥厚，中有空隙，具绿色莲子心。气微，味甘、微涩；莲子心味苦。

【功能与主治】补脾止泻，止带，益肾涩精，养心安神。用于脾虚泄泻，带下，遗精，心悸失眠。

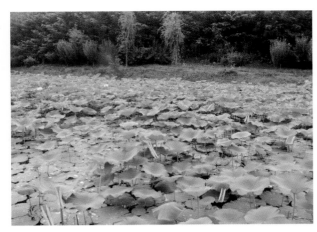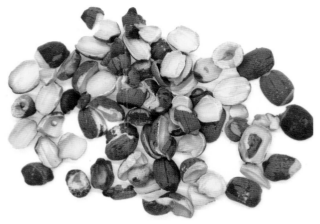

图 6-6-3　莲子植物和饮片

【炮制】

1. 莲子肉　取原药材，除去杂质，用温水略浸，捞出润软，剥开去心（心亦入药），干燥。

2. 炒莲子肉　取净莲子肉，置炒制容器内，用文火炒至表面颜色加深，内表面微黄色，有香气逸出，取出晾凉。

【化学成分】含碳水化合物（62%）、蛋白质（6.6%）、脂肪（2.0%）、钙（0.089%）、磷（0.285%）、铁（0.0064%）。脂肪中的脂肪酸有肉豆蔻酸（0.04%）、棕榈酸（17.32%）、油酸（21.91%）、亚油酸（54.17%）、亚麻酸（6.19%）等。

【文献摘要】

《本草纲目》：莲藕，荆、扬、豫、益诸处湖泽陂池皆有之。以莲子种者生迟，藕芽种者最易发。

【附注】

（1）莲除了莲子入药外，还有以下部位入药：①莲子心：又名莲心，为莲的成熟种子中的幼叶及胚根，具有清心安神、交通心肾、涩精止血的作用。②莲花：又名荷花，为莲的干燥花蕾，具有通血脉、活血止血、祛湿消风、镇心安神的作用。③莲须：又名莲花蕊，为莲的干燥雄蕊，具有固肾涩精的作用。④莲房：又名莲蓬壳，为莲的干燥花托，具有散瘀止血的作用。⑤荷叶：又名莲叶、青荷叶，为莲的干燥叶，具有清热解暑、升发清阳、凉血止血的作用。⑥荷梗：为莲的干燥叶柄，具有清暑、宽中、理气的作用。⑦藕节：为莲的根茎的节部，具有止血消瘀的作用。⑧石莲子：又名甜石莲，为莲干燥成熟果实，具有补益脾胃、祛热毒、清心除烦的作用。

2. 苦石莲：为豆科植物喙荚云实（南蛇簕）的种子。主产于云南、广西、广东、四川、江西、福建等地。与石莲子很像，呈柱形或长圆形，两端钝圆，表面乌黑光亮，具细密的环状横裂纹，质极坚硬，不易裂开。具有泻火解毒的作用，不可代替甜石莲药用。

大枣

大枣始载于《神农本草经》。《埤雅》云："大曰枣，小曰棘。棘，酸枣也。枣性高，故重束，棘性低，故并束。束音次。枣、棘皆有刺针，会意也。"枣生树上，味甜如蜜，故称木蜜。

【别名】红枣、木蜜。

【来源】为鼠李科植物枣 *Ziziphus jujuba* Mill. 的干燥成熟果实。

【产地与资源】生于海拔 1700m 以下山区、丘陵或平原，全国各地广为栽培，栽培品种甚多。目前最有名的有陕北大枣、陕西狗头枣、山西大枣、山东大枣、新疆和田大枣等。我国是大枣原产地，现亚洲其他国家及欧洲、美洲常有种植。主产于河南、山东、陕西、河北、山西、新疆，四川、贵州等地亦产。传统认为山东产的最好。

【采收加工】秋季果实成熟时采收，晒干。

【植物形态】乔木。小枝簇生，枝上有稀疏的刺。花黄绿色，2～5朵簇生于当年生小枝或叶的腋成聚伞状。花期5～6月，果期9月。

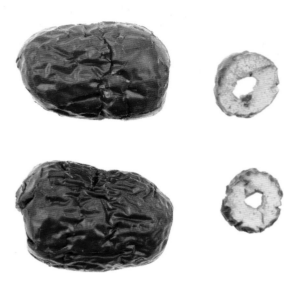

图6-6-4 大枣药材（饮片）

【药材性状】呈椭圆形或球形，长2～3.5cm，直径1.5～2.5cm。表面暗红色，略带光泽，有不规则皱纹。基部凹陷，有短果梗。外果皮薄，中果皮棕黄色或淡褐色，肉质，柔软，富糖性而油润。果核纺锤形，两端锐尖，质坚硬。气微香，味甜。

【功能与主治】补中益气，养血安神。用于脾虚食少，乏力便溏，妇人脏躁。

【炮制】除去杂质，洗净，晒干。用时破开或去核。

【化学成分】①生物碱：光千金藤碱、N-去甲基荷叶碱、巴婆碱。②三萜酸类化合物：白桦脂酮酸、齐墩果酸、马斯里酸等。③皂苷类化合物：大枣皂苷Ⅰ、Ⅱ、Ⅲ和酸枣仁皂苷。④环磷酸腺苷和环磷酸鸟苷。⑤果糖、葡萄糖、蔗糖、低聚糖、阿拉伯糖及半乳糖醛酸聚糖等。⑥油酸、谷甾醇、豆甾醇、芸香苷、多种维生素和氨基酸等。

【药理】抑制中枢神经（即镇静作用），护肝，增强肌力，抗变态反应，抗肿瘤，镇咳祛痰，降血脂，抗氧化，抗缺氧，促进骨髓造血，改善免疫功能和肠道功能，解毒等。

【文献摘要】

《名医别录》：生河东平泽。

《本草经集注》：旧云河南猗氏县枣特异。今青州出者形大核细，多膏甚甜。郁州互市者亦好，小不及耳。江东临沂金城枣形大而虚，少脂，好者亦可用。南枣大恶，殆不堪啖。

《本草图经》：大枣，干枣也，生河东。今近北州郡皆有，而青、晋、绛州者特佳。江南出者坚燥少脂，种类非一，今园圃皆种莳之，亦不能尽别其名。又极其美者。则有水菱枣、御枣之类，皆不堪入药。唯青州之种特佳。南郡人煮而后暴，及干，皮薄而皱，味更甘于它枣，谓之天蒸枣，然不堪入药。

《本草衍义》：大枣先青州、次晋州，此二等皆可晒曝入药，益脾胃为佳。余止可冲食用。

《本草纲目》：枣木赤心有刺，四月生小叶，尖觥光泽，五月开小花，白色微青。南北皆有，唯青、晋所出者肥大甘美，入药为良。

【附注】

（1）枣核、枣树叶、枣树皮、枣树根在民间均入药。

（2）中国十大名枣：山西稷山板枣、新疆和田枣、陕西黄河滩枣、河南新郑大枣、新疆楼兰枣、河北阜平大枣、河北沧州的金丝小枣、山西太谷的壶瓶枣、河南灵宝大枣和山西骏枣。

🌿 山楂

山楂始载于《新修本草》。《中华本草》曰："山楂，生山野，味酢似楂子，故名。"

【来源】为蔷薇科植物山里红 *Crataegus pinnatifida* Bge.var.major N.E.Br. 或山楂 *Crataegus pinnatifida* Bge. 的干燥成熟果实。

【别名】山里果、山里红、酸里红、酸枣、红果、红果子、山林果。

【产地与资源】栽培于华北、东北及西北，主产于河南林州、辉县、新乡，河北兴隆、保定、唐山、沧州，山东青州、潍坊、泰安、临朐、沂水、安丘、莱芜，辽宁鞍山、营口，山西新绛、稷山、河津等，北京密云、怀柔等地。其中以山东青州产品片薄，粉白色，皮红肉厚，质量为佳，习称"青州石板山楂"，为优品。山东临朐、沂水，河南林州产量大，品质也佳。山楂不仅药用，食品、饮品用量也大。

【采收加工】秋季果实成熟时采收，切片，干燥。

【植物形态】山里红为落叶乔木。叶上面暗绿色有光泽，叶片宽卵形或三角状卵形，各有 2～4 羽状深裂片，边缘有尖锐稀疏不规则重锯齿。伞房花序具多花，白色。果实深红色，近球形或梨形，萼片脱落很迟。花期 5～6 月，果期 8～9 月。

山楂与山里红的区别是果实较小，叶片小，分裂较深。

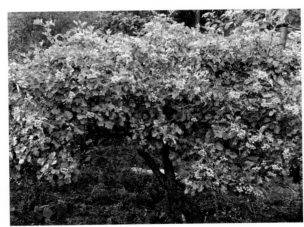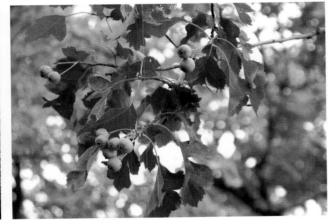

图 6-6-5 山楂植物（左图为山里红，右图为山楂）

【药材性状】为圆形片，皱缩不平，直径 1～2.5cm，厚 0.2～0.4cm。外皮红色，具皱纹，有灰白色小斑点。果肉深黄色至浅棕色。中部横切片具 5 粒浅黄色果核，但核多脱落而中空。有的片上可见短而细的果梗或花萼残迹。气微清香，味酸、微甜。

以片大、皮红、肉厚、核少者为佳。

【鉴别要点】具如石榴口样外翻的花萼残基；有 5 粒坚硬的果核，即使脱离也很清晰。

【功能与主治】消食健胃，行气散瘀，化浊降脂。用于肉食积滞，胃脘胀满，泻痢腹痛，瘀

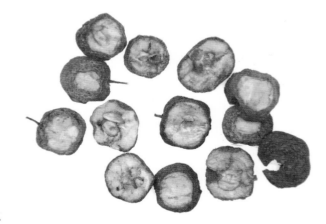

图 6-6-6 山楂饮片

血经闭，产后瘀阻，心腹刺痛，胸痹心痛，疝气疼痛，高脂血症。焦山楂消食导滞作用较强，用于肉食积滞、泻痢不爽。

【炮制】

1. 净山楂　除去杂质及脱落的核。

2. 炒山楂　取净山楂置炒制容器内，用中火炒至色变深，取出放凉。

3. 焦山楂　取净山楂置炒制容器内，用武火炒至表面焦褐色，内部黄褐色，取出放凉。

【化学成分】山里红与山楂含有山楂酸、酒石酸、柠檬酸、黄酮类、内酯、糖类、烟酸、鞣质、皂苷类等成分。从山里红果实中还分离出了槲皮素、金丝桃苷、表儿茶精、绿原酸、柠檬酸及其甲脂类和黄烷聚合物等。

【药理】①促进消化，降脂，抗氧化，增强免疫功能，抗菌，防癌。②对心血管系统的作用：增强心脏收缩力，强心，增加冠状动脉流量，降低心肌耗氧量，抗心室颤动、心房颤动和阵发性心律失常，降压。③收缩子宫，促进子宫复原，止痛。

【文献摘要】

《本草纲目》：其类有两种，皆生山中，一种小者，山人呼为棠仇子、茅楂、猴楂，可入药用。树高数尺，叶有五尖，桠间有刺。三月开五出小白花，实有赤、黄二色。肥者如小林檎，小者如指头，九月乃熟。一种大者树高丈余，花叶皆同，但实稍大而黄绿，皮涩肉虚为异尔。

【附注】

（1）在商品中，山楂分北山楂和南山楂两大类。北山楂为山里红和山楂的干燥成熟果实。南山楂为野山楂、湖北山楂、华中山楂、甘肃山楂、辽宁山楂、毛山楂、云南山楂的果实。北山楂均系栽培，南山楂有栽培，也有野生。南山楂主产于湖北、江西、安徽、江苏、浙江、四川、云南、甘肃、陕西、新疆等地。有些药品的原料药材特指用南山楂。

（2）山楂核：主要为北山楂的果核。具有消食、散结、催生的作用。红核妇洁洗液是用其干馏油为原料所制的。

🌿 神曲

神曲始载于《药性论》。李时珍曰："昔人用曲，多为造酒之曲。后医乃造神曲，专以供药，力更胜之。"

【别名】六神曲、六曲。

【来源】为鲜辣蓼、青蒿、鲜苍耳、赤小豆等中药加入面粉混合后经发酵而成的曲剂的炮制加工品。

【采收加工】将鲜辣蓼草、青蒿、苍耳草各 7kg 切碎打汁，赤豆、杏仁（去皮）各 4kg，轧成粉末，取麸皮 60kg、面粉 40kg，以麸皮和大部分面粉与上药混合均匀，余面粉与沸水打成糯糊状，倾入混合的药料中，用木棒搅拌均匀，至粘成饼块，移置木板上压平约 1cm 厚，用刀切成 3cm 见方的小块，晒 0.5～1 天，收起堆置大竹匾内，上盖麻袋、草包或稻麦秆，使其发酵，待其表面生出菌丝，取出晒干即成。

【药材性状】神曲呈立方形小块。表面灰黄色，粗糙。质坚脆，断面粗糙类白色。可见未被粉碎的褐色残渣及发酵后的空隙。具特异的陈腐气，味苦。

以身干、陈久、无虫蛀、杂质少者为佳。

炒神曲形如神曲，表面焦黄色，质坚脆，有香气。焦神曲形如神曲，表面褐色，带焦斑，断面焦黄色，有焦香气。麸炒神曲形如神曲，表面深黄色，质坚脆，有麸香气。

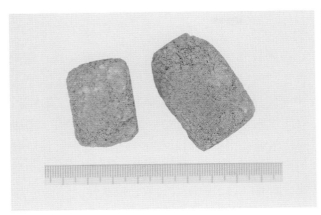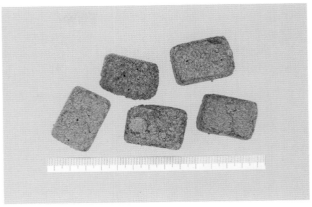

图 6-6-7 神曲药材

【功能与主治】健脾和胃，消食调中。用于饮食停滞，胸痞腹胀，呕吐泻痢，小儿腹大坚积。

【炮制】

1. 炒神曲 取净神曲置锅内，文火炒至表面焦黄色，有香气外溢，取出，放凉。

2. 焦神曲 取净神曲置锅内，文火炒至表面焦黄色，有焦香气外逸，取出，放凉。

3. 麸炒神曲 先将锅用武火加热，均匀撒入麦麸皮，待冒烟时投入净神曲块，急速翻搅，熏炒至表面深黄色时，及时取出，筛去焦麸皮，放凉。

【化学成分】含酵母菌、淀粉酶、维生素 B 复合体、麦角甾醇、蛋白质、脂肪、挥发油等。

【药理】具有维生素 B 族样作用，如增进食欲、维持正常消化功能等。另外，还有抑菌、解热作用。

【文献摘要】

《本草经疏》：古人用曲，即造酒之曲，其气味甘温，性专消导，行脾胃滞气，散脏腑风冷。神曲乃后人专造，以籍药用，力倍于酒曲。

【附注】

（1）对神曲用法的研究表明，治单纯性食积，以生品温开水泡服为佳，便于发挥酶类和微生物对食物的分解作用。但中医长期用药经验是炒或炒焦后消食力递增，这可能是中医用其消食和胃，除了酶类和微生物外，尚有其他物质。因临床多以汤剂入药，所以即使在炮制时不被破坏，在煎熬时也会使酶类和微生物破坏，多年实践证实了炒后可健脾消食，炒焦后治食积泄泻是行之有效的。

（2）建神曲：《本草纲目拾遗》曰："出福建泉州府，此曲采百草罨成，故又名百草曲。以黑青色，煎之成块不散，作清香气者真。"s

麦芽

麦芽始载于《名医别录》。李时珍曰："麦之苗粒皆大于来，故得大名，牟亦大也。"大麦是与小麦相对而言的。

【别名】大麦芽、大麦蘗、麦蘗。

【来源】为禾本科植物大麦 *Hordeum vulgare* L. 的成熟果实经发芽干燥的炮制加工品。

【产地与资源】全国各地均有栽培。大麦适应性强，分布广，寒冷和温暖的气候均能生长。以疏松、肥沃的微碱性土壤栽培为宜，酸性强的红壤不宜栽培。

【采收加工】麦芽生产全年均可进行，但以冬、春两季为好。取净大麦，用清水浸泡 3～4 小时，捞出，置能排水的容器内，盖好，每天淋水 2～3 次，保持湿润，至芽长约 5mm 时，取出，晒干或低温干燥。

【植物形态】与小麦很相似，叶片比小麦略宽长；颖果排列与小麦不一样，麦芒紧贴果穗；颖果成熟后与稃体黏着不易脱落，顶端具毛。

【药材性状】呈梭形，长 8～12mm，直径 3～4mm。表面淡黄色，背面为外稃包围，具 5 脉；腹面为内稃包围。除去内外稃后，腹面有 1 条纵沟；基部胚根处生出幼芽和须根，幼芽长披针状条形，长约 5mm。须根数条，纤细而弯曲。质硬，断面白色，粉性。气微，味微甘。

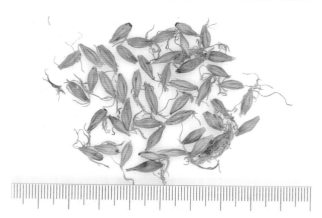

图 6-6-8　生麦芽

【功能与主治】行气消食，健脾开胃，回乳消胀。用于食积不消，脘腹胀痛，脾虚食少，乳汁郁积，乳房胀痛，妇女断乳，肝郁胁痛，肝胃气痛。生麦芽健脾和胃，疏肝行气，用于脾虚食少、乳汁郁积。炒麦芽行气消食回乳，用于食积不消、妇女断乳。焦麦芽消食化滞，用于食积不消、脘腹胀痛。

【炮制】

1. 炒麦芽　取净麦芽置炒制容器内，用文火加热，不断翻动，炒至表面呈深黄色，鼓起并有焦香气时，取出放凉。

2. 焦麦芽　取净麦芽置炒制容器内，用中火加热，不断翻动，炒至有爆裂声，表面呈焦黄色，鼓起并有焦香气时，取出放凉。

【化学成分】主要含 α- 淀粉酶、β- 淀粉酶、催化酶、过氧化异构酶等。另含大麦芽碱，大麦芽胍碱 A、B，腺嘌呤胆碱，蛋白质，氨基酸，维生素 B、D、E，细胞色素 C，麦芽毒素（白栝楼碱）等。

【药理】助消化，降血糖，对哺乳期乳腺分泌有作用。大麦芽碱有类似麻黄碱作用，大麦芽胍碱 A 和 B 有抗真菌作用。麦芽变质有剧毒和真菌寄生，可致中毒。

【文献摘要】

《新修本草》：大麦出关中，即青稞麦是，形似小麦而大，皮厚，故谓大麦，殊不似穬麦也。

《本草图经》：大麦出关中，今南北之人皆能种莳。屑之作面，平胃、止渴、消食。水渍之生芽为蘖。化宿食，破冷气，止心腹胀满。今医方用之最多。穬麦有两种：一种类小麦，一种类大麦，皆比大小麦差大。

《植物名实图考》：大麦北地为粥极滑，初熟时用碾半破，和糖食之，曰碾粘子；为面，为饧，为酢，为酒，用之广。大、小麦用殊而苗相类，大麦叶肥，小麦叶瘦；大麦芒上束，小麦芒旁散。

【附注】

（1）谷芽：为禾本科植物粟的成熟果实经发芽干燥的炮制加工品。将粟谷（俗称小米）用水浸泡后，保持适宜的温、湿度，待须根长至约 6mm 时，晒干或低温干燥。具有消食和中、健脾开胃之效，用于食积不消、腹胀口臭、脾胃虚弱、不饥食少。炒谷芽偏于消食，用于不饥食少。焦谷芽善化积滞，用于积滞不消。

（2）稻芽：为禾本科植物稻的成熟果实经发芽干燥的炮制加工品。将稻谷用水浸泡后，保持适宜的温、湿度，待须根长至约 1cm 时，干燥。具有消食和中、健脾开胃之效，用于食积不消、腹胀口臭、脾胃虚弱、不饥食少。炒稻芽偏于消食，用于不饥食少。焦稻芽善化积滞，用于积滞不消。以上两种中药应注意与麦芽区分。

第七节　肝康宁片

一、组方

肝康宁片由白花蛇舌草、虎杖、柴胡、人参、白术、丹参、三七、郁金、土木香、五味子、甘草、垂盆草组成。

二、临床应用

清热解毒，活血疏肝，健脾祛湿。用于急慢性肝炎、湿热疫毒蕴结、肝郁脾虚证，临床表现为胁痛腹胀、口苦纳呆、恶心、厌油、黄疸日久不退或反复出现、小便发黄、大便偏干或黏滞不爽、神疲乏力等症。

三、临床研究

保肝、降酶、利胆，促进肝再生，抗肝纤维化，提高免疫力，可有效改善肝损伤引起的乏力、纳差、腹胀、肝区疼痛、肝脾肿大、黄疸等症状。

三、原料药材

白花蛇舌草、虎杖、柴胡、人参、白术、丹参、三七、郁金、土木香、五味子、甘草详见前章节。

🌿 垂盆草

垂盆草以"山护花"之名首载于南宋时期的《履巉岩本草》，以"鼠牙半支"之名载于《本草纲目拾遗》。《中华本草》云："肉质草本，柔枝纤细，多植盆中供观赏。枝叶繁茂而四散下垂，故称垂盆草。"

【别名】狗牙草、瓜子草、石指甲、狗牙瓣、石头菜（汉中）。

【来源】为景天科植物垂盆草 *Sedum sarmentosum* Bunge 的干燥全草。

【产地与资源】生于海拔 1600m 以下的低山坡岩石上、山谷、阴湿处，也有栽培。分布于吉林、辽宁、河北、河南、陕西、山西、山东、江苏、安徽、浙江、江西、福建、湖北、四川、贵州等地。分布较广，群落多成片分布。药材主产于安徽、江苏、浙江，陕西丹凤也产。

【采收加工】夏、秋二季采收，除去杂质，干燥。

【植物形态】多年生肉质草本。茎平卧或上部直立，枝细弱，3 叶轮生，无柄，叶片倒披针形至矩圆形，顶端急尖，基部有距，全缘，肉质。花序聚伞状，有 3～5 个分枝；花瓣淡黄色，顶端有较长的短尖头；蓇葖果。花期 4～5 月；果期 6～7 月。

【药材性状】茎纤细，长可达 20cm 以上，部分节上可见纤细的不定根。3 叶轮生，叶片倒披针形至矩圆形，绿色，肉质，长 1.5 ～ 2.8cm，宽 0.3 ～ 0.7cm，先端近急尖，基部急狭，有距。气微，味微苦。

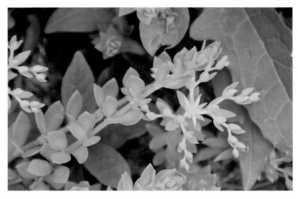 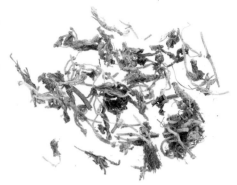

图 6-7-1　垂盆草植物和饮片

【功能与主治】利湿退黄，清热解毒。用于湿热黄疸，小便不利，痈肿疮疡。

【炮制】除去杂质，切段。

【化学成分】近些年，有人从垂盆草全草中分离出了 19 个化合物，即 δ- 香树脂酮、δ- 香树脂醇、3- 表 -δ- 香树脂醇、β- 谷甾醇、木犀草素、α- 香树脂醇、齐墩果酸、山奈素、异鼠李素、金丝桃苷、小麦黄素 -7-O-β-D- 葡萄糖苷、芹菜素、香草酸、槲皮苷、胡萝卜苷、槲皮素、豆甾醇、没食子酸、木犀草素 -7-O-β-D- 葡萄糖苷。

【药理】有护肝和免疫抑制作用。

【文献摘要】

《本草纲目拾遗》:《百草镜》云：二月发苗，茎白，其叶三瓣一聚，层积蔓生，花后即枯，四月开花黄色，如瓦松。

【附注】

（1）垂盆草有凉血止血作用，常用于肺热咳血、衄血及尿血等血热病症，民间多鲜用。

（2）现代临床研究发现，垂盆草外用可治疗痈疖疮毒、静脉炎，肌内注射局部红肿热痛，外敷 1 ～ 3 次，症状消失。

第八节　健胃消炎颗粒

一、组方

健胃消炎颗粒由党参、茯苓、白术、白芍、丹参、赤芍、白及、大黄、木香、川楝子、乌梅、青黛组成。

二、临床应用

健脾和胃，理气活血。用于脾胃不和所致的上腹疼痛、痞满纳差以及慢性胃炎见上述证候者。

三、临床研究

对急慢性胃炎、反流性食管炎、消化性溃疡引起的上腹部灼痛、腹胀、消化不良等症状有较好的改善作用，对胃黏膜有保护和修复功能。

四、原料药材

党参、茯苓、白术、白芍、丹参、赤芍、白及、大黄、木香详见前章节。

🍃 川楝子

川楝子以"楝实"之名始载于《神农本草经》。郭璞注《山海经·中山经》云："楝，木名，子如脂，头白而粘，可以浣衣也。"本品木灰及子可以浣衣，故称为"练"。后人从"木"旁而为"楝"。李时珍曰："其子如小铃，熟则黄色，故名金铃，象形也。"古代所谓楝包括川楝和苦楝两种。

【别名】金铃子、楝实。

【来源】为楝科植物川楝 *Melia toosendan* Sieb.et Zucc. 的干燥成熟果实。

【产地与资源】川楝树为落叶乔木，有野生，也有栽培。野生于平坝沟渠边、地坎边或丘陵较湿润地带；栽培于村庄、院落附近或路边。主产于四川宜宾、泸州、绵阳、乐山、南充、温江、达州，重庆万州、涪陵、长寿、城口、璧山、巫山、巫溪、奉节，贵州务川、湄潭、凤冈、遵义。此外，湖南、湖北、云南和陕西汉中、安康等地也产。以四川和重庆产者为道地药材。

【采收加工】冬季果实成熟时采收，除去杂质，干燥。

【植物形态】乔木，高达 10m。二至三回奇数羽状复叶，长约 35cm。圆锥花序腋生；花萼灰绿色，花瓣淡紫色。核果大，椭圆形或近球形，长约 3cm，黄色或栗棕色，内果皮为坚硬木质，有棱，6～8 室。花期 3～4 月，果期 9～11 月。

【药材性状】呈类球形，直径 2～3.2cm。表面金黄色至棕黄色，微有光泽，少数凹陷或皱缩，具深棕色小点。顶端有花柱残痕，基部凹陷，有果梗痕。外果皮革质，与果肉间常成空隙，果肉松软，淡黄色，遇水润湿显黏性。果核球形或卵圆形，质坚硬，两端平截，有 6～8 条纵棱，内分 6～8 室，每室含黑棕色长圆形的种子 1 粒。气特异，味酸、苦。

以个大、饱满、外皮色黄、果肉色黄白者为佳。

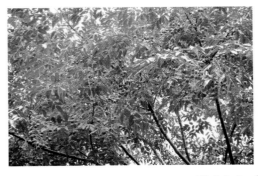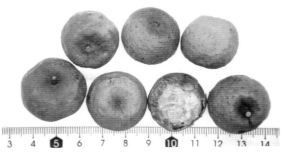

图 6-8-1　川楝子植物和药材

【鉴别要点】类球形，直径 2～3.2cm，表面金黄色至棕黄色，微有光泽；果核坚硬，有 6～8

室。川楝子与苦楝子最大的区别就是个大。

【功能与主治】疏肝泄热，行气止痛，杀虫。用于肝郁化火，胸胁、脘腹胀痛，疝气疼痛，虫积腹痛。

【炮制】

1. 川楝子片或碎块　除去杂质，切厚片，或碾成碎块。

2. 炒川楝子　取川楝子片或碎块用文火炒至表面焦黄色。

3. 醋川楝　取川楝子片或碎块用文火炒至表面略有焦斑时，喷洒食醋，炒干取出，放凉。

【化学成分】含川楝素、苦楝酮、脂苦楝醇、乙酰川楝子三醇、甲基川楝子五醇等。

【药理】有阻断神经肌肉接头间的传递、驱蛔虫、抑菌作用。还可抑制呼吸中枢，大剂量会产生头晕、恶心、嗜睡，甚至休克。川楝素具有蓄积性。

【文献摘要】

《本草图经》：楝实，即金铃子也，生荆山山谷，今处处有之，以川蜀者为佳。木高丈余，叶密如槐而长，三四月开花，红紫色，芳香满庭间。实如弹丸，生青熟黄。十二月采实，其根采无时。

《本草纲目》：楝长甚速，三五年即可作椽。其子正如圆枣，以川中者为良。

《植物名实图考》：楝，处处有之。四月开花，红紫可爱，故花信有楝花风。

【附注】

（1）在川楝的树皮产区，民间常煮水洗治疥癣瘙痒。

（2）苦楝子：为楝树的成熟果实。主产于陕西、河南、湖北、安徽、江苏、四川、贵州等地。果实较川楝子约小1倍，初成熟时为白色，在树上经历一个冬天干燥后为黄色。功效为清湿热、驱虫，用于疥癣、冻疮等。川楝子与苦楝子功效不同，应注意区别，不能相混使用。其树皮是"苦楝皮"来源之一。

🌿 乌梅

乌梅始载于《神农本草经》，原名为"梅实"。"梅"的本义就是一种树木。乌梅药材系熏制而成，色黑，故名乌梅、熏梅。

【别名】梅实、熏梅。

【来源】为蔷薇科植物梅 Prunus mume（Sieb.）Sieb. et Zucc. 的干燥近成熟果实。

【产地与资源】乌梅为落叶乔木，主要为栽培品。主产于浙江长兴、安吉、萧山，重庆江津、綦江、合川，福建永泰、上杭，湖北襄阳、房山，广东番禺、增城等地。此外，安徽、江苏、江西、贵州、湖南、陕西汉中等地也产。以浙江长兴、安吉产者质量最佳，习称"合溪梅"或"安吉梅"；重庆产的色红、个小者，称为"红梅"，品质不及浙江产者。乌梅繁殖以嫁接为主，移栽后5年即可开花结果。

【采收加工】夏季5～6月间，当果实呈黄白或青黄色，尚未完全成熟时采摘。大小分开，分别焙炕。焙炕至六成干时，翻动1次，一般焙炕2～3昼夜，至果肉黄褐色，果皮起皱时，再闷2～3天，待变成黑色即可。现多采用烘干设备低温烘干后闷至色变黑。

【植物形态】落叶乔木，高达10m。小枝细长，先端刺状。冬季或早春季先叶开花，有香气，1～3朵簇生于二年生侧枝叶腋。花萼通常红褐色，但有些品种花萼为绿色或绿紫色；花瓣白色或淡红色。果实近球形，黄色或绿白色，被柔毛；核果椭圆形，腹部和背棱上有沟槽，表面具蜂窝状孔穴。果期5～6月。

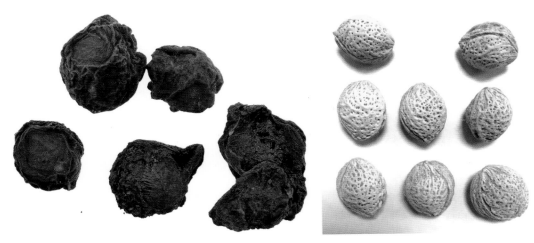

图 6-8-2　乌梅药材和乌梅核

【药材性状】呈类球形或扁球形，直径 1.5 ～ 3cm。表面乌黑色或棕黑色，皱缩不平，基部有圆形果梗痕。果核坚硬，椭圆形，棕黄色，表面有凹点；种子扁卵形，淡黄色。气微，味极酸。

以个大、肉厚、柔润、外皮乌黑、味酸者为佳。

【鉴别要点】果核坚硬，表面具蜂窝状凹穴。

【功能与主治】敛肺涩肠，生津安蛔。用于肺虚久咳，久泻久痢，虚热消渴，蛔厥呕吐腹痛。

【炮制】除去杂质，洗净，干燥。

1. 乌梅肉　取净乌梅水润使软或蒸软，去核。

2. 乌梅炭　取净乌梅置炒制容器内，用武火炒至皮肉鼓起，表面呈焦黑色，取出放凉。

【化学成分】含枸橼酸、苹果酸、草酸、琥珀酸和延胡索酸，总酸量为 4% ～ 5.5%。还含 5- 羟甲基 -2- 糠醛、苯甲醇、松油烯醇、苯甲醛、棕榈酸、苦杏仁苷、苦味酸和超氧化物歧酶（SOD）等。

【药理】有驱蛔虫、抗病原微生物等作用。

【文献摘要】

《名医别录》：梅实，生汉中川谷，五月采，火干。

《本草经集注》：梅实，大此亦是今乌梅也。

《本草图经》：梅实，生汉中川谷。今襄汉、川蜀、江、湖、淮、岭皆有之。

《本草衍义》：熏之为乌梅，暴干藏密器中为白梅。

《本草纲目》：梅，花开于冬，而实熟于夏，叶有长尖，先众木而花，绿萼梅，枝树皆绿，红梅，花色如杏。

【附注】以前乌梅药材市场紧缺时，常出现以杏、李、桃等同科植物的果实加工成乌梅的伪品。乌梅与几种伪品的性状比较见表 6-8-1。

表 6-8-1　乌梅与几种伪品的性状比较

比较	乌梅	杏	山杏	李	桃
果实颜色	棕黑色至乌黑色	灰棕色至棕黑色	灰棕色	棕黑色	灰棕色至灰黑色
果肉与果核	易分离	易分离	不易分离	不易分离	易分离
果核表面	有众多凹点及网状纹理	光滑，边缘厚而有沟	略平滑，边缘锋利	网状纹理无凹点	具凹沟及皱纹

续表

比较	乌梅	杏	山杏	李	桃
味	极酸	酸	酸涩	酸涩	淡
果实表面毛茸	较多	有	有	无	有

青黛

青黛始载于《药性论》。李时珍曰："黛，眉色也。刘熙释名云：灭去眉毛，以此代之，故谓之黛。"青黛以蓝制成，其色青黑，故名蓝露、靛花、靛沫花。其沉淀物为靛青，捞取泡沫而成者，称为青黛、青缸花等。

【别名】靛花、靛沫。

【来源】为爵床科植物马蓝 *Baphicacanthus cusia*（Nees）Bremek.、蓼科植物蓼蓝 *Polygonum tinctorium* Ait. 或十字花科植物菘蓝 *Isatis indigotica* Fort. 的叶或茎叶经加工制得的干燥粉末、团块或颗粒。

【产地与资源】主产于福建、广东、江苏、河北、云南等地。传统以福建仙游产品质量最佳，称"建青黛"，属于道地药材，该药材的原植物为爵床科的马蓝（板蓝）。原植物分布以莆田仙游为中心，包括闽中戴云山山区、山间盆谷区及其周边水系发达地区。

【采收加工】自古至今，制作青黛的原植物就有多种。夏秋两季割取茎叶，立即加工制造。将茎、叶放入木桶或大缸内，1次以100kg为宜，再放入清水，使之离出茎、叶，浸泡2～3昼夜，至叶自茎秆脱落，将茎枝捞出，在浸液中加入石灰（每100kg加石灰8～9kg），充分搅拌，以使浸液由乌绿色转为深红色为度。捞出液面泡沫于烈日下晒干，即为青黛。其水下沉淀物即为青靛。

【植物形态】3种制作青黛的原植物形态比较见表6-8-2。

表6-8-2 3种制作青黛的原植物形态比较

比较	马蓝	蓼蓝	菘蓝
科属	爵床科板蓝属	蓼科蓼属	十字花科菘蓝属
植物形态	多年生草本，高30～70cm。干时茎叶呈蓝色或墨绿色。根茎粗壮，断面呈蓝色。地上茎基部稍木质化，略带方形，稍分枝，节膨大。叶对生；有叶柄；叶片倒卵状椭圆形或卵状椭圆形；先端急尖，微钝头，基部渐狭细，边缘有浅锯齿或微状齿或全缘，上面无毛，有稠密狭细的钟乳线条。花无梗，成疏生的穗状花序，顶生或腋生；花萼裂片5片，条形，通常一片较大，呈匙形，无毛；花冠漏斗状，淡紫色，5裂近相等，先端微凹；雄蕊4枚，2强，花柱细长。蒴果为稍狭的匙形。种子4粒，有微毛	一年生草本，高50～80cm。茎圆柱形，分枝或不分枝，无毛，具明显的节。单叶互生；叶柄较短；基部有鞘状膜质托叶，淡褐色，先端截形，边缘有长睫毛；叶片卵形或卵状披针形，先端钝，基部圆形或楔形，全缘，有缘毛，干后两面均蓝绿色。穗状花序顶生或腋生，排列紧密；苞片钟形，近革质，有睫毛；花小，红色，花被5裂，裂片倒卵形，淡红色；雄蕊6～8枚；雌蕊1枚，花柱不伸出，柱头3叉。瘦果椭圆状三棱形或两凸形，有光泽，包于宿存花被内	两年生草本，植株高50～100cm。光滑无毛，常被粉霜。基生叶莲座状，叶片长圆形至宽倒披针形，先端渐尖，边缘全缘，或稍具浅波齿；茎顶部叶宽条形，全缘，无柄。总状花序顶生或腋生，在枝顶组成圆锥状；花瓣4片，黄色；雄蕊6片，4长2短；短角果近长圆形，扁平，无毛，边缘具膜质翅，尤以两端的翅较宽
花果期	花期6～10月，果期7～11月	花期7～9月，果期8～10月	花期4～5月，果期5～6月

续表

比较	马蓝	蓼蓝	菘蓝
生境及产地	生于山地、林缘潮湿的地方，野生或栽培。分布于江苏、浙江、福建、湖北、广东、广西、四川、贵州、云南等地	野生于旷野或水沟边，多为栽培或为半野生状态。自东北至广东均有野生分布，主要分布于辽宁、河北、陕西、山东等地	各地均有栽培

【药材性状】为深蓝色的粉末，体轻，易飞扬，或呈不规则多孔性的团块、颗粒，用手搓捻即成细末。微有草腥气，味淡。

以粉细、色蓝、质轻内松、能浮于水面、以火烧之呈紫红色火焰、嚼之无沙碱、手攥无白灰粒者为佳。

【鉴别要点】①可粘手粘纸：放入水中则浮于水面；隔铁片烧之，则权全部挥散，有特殊草腥气。②取本品少量，用微火灼烧，有紫红色的烟雾产生。③取本品少量，滴加硝酸，产生气泡并显棕红色或黄棕色。

【功能与主治】清热解毒，凉血消斑，泻火定惊。用于温毒发斑，血热吐衄，胸痛咳血，口疮，痄腮，喉痹，小儿惊痫。

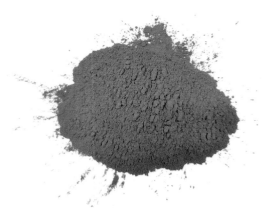

图 6-8-3 青黛

【化学成分】马蓝制得的青黛中含有靛玉红、靛蓝、异靛蓝。蓼蓝制得的青黛中含有靛玉红、靛蓝、N-苯基-2-萘胺、β-谷甾醇、虫漆蜡醇、靛苷、菘蓝苷 B、色氨酮、青黛酮。菘蓝制得的青黛中含有靛玉红、靛蓝、色氨酮、青黛酮、靛红、正二十九烷。

【药理】①抗肿瘤作用：对治疗慢性粒细胞性白血病、鼻咽癌、原发性肝癌等多种恶性肿瘤有效。②抗菌作用：对金黄色葡萄球菌、炭疽杆菌、志贺菌属、霍乱弧菌等具有抗菌作用。③对红色癣菌等多个皮肤病真菌有较强的抑制作用。

【文献摘要】

《开宝本草》：青黛，从波斯国以及太原并庐陵、南康等处，燃淀瓮上沫紫碧色者用之。

《本草衍义》：青黛，乃蓝为之。

《本草纲目》：波斯青黛，亦是外国蓝靛花，既不可得，则中国靛花亦可用。

【附注】

（1）豆科植物木蓝的茎叶在南方也是制成青黛的原料。从木蓝制得的青黛中可分得靛玉红。木蓝野生于山坡草丛，分布于华东及台湾、湖北、湖南、广东、广西、四川、贵州、云南等地。

（2）由于各地的植物来源不同，所以制造的青黛也不相同。加工青黛时下沉物为"青靛"，上浮之泡沫晒干即为"青黛"。有的地区以青靛作青黛用，或在青黛内掺入青靛，因其含石灰粉过多，品质低劣，故不宜药用。

第九节　通便灵胶囊

一、组方

通便灵胶囊由番泻叶、当归、肉苁蓉组成。

二、临床应用

泄热导滞，润肠通便。用于热结便秘，长期卧床便秘，一时性腹胀便秘，老年习惯性便秘。

三、临床研究

明显改善长期卧床导致的腹胀便秘，对血虚证引起的便秘有很好的疗效，对老年习惯性便秘、肾虚精亏性便秘作用较好。

四、原料药材

当归详见前章节。

🌿 番泻叶

番泻叶始载于 1930 年的《药物出产辨》。原产于热带，由国外引进，功主泻下，故名番泻叶。

【别名】泻叶、旃那叶。

【来源】为豆科植物狭叶番泻 *Cassia angustifolia* Vahl 或尖叶番泻 *Cassiaacutifolia* Delile 的干燥小叶。

【产地与资源】商品均来源于进口，野生和栽培均有。狭叶番泻叶主产于红海以东至印度一带，现盛产于印度南端丁内未利地区，埃及和苏丹也产。尖叶番泻叶主产于埃及的尼罗河中上游地区。我国广东、海南及云南西双版纳等地也有栽培。

【采收加工】狭叶番泻叶在开花前采收，阴干。尖叶番泻叶在 9 月间果实成熟后采收，晒干。

【植物形态】狭叶番泻叶和尖叶番泻叶均为草本状小灌木，高约 1m。偶数羽状复叶。

【药材性状】狭叶番泻呈长卵形或卵状披针形，长 1.5 ～ 5cm，宽 0.4 ～ 2cm，叶端急尖，叶基稍不对称，全缘。上表面黄绿色，下表面浅黄绿色，无毛或近无毛，叶脉稍隆起。革质。气微弱而特异，味微苦，稍有黏性。

尖叶番泻呈披针形或长卵形，略卷曲，叶端短尖或微突，叶基不对称，两面均有细短毛茸。

以叶片大、完整、色绿、梗少、无泥沙杂质者为佳。

【鉴别要点】看叶形，比较柔韧性。正品番泻叶柔韧性强，正反对折 180° 也不会断，否则是伪品。

【功能与主治】泄热行滞，通便利水。用于热结积滞，便秘腹痛，水肿胀满。番泻叶泡服可用于腹部手术前通便、清洁肠道，或术后早期用于恢复肠腹运化功能，防治术后肠粘连。其用法是取番泻

叶 4g，加开水 200～300ml，浸泡 10
分钟，为 1 天的量，分 2～3 次口服。
疗效显著，疗程 3～7 天。

【炮制】除去枝梗、枯叶及杂质，
筛去灰屑。

【化学成分】狭叶番泻叶含番泻苷
A、B、C、D，大黄酚，大黄素，大
黄甲醚，3-甲基-8-甲氧基-2-乙酰
基-1，6-萘二酚-6-O-β-D 葡萄糖
苷，山柰酚。尖叶番泻叶含番泻苷 A、
B、C、D，大黄素，大黄甲醚，大黄酚，
山柰酚。

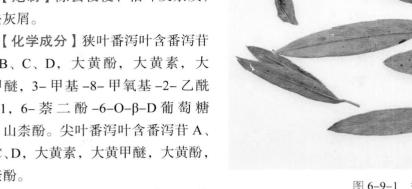

图 6-9-1　番泻叶药材

【药理】①泻下作用。②止血作
用：对胃、十二指肠出血有效。③抗菌作用：对多种细菌和皮肤真菌有抑制作用。

【文献摘要】

《药物出产辨》：产自架喇吉打。八九月新。

【附注】

（1）进口的番泻叶商品中，偶尔有掺耳叶番泻叶的小叶片的情况。因其含蒽醌苷极低，检不出泻
下成分，故不能供药用。其特征是叶片椭圆形或倒卵形，长 1～2.5cm；全缘，顶端钝圆或微凹，或
具刺凸，上表面黄绿色，下表面灰绿色，两面均有较多茸毛，叶脉基部茸毛多而密。该品含花白苷，
产于印度和斯里兰卡。

（2）近些年，商品中有掺入被提取过的番泻叶，可根据鉴别要点进行鉴别。

🌿 肉苁蓉

肉苁蓉始载于《神农本草经》。李时珍曰："此物补而不峻，故有苁蓉之号。从容，和缓之貌。"

【别名】大芸、寸芸、苁蓉。

【来源】为列当科植物肉苁蓉 Cistanche deserticola Y.C.Ma 或管花肉苁蓉 Cistanche tubulosa
（Schenk）Wight 的干燥带鳞叶的肉质茎。

【产地与资源】肉苁蓉主产于内蒙古巴彦淖尔市乌拉特后旗、杭锦后旗、磴口、吉兰泰、阿拉善
盟、阿拉善左旗、阿拉善右旗、额济纳旗，新疆福海、察布查尔、精河、乌苏、吉木萨尔、奇台、博
乐、霍城，甘肃高台、金塔等地。管花肉苁蓉主产于新疆民丰、皮山、于田、且末、和田、阿克苏
等地。

肉苁蓉是沙漠特有草本寄生植物，寄主植物的资源分布决定了肉苁蓉的资源分布。其喜生于干旱
少雨气候，具有抗逆性强、耐干旱、喜长时间日照的特性，多生于荒漠区，轻度盐渍化，地下水位较
高的固定或半固定的沙地、沙丘、湖盆低地、盐化沙地。肉苁蓉种子多，小而轻。在自然状态下靠风
力或洪水传播，在沙地或裂隙或被沙土盖后接寄在寄主根部，即可生长。肉苁蓉主要寄生在藜科植物
梭梭或白梭梭的灌木根上，习称"梭梭大芸"，为药用大芸的主流。管花肉苁蓉主要寄生在柽柳科植
物红柳和密花柽柳等灌木或乔木根上，习称"红柳大芸"。现在在内蒙古、甘肃和新疆都有成片的人
工种植，以新疆于田种植的管花肉苁蓉面积较大。人工种植肉苁蓉第一步要种植、培育梭梭林或红柳

林；第二步对春季出土开花的肉苁蓉进行人工授粉，提高结实率；第三步再将培育的肉苁蓉种子接种到梭梭或红柳根上。以内蒙古产者优，为著名的道地药材。管花肉苁蓉入药用历史较短。

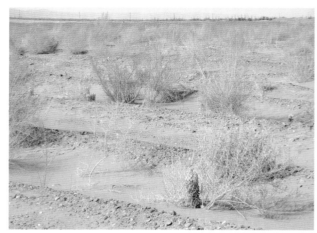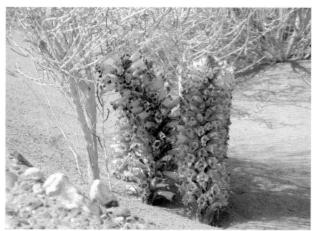

图 6-9-2　肉苁蓉植物（左图为肉苁蓉生态环境）

【采收加工】春季苗刚出土时或秋季冻土之前采挖，除去茎尖。切段，晒干。春季清明至夏季（一般为 3～5 月），若在鳞茎刚露出地面时采收，则由于鳞茎出土后开花，逐渐木质化，可变成中空，影响质量。将肉质茎采挖后，在开水中略烫几分钟，杀死酶并阻断其继续生长开花，然后晒干。秋季在 9～12 月冻土前采挖。9～10 月底采挖者，直接晒干；11～12 月采挖者，由于天已转凉，不易干燥，所以先用烘干房烘干，这样干燥的大芸称为"淡大芸"或"甜大芸"。过去秋季采挖的，不易干燥，多投于盐水缸中进行腌制，以防腐烂，第二年春夏季捞出晒干，称为"盐大芸"或"咸大芸"。这种方法在腌制中常过量加盐，长期浸泡，造成成分流失，含量不符合规定，现已不用。肉苁蓉以 3～5 月采挖者为佳。肉苁蓉花序出土前，肉质茎营养丰富，柔嫩滋润，为上等药材，称为"春苁蓉"。秋季采挖者，肉质茎顶端不形成花序，干后的肉质茎不柔润，称"秋苁蓉"。目前在产地，也有企业采用真空冷冻干燥技术加工肉苁蓉。

【药材性状】肉苁蓉呈扁圆柱形，稍弯曲，长 3～15cm，直径 2～8cm。表面棕褐色或灰棕色，密被覆瓦状排列的肉质鳞叶，通常鳞叶先端已断。体重，质硬，微有柔性，不易折断，断面棕褐色，有淡棕色点状维管束，排列成波状环纹。气微，味甜、微苦。

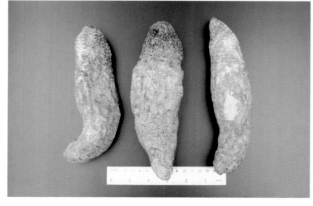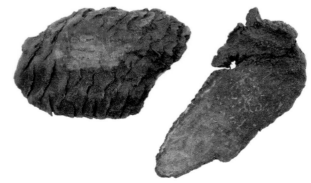

图 6-9-3　肉苁蓉药材和饮片

管花肉苁蓉呈类纺锤形、扁纺锤形或扁柱形，稍弯曲，长 5～25cm，直径 2.5～9cm。表面棕褐色至黑褐色。断面颗粒状，灰棕色至灰褐色，散生点状维管束。

以条粗壮、密被鳞片、色棕褐、质柔软者为佳。

【鉴别要点】肉苁蓉切面有淡棕色或棕黄色点状维管束，排列成波状环纹。管花肉苁蓉片切面散生点状维管束。

【功能与主治】补肾阳，益精血，润肠通便。用于肾阳不足，精血亏虚，阳痿不孕，腰膝酸软，筋骨无力，肠燥便秘。

【炮制】

1. 肉苁蓉片　除去杂质，洗净，润透，切厚片，干燥。

2. 酒苁蓉　取净肉苁蓉片放置容器内，加入黄酒拌匀吸尽，置蒸制容器内隔水炖或蒸至酒吸尽，取出，干燥。

【化学成分】含肉苁蓉苷 A、B、C、H，洋丁香酚苷，乙酰基洋丁香酚苷，海胆苷、鹅掌楸苷，8-表马钱子苷酸，胡萝卜苷，甜菜碱，β-谷甾醇，甘露醇，琥珀酸、三十烷醇，多糖及缬氨酸等 15 种氨基酸。

【药理】增强免疫功能，调整内分泌，促进代谢，有强壮作用。对中枢神经系统的去甲肾上腺素（EN）和 5-羟吲哚乙酸含量，多巴胺与二羟苯乙酸的比值，纹状体 DOPAC 有一定增加作用。还有延缓衰老、通便、降压和抗突变等作用。

【文献摘要】

《名医别录》：肉苁蓉生河西山谷及代郡、雁门，五月五日采，阴干。

《本草经集注》：代郡、雁门属并州、河南间至多。今第一出陇西，形扁广，柔润，多花而味甘。次出北国者，形短而少花。巴东建平间亦有，而不知也。

《蜀本草》：出肃州禄福县沙中，三四月掘根，切取中央好者三四寸，绳穿阴干，八月始好，皮如松子鳞甲。

《本草图经》：今陕西州郡多有之，然不及西羌界中来者肉厚而力紧……苗下有一细扁根，长尺余，三月采根。西人多用作食品啖之。刮去鳞甲，以酒洗净，去黑汁，薄切，合山芋、羊肉作羹，极美好益人，食之胜服补药。

《本草原始》：陕西州郡俱有。生大木及土堑垣中。旧说是马遗沥所生。此非游牝之所而有此，则知自是一种类耳。皮如松，稍有鳞甲，形柔软如肉，故吴普名肉松蓉。此药虽补而不峻，颇有从容和缓之功，故得是美称也。肉苁蓉肥大柔软者佳，干枯瘦小者劣。

【附注】除肉苁蓉和管花肉苁蓉外，还有迷肉苁蓉、盐生苁蓉和沙苁蓉在不同地区作肉苁蓉药用。

第七章 内分泌系统用药

内分泌系统是由内分泌腺及存在于某些脏器中的内分泌组织和细胞所组成的一个体液调节系统。其主要功能是在神经系统支配下和物质代谢反馈基础上释放激素，调节人体的生长、发育、生殖、代谢、运动、病态、衰老等生命现象，维持人体内环境的相对稳定。人体主要内分泌腺包括下丘脑、垂体、甲状腺、甲状旁腺、肾上腺、胰岛、性腺。

内分泌系统疾病是内分泌腺或内分泌组织本身的分泌功能和（或）结构异常时发生的症候群，包括激素来源异常、激素受体异常和激素或物质代谢失常引起的生理紊乱所发生的症候群。内分泌疾病的发生是由于内分泌腺及组织发生病理改变所致。许多疾病通过代谢紊乱影响内分泌系统的结构和功能。

常见的内分泌系统疾病有垂体功能减退症、单纯性甲状腺肿、甲状腺功能亢进症、甲状腺功能减退症、库欣综合征、原发性慢性肾上腺皮质功能减退症、嗜铬细胞瘤、糖尿病、肥胖症、痛风、骨质疏松症。

中医学认为，肾有藏精、主发育与生殖、主水、纳气的功能，内分泌系统功能相当于中医肾功能范畴，从常见的内分泌系统疾病类型来看，均与中医肾功能失调有关。

第一节 通脉降糖胶囊

一、组方

通脉降糖胶囊由丹参、黄芪、绞股蓝、山药、玄参、水蛭、葛根、太子参、黄连、苍术、冬葵果组成。

二、临床应用

益气滋阴，清热活血，固肾止渴。用于气阴两虚、脉络瘀阻所致的消渴病，临床表现为神疲乏力、口渴喜饮、肢麻疼痛、头晕耳鸣、小便频数量多、舌暗红、脉细数。

三、临床研究

有效改善糖尿病周围神经病变症状，改善微循环，与丹红注射液或脑心通胶囊联合用药可有效防治糖尿病慢性并发症。

四、原料药材

丹参、黄芪、绞股蓝、山药、玄参、水蛭、葛根、苍术详见前章节。

🌿 太子参

太子参始载于《江苏省植物药材志》。《中华本草》曰："太子参原指五加科人参之小者。以其形小而有'太子''孩儿'之称。"石竹科的太子参原为江苏民间用草药，由于具有益气健脾、生津润肺之功效，又因其形亦细小，与小人参形相似，且治小儿虚汗有效，故沿用其名，又称孩儿参。现成为全国临床常用不寒不燥的滋补中药。

【别名】孩儿参、童参、双批七、四叶参、米参。

【来源】为石竹科植物孩儿参 *Pseudostellaria heterophylla*（Miq.）Pax ex Pax et Hoffm. 的干燥块根。

【产地与资源】生于山坡林下或岩石缝中。野生品分布于黑龙江、辽宁、吉林、河北、河南、山东、山西、江苏、安徽、浙江、江西、湖北、陕西等地。栽培品主产于江苏江宁、赣榆、泰兴、丹阳、句容、溧阳，安徽巢湖、滁县，浙江长兴、泰顺，福建福安、福鼎、霞浦，山东临沂、莒南，江西九江、武宁，上海崇明，陕西汉中等地。近些年安徽宣城、福建柘荣、贵州施秉已成为太子参的三大产区。

太子参主要用块根繁殖和扦插繁殖两种。块根繁殖在夏季采挖时边收边选种，埋藏到霜降前后移栽。

截至2015年底，贵州省施秉县牛大场镇、马溪乡、白垛乡，黄平县一碗水乡，雷山县方祥乡，凯里市旁海镇；福建省柘荣县城郊乡平岗村、英山乡、富溪镇的太子参种植基地通过了国家GAP认证。

【采收加工】夏季茎叶大部分枯萎时采挖，洗净，除去须根，置沸水中略烫后晒干或直接晒干。

【植物形态】多年生草本。块根肉质，纺锤形。茎单一，直立，下部带紫色，上部绿色，节略膨大，叶对生，近无柄，叶通常4～5对，叶片倒披针形；茎顶端有4片大形叶状总苞。花2型；普通花1～3朵生于茎端总苞内，白色，萼片5片，花瓣状、顶端2齿裂；闭锁花生茎下部叶腋，小形，萼片4片，无花瓣。花期5～6月，果期7～8月。

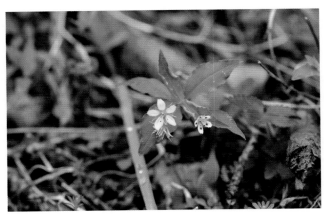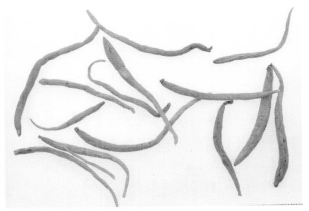

图 7-1-1　太子参植物和药材

【药材性状】呈细长纺锤形或细长条形，稍弯曲，长3～10cm，直径0.2～0.6cm。表面黄白色，较光滑，微有纵皱纹，凹陷处有须根痕。顶端有茎痕。质硬而脆，断面平坦，淡黄白色，角质样或类白色，有粉性。气微，味微甘。

以条粗、色黄白、无须根者为佳。

【鉴别要点】外形和断面。

【功能与主治】益气健脾，生津润肺。用于脾虚体倦，食欲不振，病后虚弱，气阴不足，自汗口渴，肺燥干咳。

【化学成分】①多种微量元素：其中含 Fe、Cu、Zn 等 8 种人体必需的微量元素。②多种氨基酸：其中有组氨酸、亮氨酸等人体必需的 8 种氨基酸。③糖类：太子参多糖 PHP-A 和 PHP-B 等。④苷类：太子参皂苷 A、太子参皂苷 D 等。⑤磷脂类：溶磷脂酰胆碱、磷脂酰肌醇、磷脂酰甘油等。⑥环肽类：太子参环肽 A、B、C、D 等。⑦脂肪酸类：亚油酸、山嵛酸、琥珀酸等。⑧油脂类：1- 甘油单硬脂酸酯等。⑨挥发油类：吡咯、糠醇、糠醛等。⑩甾醇类：β- 谷甾醇等。

【药理】抗应激，抗疲劳，增强免疫功能，抗脂质过氧化，抗炎，镇咳，抗菌，抗病毒，降糖，降脂等。

【附注】石竹科的太子参入药始于何时尚不清楚，但据主产区调查，人工栽培已有近百年历史。

🌿 黄连

黄连始载于《神农本草经》。李时珍曰："其根连珠而色黄，故名。"

【别名】味连、川连、鸡爪连。

【来源】为毛茛科植物黄连 *Coptis chinensis* Franch.、三角叶黄连 *Coptis deltoidea* C.Y.Cheng et Hsiao 或云连 *Coptis teeta* Wall. 的干燥根茎。以上三种分别习称"味连""雅连""云连"。

【产地与资源】

1. 黄连　又名味连，生于海拔 1200～1400m 的山区，分布较广。主产于重庆石柱、巫溪、城口、丰都、南川、武隆，四川彭州，湖北利川、恩施、建始、宣恩、来凤、巴东、竹溪、房山、神农架，陕西镇坪、平利、岚皋，湖南桑植、龙山等地。以重庆石柱（以黄水镇为主）、湖北利川产量大，素有"黄连之乡"之称。

2. 雅连　生于海拔 1800～2400m 的高寒山区。主产于四川峨眉、洪雅、马边、金河口、雅安、雷波。峨眉、洪雅被誉为"雅连之乡"。

3. 云连　生于 2700～3000m 的高寒山区，分布于云南西北部横断山脉的德钦、福贡、贡山、维西、香格里拉，西藏察隅等地。

黄连生长于高寒山区山地。土壤多为富含腐殖质的黄壤、红壤山地。喜阴冷、湿润、庇荫，忌高温，干旱。黄连、雅连种植历史较久，云连种植较晚。目前市场上以栽培的黄连为商品主流。

截至 2015 年底，湖北利川市建南镇龙塘沟村，恩施市新塘乡太山庙村、恩施市下坝村；陕西省镇坪县华坪镇团结村、三坝村、尖山坪村，钟宝镇金岭村、民主村、干洲河村，小曙河镇安坪村、中坪村、和平村的黄连种植基地通过了国家 GAP 认证。

【采收加工】3 种黄连一般移栽后均需 4～5 年，冬秋两季采挖。采收后均需抖净泥土，剪去须根和叶柄，一般采用烘干或炕干（切忌水洗），炕到能折断时，趁热放入特制竹槽里来回冲撞，撞掉泥沙、须根及叶柄，即为成品。市场上除了整簇根茎的，也有将簇状根茎分开成"单支连"，还有纵切成薄片的"黄连片"。

【植物形态】3 种黄连植物形态比较见表 7-1-1。

表7-1-1 3种黄连植物形态比较

比较		黄连	三角叶黄连	云连
相同点		茎根及须根黄色，密生多数细根；叶全部基生，叶片卵形，3全裂；花葶1～2个，高12～25cm，二歧或多歧聚伞花序；花瓣黄绿色；雄蕊多数；蓇葖果6～12个。花期2～4月，果期4～6月		
不同点	根茎	多分枝，密生多数须根	不分枝或少分枝，节间明显，匍匐茎横走	节间密，较少分枝
	叶片形状	卵状三角形，宽10cm	卵形，宽15cm	卵状三角状形，长6～12cm，宽5～9cm
	中央裂片	中央裂片具长柄，卵状菱形，长3～8cm，宽2～4cm，顶端急尖，羽状深裂。边缘具尖锯齿，侧生裂片不等2深裂，表面沿脉被短柔毛	中央裂片三角状卵形，长3～12cm，宽3～10cm，羽状分裂，深裂片多少彼此密接	中央裂片卵状菱形，先端长渐尖至渐尖，羽状深裂，深裂片彼此疏离，相距最宽处可达1.5cm
	花瓣	花瓣线性或线状披针形，长5～7mm，中央有蜜槽，外轮雄蕊比花瓣短或近等长	花瓣近披针形，雄蕊短，仅为花瓣的1/2左右	花瓣匙形至卵状匙形，先端钝
	生境	生于海拔1000～2000m山地密林中或山谷阴凉处，野生或栽培	栽培于四川峨眉及洪雅一带海拔1600～2200m之间的山地林间	生于海拔1500～2300m之间的高山寒湿的林荫下，野生或栽培
	分布	陕西、湖北、湖南、重庆、四川、贵州，在重庆北部、湖北西部和陕西南部有较大量栽培	四川	云南西北部及西藏东南部

【药材性状】味连多集聚成簇，常弯曲，形如鸡爪，习称"鸡爪黄连"，单枝根茎长3～6cm，直径0.3～0.8cm。表面灰黄色或黄褐色，粗糙，有不规则结节状隆起、须根及须根残基，有的节间表面平滑如茎秆，习称"过桥"。上部多残留褐色鳞叶，顶端常留有残余的茎或叶柄。质硬，断面不整齐，皮部橙红色或暗棕色，木部鲜黄色或橙黄色，呈放射状排列，髓部有的中空。气微，味极苦。

雅连多为单枝，略呈圆柱形，微弯曲，长4～8cm，直径0.5～1cm。"过桥"较长。顶端有少许残茎。

云连弯曲呈钩状，多为单枝，较细小。

均以粗壮、坚实、断面皮部橙红色、木部鲜黄色或橙黄色者为佳。

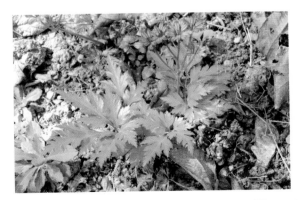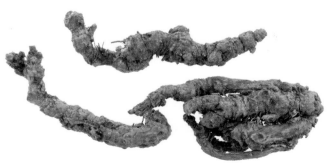

图7-1-2 黄连植物和药材

【功能与主治】清热燥湿，泻火解毒。用于湿热痞满，呕吐吞酸，泻痢，黄疸，高热神昏，心火亢盛，心烦不寐，心悸不宁，血热吐衄，目赤，牙痛，消渴，痈肿疔疮；外治湿疹，湿疮，耳道流脓。酒黄连善清上焦火热，用于目赤、口疮。姜黄连清胃和胃止呕，用于寒热互结、湿热中阻、痞满呕吐。萸黄连疏肝和胃止呕，用于肝胃不和、呕吐吞酸。

【炮制】临床常用的有生黄连、酒炙黄连、姜炙黄连和吴茱萸汁炙黄连等炮制规格。

1. 黄连片　取原药材除去杂质，清水洗净，润透，切薄片，干燥，筛去碎屑，或用时捣碎。

2. 酒黄连　取黄连片加入定量黄酒拌匀，稍闷润，待酒被吸尽后，置炒制容器内，用文火炒干，取出放凉，筛去碎屑。

3. 姜黄连　取黄连片用姜汁拌匀，稍闷润，待姜汁被吸尽后，置炒制容器内，用文火炒干，取出放凉，筛去碎屑。

4. 萸黄连　取吴茱萸加适量水煎煮，取汁去渣，煎液与黄连片拌匀，稍闷润，待药液被吸尽后，置炒制容器内，用文火炒干，取出放凉，筛去碎屑。

【化学成分】3 种黄连均含有多种生物碱，主要为小檗碱，呈盐酸盐存在，含量为 5.2% ～ 7.69%；其次为黄连碱、甲基黄连碱、巴马亭、药根碱。此外，尚含有木兰碱、表小檗碱等。酚性成分有阿魏酸、绿原酸、3，4 二羟基乙醇葡萄糖苷、3- 羧基 -4- 羟基苯氧葡萄糖苷、2，3，4- 三羟基苯丙酸等。据研究，黄连碱为黄连的特征性成分，黄连中小檗碱含量以栽培 6 年者最高。

【药理】具有抗菌、解热、降血糖、降血脂、抗氧化、抗溃疡等作用。

【文献摘要】

《名医别录》：黄连生巫阳川谷及蜀郡、太山。二月、八月采。

《新修本草》：蜀道者粗大节平，味极苦，疗渴为最，江东者节如连珠，疗痢大善。

《本草纲目》：今虽吴、蜀皆有，唯以雅州、眉州者良。药物之兴废不同如此，大抵有两种，一种根粗而有珠，如鹰鸡爪形而坚实，色深黄；一种无珠多毛而中空，黄色稍淡，各有所宜。

《滇南本草》：滇连，一名云连，人多不识，生陲山，形似车前，小细子，黄色根连接成条。此黄连功胜川连百倍，气味苦寒。无毒。

【附注】胡黄连为玄参科植物胡黄连的干燥根茎，产于四川、云南、青海、西藏。具有退虚热、除疳热、清湿热的作用，用于骨蒸潮热、小儿疳热、湿热泻痢、黄疸尿赤、痔疮肿痛。

🌿 冬葵果

冬葵果始载于《神农本草经》。陶弘景曰："以秋种葵，覆养经冬，至春作子，谓之冬葵。"其果实入药，故名冬葵果。

【别名】野葵果。

【来源】为锦葵科植物冬葵 *Malva verticillata* L. 的干燥成熟果实。

【产地与资源】生于村边、路旁、田埂草丛中，也有栽培，分布于吉林、辽宁、河北、陕西、甘肃、青海、江西、湖南、四川、贵州、云南等地。

【采收加工】夏、秋二季果实成熟时采收，除去杂质，阴干。

【植物形态】一年生或多年生草本，高 60 ～ 90cm，全株被星状柔毛。单叶互生，叶片掌状 5 ～ 7 裂，近圆形，基部心形，裂片圆形或卵状三角形，边缘有不规则锯齿。花数朵至十数朵簇生叶腋，花淡粉色；花瓣 5 片。蒴果扁球形，生于宿萼内，熟后心皮彼此分离并与中轴脱离，形成分果。

【药材性状】呈扁球状盘形，直径 4 ～ 7mm。外被膜质宿萼，宿萼钟状，黄绿色或黄棕色，有的微带紫色，先端 5 齿裂，裂片内卷，其外有条状披针形的小苞片 3 片。果梗细短。果实由分果瓣 10 ～ 12 枚组成，在圆锥形中轴周围排成 1 轮，分果类扁圆形，直径 1.4 ～ 2.5mm。表面黄白色或黄棕色，具隆起的环向细脉纹。种子肾形，棕黄色或黑褐色。气微，味涩。

【鉴别要点】果实由分果瓣 10 ～ 12 枚组成，分果类扁圆形，直径 1.4 ～ 2.5mm。表面黄白色或黄棕色，具隆起的环向细脉纹。

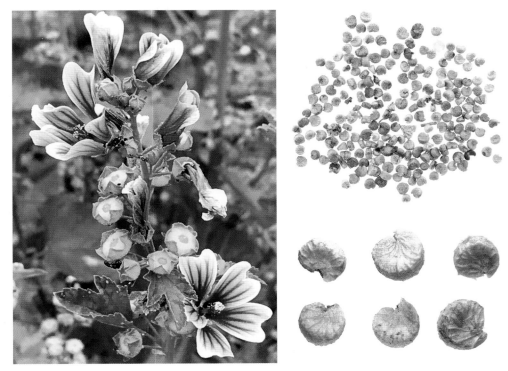

图 7-1-3　冬葵果植物和饮片（右下图为放大图）

【功能与主治】清热利尿，消肿。用于尿闭，水肿，口渴，尿路感染。

【化学成分】种子含中性多糖、酸性多糖以及肽聚糖。

【药理】能明显增强网状内皮系统的吞噬活性。

【文献摘要】

《名医别录》：生少室山，十二月采。

《本草经集注》：以秋种葵，覆养经冬，至春作子，谓之冬葵，多入药性至滑利。春葵子亦滑，不堪药用。根故是常葵耳，叶尤冷利，不可多食。术家取此葵子，微炒令爆炵，散着湿地，遍踏之，朝种暮生，远不过宿。

《本草图经》：今处处有之。苗叶作菜茹，更甘美。

《救荒本草》：冬葵菜，苗高二三尺，茎及花叶似蜀葵而差小。

《本草纲目》：葵菜，古人种为常食。今人种者颇鲜。有紫茎，白茎二种，以白茎为胜。大叶小花，花紫黄色，其最小者名鸭脚葵。其实大如指顶，皮薄而扁，实内子轻虚如榆荚仁，四五月种者可留子。六七月种者为秋葵，八九月种者为冬葵，经年收采。正月复种为春葵，然宿根至春亦生。按王祯《农书》云：葵，阳草也。其菜易生，郊野甚多，不拘肥瘠地皆有之。为百菜之主，备四时之馔。本丰而耐旱，味甘而无毒，可防荒俭，可以菹腊，其枯卉可为榜族，根子又能疗疾，咸无遗弃。诚蔬茹之要品，民生之资益这也。而今人不复食之，亦无种者。

《植物名实图考》：冬葵，为百菜之主，江西、湖南皆种之。湖南亦呼葵菜，亦呼冬寒菜；江西呼蕲菜。野葵比家葵瘦小耳，武昌谓之棋盘菜。

【附注】

（1）皱叶锦葵的果实也可作为冬葵子入药。其与冬葵的区别为一年生草本，不分枝。茎被柔毛。

叶柄细瘦，被疏柔毛；叶片圆形，5～7 裂，直径 5～8cm，基部心形，边缘具细锯齿，特别皱曲。花白色。果扁球形，直径约 8mm，分果瓣 11 枚，网状，具细毛。种子直径约 1mm，暗黑色。花期 6～9 月。我国西南及河北、甘肃、江西、湖北、湖南等地有种植。

（2）以前商品中称为"冬葵子"的药材（1977 年版《中国药典》后，改称为"苘麻子"，但市场上还有用此名的），系锦葵科苘麻的干燥成熟种子。秋季采收成熟果实，晒干，打下种子，除去杂质。具有清热解毒、利湿退翳的作用，用于赤白痢疾、淋证涩痛、痈肿疮毒、目生翳膜。

第二节　人知降糖胶囊

一、组方

人知降糖胶囊由知母、人参、地黄、玄参、麦冬、黄芪、五味子、枸杞子、山药、鸡内金、葛根、黄柏、天花粉、地骨皮、北沙参、石斛、玉竹、女贞子组成。

二、临床应用

益气养阴，清热生津。用于 Ⅱ 型糖尿病属于气阴两虚兼燥热伤津证的辅助治疗，缓解临床表现为倦怠乏力、气短懒言、口干口渴、五心烦热、自汗盗汗、多食易饥、便秘溲赤、心悸失眠、腰酸不适等症状。

三、临床研究

对早期高血糖有预防作用，可有效改善口干口渴、多饮多尿和体重减轻症状，对糖尿病引起的组织器官损害有保护作用。

四、原料药材

知母、人参、地黄、玄参、麦冬、黄芪、五味子、枸杞子、山药、鸡内金、葛根详见前章节。

❧ 黄柏

黄柏始载于《神农本草经》。黄柏原名黄檗。《说文解字》曰："檗，黄木也。"此树内外及木质皆黄，故名。"柏"与"檗"同音。

【别名】川黄柏、黄檗。

【来源】为芸香科植物黄皮树 *Phellodendron chinense* Schneid. 的干燥树皮。习称"川黄柏"。

【产地与资源】野生于生于杂木林中，分布于陕西南部、湖北、重庆、四川、浙江、贵州、广西、云南等地。现在广为种植。主产于重庆巫溪、武隆、城口、江津、秀山，四川巴中、绵阳、雅安、乐山、宜宾、都江堰、叙永、马边、广元、青川、平武，贵州湄潭、剑河、务川、印江、赫章、镇远、陕西紫阳、镇巴、略阳，湖北鹤峰、神农架、巴东、利川等地。

黄柏喜温和湿润气候条件。宜在土层深厚肥沃、排水良好的砂质土壤栽培。一般采用种子繁殖，育苗移栽。

【采收加工】定植 15～20 年采收。5 月上旬至 6 月上旬，用半环剥或环剥、砍树剥皮等方法剥皮。现在多采用环剥，可在夏初的阴天，日平均温度 22～26℃，此时形成层活动旺盛，再生树皮容易。选健壮无病虫害的植株，用刀在树段的上下两端分别围绕树干环割 1 圈，再纵割 1 刀，切割深度以不损伤形成层为度，然后将树皮剥下，喷 $10×10^{-6}$mol/L 吲哚乙酸，再把略长于树段的小竹竿缚在树段上，以免塑料薄膜接触形成层，外面再包塑料薄膜两层，可促使再生新树皮；第 2、3 年连续剥皮，但产量略低于第一年。注意剥皮后一定要加强培育管理，使树势很快复壮，否则会出现衰退现象。剥下的皮，趁鲜刮掉粗皮（现在重庆产区有刮去粗皮的设备），晒至半干，再叠成堆，用石板压平，再晒至全干。

【植物形态】乔木，株高 10～12m，树皮外层暗灰棕色，内层薄，鲜黄色。奇数羽状复叶，对生。花序圆锥状，雌雄异株。核果，熟时紫黑色。花期 5～6 月，果期 10 月。

【药材性状】呈板片状或浅槽状，长宽不一，厚 1～6mm。外表面黄褐色或黄棕色，平坦或具纵沟纹，有的可见皮孔痕及残存的灰褐色粗皮；内表面暗黄色或淡棕色，具细密的纵棱纹。体轻，质硬，断面纤维性，呈裂片状分层，深黄色。气微，味极苦，嚼之有黏性。

均以皮厚、去净栓皮、断面色黄者为佳。

【鉴别要点】折断面纤维性，呈裂片状分层，深黄色。

【功能与主治】清热燥湿，泻火除蒸，解毒疗疮。用于湿热泻痢，黄疸尿赤，带下阴痒，热淋涩痛，脚气痿躄，骨蒸劳热，盗汗，遗精，疮疡肿毒，湿疹湿疮。盐黄柏滋阴降火，用于阴虚火旺、盗汗骨蒸。

【炮制】

1. 黄柏丝或块 取原药材除去杂质，刮去残留的粗皮，洗净、润透，切丝或块，干燥，筛去碎屑。

2. 盐黄柏 取黄柏丝或块用黄酒拌匀，稍闷，待酒被吸尽后，置炒制容器内，用文火炒干，取出放凉，筛去碎屑。

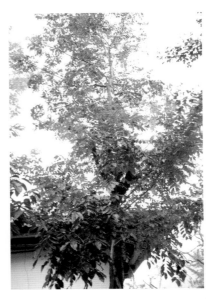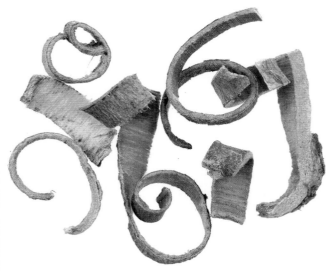

图 7-2-1 黄柏植物和饮片

3. 酒黄柏　取黄柏丝或块用黄酒拌匀，稍闷，待酒被吸尽后，置炒制容器内，用文火炒干，取出放凉，筛去碎屑。

4. 黄柏炭　取黄柏丝或块置炒制容器内，用武火炒至表面焦黑色，内部深褐色，喷淋少许清水灭尽水星，取出晒干，筛去碎屑。

【化学成分】黄柏中含有多种生物碱，主要为小檗碱（1.4%～5.8%），并含有少量黄柏碱、木兰碱、掌叶防己碱等。另含有苦味质黄柏酮、黄柏内酯（柠檬苦素）、γ- 谷甾醇、β- 谷甾醇、豆甾醇和黏液质等。

【药理】①抗病原微生物及原虫：抗真菌，抗菌，抗原虫，对钩端螺旋体有较强的杀灭作用，对乙型病毒性肝炎表面抗原有作用，对阴道滴虫有一定抑制作用。②对心血管系统的作用：降压，对心脏、心率有影响，抗心律失常。③对消化系统、中枢神经系统有作用。④解热，抗炎，抗血小板聚集，降血糖，镇咳祛痰，降脂，利胆，抗癌等。

【文献摘要】

《名医别录》：生汉中山谷及永昌。

《本草经集注》：今出邵陵者，轻薄色深为胜。出东山者，厚重而色浅。

《蜀本草》：黄檗树高数丈，叶似吴茱萸，亦如紫椿，皮黄，其根如松下茯苓。今所在有，本出房、商、合等州山谷，皮紧，厚二三分，鲜黄者上。二月、五月采皮，日干。

《本草图经》：今处处有之，以蜀中者为佳。

【附注】

（1）秃叶黄柏常作黄柏使用。其与黄皮树的区别为叶轴及叶柄光滑无毛，叶背无毛或沿中脉两侧至少在叶部以下被疏柔毛。横切面观，皮层有大型纤维状石细胞，单一或数条横生。生于杂木林内及溪谷附近，分布地区同黄皮树。

（2）以前黄柏皮有两个基原，除黄皮树外还有黄檗药材，称为"关黄柏"，主产于黑龙江、辽宁、吉林、内蒙古、河北等地。2005 版《中国药典》将其分离，单列为"关黄柏"，但性味归经和功能主治相同。目前许多地方还在同等使用。该树皮皮较厚，折之较柔韧，不易折断，断面及内面淡黄色，饮片易区分。

🌿 天花粉

天花粉以"瓜蒌根"之名始载于《神农本草经》。"天花粉"之名始见于《本草图经》。李时珍曰："其根作粉，洁白如雪，故谓之天花粉。"

【别名】栝楼根，白药、瑞雪、天瓜根、花粉、屎瓜根（汉中）、栝楼粉。

【来源】为葫芦科植物栝楼 *Trichosanthes kirilowii* Maxim. 或双边栝楼 *Trichosanthes rosthornii* HarIlls 的干燥根。

【产地与资源】全国大部分地区均有分布。药材以家种为主，主产于河南安阳、南乐、济源、孟州；河北安国、安平、定州，山东济南、高密、潍坊，江苏南通、泰兴、盐城，山西运城等地。以河南安阳产量大，质量优，素有"安阳花粉"之称，为著名的道地药材。其次，河北安国和江苏盐城等地栽培面积较大，已成为天花粉商品的主产区。

截至 2015 年底，河北省邢台市南和县南葭村、东南张村的天花粉种植基地通过了国家 GAP 认证。

【采收加工】一般栽培后 4～5 年采挖，若肥力充足，管理得当，2～3 年亦可采挖。生长年限过长，粉质减少，质量较差。春、秋二季均可采挖，以秋季霜降前后为佳。采挖后，洗净，除去外皮，切段或纵剖成瓣，干燥。现在产区，未完全干时，切成厚片，再干燥。

【植物形态】见"瓜蒌仁"条。

【药材性状】呈不规则圆柱形、纺锤形或瓣块状，长 8～16cm，直径 1.5～5.5cm。表面黄白色或淡棕黄色，有纵皱纹、细根痕及略凹陷的横长皮孔，有的有黄棕色外皮残留。质坚实，断面白色或淡黄色，富粉性，横切面可见黄色木质部，略呈放射状排列，纵切面可见黄色条纹状木质部。气微，味微苦。

以色白、质坚实、粉性足者为佳。

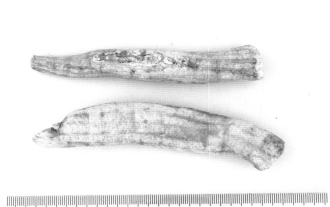
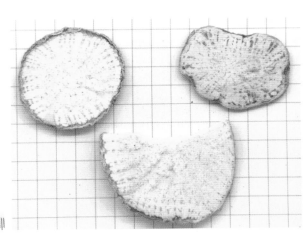

图 7-2-2　天花粉药材和饮片

【鉴别要点】断面白色或淡黄色，富粉性，切面可见黄色木质部小孔，略呈放射状排列。气微，味微苦。"安阳花粉"的特点为纵剖面色质洁白、粉质量好、无黄色筋脉而多粉。

【功能与主治】清热泻火，生津止渴，消肿排脓。用于热病烦渴，肺热燥咳，内热消渴，疮疡肿毒。

【炮制】略泡，润透，切厚片，干燥。

【化学成分】①天花粉皂苷（约 1%），天花粉蛋白。②多种氨基酸：西瓜氨酸、精氨酸、谷氨酸、丙氨酸、γ-氨基丁酸等 10 种氨基酸。③肽类、核糖、木糖、阿拉伯糖、葡萄糖、半乳糖等。④多糖：降血糖的瓜蒌根多糖 A、B、C、D、E，抗癌及免疫活性多糖。⑤栝楼酸、胆碱以及 β-谷甾醇、α-菠甾醇、豆甾醇、7-豆甾烯等甾醇类化学成分。

【药理】致流产和抗早孕，抗癌，抗菌，抗艾滋病毒，对免疫系统功能有增强和抑制两方面的作用。有明显的降血糖作用，是古代文献记载较早的治疗消渴病的药物。

【文献摘要】

《本草纲目》:（天花粉）其根直下生，年久者，长数尺，秋后掘起，结实有粉。

🍃 地骨皮

地骨皮始载于《神农本草经》。《中华本草》曰:"地骨，《广雅》亦称地筋，皆以地下之根形为名。"

【别名】枸杞皮、枸杞根。

【来源】为茄科植物枸杞 *Lycium chinense* Mill. 或宁夏枸杞 *Lycium barbarum* L. 的干燥根皮。

【产地与资源】全国大部分地区均有野生，主产于河北、山西、内蒙古、宁夏、青海、新疆、黑龙江、吉林、辽宁、江苏、浙江等地。以山西、内蒙古、河南产量大，江苏、浙江质量好。地骨皮有栽培，也有野生，以野生枸杞根皮为好。栽培的主要是宁夏枸杞，分布在宁夏、甘肃和河北。枸杞野生于田野、路边、向阳低山坡，具有耐寒、耐旱、耐盐碱的特点，但喜土层深厚、排水良好的土壤。

【采收加工】春秋两季采收，以春季采收为好。此时浆液充足，皮厚，易剥落，质量佳。采挖根部，洗净，用木棒敲打外皮，使其根皮脱落，取出木心，晒干。

【植物形态】枸杞为落叶灌木，株高 1m，枝条细长，常弯曲或俯垂，植物体具刺。叶互生或簇生于短枝上；花常 1～4 朵簇生于叶腋；花冠漏斗状，淡紫色。浆果，卵状或长圆形，红色。花期 6～9 月，果期 8～11 月。

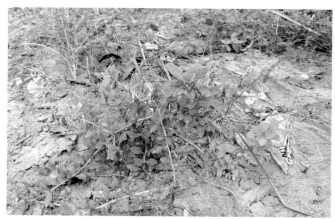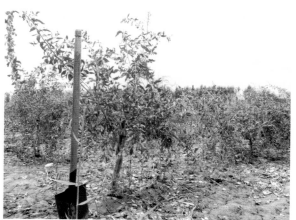

图 7-2-3　枸杞和宁夏枸杞植物

宁夏枸杞与上种的区别为高达 2m，有主干，枝条上刺稀疏或五刺；叶片大；果实较大，较长。

【药材性状】呈筒状或槽状，长 3～10cm，宽 0.5～1.5cm，厚 0.1～0.3cm。外表面灰黄色至棕黄色，粗糙，有不规则纵裂纹，易成鳞片状剥落。内表面黄白色至灰黄色，较平坦，有细纵纹。体轻，质脆，易折断，断面不平坦，外层黄棕色，内层灰白色。气微，味微甘而后苦。

以块大、肉厚、无木心者为佳。

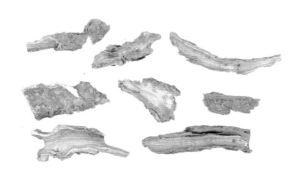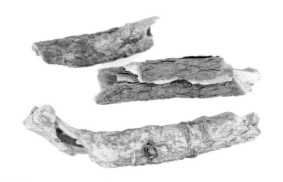

图 7-2-4　地骨皮和香加皮药材（左图为地骨皮，右图为香加皮）

【鉴别要点】"糟皮白里无香气"（与香加皮区别）。

【功能与主治】凉血除蒸，清肺降火。用于阴虚潮热，骨蒸盗汗，肺热咳嗽，咯血，衄血，内热消渴。

【炮制】拣去杂质及木心，略洗，切段，晒干。

【化学成分】①生物碱：甜菜碱、苦柯胺 A。②1，2，3，4，7- 五羟基 -6- 氮杂双环辛烷和 1，4，7，8- 四羟基 -6- 氮杂双环辛烷。③枸杞环肽 A、B。④有机酸：亚油酸、亚麻酸、卅一酸、峰花酸。⑤β- 谷甾醇、枸杞酰胺、东莨菪内酯、维生素 B 等。

【药理】有降压、解热、降血糖、降血脂、抗菌抗微生物等作用。

【文献摘要】

《名医别录》：生常山平泽及丘陵陂岸。冬采根，春夏采叶，秋采茎、实，阴干。

《本草经集注》：今出唐邑，而石头烽火楼下最多，其叶可作羹。

《本草图经》：今处处有之。春生苗，叶如石榴叶而软薄，堪食，俗呼为甜菜，其茎高三五尺，作丛，六月、七月生小红紫花，随便结红实，形微长如枣核。其根名地骨皮，春夏采叶，秋采茎实，冬采根。

《本草纲目》：古者枸杞、地骨皮取常山者为上，其他丘陵陂岸者皆可用。

《梦溪笔谈》：大抵出河西诸郡，其次江淮间坦上者，实圆如樱桃，全少核，暴干如饼，极膏润有味。

【附注】

（1）商品中地骨皮易与香加皮混淆，香加皮系萝摩科植物杠柳的根皮。

（2）主产于河北和山西的北方枸杞的根皮也作地骨皮用。3 种枸杞植物形态比较见表 7-2-1。

表 7-2-1　3 种枸杞植物形态比较

比较	枸杞	北方枸杞	宁夏枸杞
叶	通常为卵形、卵状菱形、长椭圆形或卵状披针形	通常为披针形、矩圆状披针形或条状披针形	通常为披针形或长椭圆状披针形
花萼	通常为 3 裂或有时不规则 4～5 齿	同枸杞	花萼通常为 2 中裂，裂片顶端常有胼胝质小尖头或每裂片顶端有 2～3 小齿
花冠	筒部短于或近等于檐部裂片，裂片边缘有缘毛	花冠裂片的边缘缘毛稀疏、基部耳不明显；雄蕊稍长于花冠	花冠筒明显长于檐部裂片，裂片边缘无缘毛
果实	甜而后味带微苦	同枸杞	果实甜，无苦味
种子	较大，长约 3mm	同枸杞	种子较小，长约 2mm
产地	西北、华北、华中	分布在河北北部、山西北部、陕西北部、内蒙古、宁夏、甘肃西部、青海东部和新疆，常生于向阳山坡、沟旁	宁夏

北沙参

北沙参始载于《本草汇言》。《中华本草》曰："本品与南沙参功效相似而产于北方，故名北沙参以别之。"沙参在古代无南北之分，明以前所用沙参均为桔梗科沙参属植物的根，即今之南沙参。至明末倪朱谟的《本草汇言》中始见"真北沙参"之名。蒋仪《药镜》中首立"北沙参"条。

【别名】莱阳参、海沙参、银沙参、辽沙参、苏条参、条参、北条参。

【来源】为伞形科植物珊瑚菜 *Glehnia littoralis* Fr.Schmidt ex Miq. 的干燥根。

【产地与资源】生于海边沙滩或栽培于肥沃疏松的砂质土壤，分布于辽宁、河北、山东、江苏、浙江、福建、广东、海南、台湾。主产于山东莱阳、烟台、蓬莱、崂山、文登、海阳等地，多家种。

其中以莱阳胡城村的产品质量最佳，称为道地药材。近些年，河北安国、内蒙古赤峰牛营子有大面积种植，供应商品。

北沙参适宜阳光充足、温暖湿润气候，耐寒、耐干旱、耐盐碱，但忌水涝、忌连作，常栽培于海滨沙土、细沙土或砂质壤土。

【采收加工】夏、秋二季采挖，除去须根，洗净，稍晾，置沸水中烫后，除去外皮，干燥，或洗净直接干燥。

【植物形态】多年生草本。株高 10～20cm，主根圆柱形。茎直立，少分枝。基生叶卵形或宽三角状卵形，三出羽状分裂或 2～3 回羽状深裂，边缘具小牙齿或分裂，质较厚；茎上部叶卵形，边缘具三角形圆锯齿。复伞形花序，花瓣白色，双悬果密生棕色粗毛。花期 6～7 月。

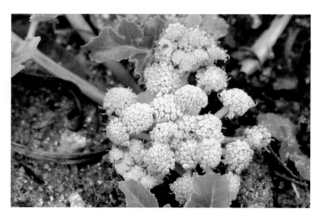

图 7-2-5　北沙参植物

【药材性状】呈细长圆柱形，偶有分枝，长 15～45cm，直径 0.4～1.2cm。表面淡黄白色，略粗糙，偶有残存外皮，不去外皮的表面黄棕色。全体有细纵皱纹和纵沟，并有棕黄色点状细根痕；顶端常留有黄棕色根茎残基；上端稍细，中部略粗，下部渐细。质脆，易折断，断面皮部浅黄白色，木部黄色。气特异，味微甘。

【鉴别要点】去皮者外表面不平，散布有许多凸起物（横向皮孔及细根痕），顶端有较细的棕色根茎；横切面木部较大，多占直径一半以上，木部的导管束多呈"V"状，木部之外有一圈较宽的深色环。

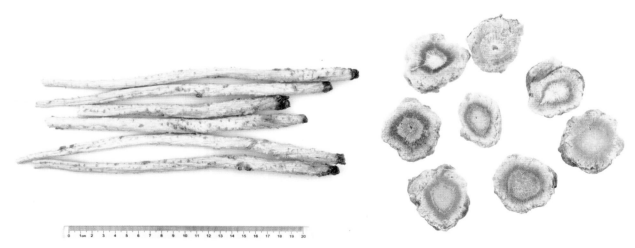

图 7-2-6　北沙参药材和饮片

【功能与主治】养阴清肺，益胃生津。用于肺热燥咳，劳嗽痰血，胃阴不足，热病津伤，咽干口渴。

【炮制】除去残茎和杂质，略润，切段，干燥。

【化学成分】含欧前胡素、佛手柑内酯、补骨脂素、圆当归内酯 -7-O-β- 龙胆二糖苷、花椒毒酚、花椒毒素等多种香豆素类化合物，生物碱及微量挥发油。并含有伞形花子酸、异伞形花子油酸、棕榈酸、磷脂、多糖，大量亚油酸等有机酸等。

【药理】有免疫抑制、解热镇痛作用。

【文献摘要】

《药品化义》：北地沙土所产，故名沙参，皮淡黄、肉白、中条者佳；南产色苍体匏纯苦。

《本经逢原》：有南北二种。北者质坚性寒，南者体虚力微。

【附注】产于江苏、浙江、安徽、四川的伞形科植物明党参除去外皮的干燥根，在产地习称"粉沙参"或"川明参"，易与北沙参混淆或冒充。本品呈细长圆柱形、长纺锤形或不规则条块，长6～20cm，直径0.5～2cm。表面黄白色或淡棕色，光滑或有纵皱纹及细根痕，有的具红棕色斑点。质硬而脆，断面角质样，皮部黄白色，较易剥离，木部类白色。气微，味淡。直接刮去外皮晒干者，外表淡黄白色，无蜡光，断面类白色，形成层明显。

石斛

石斛始载于《神农本草经》。李时珍曰："石斛名义未详。其茎状如金钗之股，故古有金钗石斛之称。今蜀人栽之，呼为金钗花。盛弘之《荆州记》云，耒阳龙石山多石斛，精好如金钗，是矣。"

【别名】林兰、禁生、杜兰、万丈须、金钗花、千年润、黄草。

【来源】为兰科植物金钗石斛 *Dendrobium nobile* Lindl.、鼓槌石斛 *Dendrobium chrysotoxum* Lindl. 或流苏石斛 *Dendrobium fimbriatum* Hook. 的栽培品及其同属植物近似种的新鲜或干燥茎。

【产地与资源】石斛过去多野生，现栽培较多。因种类、产地、加工方法不同，规格品种繁多，又分鲜石斛和干石斛两类。干石斛根据外形及加工类型不同，分为金钗石斛、环草石斛、黄草石斛、马鞭石斛、耳环石斛等。

金钗石斛来源于金钗石斛的茎；环草石斛来源于美花石斛的茎；黄草石斛和马鞭石斛均来源于束花石斛和流苏石斛的茎；耳环石斛来源于铁皮石斛。鼓槌石斛在2010年版《中国药典》以前未见本草书籍收载，2010年版始收入到"石斛"基原中；2010年版《中国药典》将铁皮石斛另列一种，但功能和主治相同。

铁皮石斛为兰科植物铁皮石斛的干燥茎。11月至翌年3月采收，除去杂质，剪去部分须根，边加热边扭成螺旋形或弹簧状，烘干；或切成段，干燥或低温烘干，前者习称"铁皮枫斗"（耳环石斛）；后者习称"铁皮石斛"。

1. 金钗石斛 主产于广西百色、靖西、兴安、金秀、隆林、田林、凌云、乐业、西林等地。

2. 环草石斛（美花石斛） 主产于广西龙州、大新、那坡、靖西、隆林、凌云、南丹，贵州兴义、罗田、安龙、江口等地。

3. 黄草石斛（束花石斛和流苏石斛） 主产于广西百色、德保、靖西、田林、凌云、隆林，云南麻栗坡、砚山、屏边、勐海、勐腊，贵州兴义、罗田、独山等地。目前进口的野生流苏石斛量较大，主要用于饮片厂

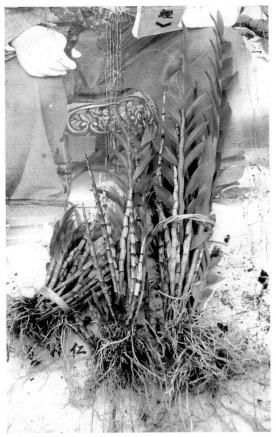

图 7-2-7 石斛植物

及药厂投料。

4. 马鞭石斛（束花石斛和流苏石斛）　主产于广西龙兴、武鸣、天等、田林、靖西，云南滇南，贵州罗甸、兴义、平塘、关岭、紫云、从江等地。

5. 耳环石斛（铁皮石斛）　主产于广西百色、靖西、兴安、金秀，贵州罗田、兴义、正安、江口，云南文山、思茅，四川合江、泸县、洪雅、夹江、峨边、江津等地。

6. 鼓槌石斛　生于海拔 52 ～ 1620m 阳光充足的常绿阔叶林中树干上或疏林岩石上。产于云南南部至西部的石屏、景谷、思茅、勐腊、景洪、耿马、镇康、沧源等地。国外分布于印度东北部、缅甸、泰国、老挝、越南。

目前市场上销售的"黄草石斛"几乎全部从缅甸、泰国、老挝等国进口的野生鼓槌石斛。该种在东南亚分布极广。

石斛野生资源产量不大，长期供不应求。近些年，贵州、云南、浙江等地的企业大力发展温室栽培和高山仿野生栽培取得成功，发展较快，已能满足市场需求。石斛的用途也得到了大力开发。重庆石柱县结合扶贫工作开展的铁皮石斛仿野生栽培较为成功。

石斛属植物大多生长在亚热带、海拔较高、湿度较大、散射阳光充足的深山老林中，常附生于树皮疏松而厚的树干或树枝上，野生于石缝、石槽间，悬崖峭壁阴湿有土的平台上。人工繁殖采用分株和组培育苗繁殖。

截至 2015 年底，贵州赤水市长期镇五七村，旺隆镇新春村、红花村、鸭岭村的金钗石斛种植基地通过了国家 GAP 认证。云南省西双版纳州勐海县曼尾村的铁皮石斛种植基地，浙江省武义县白姆乡白姆村的铁皮石斛种植基地，浙江天台县丽泽、田洋陈、西方洋、后洋的铁皮石斛种植基地通过了国家 GAP 认证。

【采收加工】栽后 2 ～ 3 年即可采收，生长年限越长，茎枝越多，单产越高。全年均可采收，鲜用者，采回来后栽于沙中，保持新鲜，用时除去根和泥沙；干用者采收后，除去杂质，用开水略烫或烘软，再边搓边烘晒，至叶鞘搓净，干燥。

【植物形态】6 种石斛植物形态比较见表 7-2-2。

表 7-2-2　6 种石斛植物形态比较

品种	茎	叶	花色	花的唇瓣
金钗石斛	丛生，直立，圆柱形，稍扁，黄绿色，茎节明显	常 3 ～ 5 枚生于茎上端，叶鞘紧抱于节间	花白色，带淡紫色顶缘，下垂	唇瓣近卵圆形，近基部的中央有一块深紫色的斑点
鼓槌石斛	肉质，茎纺锤形	近顶端具 2 ～ 5 叶，基部不下延为包茎鞘	花质地厚，金黄色，斜出或稍下垂	唇瓣基部通常呈"∧"隆起，有时具"U"形栗色斑块
流苏石斛	茎粗壮，斜立或下垂，质地硬，圆柱形或有时基部上方稍呈纺锤形	叶 2 列，近于水平伸展，基部具紧抱于茎的革质鞘	花金黄色，质地薄，开展	唇瓣近基部有一个肾形紫色斑块，边缘具复流苏
铁皮石斛	圆柱形，上部茎节上有时生根，长出新植株	叶鞘具紫斑，鞘口开张常与叶留下一个环状间隙	苞片干膜质，淡白色，花被片黄绿色	唇瓣基部边缘内卷并具 1 个胼胝体，唇盘具紫红色斑点
美花石斛	圆柱形	叶鞘松抱于茎，鞘口开张	单生，淡玫瑰色	唇盘凹陷，边缘流苏状
束花石斛	圆柱形	叶鞘膜质，鞘口开张呈环状	黄色，略肉质	唇盘上表面具 2 个血紫色圆形斑块，2 条褶片从基部到达近中部，边缘具短流苏

【药材性状】

1. 鲜石斛　呈圆柱形或扁圆柱形，长约 30cm，直径 0.4～1.2cm。表面黄绿色，光滑或有纵纹，节明显，色较深，节上有膜质叶鞘。肉质多汁，易折断。气微，味微苦而回甜，嚼之有黏性。

2. 金钗石斛　呈扁圆柱形，长 20～40cm，直径 0.4～0.6cm，节间长 2.5～3cm。表面金黄色或黄中带绿色。有深纵沟。质硬而脆，断面较平坦而疏松。气微，味苦。

3. 鼓槌石斛　呈粗纺锤形，中部直径 1～3cm，具 3～7 节。表面光滑，金黄色，有明显凸起的棱。质轻而松脆，断面海绵状。气微，味淡，嚼之有黏性。

4. 流苏石斛　呈长圆柱形，长 20～150cm，直径 0.4～1.2cm，节明显，节间长 2～6cm。表面黄色至暗黄色，有深纵槽。质疏松，断面平坦或呈纤维性。味淡或微苦，嚼之有黏性。

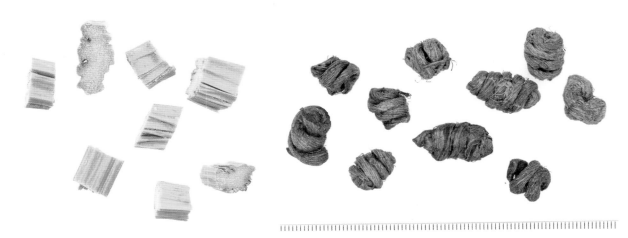

图 7-2-8　石斛饮片（左图为黄草石斛，右图为霍山耳环石斛）

【功能与主治】益胃生津，滋阴清热。用于热病津伤，口干烦渴，胃阴不足，食少干呕，病后虚热不退，阴虚火旺，骨蒸劳热，目暗不明，筋骨痿软。

【炮制】除去残根，洗净，切段，干燥。鲜品洗净，切段。

【化学成分】金钗石斛茎含生物碱 0.3%，主要包括石斛碱、石斛次碱、6- 羟基石斛碱、石斛醚碱、6- 羟基石斛醚碱、4- 羟基石斛醚碱、石斛酯碱及次甲基石斛碱等。鲜茎含挥发油，主要成分为柏泪醇（50.46%），另有单帖、倍半萜及其衍生物。此外，尚含黏液质及多糖等。

【药理】增强机体免疫功能，缓解糖尿病及其并发症，抗肿瘤，抗氧化，延缓衰老，护肝，抗炎，保护神经系统，改善肠胃功能，缓解疲劳，抗血小板凝集，抑菌，抗诱变等。

【文献摘要】

《名医别录》：生六安山谷、水旁石上，七月、八月采茎，阴干。

《本草经集注》：今用石斛出始兴。生石上，细实，桑灰汤沃之，色如金，形似蚱蜢髀者为佳。

《本草图经》：石斛，今荆、湖、川、广州郡及温、台州亦有之，以广南者为佳，多在山谷中，五月生苗，茎似竹节，节节间出碎叶，七月开花，十月结实，其根细长，黄色。

《本草纲目》：石斛丛生石上，其根纠结甚繁，干则白软。其茎叶生皆青色，干则黄色。开红花。节上自生根须。人亦折下，以砂石栽之，或以物盛挂屋下，频浇以水，经年不死，俗称为千年润。

《本草衍义》：石斛，细若小草，长三、四寸，柔韧，折之如肉而实。今人多以木斛浑行，医工亦不能辨。世又谓之金钗石斛，盖后人取象而言，然其不经。将木斛折之，中虚如禾草，长尺余，但色深黄光泽而已。

【附注】

（1）《中国植物志》石斛属植物下分 12 组。作石斛药用的，除了鼓槌石斛是顶叶组的，其余全为石斛组，石斛组共有 36 种，几乎均在产地常混为"石斛"入药，有些种间差异很小，不易区分。石斛属植物均被列入《濒危野生动植物种国际贸易公约》（CITES）附录中，其产品在国际贸易中受到严格限制。1987 年颁布的《国家重点保护野生药材物种名录》中，环草石斛、黄草石斛、金钗石斛、马鞭石斛和铁皮石斛被列为国家三级保护植物。

（2）在汉中民间，小儿出生后，第一时间用金钗石斛煎水令服，解羊水毒，预防小儿急、慢惊风，同时提升小儿初生胃气。

🍃 玉竹

玉竹始载于《神农本草经》。《医学入门》曰："萎：委委，美貌；蕤，实也。女人用云去䵟斑，美颜色，故名女萎。"《本草经集注》云："茎干强直，似竹箭杆，有节。""其叶光莹而象竹，其根多节。"故有玉竹之名。

【别名】女萎、尾参、铃铛菜、葳蕤、玉竹参（陕西）。

【来源】为百合科植物玉竹 *Polygonatum odoratum*（Mill.）Druce 的干燥根茎。

【产地与资源】生于林下、林缘、山坡灌丛中，分布于黑龙江、吉林、辽宁、河北、山西、内蒙古、陕西、甘肃、青海、河南、湖北、湖南、江西、山东、安徽、江苏、浙江、台湾等地。其中湖南有大量栽培，主产于湖南耒阳、隆回、新宁、涟源、新化、桂阳，广东连州，江苏宜兴、南通、海门，浙江东阳、磐安、新昌、嵊州等地。以湖南产量大，质量优。

栽培玉竹宜选用温暖湿润、土层深厚、土质疏松、排水良好的土壤。

【采收加工】秋季采挖，除去须根，洗净，晒至柔软后，反复揉搓、晾晒至无硬心，晒干；或蒸透后，揉至半透明，晒干。

【植物形态】多年生草本。根块茎圆柱形，具节。茎直立；叶互生，椭圆形或卵状长圆形，近无柄，全缘。花腋生，单生；花白色至黄绿色；花被筒钟形。浆果，球形，熟时蓝黑色。花期 6～9 月，果期 7～9 月。

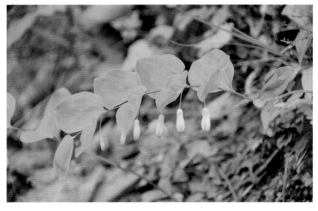
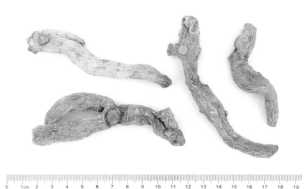

图 7-2-9　玉竹植物和药材

【药材性状】呈长圆柱形，略扁，少有分枝，长 4～18cm，直径 0.3～1.6cm。表面黄白色或淡黄棕色，半透明，具纵皱纹和微隆起的环节，有白色圆点状的须根痕和圆盘状茎痕。质硬而脆或稍软，易折断，断面角质样或显颗粒性。气微，味甘，嚼之发黏。

【鉴别要点】扁圆柱形，半透明，具纵皱纹和微隆起的环节，圆盘状茎痕，味甜。

【功能与主治】养阴润燥，生津止渴。用于肺胃阴伤，燥热咳嗽，咽干口渴，内热消渴。

【炮制】除去杂质，洗净，润透，切厚片或段，干燥。

【化学成分】主要含有黏多糖，尚含有玉竹果聚糖 A、B、C、D 等。

【药理】具有降血脂、降血糖、增强免疫功能等作用。

【文献摘要】

《吴普本草》：叶青黄色，相值如姜叶，二月、七月采。

《名医别录》：葳蕤生太山山谷及丘陵，立春后采，阴干。

《本草经集注》：今处处有之，根似黄精而小异。服食家亦有之。

【附注】黄精属分为互叶组、对叶组和轮叶组。玉竹属互叶组，同组的还有几种根茎与玉竹相似，常混作玉竹用。

女贞子

女贞子始载于《神农本草经》。李时珍曰："此木凌冬青翠，有贞守之操，故以贞女状之。"

【别名】女贞、女贞实、冬青子、白蜡树子、鼠梓子。

【来源】为木犀科植物女贞 *Ligustrum lucidum* Ait. 的干燥成熟果实。

【产地与资源】女贞子在我国分布很广，主产于湖南永兴、浏阳、桃源、邵阳，湖北罗田、黄陂、老河口、襄阳、荆门、郧西，浙江嘉兴、德清、桐乡、湖州、杭州、兰溪、温州、海宁、奉化，江苏南京、无锡、镇江、南通、海门、苏州、靖江，安徽肥西、肥东、祁门、桐城、舒城、霍山、金寨，江西永修、修水、玉山、上饶、铅山、宜春、泰和，四川仪陇、喜德、涪陵、雷波、夹江、乐山，贵州纳雍、务川、黔西、习水，云南文山、西畴、广南、丽江，陕西安康、旬阳、平利、汉中、镇巴等地。西安、咸阳等一些城市的景观树也用女贞树。

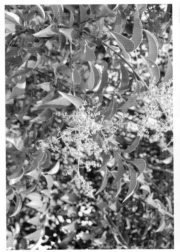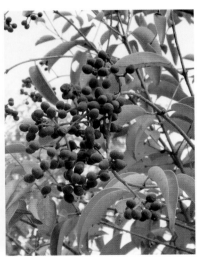

图 7-2-10 女贞子植物（花期和果期）

女贞为常绿大灌木或小乔木。野生的多分布于海拔 200～2900m 向阳的山坡、丘陵疏林中。具有喜温、喜光、耐寒的特性。在土层深厚、肥沃、排水良好的微酸性土壤中生长较好。

【采收加工】冬季果实成熟时采收，除去枝叶，稍蒸或置沸水中略烫后，干燥，或直接干燥。

【植物形态】常绿大灌木或小乔木，树皮平滑而具明显的皮孔。叶对生，革质；全缘，上面深绿色，有光泽，下面淡绿色。圆锥花序顶生，芬芳，密集；花冠白色。浆果状核果，长圆形，略弯，熟时蓝黑色。花期 6～7 月，果期 8～12 月。

【药材性状】呈卵形、椭圆形或肾形，长 6～8.5mm，直径 3.5～5.5mm。表面黑紫色或灰黑色，皱缩不平，基部有果梗痕或具宿萼及短梗。体轻。外果皮薄，中果皮较松软，易剥离，内果皮木质，黄棕色，具纵棱，破开后种子通常为 1 粒，肾形，紫黑色，油性。气微，味甘、微苦涩。

以粒大、饱满、色灰黑、质坚实者为佳

【鉴别要点】卵形、椭圆形或肾形；基部有果梗痕或具宿萼及短梗；外果皮薄，中果皮较松软，易剥离，内果皮木质，黄棕色，具纵棱，破开后种子通常为 1 粒，肾形。

【功能与主治】滋补肝肾，明目乌发。用于肝肾阴虚，眩晕耳鸣，腰膝酸软，须发早白，目暗不明，内热消渴，骨蒸潮热。

【炮制】

1. 净女贞子　除去梗叶杂质，干燥，用时捣碎。

2. 制女贞子　取净女贞子用定量黄酒拌匀，稍闷后置罐内（或其他密闭蒸制容器内），密闭后隔水炖，或直接通入蒸气蒸至酒完全吸尽，呈黑润，取出，干燥，用时捣碎。

【化学成分】①三萜类化合物：齐墩果酸、乙酰齐墩果酸、熊果酸等。②苯乙醇类化合物：毛蕊花苷、北升麻宁、4- 羟基 -β- 苯乙基 -β-D- 葡萄糖苷等。③裂环环烯醚萜苷：女贞苷、特女贞苷等。

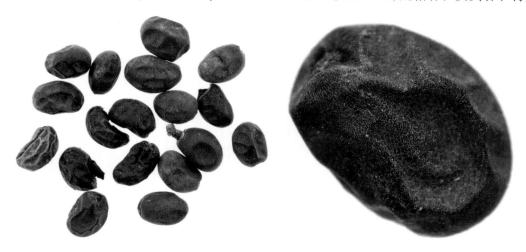

图 7-2-11　女贞子药材（右图为放大图）

【药理】有显著增强免疫和免疫调节功能；对变态反应有抑制作用；降低过氧化脂质、降血糖，抗炎，保肝降酶；刺激骨髓造血功能，改善和促进造血功能；降血脂并抑制动脉粥样硬化的形成；抗诱变和抗 HPD（血卟啉衍生物）光氧化；对金黄色葡萄球菌、福氏痢疾杆菌、伤寒杆菌、绿脓杆菌和大肠埃希菌等均有抑制作用。

【文献摘要】

《名医别录》：女贞生武陵川谷，立冬采。

《本草经集注》：叶茂盛，凌冬不凋。皮青肉白，与秦皮为表里。其树以冬生而可爱，诸处时有。《仙经》亦服食之，俗方不复用，市人亦无识者。

《新修本草》：女贞叶似枸骨及冬青树等，其实九月熟，黑似牛李子。

《本草拾遗》：冬青叶堪染绯。木肌白，有文作象齿笏，冬月青翠，故名冬青。江东人呼为冻青。

《本草图经》：女贞实生武陵川谷，今处处有之。《山海经》云：泰山多贞木，是此木也。其叶似枸骨及冬青，木极茂盛，凌冬不凋。花细，青白色，九月而实成，似牛李子，立冬采实，暴干。其皮可以浸酒，或云即今冬青木也。而冬青木木肌理白，文如象齿，道家取以为简。又岭南有一种女贞，花极繁茂而深红色，与此殊异，不闻中药品也。

【附注】

（1）女贞子的俗称为"冬青子"，与冬青科植物冬青的果实有别。女贞子、冬青子、鸦胆子的药材性状有些类似，其区别为：①女贞子：卵形、肾形、椭圆形，便面皱缩不平，种子多为1粒，味甘微苦涩。②冬青子：椭圆形，上部有凹窝，种子4～5粒，味苦涩。③鸦胆子：长圆形，两头尖，有网状皱纹，种子1粒，味极苦。

（2）清代《医方集解》中二至丸由女贞子和旱莲草组成，是治疗肝肾虚的著名方。

第三节　荣发胶囊

一、组方

荣发胶囊由熟地黄、制何首乌、地黄、山药、人参、党参、茯苓、知母、地骨皮、山茱萸、墨旱莲、侧柏叶、牡丹皮、泽泻、银柴胡组成。

二、临床应用

滋补肝肾，养阴清热，益气养血。用于肝肾不足、气血亏虚、血热风燥引起的干性脂溢性脱发及斑秃。

三、原料药材

熟地黄、何首乌、地黄、山药、人参、党参、茯苓、知母、地骨皮详见前章节。

🌿 山茱萸

山茱萸始载于《神农本草经》。

【别名】枣皮、山萸肉、山芋肉、山芋。

【来源】为山茱萸科植物山茱萸 *Cornus officinalis* Sieb.et Zucc. 的干燥成熟果肉。

【产地与资源】山茱萸原系野生，适宜温暖湿润的气候，多生长于海拔600～1000m阴凉、湿润、背风的山区。山茱萸栽培历史悠久，主产于浙江天目山的淳安、桐庐、临安、建德，河南伏牛山的西峡、内乡、南召、嵩县、栾川、淅川、桐柏，陕西秦岭的佛坪、洋县、略阳、太白、周至、商南、丹凤、山阳，安徽石台、歙县、岳西。此外，山西、山东亦有少量出产。以浙江产的个大、肉厚、色红，品质为优，为浙江道地药材之一。以河南产量最大，尤以西峡的二郎坪、栗平、桑平、太平镇等地产量最丰，质量也好。近年培育的石磴枣、大红袍、珍珠红品质颇佳。目前，以河南西峡、陕西佛坪、浙江临安所产的山茱萸质量好，数量大，占全国总产量的90%，为山茱萸的三大产地。

截至2015年底，浙江省杭州市临安区湍口镇洪岭、童家，淳安县临岐镇审岭；河南省内乡县夏馆镇小湍河村、万沟村、湍源村，西峡县太平镇乡、二郎坪乡、陈阳乡、寨根乡、米坪镇；陕西省佛坪县的山茱萸种植基地通过了国家GAP认证。

【采收加工】秋末冬初（霜降至冬至间）果皮变红时采收果实，用文火烘或置沸水中略烫后，及时除去果核，干燥。

【植物形态】落叶灌木或乔木。叶对生，卵形至椭圆形。伞形花序先叶开放，腋生，下具4枚小型的苞片；花黄色，花瓣4片。核果椭圆形，成熟时红色。花期3~4月。果期9~10月。

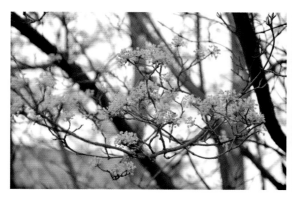
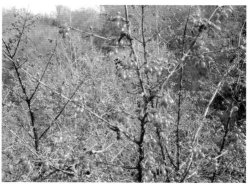

图 7-3-1　山茱萸植物（花期和果期）

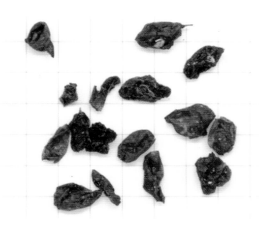

图 7-3-2　山茱萸药材

【药材性状】呈不规则的片状或囊状，长1~1.5cm，宽0.5~1cm。表面紫红色至紫黑色，皱缩，有光泽。顶端有的有圆形宿萼痕，基部有果梗痕。质柔软。气微，味酸、涩、微苦。

以肉厚、柔软、色紫红者为佳。

【鉴别要点】不规则的片状或囊状，长1~1.5cm，宽0.5~1cm。表面紫红色至紫黑色，皱缩，有光泽；味酸、涩、微苦。

【功能与主治】补益肝肾，收涩固脱。用于眩晕耳鸣，腰膝酸痛，阳痿遗精，遗尿尿频，崩漏带下，大汗虚脱，内热消渴。

【炮制】

1. 净山萸肉　取原药材洗净，除去杂质及果核。

2. 制萸肉　取山萸肉用黄酒拌匀，置适宜容器内，密闭，隔水加热，蒸至酒被吸尽，色变黑润，取出，干燥。

【化学成分】①挥发性成分：单萜烃、倍半萜烃、脂肪烃、单萜醇及芳香化合物等。②环烯醚萜类成分：马钱苷、莫诺苷等。③鞣质类成分。④黄酮类化合物：槲皮素、山柰酚。⑤含有Cu、N、Mn、Mo、Cr、Ba、V、Co、Sr、Ti等20多种微量和稀土元素，还含有大量的氨基酸和维生素。

【药理】增强免疫功能，抗菌，抗炎，抗失血性休克；降血糖（可能与促进残余胰岛B细胞的分泌功能，增加器官、组织利用葡萄糖有关），抑制血小板聚集；增强心肌收缩，提高心脏，扩张外周血管，明显增强心脏泵血功能，使血压升高。

【文献摘要】

《吴普本草》：或生冤句琅琊，或生东海承县，叶如梅，有刺毛，二月花如杏，四月实如酸枣赤，五月采实。

《名医别录》：生汉中山谷及琅琊、冤句、东海、承县，九月十月采实，阴干。

《本草经集注》：出近道诸山中，大树，子初熟未干赤色，如胡颓子，亦可啖。既干，皮甚薄，当以合核为用尔。

墨旱莲

墨旱莲始载于《新修本草》。李时珍曰："鳢，乌鱼也，其肠亦乌。此草柔茎，断之有墨汁出，故名，俗呼墨菜是也。细实颇如莲房状，故得莲名。莲生于水，此生于岸，故曰旱莲。"

【别名】乌田草、鳢肠、旱莲草、墨水草、乌心草。

【来源】为菊科植物鳢肠 *Eclip taprostrata* L. 的干燥地上部分。

【产地与资源】全国大部分地区均有分布，生于路旁、湿地、沟边或田间，是南方田间杂草之一。药材主产于江苏、浙江、安徽、江西、湖北、广东、四川等地。目前河南是墨旱莲药材的主产地，年产量达 1000 吨左右。

【采收加工】花开时采割，晒干。

【植物形态】一年生草本。株高达 60cm。茎细弱，斜上或直立，通常自基部分枝，被贴生糙毛。具淡黑色液汁。叶长圆状披针形或披针形，边缘有细锯齿，两面被密硬糙毛。头状花序单生。总苞球状钟形，总苞片绿色，草质，5～6 个排成 2 层，长圆形或长圆状披针形，花托凸。外围的雌花 2 层，白色，中央的两性花多数，白色。管状花瘦果三棱形，两性花的瘦果扁四棱形，表面小瘤状突起，无冠毛，苞片宿存。花、果期 6～9 月。

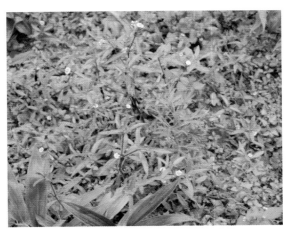
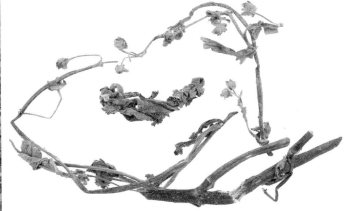

图 7-3-3　墨旱莲植物和药材

【药材性状】全体被白色茸毛。茎呈圆柱形，有纵棱，直径 2～5mm，表面绿褐色或墨绿色。叶对生，近无柄，叶片皱缩卷曲或破碎，完整者展平后呈长披针形，全缘或具浅齿，墨绿色。头状花序直径 2～6mm。瘦果椭圆形而扁，长 2～3mm，棕色或浅褐色。气微，味微咸。

以色墨绿、叶多者为佳。

【鉴别要点】表面绿褐色或墨绿色，全体被白色茸毛；头状花序直径 2～6mm，总苞呈莲花状，内面有光泽。

【功能与主治】滋补肝肾，凉血止血。用于肝肾阴虚，牙齿松动，须发早白，眩晕耳鸣，腰膝酸软，阴虚血热吐血、衄血、尿血，血痢，崩漏下血，外伤出血。

【炮制】除去杂质，略洗，切段，干燥。

【化学成分】全草含墨旱莲木脂素 A、β- 谷甾醇、芹菜素、槲皮素、木犀草素、蟛蜞菊内酯、去甲蟛蜞菊内酯、旱莲苷 C、木犀草苷、蒙花苷等。

【药理】抑菌，保肝，抗突变，止血，抗肿瘤，镇静、镇痛；明显增强免疫功能；增加心脏冠状动脉流量，并使心电图 T 波改善，同时增强耐缺氧能力。

【文献摘要】

《新修本草》：生下湿地。苗似旋覆，一名莲子草，所在坑渠间有之。

《本草图经》：今处处有之，南方尤多。此有两种，一种叶似柳而光泽，茎似马齿苋，高一二尺许，花细而白，其实若小莲房。苏恭云苗似旋覆者是也。一种苗梗枯瘦，颇似莲花而黄色，实亦作房而圆，南人谓之连翘者。二种摘其苗皆有汁出，须臾而黑，故多作乌髭发药用之。

《本草纲目》：旱莲有二种：一种苗似旋覆而花白细者，是鳢肠；一种花黄紫而结房如莲房者，乃是小连翘也，炉火家亦用之。

【附注】红旱莲，系金丝桃科植物湖南连翘的干燥全草。主产于湖南、湖北、江西、安徽等地。过去市场上作红旱莲流通，临床也用。其为古本草记载的另一种旱莲，李时珍称为"小连翘"，现市场少见。

侧柏叶

侧柏叶始载于《神农本草经》。《本草纲目》曰："柏有数种，入药唯取叶扁而侧生者，故曰侧柏。"

【别名】香柏叶、扁柏叶、柏叶、丛柏叶。

【来源】为柏科植物侧柏 *Platycladus orientalis*（L.）Franco 的干燥枝梢和叶。

【产地与资源】侧柏树分布极广，除青海、新疆、黑龙江、吉林少见外，广布全国各地，生于平原、山坡或山崖。黄河流域广为栽培，主产于山东安丘、淄川、费县、邹县、菏泽、济宁，河南淅川、南阳、信阳、卢氏、灵宝、淇县，江苏盱眙、泗洪、新沂，河北平山、迁安、唐县、武安、承德，山西交城、原平、吉县，陕西乾县、彬县、蓝田、洋县、旬阳等地。

侧柏为温带树种，常绿乔木，能适应干冷和温暖气候。对土壤适应性很强，在深厚、湿润肥沃的土壤中生长良好，在贫瘠的山地、石灰岩地也能生长。常栽种于庙宇、公园及庭院。植株寿命可达千年以上。一般 6 年开始开花结果。陕西黄陵县的乔山有生长 2000 多年的侧柏树林。

【采收加工】多在夏、秋二季采收，阴干。

【植物形态】侧柏与其他柏树的区别为枝条开展，小枝扁平，直展，排成一个平面，呈复叶状。

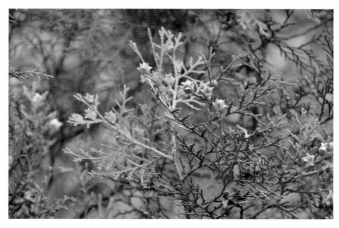
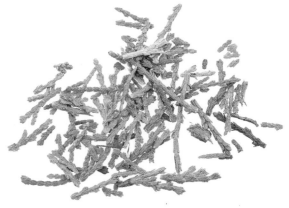

图 7-3-4　侧柏叶植物和药材

【药材性状】多分枝，小枝扁平，直展，在一个平面。叶细小鳞片状，交互对生，贴伏于枝上，深绿色或黄绿色。质脆，易折断。气清香，味苦涩、微辛。

以枝嫩、色深绿、无碎末者为佳。

【鉴别要点】小枝扁平，直展，在一个平面；叶细小鳞片状，深绿色或黄绿色。

【功能与主治】凉血止血，化痰止咳，生发乌发。用于吐血，衄血，咯血，便血，崩漏下血，肺热咳嗽，血热脱发，须发早白。

【炮制】

1. 净侧柏叶　取原药材除去杂质及硬梗。

2. 侧柏炭　取净侧柏叶置炒制容器内，用武火炒至表面呈焦褐色，喷淋少许清水，灭尽火星，取出晾干。

【化学成分】叶中含有挥发油、黄酮类化合物及蜡质。挥发油占比为 0.75% ～ 1%，油中的主要成分为 β- 欧侧柏酚、γ- 欧侧柏酚、α- 侧柏酮等。黄酮类化合物有槲皮苷、槲皮素、杨梅树素、山柰素等。蜡质存在于叶的表面，以聚酯形式存在，皂化后可分离得到约 80% 的有机酸，主要为杜松酸。尚含有鞣质。

【药理】①止血，镇静。②对呼吸系统的影响：镇咳、祛痰、平喘。③抗病原微生物：对金黄色葡萄球菌、奈瑟卡他球菌、志贺菌属、伤寒杆菌、白喉棒状杆菌、乙型溶血性链球菌、炭疽杆菌等均有抑制作用。④有轻度降压和扩张血管作用。

【文献摘要】

《名医别录》：生太山山谷。

《本草图经》：生泰山山谷，今处处有之，而乾州者最佳，三月开花，九月结子，候成熟收采，蒸曝干，臼揎取熟子用。柏实，其叶名侧柏，密州出者尤佳。虽与他柏相类，而其叶皆侧向而生，功效殊别。

《本草纲目》：陆佃《埤雅》云：柏有数种，入药唯取叶扁而侧生者，故曰侧柏。柏叶松身者，桧也。其叶尖硬，亦谓之木舌。今人名圆柏，以别侧柏。

【附注】侧柏树的种仁也是一味常用中药，具有养心安神、止汗润肠等功效。据地方志记载，过去陕西关中是柏子仁的主产区，也是陕西出口创汇产品之一。

牡丹皮

牡丹皮始载于《神农本草经》。陶弘景云："今东间亦有，色赤者为好。"色赤亦称丹，以根皮色赤取义，则称"丹"。花似芍药，植株为小灌木，故又称木芍药。比之芍药，根亦木质而坚，故以"木"名之。"牡"为"木"之音转而称牡丹（《中华本草》）。

【别名】牡丹根皮、丹皮、丹根皮。

【来源】为毛茛科植物牡丹 *Paeonia suffruticosa* Andr. 的干燥根皮。

【产地与资源】牡丹栽培品分欣赏牡丹和药用牡丹两大类。欣赏牡丹的花为重瓣，品种繁多，多不结籽；药用牡丹为单瓣花，可结籽繁殖。两类的根均可作牡丹皮入药，但传统认为单瓣的入药好。欣赏牡丹的栽培历史悠久，可上溯到东周。在明代以前，药用牡丹多采挖野生牡丹，到明代中期随着野生资源的减少，开始栽培药用牡丹。20 世纪 60 ～ 70 年代，牡丹种植发展迅速，到目前，全国已经形成了五大牡丹产区。

（1）安徽铜陵产区的牡丹栽培起于明代，是栽培历史最悠久的产区。主产于铜陵、南陵、青阳、泾县、繁昌，其中以铜陵（凤凰东山）产品质量最优，南陵（西山）的产品亦不错，均为道地药材，被称为"凤丹皮""凤丹""凤凰丹"。

（2）重庆垫江的牡丹栽培历史也较悠久。主产于垫江、长寿、梁平，四川邻水、都江堰，过去合称"川丹皮"。

（3）湖南邵阳也是种植历史较长的产区，主产于邵阳、邵东、祁东，被称为"湘丹皮"。

（4）安徽亳州是 20 世纪 60 ～ 70 年代发展起来的产区。主要种植于亳州市郊的十九里镇、沙土镇、大杨镇、五马镇，涡阳县的周营、陶庙等地。近些年发展快，种植面积大，称为商品主要产地。

（5）山东菏泽产区也是 20 世纪 60 ～ 70 年代发展起来的产区。现已转型为观赏牡丹种植区。

此外，河南洛阳、陕西商洛及山西、浙江等地都有种植。牡丹皮国内外年需求量 2500 ～ 3000 吨。

截至 2015 年底，安徽省南陵县何湾镇龙山村、铜陵市顺安镇牡丹村、陶凤村、高桥高科技农业示范园，钟鸣镇缪村、丁山俞的牡丹皮种植基地通过了国家 GAP 认证。

【采收加工】秋季采挖根部，除去细根和泥沙，剥取根皮，晒干或刮去粗皮，除去木心，晒干。前者习称"连丹皮"，后者习称"刮丹皮"。

【植物形态】灌木，株高约 2m。叶 2 回 3 出复叶。花单生枝顶，花大美观；花瓣 5 片，玫瑰色、红紫色、粉红色至白色，顶端呈不规则波状；雄蕊多数；心皮 5 个，密生柔毛。蓇葖果，密生黄褐色硬毛。花期 5 ～ 6 月。

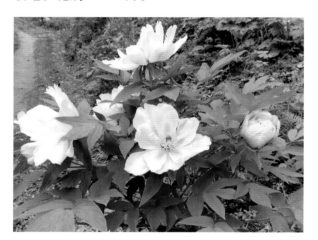
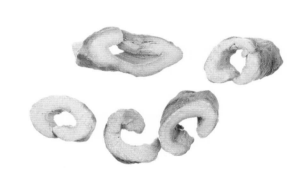

图 7-3-5 牡丹植物和饮片

【药材性状】连丹皮呈筒状或半筒状，有纵剖开的裂缝，略向内卷曲或张开，长 5 ～ 20cm，直径 0.5 ～ 1.2cm，厚 0.1 ～ 0.4cm。外表面灰褐色或黄褐色，有多数横长皮孔样突起和细根痕，栓皮脱落处粉红色；内表面淡灰黄色或浅棕色，有明显的细纵纹，常见发亮的结晶。质硬而脆，易折断，断面较平坦，淡粉红色，粉性。气芳香，味微苦而涩。

刮丹皮外表面有刮刀削痕，外表面红棕色或淡灰黄色，有时可见灰褐色斑点状残存外皮。

以条粗长、皮厚、无木心、断面白色、粉性足、结晶多、香气浓者为佳。

【鉴别要点】断面淡粉红色，断面和内表面有时可见发亮的小结晶，气芳香。

【功能与主治】清热凉血，活血化瘀。用于热入营血，温毒发斑，吐血衄血，夜热早凉，无汗骨蒸，经闭痛经，跌扑伤痛，痈肿疮毒。

【炮制】

1. 牡丹皮片　取原药材除去杂质，清水洗净，润透，切薄片，干燥，筛去碎屑。

2. 丹皮炭　取牡丹皮片置炒制容器内，用中火炒至表面黑褐色，喷淋少许清水，灭尽火星，取出晾干，筛去碎屑。

【化学成分】丹皮酚类及酚苷类，单萜及单萜苷类，三萜、甾醇及其苷类，黄酮、有机酸、香豆素等。

【药理】①抗炎：抗肿胀性炎症，抗迟发型过敏反应（DTH），抗皮肤血管炎，降低毛细血管通透性。②对心血管系统功能的影响：抗血栓形成，抗动脉粥样硬化，抗心肌缺血，抗心律失常，降压。③对中枢神经功能的影响：镇静催眠抗惊厥，镇痛，解热和降温。④显著增强免疫功能，抗菌，利尿，抗早孕，抗溃疡，对血管紧张素转化酶有非竞争性抑制作用。

【文献摘要】

《名医别录》：生巴郡及汉中。

《本草图经》：生巴郡山谷及汉中，今丹、延、青、越、滁、和州山中皆有之。花有黄、紫、红、白数色，此当是山牡丹。其茎梗枯燥，黑白色，二月于梗上生苗叶，三月开花。其花、叶与人家所种者相似，但花只五、六叶耳。五月结子，黑色，如鸡头子大。根黄白色，可五、七寸长，如笔管大……近世人多贵重。圃人欲其花诡异，皆秋冬移接，培以壤土，至春盛开，其状百变。故其根性殊失本真，药中不可用此品，绝无力也。

《本草纲目》：牡丹唯取红白单瓣者入药。其千叶异品，皆人巧所致，气味不纯，不可用。

《增订伪药条辩》：按牡丹始出蜀地山谷及汉中，今江南江北皆有，而以洛阳为盛。入药唯取野生，花开红白，单瓣者之根皮用之。气微辛寒而香，皮色外红紫，内粉白。用者当买苏丹皮为美。炳章按：丹皮产苏州阊门外、张家山闸口者，皮红肉白，体糯性粉，无须无潮，久不变色，为最佳第一货。产凤凰山者，枝长而条嫩，外用红泥浆过，极易变色，亦佳。产宁国府南陵县木猪山者，名摇丹皮，色黑带红，肉色白起粉者，亦道地。滁州同陵及凤阳府定远出，亦名摇丹，有红土、黑土之分。红土者，用红泥浆上，待后其土色红汁浸入肉内，白色变红，黑土乃本色带紫，久远不变，亦佳。产太平府者，内肉起沙星明亮，性梗硬，为次。以上就产地分物质高下，其发售再以条枝分粗细大小，以定售价之贵贱。选顶粗大者，散装木箱，曰丹王；略细小者，曰二王；在下者作把，曰小把丹；最细碎作大把者，曰大把丹。其产地好歹与粗细以别道地与否。然皆本国出品，非外国货也。

【附注】

（1）近几年，油用牡丹发展较多，是牡丹的选育品种，盛产种子，并且种子富含脂肪油，尤其亚麻酸油含量高，主要作工业油料使用，但不同产地其含油差异较大。

（2）以前的商品中，安徽铜陵凤凰山产者，习惯认为最优，称"凤丹皮"；安徽南陵产者亦很好，称"瑶丹皮"；四川产者，称为"川丹皮"，又因产地不同，分为"垫江丹皮"和"灌县丹皮"。目前牡丹皮商品规格分为"凤丹""连丹"和"刮丹"3种。

泽泻

泽泻始载于《神农本草经》。《医学入门》曰："生汝南池泽，性能泻火，故称泽泻。"水泽与泽泻同义。

【别名】水泽、如意花。

【来源】为泽泻科植物泽泻 *Alisma orientale*（Sam.）Juzep. 的干燥块茎。

【产地与资源】药用泽泻均为栽培。泽泻以产地分为建泽泻和川泽泻两大类。品质以建泽泻较优，称为道地药材；产量以川泽泻较多。

1. 建泽泻　产于福建浦城的石陂、建阳的水吉、建瓯的吉阳、顺昌的洋口，江西的广昌、南城、于都、宁都等地。又以建瓯之吉阳品质最好，江西品质较次。道地产区以南平建溪、松溪为主轴的河谷平原、山间盆地为核心区域。

2. 川泽泻　产于四川彭山、夹江、都江堰、新都、蒲江、彭州、眉山、乐山等地，以都江堰的中兴场、石羊场质量为优。此外，广东东莞、海丰、电白、徐闻、湛江，广西贵港、北流等地也有出产。

泽泻不仅国内用，也是出口大宗药材，年需求量4000～4500吨。生于浅沼泽地或水稻田中，喜温暖气候，多栽培于潮湿而富含腐殖质的黏质土壤中。泽泻栽培采用先育苗，后移栽。福建多栽在荷花田里，待莲藕采收后即可栽种。四川栽于水稻田里，待立秋水稻收后即可栽种。

【采收加工】冬季茎叶开始枯萎时采挖，洗净，保留心叶，先晒1～2天，再烘干，除去须根和粗皮。保留心叶的作用是防止在干燥过程中从心叶口处流出黑色汁液，干后发生凹陷，影响质量。

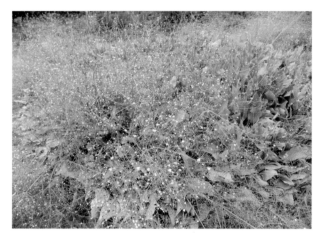

图7-3-6　泽泻植物

【植物形态】多年水生草本，具球茎。叶基生，叶片长椭圆形或宽卵形，先端短尖，基部圆形或心形，叶柄长40～100cm，花茎高40～80cm。花两性，成顶生圆锥花序，花白色。瘦果，扁平。花期6～7月，果期7～9月。

【药材性状】呈类球形、椭圆形或卵圆形，长2～7cm，直径2～6cm。表面黄白色或淡黄棕色，有不规则的横向环状浅沟纹和多数细小突起的须根痕，底部有的有瘤状芽痕。质坚实，断面黄白色，粉性，有多数细孔。气微，味微苦。

以个大、色黄白、光滑、粉性足者为佳。

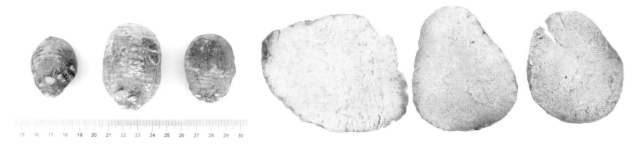

图7-3-7　泽泻药材和饮片

【鉴别要点】外表皮淡黄色或淡黄棕色，可见细小突起的须根痕；切面黄白色至淡黄色，粉性，有多数细孔。

【功能与主治】利水渗湿，泄热，化浊降脂。用于小便不利，水肿胀满，泄泻尿少，痰饮眩晕，热淋涩痛，高脂血症。

【炮制】

1. 泽泻片　取原药材除去杂质，大小个分开，稍浸，洗净，润透，切厚片，干燥，筛去碎屑。

2. 盐泽泻　取净泽泻片用盐水拌匀，闷润，待盐水被吸尽后，置炒制容器内，用文火炒至微黄色，取出放凉，筛去碎屑。

3. 麸炒泽泻 将麦麸撒入热锅内，用中火加热，待冒浓烟时投入泽泻片，不断翻动，炒至呈黄色时取出，筛去麸皮，放凉。

【化学成分】含多种四环三萜醇类衍生物，包括泽泻醇 A、B、C，泽泻醇 A 乙酸酯，泽泻醇 B 单乙酸酯，泽泻醇 C 单乙酸酯，泽泻薁醇，泽泻薁醇氧化物，16β- 甲氧基泽泻醇 B 单乙酸酯，16β- 羟基泽泻醇 B 单乙酸酯，谷甾醇 -3-O- 硬脂酰基 -β-D- 吡喃葡萄糖苷。还含胆碱，糖和钾、钙、镁等元素。

【药理】①利尿，抗炎，降血糖，降血脂，抗动脉粥样硬化。②对心血管系统的作用：抗高血压，抑制血管收缩，增加冠状动脉流量，降低心率。③降低机体细胞的免疫功能。④抗脂肪肝，从而起到减肥作用。

【文献摘要】

《名医别录》：生汝南池泽、五月、六月、八月采根，阴干。

《本草经集注》：汝南郡属豫州。今近道亦有，不堪用。惟用汉中、南郑、青弋，形大而长，尾间必有两歧为好。此物易朽蠹，常须密藏之。叶狭长，丛生诸浅水中。

《本草图经》：今山东、河、陕、江、淮亦有之，以汉中者为佳，春生苗，多在浅水中，叶似牛舌草，独茎而长，秋时开白花，作丛似谷精草。今人秋末采，暴干。

《救荒本草》：泽泻，俗名水苔菜，一名水泻，一名及泻，一名芒芋，一名鹄泻。生汝南池泽及齐州；山东、河陕、江淮亦有，汉中者为佳。今水边处处有之。丛生苗叶，其叶似牛舌草叶，纹脉竖直，叶丛中间撺葶，对分茎叉。茎有线棱。梢间，开三瓣小白花。结实小、青细，子味甘。叶味微咸，无毒。采嫩叶焯熟，水浸淘洗净，油盐调食。

【附注】

（1）建泽泻分为一枝花泻（独茎）和马鞍桥泻两类，以一枝花泻品质为优。一等一枝花泻每千克32 个以内，无虫蛀；二等每千克 56 个以内，无虫蛀；三等每千克 56 个以上。川泽泻一等每千克 50 个以内，无虫蛀；二等每千克 50 个以内，无虫蛀。

（2）广泽泻由于引种建泽泻和川泽泻混杂，品种不一，多呈长圆形，长 4～7cm，直径 2～4cm；外边面黄白色，网纹较明显，下端也长有许多突起疣瘤，或疣瘤脱落后的白色凹痕；质较轻松。

银柴胡

银柴胡始载于《本草纲目拾遗》。柴胡，古以银州产者为胜，后世以本品代之，因有银柴胡、银州柴胡之名。《本草纲目拾遗》中银柴胡"盖银指色言，不指地言，犹金银花白色者曰银花是也"。其又将"银"字视作药材色泽，不仅指产地之简称。

【别名】银胡、山菜根、山马踏菜根、牛肚根、沙参儿、白根子、土参。

【来源】为石竹科植物银柴胡 *Stellaria dichotoma* L. var. *lanceolata* Bge. 的干燥根。

【产地与资源】生于干燥草原及山坡悬崖石缝中，主产于宁夏陶乐、平罗、固原、西吉、隆德、彭阳、盐地、灵武、中卫等地，陕西、甘肃、内蒙古也有少量出产。

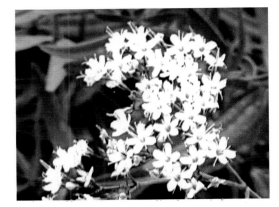

图 7-3-8 银柴胡植物

以前为野生，现全为栽培。以宁夏产量大，质量优，为著名的道地药材。

【采收加工】春、夏间植株萌发或秋后茎叶枯萎时采挖；栽培品于种植后第 3 年 9 月中旬或第 4 年 4 月中旬采挖，除去残茎、须根及泥沙，晒干。

【植物形态】多年生草本。株高 20 ～ 40cm，密被腺毛或柔毛。主根圆柱形，粗 1 ～ 3cm，茎直立，细长，节略膨大，由基部明显多次二歧分枝，密被短柔毛。叶对生，无柄，披针形或线状披针形，全缘。花单生于叶腋，花瓣白色。蒴果近球形，成熟时顶端 6 齿裂。花期 6 ～ 7 月。

【药材性状】呈类圆柱形，偶有分枝，长 15 ～ 40cm，直径 0.5 ～ 2.5cm。表面浅棕黄色至浅棕色，有扭曲的纵皱纹和支根痕，多具孔穴状或盘状凹陷，习称"砂眼"，从砂眼处折断可见棕色裂隙中有细砂散出。根头部略膨大，有密集的呈疣状突起的芽苞、茎或根茎的残基，习称"珍珠盘"。质硬而脆，易折断，断面不平坦，较疏松，有裂隙，皮部甚薄，木部有黄、白色相间的放射状纹理。气微，味甘。

栽培品有分枝，下部多扭曲，直径 0.6 ～ 1.2cm。表面浅棕黄色或浅黄棕色，纵皱纹细腻明显，细支根痕多呈点状凹陷。几乎无砂眼。根头部有多数疣状突起。折断面质地较紧密，几乎无裂隙，略显粉性，木部放射状纹理不甚明显。味微甜。

以根长均匀、外皮淡棕黄色、断面黄白色者为佳。

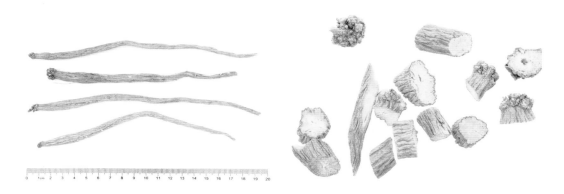

图 7-3-9 银柴胡药材和饮片

【鉴别要点】栽培品根头部有多数疣状突起，几乎无砂眼。折断面质地较紧密，几乎无裂隙，略显粉性，木部黄白相间的放射线纹理不甚明显。味微甜。

【功能与主治】清虚热，除疳热。用于阴虚发热，骨蒸劳热，小儿疳热。

【炮制】除去杂质，洗净，润透，切厚片，干燥。

【化学成分】①甾醇类：豆甾醇类、菠菜甾醇类化合物等。②环肽类：银柴胡环肽。③生物碱类：β- 咔啉类生物碱及 β- 咔啉类生物碱苷。④黄酮类：5，7- 二羟基 – 二氢黄酮。⑤酚酸类：2，3，8- 三邻甲基鞣花酸、香草酸、3，4- 二甲氧基苯丙烯酸等。⑥挥发类物质：萜类、烷醇类、烷烃类、酯类等。

【药理】具有解热、抗炎、抗过敏、抗癌、促进血管舒张等作用。

【文献摘要】

《本草纲目》：银州即今延安府神木县，五原城是其废迹。所产柴胡长尺余而白软，不易得也。近时有一种，根似桔梗、沙参，白色而大，市人以伪充银柴胡，殊无气味，不可不辨。

《本草原始》：柴胡始生弘农川谷及冤句，今以银夏者为佳。根长尺余，色白而软，俗呼银柴胡……银州柴胡，根类沙参而大，皮皱色黄白，肉有黄纹，市买皆然。

《本草纲目拾遗》:《药辨》云：银柴胡出宁夏镇，形如黄芪。翁有良云：今银柴胡粗细不等，大如拇指，长数尺，形不类鼠尾，又不似前胡，较本草不对，治病难分两用，究非的确，用者详之。

【附注】

（1）银柴胡之名，始见于《本草纲目》"柴胡"项下，是出现石竹科银柴胡的最早记载。当时是作为柴胡的伪品，到了清代逐步演变为一味退虚热的中药。

（2）银柴胡在市场中伪品较多，最常见的是石竹科丝石竹及其同属数种植物的根冒充银柴胡。丝石竹分布于甘肃、山西、河南等地。其根呈圆柱形或圆锥形，多已除去棕色外皮，但纵皱的凹陷处有残余而形成棕白相间的纹理；质坚硬，不易折断，断面可见异型维管束 2 ～ 3 轮；有较强的苦涩味。

第四节　肾阳胶囊

一、组方

肾阳胶囊由淫羊藿、补骨脂、红参、黄芪、肉桂、人参、熟地黄、生地黄、枸杞子、当归、鹿茸、巴戟天、韭菜子、牛鞭、桑螵蛸、川木通组成。

二、临床应用

补肾壮阳，益气养血，提神健脑。用于失眠健忘、萎靡不振、腰膝酸软、病后体虚等症。

三、临床研究

能显著提高人体免疫功能。

四、原料药材

淫羊藿、补骨脂、红参、黄芪、肉桂、人参、熟地黄、生地黄、枸杞子、当归详见前章节。

鹿茸

鹿茸始载于《神农本草经》。药用雄鹿未骨化的幼角密生茸毛，故名鹿茸。

【别名】斑龙珠。

【来源】为鹿科动物梅花鹿 *Cervus nippon* Temminck 或马鹿 *Cervus elaphus* Linnaeus 的雄鹿未骨化密生茸毛的幼角。前者习称"花鹿茸"，后者习称"马鹿茸"。

【产地与资源】无论是梅花鹿还是马鹿，野生均较少，尤其梅花鹿更稀少，被列入了《国家重点保护野生动物名录》，是国家一级保护野生动物。现药用资源均为人工饲养。家养梅花鹿以东北最多。目前梅花鹿养殖较多的有吉林双阳、东丰、辉南、通化、靖宇、白山、梅河口，辽宁西丰、清原、铁岭，四川都江堰，北京昌平，河北承德等地。家养马鹿主产于新疆尉犁、伊宁、察布查尔、沙雅、巩留、尼勒克、昭苏、阿克苏，黑龙江林口、横道河子、佳木斯、伊春、牡丹江、宁安，吉林双阳、东丰、辽宁抚顺、西丰，内蒙古赤峰、兴安、呼和浩特等地。

鹿茸的质量优劣与饲养方法、种鹿的选择有直接的关系。根据鹿的生长时间、茸的大小、分岔多少及老嫩程度可分为很多规格，如初生茸、二杠、三岔、挂角、再生茸、砍茸等。

【采收加工】花鹿茸每年可采收 1～2 次。多在清明节后 45～50 天时锯头茬茸，二茬茸在立秋前后，即在头茬茸之后 50～60 天进行割锯。以上指"二杠""挂角""三岔"，每年只收 1 次，即脱落后 60～70 天时采收。锯取鹿茸，经加工后，阴干或烘干。

【动物形态】梅花鹿体长约 1.5m，体重约 100kg。耳大直立，颈细长。臀部有明显的白色臀斑，尾短。雄鹿眉叉斜向前伸，第二枝与眉叉相距较远，主干末端再分两小枝。白色臀斑有深棕色边缘。夏毛红棕色，白斑显著，在脊背两旁及体侧下缘排列成纵行，有黑色的背中线。

马鹿体形较大，体长约 2m，成年雄性体重超过 200kg。雄性眉叉向前伸，几乎与主干成直角，主干稍向后略向内弯，角面除尖端外均较粗糙，角基有一小圈瘤状突起。臀部有黄赭色斑。夏毛赤褐色。

【药材性状】花鹿茸呈圆柱状分枝，具一个分枝者习称"二杠"，主枝习称"大挺"，长 17～20cm，锯口直径 4～5cm，离锯口约 1cm 处分出侧枝，习称"门庄"，长 9～15cm，直径较大挺略细。外皮红棕色或棕色，多光润，表面密生红黄色或棕黄色细茸毛，上端较密，下端较疏；分岔间具 1 条灰黑色筋脉，皮茸紧贴。锯口黄白色，外围无骨质，中部密布细孔。具 2 个分枝者，习称"三岔"，大挺长 23～33cm，直径较二杠细，略呈弓形，微扁，枝端略尖，下部多有纵棱筋及突起疙瘩；皮红黄色，茸毛较稀而粗。体轻。气微腥，味微咸。

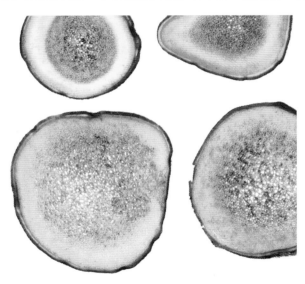

图 7-4-1　鹿茸片

二茬茸与头茬茸相似，但挺长而不圆或下粗上细，下部有纵棱筋。皮灰黄色，茸毛较粗糙，锯口外围多已骨化。体较重。无腥气。

马鹿茸较花鹿茸粗大，分枝较多，侧枝 1 个者习称"单门"，2 个者习称"莲花"，3 个者习称"三岔"，4 个者习称"四岔"或更多。按产地分为"东马鹿茸"和"西马鹿茸"。

东马鹿茸，"单门"大挺长 25～27cm，直径约 3cm。外皮灰黑色，茸毛灰褐色或灰黄色，锯口面外皮较厚，灰黑色，中部密布细孔，质嫩；"莲花"大挺长可达 33cm，下部有棱筋，锯口面蜂窝状小孔稍大；"三岔"皮色深，质较老；"四岔"茸毛粗而稀，大挺下部具棱筋及疙瘩，分枝顶端多无毛，习称"捻头"。

西马鹿茸，大挺多不圆，顶端圆扁不一，长 30～100cm。表面有棱，多抽缩干瘪，分枝较长且弯曲，茸毛粗长，灰色或黑灰色。锯口色较深，常见骨质。气腥臭，味咸。

均以茸形粗壮、饱满、皮毛完整、质嫩、油润、无骨棱、无钉者为佳。

【功能与主治】壮肾阳，益精血，强筋骨，调冲任，托疮毒。用于肾阳不足，精血亏虚，阳痿滑精，宫冷不孕，羸瘦，神疲，畏寒，眩晕，耳鸣耳聋，腰脊冷痛，筋骨痿软，崩漏带下，阴疽不敛。

【化学成分】含神经酰胺（约 1.25%）、溶血磷脂酰胆碱、次黄嘌呤、尿嘌呤、磷脂类物质、多胺类物质（静脉、精胺及腐胺），少量雌酮，PGE$_2$等多种前列腺素，15种氨基酸（以甘氨酸含量最高），胶原、肽类和多种微量元素等。

【药理】①强壮，抗脂质过氧化，延缓衰老，增强免疫功能和老年性功能。②对神经系统的作用：直接抑制颈上交感神经节；对皮质运动区、皮质视觉区及扁桃核产生快波，对海马区产生持续的高幅波。③对心血管系统的作用：增加冠状动脉流量，增大心缩幅度，减慢心率，降低血压。④对物质代谢的作用：促进糖酵解，促进RNA和蛋白质合成。⑤促进创伤愈合，抗胃溃疡，抗炎，抗应激等。

【文献摘要】

《本草图经》:《本经》不载所出州土，今有山林处皆有之，四月角欲生时取其茸，阴干。以形如小紫茄子者为上，或云茄子茸太嫩，血气犹未具，不若分歧如马鞍行者有力。

《本草纲目》：鹿，处处山林中有之。马身羊尾，头侧而长，高脚而行速。牡者有角，夏至则解。大如小马，黄质白斑，俗称马鹿。牝者无角，小儿无斑，毛杂黄白色，俗称麂鹿，孕六月而生子。

【附注】鹿角、鹿角胶、鹿角霜、鹿筋、鹿肾、鹿尾均有不同的药用。但目前国内市场所用的鹿筋、鹿肾、鹿尾多为进口新西兰的红马鹿和俄罗斯的驯鹿等。

🌿 巴戟天

巴戟天始载于《神农本草经》。

【别名】巴戟、巴戟肉、巴吉天、戟天、鸡肠风、鸡眼藤。

【来源】为茜草科植物巴戟天 *Morinda officinalis* How 的干燥根。

【产地与资源】生于山谷、溪边、山地林下。野生分布于福建、江西、广东、海南、广西等地。野生巴戟天已成濒危物种。现主要栽培于广东高要、高良、肇庆，是商品巴戟天的主要产地。另外，广西德庆、五华、新丰、广宁、郁南、紫金、封开，广西苍梧、白色、凭祥、钦州、上思，福建南靖、平和、永定、武平等地也是历史种植区。近10年，巴戟天用量增加，巴戟市场年需求2000吨左右。

巴戟天喜温和湿润气候，年平均温度在21℃以上，月平均温度在20～25℃生长最适宜。低于15℃或超过27℃则生长缓慢。适宜年降雨量在1200mm以上。不耐霜冻，但较耐旱，忌积水。以土层深厚、肥沃、疏松、排水良好的酸性砂质壤土或壤土栽培适宜。对光照的适应性较强，在栽培中荫蔽度以30%至全光照对根系生长较好。用种子和扦插繁殖。一般亩产干品250～300kg。

【采收加工】栽种6～7年即可采收。在秋冬季采挖，挖出后，摘下肉质根，洗去泥沙，晒至五六成干，用木棒轻轻打扁，再晒至全干。除去须根，晒至六七成干，轻轻捶扁，晒干。在药材老产区，常用开水泡烫或蒸约半小时后再晒，则色更紫，质更软，品质更好。巴戟天在打扁后，不能及时干燥时，木部与皮部的缝隙间极易发霉。打扁后要及时烘干。

【植物形态】藤状灌木。根肉质肥厚，圆柱形，不规则地断续膨大，呈念珠状。小枝幼时被短粗毛，后变粗糙。叶对生，叶片长圆形。头状花序3至数个伞形排列于枝端；花冠白色，肉质；核果近球形，熟时红色。花期4～7月，果期6～11月。

【药材性状】为扁圆柱形，略弯曲，长短不等，直径0.5～2cm。表面灰黄色或暗灰色，具纵纹和横裂纹，有的皮部横向断离露出木部；质韧，断面皮部厚，紫色或淡紫色，易与木部剥离；木部坚硬，黄棕色或黄白色，直径1～5mm。气微，味甘而微涩。以条粗壮、连珠状、肉厚、色紫者为佳。

【鉴别要点】连珠状；断面皮部厚，紫色，易与木部剥离；微甜。

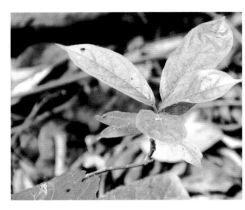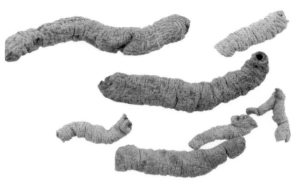

图 7-4-2　巴戟天植物和药材

【功能与主治】补肾阳，强筋骨，祛风湿。用于阳痿遗精，宫冷不孕，月经不调，少腹冷痛，风湿痹痛，筋骨痿软。

【炮制】

1. 巴戟天（巴戟肉）　取原药材除去杂质，洗净，置蒸制容器内蒸透，趁热除去木心或用水润透后除去木心，切段，干燥，筛去碎屑。

2. 盐巴戟天　取净巴戟段用盐水拌匀，待盐水被吸尽后，至炒制容器内，用文火炒干；或取净巴戟，用盐水拌匀蒸软，除去木心，切段，干燥，筛去碎屑。

3. 制巴戟　取净甘草捣碎加水（约 1∶5）煎汤两次，去渣。取甘草汤与净巴戟拌匀，置锅内，用文火煮透（甘草水基本煮干）取出，趁热抽去木心，切段，干燥，筛去碎屑。

【化学成分】主要有蒽醌类、环烯醚萜类及糖类等。蒽醌类化合物为甲基异茜草素、甲基异茜草素 -1- 甲醚、大黄素甲醚、2- 羟基 -3- 羟甲基蒽醌、2- 甲基蒽醌等。糖类有蔗果三糖和蔗果四糖。另含有 β- 谷甾醇、24- 乙基胆甾醇、棕榈酸、维生素 C、十九烷、树脂和多种氨基酸等。

【药理】强壮，抗炎，升高白细胞，促进皮质酮分泌等。

【文献摘要】

《名医别录》：生巴郡及下邳山谷。二月、八月采根阴干。

《本草经集注》：今亦用建平、宜都者。状如牡丹而细，外赤内黑，用之打去心。

《新修本草》：巴戟天苗，俗方名三蔓草，叶似茗，经冬不枯，根如连珠多者良。宿根青色，嫩根白紫，用之亦同。连珠肉厚者为胜。

《本草图经》：今江淮河东州郡亦有之，皆不及蜀州佳。多生竹林内，内地生者，叶似麦门冬而厚大。至秋结实，二月、八月采根阴干。今多焙之，有宿根者青色，嫩根者白色，用之皆同，以连珠肉厚者为胜。今方家多以紫色为良。蜀人云都无紫色者，彼方人采得，或用黑豆同煮，欲其色紫，此殊失其味，尤宜辨之。

【附注】以前常混有假巴戟天的情况，常见的有铁箍散，分布于陕西、甘肃、湖北、四川、云南等地；羊角藤，分布于福建、江西等地。

🌿 韭菜子

韭菜子始载于《名医别录》。《说文》曰："韭，菜也。一种而久者，故谓之韭。象形，在一之上。一，地也。"

【别名】韭子、韭菜仁、草钟乳、起阳草、扁菜。

【来源】为百合科植物韭菜 *Allium tuberosum* Rottl.ex Spreng. 的干燥成熟种子。

【产地与资源】全国各地均有栽培，以河北、山西、吉林、江苏、山东、安徽、河南等地产量较大。

【采收加工】韭菜抽薹后，约经 30 天种子陆续成熟，种壳变黑，种子变硬时，用剪刀剪下花茎，分期分批进行，剪下花茎扎成小把，挂在通风处，或放在席上晾晒，待种子能脱粒时再进行脱粒，晒干。

【植物形态】多年生草本。鳞茎簇生，鳞茎外皮黄褐色，破裂成网状或近网状的纤维质。叶线形，基生，扁平，实心，比花葶短，叶边缘平滑。伞形花序，半球形或近球形；花白色或微带红色。蒴果，具倒心形的果瓣。花、果期 7～9 月。

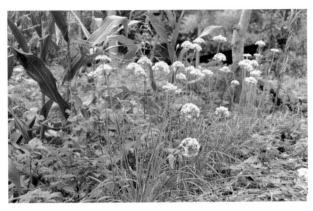

图 7-4-3　韭菜子植物

【药材性状】呈半圆形或半卵圆形，略扁，长 2～4mm，宽 1.5～3mm。表面黑色，一面突起，粗糙，有细密的网状皱纹，另一面微凹，皱纹不甚明显。顶端钝，基部稍尖，有点状突起的种脐。质硬。气特异，味微辛。

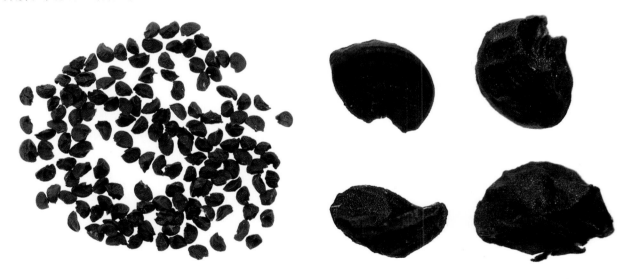

图 7-4-4　韭菜子药材（盐炙，右图为放大图）

【功能与主治】温补肝肾，壮阳固精。用于肝肾亏虚，腰膝酸痛，阳痿遗精，遗尿尿频，白浊带下。

【炮制】

1. 净韭菜子　取原药材除去杂质，用时捣碎。

2. 盐韭菜子　取净韭菜子加盐水闷润，待盐水被吸尽后，置炒制容器内，用文火炒至有香气时，取出放凉。

【化学成分】含不饱和脂肪酸、赖氨酸、烟酸、苷类、蛋白质、膳食纤维、维生素 C、生物碱、黄酮类，锌、铁等微量元素。

【药理】增强肝、脾、肾功能，改善性功效，增强免疫功能，抗高温和低温，调味，杀菌。特有的成分硫化基可促进消化酶素的分泌，增加食欲。另外还有暖胃的作用，且能帮助人体将毒素排出体外。

【文献摘要】

《本草纲目》：叶丛生丰本，长叶青翠，可以根分，可以子种，其性内生，不得外长，叶高三寸便剪，剪忌日中，一岁不过五剪，收子者只可一剪，八月开花成丛，收取腌藏供馔，谓之长生韭，言剪而复生，久而不乏也。九月收子，其子黑色而扁，须风处阴干，勿令浥郁。北人至冬移根于土窖中，培以马屎，暖则即长，高可尺许，不见风日，其叶黄嫩，谓之韭黄，豪贵皆珍之。

【附注】市场中韭菜子中常混入葱子，或以葱子冒充韭菜子。葱子产量比韭菜子大，便宜。韭菜子与葱子的性状比较见表 7-4-1。

表 7-4-1　韭菜子与葱子性状比较

比较	韭菜子	葱子
性状	呈扁卵圆形； 表面有明显皱纹； 表面不具有棱线； 解剖镜下观察整体表面有鱼鳞状纹理	呈三角状卵形； 表面光滑； 表面有 1 ～ 2 条棱线； 解剖镜下观察整体表面有明显的覆瓦状纹理

🌿 牛鞭

【来源】为牛科动物雄性黄牛 *Bos laurus domesticus* Gmelin 或水牛 *Bubalus bubalis* Linnaeus 的阴茎和睾丸。

【产地与资源】全国各地均产。

【采收加工】杀雄牛后，割取阴茎和睾丸，除去残肉及油脂，整形后风干或低温干燥。

【药材性状】阴茎呈类扁圆柱形，长 50 ～ 90cm，中部直径 2.0 ～ 3.0cm。龟头近圆锥形，长 7 ～ 11cm，先端渐尖，表面棕黄色至黑棕色，光滑，半透明，可见斜肋纹。包皮呈环状隆起，直径 2.7 ～ 3.2cm。阴茎一侧多有凹沟，对应一侧多有隆脊，两侧面光滑，半透明，斜肋纹明显。阴茎中下部带 2 枚睾丸，睾丸扁椭圆形，长 7.0 ～ 13.0cm，中部直径 3.5 ～ 6.0cm，表面棕黄色至黑棕色，皱缩不平，一侧有附睾附着，附睾体狭窄而弯曲，附睾尾变粗呈瘤状突起，长 2.0 ～ 2.5cm。阴茎横切面呈类圆形，属纤维弹性型。表面棕黄色，阴茎的外侧皮肤下，是一层厚厚的纤维膜，半透明，层纹清晰；阴茎海绵体约占阴茎横切面的 2/3，以尿道为中心呈扁形海绵状，黄白色；尿道及呈蜂窝状的尿道海绵体位于阴茎海绵体的腹侧。阴茎靠近龟头前 2/3 部分，在其阴茎海绵体偏上处有一个相当大的血管，靠近基部的后 1/3 部分，在其阴茎海绵体偏上处可见两个较大的血管。质坚韧，不易折断，咀嚼有油腻感，气腥。

【功能与主治】补肾益精壮阳，散寒止痛。用于肾虚阳痿，遗精，宫寒

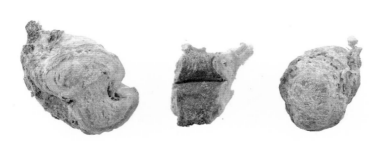

图 7-4-5　牛鞭饮片

不孕，遗尿，耳鸣，腰膝酸软，疝气。

【炮制】制牛鞭，将牛鞭饮片投入受热呈灵活状态的滑石粉中，温度 180 ～ 220℃，翻炒，使其表面鼓起，呈乳白或淡黄色。取出，筛去滑石粉，放凉。

【化学成分】①多种氨基酸：天冬氨基酸、苏氨基酸、甘氨酸、缬氨酸、蛋氨酸、异亮氨酸、亮氨酸、酪氨酸、丙氨酸、谷氨酸等。②脂肪酸：辛酸、己酸、硬脂酸、亚油酸、十一烷酸、油酸、十七碳烯酸、月桂酸、肉豆蔻酸、棕榈酸、十八碳烯酸、亚麻酸等。③甾体成分：胆固醇、睾酮、雌二醇、二氢睾酮等。

【药理】富含雄激素、蛋白质、脂肪，对治疗阳痿、遗精、腰膝酸软等症状明显。另外，其胶原蛋白含量高达 98%，对女性美容驻颜作用显著。

【文献摘要】

《本草拾遗》：《本经》不言黄牛、乌牛、水牛，但言牛。牛有数种，南人以水牛为牛，北人以黄牛、乌牛为牛。牛种既殊，入用亦别也。

《本草纲目》：牛有秦牛、水牛二种。秦牛小而水牛大。秦牛有黄、黑、赤、白、驳杂数色。水牛色青苍，大腹锐头，其状类猪，角若担矛，卫护其犊，能与虎斗，亦有白色者，郁林人谓之周留牛。又广南有稷牛，即果下牛，形最卑小，《王会篇》谓之纵牛是也。牛齿有上无下，察其齿而知其年，三岁二齿，四岁四齿，五岁六齿，六岁以后，每年接脊骨一节也。牛耳聋，其听以鼻。牛瞳竖而不横。《造化权舆》云：乾阳为马，坤阴为牛，故马蹄圆，牛蹄坼。马病则卧，阴胜也；牛病则立，阳胜也。马起先前足，卧先后足，从阳也；牛起先后足，卧先前足，从阴也。独以乾健坤顺为说，盖知其一而已。

桑螵蛸

桑螵蛸始载于《神农本草经》。李时珍曰："（螳螂）子房名螵蛸者，其状轻飘如消也。村人每炙焦饲小儿，云止夜尿，效致神。"古时称螳螂卵为螵蛸，产于桑树上者称为桑螵蛸。

【别名】蜱蛸、桑蛸、螵蛸、螳螂子、桑上螳螂窠、赖尿郎、刀螂子。

【来源】为螳螂科昆虫大刀螂 *Tenodera sinensis* Saussure、小刀螂 *Statilia maculata*（Thunberg）或巨斧螳螂 *Hierodula patellifera*（Serville）的干燥卵鞘。以上 3 种分别习称"团螵蛸""长螵蛸"及"黑螵蛸"。

【产地与资源】桑螵蛸全国大部分地区均产。商品依形态分为以下 3 种。

1. 团螵蛸（大刀螂的卵鞘）　主产于广西、云南、湖北、湖南、河北、辽宁、河南、山东、江苏、内蒙古、陕西、四川等地。

2. 长螵蛸（南方刀螂的卵鞘）主产于浙江、江苏、安徽、山东、湖北等地。

3. 黑螵蛸（广腹螳螂的卵鞘）主产于河北、山东、山西等地。

【采收加工】深秋至次春收集，除

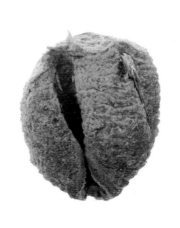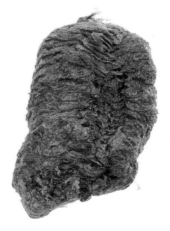

图 7-4-6　桑螵蛸药材

去杂质，蒸 30 ～ 40 分钟至虫卵死后，干燥。

【药材性状】团螵蛸略呈圆柱形或半圆形，由多层膜状薄片叠成，长 2.5 ～ 4cm，宽 2 ～ 3cm。表面浅黄褐色，上面带状隆起不明显，底面平坦或有凹沟。体轻，质松而韧，横断面可见外层为海绵状，内层为许多放射状排列的小室，室内各有一细小椭圆形卵，深棕色，有光泽。气微腥，味淡或微咸。

长螵蛸略呈长条形，一端较细，长 2.5 ～ 5cm，宽 1 ～ 1.5cm。表面灰黄色，上面带状隆起明显，两侧各有一条暗棕色浅沟和斜向纹理。质硬而脆。

黑螵蛸略呈平行四边形，长 2 ～ 4cm，宽 1.5 ～ 2cm。表面灰褐色，上面带状隆起明显，两侧有斜向纹理，近尾端微向上翘。质硬而韧。

均以干燥、完整、幼虫未出、色黄、体轻而带韧性、无树枝草梗等杂质者为佳。

【功能与主治】固精缩尿，补肾助阳。用于遗精滑精，遗尿尿频，小便白浊。

【炮制】

1. 净桑螵蛸　取原药材除去杂质，置蒸制容器内蒸 1 小时，取出，干燥，用时剪碎。

2. 盐桑螵蛸　取净桑螵蛸加盐水拌匀，闷润后置锅内，用文火炒至有香气逸出时，取出放凉。

3. 酒桑螵蛸　取净桑螵蛸加酒拌匀，闷润后置锅内，用文火炒至有香气逸出时，取出放凉。

【化学成分】①磷脂类：溶血磷脂酰胆碱、磷脂酰胆碱、磷脂酰乙醇胺等。② 18 种游离氨基酸，其中含量较高的是酪氨酸、脯氨酸和色氨酸。③蛋白质、脂肪、粗纤维、胡萝卜素样色素等。

【药理】抗利尿，提高免疫能力，促进生殖能力，抗氧化，抗菌等。

【文献摘要】

《名医别录》：桑螵蛸，螳螂子也，二月、三月采。

《本草经集注》：俗呼螳螂为蚚螂，逢树便产，以桑上者为好。是兼得桑皮之津气。市人恐非真，皆令合枝断取之尔，伪者以胶著桑枝之上也。

《本草图经》：今处处有之，螳螂逢木便产，一枚出子百数，多在小木荆棘间。桑上者兼得桑皮之津气，故为佳。三月、四月采。蒸过收之，亦火炙，不尔则令人泄。一法，采得便以热浆水浸一伏时，焙干，更于柳木灰中，炮令黄用之。

《本草纲目》：（螳螂）深秋乳子作房，粘在枝上，即螵蛸也。房长寸许，大如拇指，其内重重有隔房。每房有子如蛆卵，至芒种节后一齐出。

【附注】桑树上的桑螵蛸很少见。

川木通

川木通始载于《证类本草》。与木通性状和功效相似，原产于四川，故名川木通。

【别名】小木通。

【来源】为毛茛科植物小木通 Clematis armandii Franch. 或绣球藤 Clematis montana Buch.–Ham. 的干燥藤茎。

【产地资源】小木通生于海拔 100 ～ 2400m 的山地、山谷水沟边、林边、路边灌丛中。分布于陕西南部、甘肃、福建西南部、江西、浙江、湖北、湖南、广东、广西、四川、贵州、云南、西藏东部等地。药材主产于陕西、甘肃、福建、四川等地。以分布于四川盆地南缘的宜宾、泸州山区及其周边的野生川木通质优，为川木通的道地产区。

绣球藤生于海拔 1200 ～ 4000m 的山坡、山谷灌林中、林边或沟边。分布于陕西南部、宁夏南部、甘肃南部、安徽、江西、福建北部、河南西部、湖北西部、湖南、四川、贵州、云南、西藏南部等地。药材主产于四川、西藏、贵州、云南、台湾等地。

川木通年需求量约 800 吨。川木通虽全部来自野生资源，但其资源分布广，蕴藏量大，可满足需求。

【采收加工】春、秋二季采收，除去粗皮，晒干，或趁鲜切薄片，晒干。

【植物形态】两种植物形态比较见表 7-4-2。

表 7-4-2　两种植物形态比较

比较		小木通	绣球藤
相同点		木质藤本。三出复叶。萼片开展，花冠无。瘦果扁卵形、卵圆形、椭圆形，宿存花柱有白色长柔毛	
不同点	小叶形	小叶片革质，卵状披针形长椭圆状卵形至卵形，顶端渐尖，基部圆形、心形或宽楔形；全缘，两面无毛	小叶片卵形、宽卵形至椭圆形，边缘缺刻状锯齿或偶尔全缘，顶端 3 裂或不明显，两面疏生短柔毛，有时下面较密
	叶着生	对生	对生，或数叶与花簇生
	花序	聚伞花序圆锥状，顶生或腋生	1～6 朵与叶簇生
	萼片	4～7 枚	4 枚
	花被	白色，偶带淡红色，长圆形或长椭圆形，大小变异极大	白色或外面带淡红色，长圆状倒卵形至倒卵形
	花果期	花期 3～4 月，果 4～7 月	花期 4～6 月，果期 7～9 月

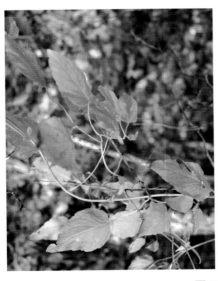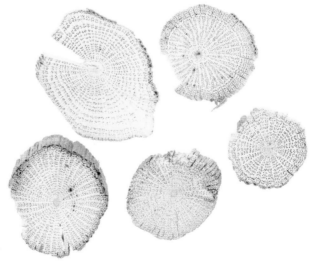

图 7-4-7　川木通植物和饮片

【药材性状】呈长圆柱形，略扭曲，长 50～100cm，直径 2～3.5cm。表面黄棕色或黄褐色，有纵向凹沟及棱线；节处多膨大，有叶痕及侧枝痕。残存皮部易撕裂。质坚硬，不易折断。切片厚 2～4mm，边缘不整齐，残存皮部黄棕色，木部浅黄棕色或浅黄色，有黄白色放射状纹理及裂隙，习称"蜘蛛网状"。其间布满导管孔，髓部较小，类白色或黄棕色，偶有空腔。气微，味淡。

【功能与主治】利尿通淋，清心除烦，通经下乳。用于淋证，水肿，心烦尿赤，口舌生疮，经闭乳少，湿热痹痛。

【化学成分】绣球藤叶含以齐墩果酸为苷元的绣球藤皂苷 A、B，还含无羁萜、β- 香树脂醇、β- 谷甾醇、正二十五烷、正二十八醇等。

【药理】主要有利尿作用。川木通在增加尿量的同时，钾、钠、氯的排出也有显著增加。

【文献摘要】

《植物名实图考》：绣球藤生云南。巨蔓逾丈，一枝三叶。叶似榆而深齿。叶际抽葶，开花如丝，长寸许，纠结成球，色黄绿。小木通产湖口县山中。茎叶深绿，长蔓袅娜。每枝三叶，叶似马兜铃而细。

【附注】作川木通入药的同属植物还有大花绣球藤、须蕊铁线莲、盘柄铁线莲、甘青铁线莲、粗齿铁线莲、毛蕊铁线莲、晚花绣球藤等。

第五节　银阳虫草胶囊

一、组方

银阳虫草胶囊由淫羊藿、人参、黄芪、当归、白芍、牛膝、冬虫夏草、芡实、沙苑子、泽兰组成。

二、临床应用

补肾助阳，益精固本，益气活血。用于肾阳亏虚、少腹血瘀所致的腰膝酸痛、神疲乏力、遗精等症。

三、原料药材

淫羊藿、人参、黄芪、当归、白芍、牛膝详见前章节。

冬虫夏草

冬虫夏草始载于《本草从新》。"夏之草，冬之虫"，以其生长特点而得名。

【别名】虫草，冬虫草。

【来源】为麦角菌科真菌冬虫夏草菌 *Cordycepssinensis*（Berk.）Sacc. 寄生在蝙蝠蛾科昆虫幼虫上的子座和幼虫尸体的干燥复合体。

【产地与资源】冬虫夏草菌生于鳞翅目蝙蝠蛾等的幼虫体上，常见于海拔 4000m 以上的高山上，尤多见于具有积雪、排水良好的高寒草甸地带。分布于甘肃、青海、四川、云南、西藏等地。主产于四川、青海、西藏、云南。尼泊尔也产。四川是虫草的主要集散地。目前主要是野生资源，人工培育产量有限。

夏季子囊孢子从子囊内射出后，产生芽管（或从分生孢子产生芽管）穿入寄主幼虫体内生长，染病幼虫钻入土中，冬季形成菌核，菌核破坏了幼虫的内部器官，但虫体的角皮仍完整无损。翌年夏季，从幼虫尸体的前端生出子座，从而形成了冬虫夏草。

【采收加工】野生虫草于夏至前后，当积雪尚未溶化，子座多露于雪面时采收。若采收过迟则积雪融化，杂草生长，不易寻找，且土中的虫体枯萎，不适合药用。找到后，挖出虫体及子座，在虫体潮湿未干时，除去外层的泥土及膜皮，烘干或晒干。人工培养虫草待子座长成后采收，晾干即成。

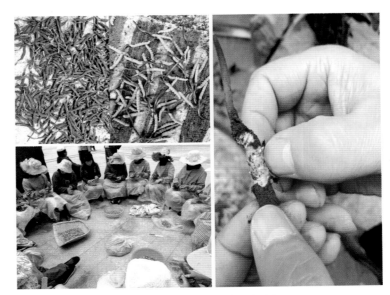

图 7-5-1 冬虫夏草药材及产地加工

【植物形态】子囊菌的子实体从寄主幼虫的头部生出，单生，呈细长棒球棍状，长 4～11cm。上面膨大部分为子座，呈圆柱形，褐色，长 1.5～3.5cm，密生多数子囊壳。幼时内部中间充塞，成熟后中空。

【药材性状】由虫体与从虫头部长出的真菌子座相连而成。虫体似蚕，长 3～5cm，直径 0.3～0.8cm；表面深黄色至黄棕色，有环纹 20～30 个，近头部的环纹较细；头部红棕色；足 8 对，中部 4 对较明显；质脆，易折断，断面略平坦，淡黄白色。子座细长圆柱形，长 4～7cm，直径约 0.3cm；表面深棕色至棕褐色，有细纵皱纹，上部稍膨大；质柔韧，断面类白色。气微腥，味微苦。

以完整、虫体丰满肥大、外色黄亮、内部色白、子座短者为佳。

【功能与主治】补肾益肺，止血化痰。用于肾虚精亏，阳痿遗精，腰膝酸痛，久咳虚喘，劳嗽咯血。

【化学成分】含粗蛋白（25%～30%，水解得多种氨基酸）、脂肪（约8.45%）、D-甘露醇、虫草酸、腺苷、虫草素（3'-脱氧腺苷）、麦角甾醇、虫草多糖、生物碱、尿嘧啶、腺嘌呤及多种微量元素、维生素 B_{12} 等。

【药理】①显著提高免疫功能，抗癌，抗炎、抗菌、镇静、抗惊厥，延缓衰老，抗突变。②对心血管系统的作用：显著增加冠状动脉血流量，降低冠状动脉、脑及外周血管阻力和降压作用，减少肾血流量。③对平滑肌有扩张作用，因而有镇咳、祛痰、平喘作用。④对物质代谢的影响：可显著降低血清胆固醇，促进糖酵解，促进腺苷酸激酶活性，激活磷酸肌酸激酶活性。⑤对内分泌系统的作用：可明显增加精囊腺重量，有雄激素样作用和抗雌激素样作用，还有调节性功能紊乱恢复到正常的作用。⑥对肾功能有保护和修复损伤作用。

【文献摘要】

《本草从新》：四川嘉定府所产者最佳。云南、贵州所出者次之。冬在土中，身活如老蚕，有毛能动，至夏则毛出土上，连身俱化为草。若不取，至冬则复化为虫。

《本草纲目拾遗》：夏草冬虫，出四川江油市化林坪，夏为草，冬为虫，长三寸许，下跌六足，腁以上绝类蚕，羌俗采为上药。

【附注】

（1）据文献报道，因不同的真菌寄生在不同蛾类幼虫体上，可以形成 20 多种虫草，但只有冬虫夏草菌寄生在蝙蝠蛾幼虫体上形成的虫草才是冬虫夏草，否则，均为伪品。

（2）常见的虫草伪品有蛹虫草和亚香棒虫草，前者习称"北虫草"，产于湖南、安徽、福建、广西等地。两者都有滋补强壮作用，在民间常作虫草代用品。

芡实

芡实始载于《神农本草经》。《方言》云："蔿、芡，鸡头也。北燕谓之蔿，青徐淮泗之间谓之芡，南楚江湘之间谓之鸡头，或谓之雁头，或谓之乌头。"陶弘景注云："此即今蔿子，形上花似鸡冠，故名鸡头。"《本草纲目》云："芡可济俭歉，故谓之芡。"

【别名】鸡头米、鸡头。

【来源】为睡莲科植物芡 *Euryale ferox* Salisb. 的干燥成熟种仁。

【产地与资源】生于池塘、湖沼及水田中，分布于东北、华北、华东、华中及西南等地。药材主产于江苏、山东、安徽、湖南、湖北等地。河北、河南、江西、浙江、四川、黑龙江、辽宁、吉林等地亦产。江苏、浙江产者，称为"苏芡实"，为道地药材。

【采收加工】在 9 ～ 10 月间分批采收，先用镰刀割去叶片，然后再收获果实。并用竹箅捞起自行散浮在水面上的种子。采回果实后用棒击破带刺外皮，取出种子洗净，阴干。或用草覆盖 10 天左右至果壳沤烂后，淘洗出种子，搓去假种皮，放锅内微火炒，大小分开，磨去或用粉碎机打去种壳，筛净种壳杂质即成。

【植物形态】一年水生植物。叶大型，漂浮，革质，圆形或稍心形，边缘向上折，下面紫色，直径可达 1.3m，叶面具刺；叶柄和花梗多刺；花单生于花梗顶，部分露于水面；萼片 4 片，披针形，宿存，内面紫色，外面绿色，密生钩状刺；花瓣多数，紫红色，矩圆披针形或条状椭圆形。浆果球形，直径 3 ～ 5cm，密生有刺；种子球形，黑色。

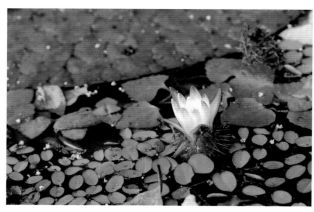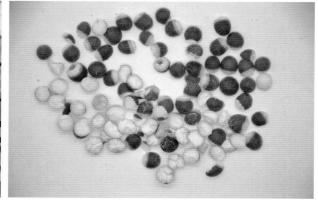

图 7-5-2　芡实植物和饮片

【药材性状】呈类球形，多为破粒，完整者直径 5 ～ 8mm。表面有棕红色内种皮，一端黄白色，约占全体 1/3，有凹点状的种脐痕，除去内种皮显白色。质较硬，断面白色，粉性。气微，味淡。以饱满、断面白色、粉性足、无碎末者为佳。

【鉴别要点】一端棕红色，一端黄白色，黄白色部分约占全体 1/3。苏州产的除了粒大外，种子外被有一层较厚的假种皮，呈乳白色，上有较多红色的斑纹，此为道地药材特征。

【功能与主治】益肾固精，补脾止泻，除湿止带。用于遗精滑精，遗尿尿频，脾虚久泻，白浊带下。

【炮制】

1. **净芡实**　取原药材除去杂质及残留硬壳，用时捣碎。

2. 炒芡实　取净芡实至炒制容器内，用文火炒至微黄色，取出放凉，用时捣碎。

3. 麸炒芡实　取麸皮撒于热锅内，用中火加热，待麸皮冒烟时倒入芡实，炒至表面呈微黄色时取出，筛去麸皮，放凉，用时捣碎。

【化学成分】芡实的种子含淀粉、蛋白质及脂肪。此外，尚含钙、磷、铁、维生素 B_1、维生素 B_2、维生素 C、烟酸及胡萝卜素等。

【药理】具有抗氧化、延缓衰老、抗疲劳、抗心肌缺血、抗癌等作用。

【文献摘要】

《名医别录》：鸡头实生雷泽池泽，八月采。

《本草纲目》：芡茎三月生叶贴水，大于荷叶，皱纹如縠，蹙衄如沸，面青背紫，茎、叶皆有刺。其茎长至丈余，中亦有孔有丝，嫩者剥皮可食。五六月生紫花，花开向日结苞，外有青刺，如猬刺及栗球之形。花在苞顶，亦如鸡喙及猬喙。剥开内有斑驳软肉裹里，累累如珠玑。壳内白米，状如鱼目。深秋老时，泽农广收，烂取芡子，藏至囷石，以备欠荒。其根状如三棱、煮食如芋。

沙苑子

沙苑子始载于《本草图经》。《中华本草》曰："本品与刺蒺藜叶形相似，故有诸'蒺藜'之名。'沙苑''同州''潼'等，皆为产地之名。"

【别名】沙苑蒺藜、潼蒺藜、同州蒺藜。

【来源】为豆科植物扁茎黄芪 *Astragalus complanatus* R.Br. 的干燥成熟种子。

【产地与资源】扁茎黄芪过去野生，主要分布于陕西、河北、辽宁、吉林、山西、内蒙古、宁夏、四川、甘肃等地。20 世纪 60 年代开始人工种植，现商品全部来源于栽培，主产于陕西大荔、渭南、临潼、高陵、周至、泾阳、三原、兴平，河北井陉、辛集、行唐、晋州、藁城、高邑、深泽、无极、元氏、正定、定州、安国，四川广汉、什邡、仁寿、双流、新都、崇庆、古蔺、郫县、浦江、金堂、中江、彭州，天津蓟县，北京怀柔等地。

沙苑子栽培于质地疏松、排水良好的砂质土壤。采用种子繁殖，分春播和秋播，多采用条播。

【采收加工】秋末冬初果实成熟尚未开裂时采割植株，晒干，打下种子，除去杂质，晒干。

【植物形态】多年生草本。茎丛生，稍扁，常平卧，长 1m 以上，有白色柔毛。奇数羽状复叶，小叶片椭圆形或卵状椭圆形，上面无毛，下面有白色短柔毛。总状花序，腋生，花冠白色或带淡紫色。荚果纺锤形，或长圆状，膨胀，背腹扁，先端有尖喙。花期 7～8 月，果期 8～10 月。

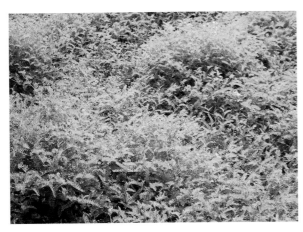
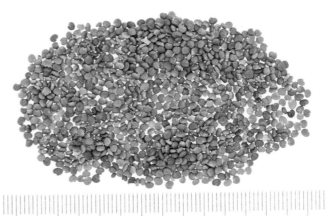

图 7-5-3　沙苑子植物和饮片

【药材性状】略呈肾形而稍扁，长 2 ～ 2.5mm，宽 1.5 ～ 2mm，厚约 1mm。表面光滑，褐绿色或灰褐色，边缘一侧微凹处具圆形种脐。质坚硬，不易破碎。子叶 2 个，淡黄色，胚根弯曲，长约 1mm。气微，味淡，嚼之有豆腥味。

以颗粒饱满、色绿褐者为佳。

【鉴别要点】略呈肾形而稍扁，边缘一侧微凹处具圆形种脐。

【功能与主治】补肾助阳，固精缩尿，养肝明目。用于肾虚腰痛，遗精早泄，遗尿尿频，白浊带下，眩晕，目暗昏花。

【炮制】

1. 净沙苑子　取原药材除去杂质，洗净，干燥。

2. 盐沙苑子　取净沙苑子加盐水拌匀，稍闷，待盐水被吸尽后，置炒制容器内，用文火炒干，取出放凉。

【化学成分】①多种黄酮类化合物：沙苑子苷、沙苑子新苷、鼠李柠檬素 –3–O–β–D– 葡萄糖苷、紫云英苷、山奈素 –3–O–α–L– 阿拉伯吡喃糖苷、山奈素、杨梅皮素、鼠李柠檬 –3–O–β–D–6– 乙酰化葡萄糖苷、杨梅皮素 –3′– 甲醚 –5′–O–β–D– 葡萄糖苷。②齐墩果酸烯三萜类成分。③脂肪油（约 3%）、糖类、蛋白质。④含 17 种以上的氨基酸，其中谷氨酸含量最高。⑤沙苑子多糖、β– 谷甾醇、沙苑子胍酸及多种微量元素。

【药理】强壮，增强免疫功能，抗炎，解热，明显增加脑血流量，降脂，抑制血小板聚集，改善血液流变性，保肝，镇痛，镇静，抗利尿等。

【文献摘要】

《本草图经》：又有一种白蒺藜，今生同州沙苑，牧马草地最多，而近道亦有之。绿叶细蔓，绵布沙上，七月开花黄紫色，如豌豆花小，九月结实作荚，子便可采。

《本草纲目》：其白蒺藜结荚长寸许，内子大如芝麻，状如羊肾而带绿色，今人为之沙苑蒺藜。

《增订伪药条辨》：按沙苑蒺藜七月出新，陕西潼关外出者名潼蒺藜。色红带黑，形如腰子，饱绽性糯，味厚气香，滚水泡之，有芳香气者为最佳。

【附注】

（1）沙苑蒺藜，又名沙蒺藜、潼蒺藜，其名称易与蒺藜科植物白蒺藜（又名刺蒺藜）相混，应注意区别。

（2）作沙苑蒺藜药用的尚有同属植物华黄芪（分布于东北及内蒙古、河北、山东、河南等地）和直立黄芪（分布于东北、华北及陕西、宁夏、甘肃、江苏、河南、湖北、云南等地）。这两种在部分产地作沙苑蒺藜用。

（3）沙苑子药材与几种常见伪品比较见表 7-5-1。

表 7-5-1　沙苑子药材与几种常见伪品比较

品种	性状及大小	表面	种脐
扁茎黄芪	略呈肾形而稍扁，长 2 ～ 2.5mm，宽 1.5 ～ 2mm	绿褐色或灰褐色，光滑	脐部微向内凹陷
紫云英	斜方状，肾形，两侧压扁，长 3 ～ 5mm，宽 1.5 ～ 2mm	黄绿色或棕黄色	长条形
华黄芪	肾形饱满，长 2 ～ 2.8mm，宽 1.8 ～ 2mm	暗绿色或棕绿色	长条形
猪屎豆	三角状肾形，一端较宽，圆截形而下弯或钩状，长 2.5 ～ 3.5mm，宽 2 ～ 2.5mm	黄绿色或淡黄绿色	三角形

续表

品种	性状及大小	表面	种脐
凹叶野百合	三角状肾形，两端钝圆饱满，长 3 ～ 6mm，宽 3 ～ 5mm	黄色或黄棕色	长圆形
崖州野百合	三角状肾形，两端钝圆饱满，长 2.5 ～ 3.5mm，宽 2 ～ 2.5mm	紫黑色	类圆形
甜皂角	肾形或长椭圆形，长 3 ～ 3.5mm，宽 2 ～ 2.5mm	棕黑色或黑色	长圆形

泽兰

泽兰始载于《神农本草经》。本品与佩兰相似，《本草经集注》曰："叶微香。可煎油，或生泽旁，故名泽兰。"

【别名】地瓜儿苗、蛇王草、地环秧、甘露秧、地牯牛（汉中）。

【来源】为唇形科植物毛叶地瓜儿苗 *Lycopus lucidus* Turcz. *var. hirtus* Regel 的干燥地上部分。

【产地与资源】生于沼泽地、山野低洼地、水边等潮湿处，分布于全国大部分地区。有野生，亦有栽培。

【采收加工】夏、秋二季茎叶茂盛时采割，晒干。

【植物形态】多年生草本，根茎横走，具节，节上密生须根，先端肥大呈圆柱形。茎方形，直立，节上密集硬毛，通常不分枝。叶为长圆状披针形，先端渐尖，基部渐狭，叶缘具锐尖粗牙齿状锯齿，上面密集刚毛状硬毛。轮伞花序，多花密集；花冠白色。小坚果，倒卵圆状四边形。花期 6 ～ 9 月，果期 8 ～ 10 月。

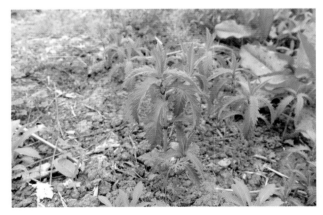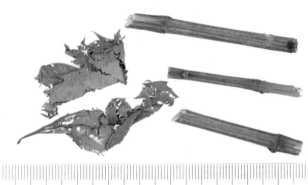

图 7-5-4　泽兰植物和饮片

【药材性状】茎呈方柱形，少分枝，四面均有浅纵沟；表面黄绿色或带紫色，节处紫色明显，有白色茸毛；质脆，断面黄白色，髓部中空。叶对生，有短柄或近无柄；叶片多皱缩，展平后呈披针形或长圆形，长 5 ～ 10cm；上表面黑绿色或暗绿色，下表面灰绿色，密具腺点，两面均有短毛；先端尖，基部渐狭，边缘有锯齿。轮伞花序腋生，花冠多脱落，苞片和花萼宿存，小苞片披针形，有缘毛，花萼钟形，5 齿。气微，味淡。

以质嫩、叶多、色绿者为佳。

【鉴别要点】茎方柱形，四面均有浅纵沟；节紫色，有白色茸毛；随处可见叶片的大锯齿，放大镜看叶两面具有密集的硬毛。

【功能与主治】活血调经，祛瘀消痈，利水消肿。用于月经不调，经闭，痛经，产后瘀血腹痛，疮痈肿毒，水肿腹水。

【炮制】除去杂质，略洗，润透，切段，干燥。

【化学成分】主要含挥发油、葡萄糖苷、鞣质、树脂、黄酮苷、酚类、氨基酸及糖类等。

【药理】有轻度改善微循环和改变血液流变学的作用，对血液凝固有轻度作用。还有轻度强心作用，可扩张微血管管径，防止术后粘连等。

【文献摘要】

《吴普本草》：生下地水旁。叶如兰，二月生，香，赤节，四叶相值枝节间。

《本草经集注》：今处处有，多生下湿地。叶微香，可煎油。或生泽旁，故名泽兰，亦名都梁香，可作浴汤。人家多种之而叶小异。今山中又有一种甚相似，茎方，叶小强，不甚香。既云泽兰，又生泽旁，故山中者为非，而药家乃采用之。

《名医别录》：泽兰，生汝南诸大泽旁，三月三日采，阴干。

《新修本草》：泽兰，茎方，节紫色，叶似兰草而不香。今京下用之者是。

《本草图经》：泽兰，今荆、徐、随、寿、蜀、梧州、河中府皆有之。二月生苗，高二三尺。茎干青紫色，作四棱。叶生相对如薄荷，微香，七月开花，也似薄荷花。

【附注】以泽兰入药的还有同属植物地笋的地上部分，分布于东北、华北、西南及陕西、甘肃等地。其与毛叶地笋的区别是茎无毛或在节上有毛丛，叶无毛，略有光泽。

第六节　木丹颗粒

一、组方

木丹颗粒由苏木、丹参、黄芪、三七、赤芍、川芎、鸡血藤、红花、延胡索组成。

二、临床应用

益气活血，通络止痛。用于治疗糖尿病性周围神经病变属气虚络阻证者，临床表现为四肢末梢及躯干部麻木、疼痛及感觉异常，或见肌肤甲错、面色晦暗、倦怠乏力、神疲懒言、自汗等。

三、临床研究

镇痛，修复神经，改善微循环，修复胰岛，对丹红注射液、甲钴胺或 α-硫辛酸有协同增效作用。

四、原料药材

丹参、黄芪、三七、赤芍、川芎、鸡血藤、红花、延胡索详见前章节。

苏木

苏木以"苏枋"之名始见于《南方草木状》。李时珍曰："海岛有苏方国，其地产此木，故名。今人省呼为苏木尔。"药属木类，故"方"字或从"木"，作"枋"。

【别名】苏枋、红苏木。

【来源】为豆科植物苏木 *Caesalpinia sappan* L. 的干燥心材。

【产地与资源】苏木为落叶小乔木或灌木，多生于热带、亚热带干热的山坡及河谷地带。主产于云南勐腊、勐海、景洪、红河、金平、个旧、思茅、西畴、麻栗坡，广西龙州、大新、崇左、田东、田阳、巴马、田林、百色、凭祥，广东化州、电白、信宜，海南屯昌、儋州、白沙、安定、文昌等地。国外产于巴西、印度尼西亚、马来西亚、泰国等地。野生和栽培均有。

【采收加工】种植后 8 年可采入药，多于秋季采伐，除去白色边材，干燥。

【植物形态】灌木或小乔木，高 5～10m。树干有刺。小枝灰绿色，具圆形突出的皮孔，新枝被柔毛。二回羽状复叶。圆锥花序顶生或腋生，花瓣黄色。荚果木质，红棕色，不开裂。种子 3～4 粒。花期 5～10 月，果期 7 月至翌年 3 月。

【药材性状】呈长圆柱形或对剖半圆柱形，长 10～100cm，直径 3～12cm。表面黄红色至棕红色，具刀削痕，常见纵向裂缝。质坚硬。断面略具光泽，年轮明显，有的可见暗棕色、质松、带亮星的髓部。气微，味微涩。

以树干木材粗大、坚实、红黄色、无白边者为佳。

【鉴别要点】黄红色至棕红色，具刀削痕，表面有残存未去净的白色边材。

【功能与主治】活血祛瘀，消肿止痛。用于跌打损伤，骨折筋伤，瘀滞肿痛，经闭痛经，产后瘀阻，胸腹刺痛，痈疽肿痛。

【炮制】锯成长约 3cm 的段，再劈成片或碾成粗粉。

【化学成分】含色原烷类化合物、酚类化合物、黄酮类化合物、二苯并环氧庚烷类化合物

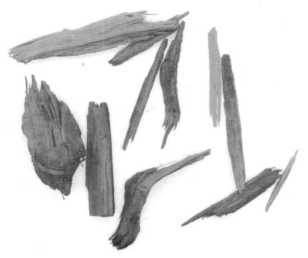

图 7-6-1 苏木药材

等，如 3- 去氧苏木酮 B，苏木酮 B，3，4，7- 二羟基色原酮醇，苏木酚，表苏木酚，巴西苏木素，鼠李素，槲皮素，苏木查耳酮，原苏木素 A、B、C、D，苏木苦素，二十八醇，β- 谷甾醇，蒲公英赛醇等。

【药理】①对循环系统的影响：能显著促进微动脉血流量，促进微循环和管径的恢复。②对血液的影响：显著降低血液黏度。③抗癌作用。④抑制醛糖还原酶而降低血糖。⑤对多种细菌有较强的抑制作用。

【文献摘要】

《南方草木状》：叶如槐，出九真。

《新修本草》：名苏枋木，自南海昆仑来，而交州、爱州亦有之。树似庵罗，叶若榆叶而老涩，抽条长丈许，花黄，子生青熟黑。其木，人用染绛色。

《植物名实图考》：《唐本草》始著录。广西亦有之，染绛用极广，亦为行血要药。滇产不出境，培莳者亦少，其叶极细，枝亦柔，微类槐耳。

【附注】

（1）苏木较集中分布于云南金沙江河谷和红河河谷。

（2）苏木可用于治疗破伤风。用本品一味为末，以酒调服，如《圣济总录》独圣散。也可外用，本品锉末，浓煎取汁，反复灌洗创口，有黄水流出即效。

（3）《药鉴》曰："与川芎同用，败散头目之血热；与红花同用，则治产后之血瘀；与皂荚刺同用，则逐痈肿之血死；与四物汤同用，则滋骨蒸之血枯。"

第七节　雪莲虫草合剂

一、组方

雪莲虫草合剂由雪莲花、党参、发酵虫草菌粉组成。

二、临床应用

补肾助阳，扶正固本。适用于肾阳不足所致的神疲乏力、腰膝酸软、肢冷畏寒、小便频数清长等症。

三、原料药材

党参详见前章节。

雪莲花

雪莲花始载于《本草纲目拾遗》。本品多生于终年积雪地带，其花序似荷花，故有雪莲花、雪荷花之名。

【别名】雪莲、雪荷花、恰果苏巴（藏语名）。

【来源】为菊科植物绵头雪莲花 *Saussurea laniceps* Hand.-Mazz.、鼠曲雪莲花 *Saussurea gnaphaloides* Sch.-Bip. 水母雪莲花 *Saussurea medusa* Maxim. 三指雪莲花 *Saussurea tridactyla* Sch.-Bip. ex Hook. f. 或槲叶雪莲花 *Saussurea quercifolia* W. W. Smith 的干燥全草。

【产地与资源】野生分布于海拔 4000m 以上的高山流石滩上，分布于四川、西藏、云南、新疆等地。绵头雪莲花主产于四川西南部、西藏东部及云南贡山等地；鼠曲雪莲花主产于四川、西藏及新疆等地；水母雪莲花主产于青海、甘肃、四川、云南和西藏等地；三指雪莲花主产于西藏及云南。槲叶雪莲花主产于四川西部及云南西北部。

【采收加工】每年 6～8 月间，开花时拔取全株，除去泥土，晒干。

【植物形态】5 种雪莲花植物形态比较见表 7-7-1。

表 7-7-1　5 种雪莲花植物形态比较

品种	株高	茎叶	花	分布
绵头雪莲花	多年生草本 15～30cm	根茎粗壮，颈部被褐色残存叶柄。茎粗壮，直立，上部有白色密绵毛。叶极密集叶片倒披针形或匙形，先端渐尖，基部渐狭成叶柄，边缘有波状锯齿，上面有蛛丝状绵毛，后渐脱落，下面密生褐色绒毛	头状花序多数，无梗，在茎上部排列成椭圆形穗状；苞叶条状披针形，被白色密绵毛；总苞半球状；外层总苞片条状披针形，先端渐尖，有白色密绵毛，内层总苞片披针形，顶端有黑褐色长毛；花白色，檐部圆柱状，长为筒部的 3 倍。瘦果冠毛黑褐色，内层羽毛状	生于高山石滩或石隙中，分布于四川、云南、西藏等地
鼠曲雪莲花	多年生多次结实矮小草本，高 1.5～6cm	根茎纤细，常发出 1 至数个莲座状叶丛，颈部有褐色残存叶柄。茎直立。叶密集；叶片长圆形或匙形，先端钝，基部渐狭成柄，两面被白色或黄褐色绒毛，叶柄稍扩大，紫色；上部叶小，苞叶状，包裹球状花序，密被灰褐色绵毛	头状花序多数，无梗，在茎端密集成球状；总苞直径 7～10mm；总苞片 3～4 层，紫红色，外层长圆状卵形，先端稍钝，有密绵毛，内层披针形，先端渐尖；花浅红色，瘦果冠毛淡褐色，外层毛状，内层羽状	生于高山山顶碎石间，分布于新疆、四川、西藏等地
水母雪莲花	多年生草本，高 8～15cm	根茎细长，有褐色残存叶柄，自颈部发出莲座状叶丛。茎直立，被蛛丝状绵毛。叶密集，基部叶倒卵形或卵状菱形，先端钝圆，上半部边缘有 8～12 个粗齿，基部楔形，渐狭成长达 2.5cm 而基部紫色的鞘状叶柄；上部叶渐小，卵形或卵状披针形，顶端渐尖，两面被白色绵毛，最上部叶条形	头状花序多数，在茎端密集成球状，无梗，总苞狭筒状；总苞片外层条状长圆形，紫色，有白色或褐色绵毛；内层倒披针形。花冠紫色。瘦果冠毛白色，内层羽毛状。花期 7～8 月，果期 8～9 月	生于海拔 4100～4800m 的高山多砾石山坡或流石滩上，分布于甘肃、青海、四川、云南、西藏等地
三指雪莲花	多年生草本，高达 15cm	根黄棕色或棕褐色，直径约 6mm，颈部向上渐粗，有众多褐色残存的叶柄。茎直立，不分枝，全株密被灰白色长棉毛。叶互生密集于茎上，全缘或具 3～6 浅裂片，裂片先端钩卷	紫红色头状花序集成半球状，在茎顶端半外露于白色叶和苞片之外；花全部为管状；花托有刺毛。瘦果冠毛刺毛状，淡褐色	生于海拔 4000m 以上的高山流石滩上，分布于云南、西藏等地
槲叶雪莲花	多年生草本，高 4～6cm，簇生	根茎粗，长分枝，颈部有褐色残存叶柄。茎直立，被白色绒毛。基部叶椭圆形或狭倒卵形，先端稍钝，基部楔形，边缘有粗锯齿，上面有白色疏毛，下面密被白色绒毛；上部叶渐小，披针形或条状披针形，先端渐尖，边缘有疏齿或近全缘	头状花序多数，无梗，在茎顶端密集成球状，基部有白色绒毛；总苞片约 4 层，外层倒卵形，先端尖，有黑褐色绒毛，内层线状披针形，托片刚毛状，短；花红紫色。瘦果冠毛黑褐色，外层粗毛状，内层羽毛状	生于高山草坡上，分布于四川、云南等地

【药材性状】本品外形似棉球状、圆柱状或圆锥形，表面黄褐色、灰褐色或深灰色。茎长 7～25cm，基部有残存的黑色叶基，呈覆瓦状密集排列，膜质；茎中部至顶端的叶片密集，皱缩卷曲，密被白色或褐色绒毛。完整叶片卵圆形、匙形、倒披针形或狭倒卵形，边缘近全缘或齿状。头状花序集生茎顶，呈半圆球形；花冠紫色、白色或红紫色。稀见瘦果，具白色或黑褐色长冠毛，密集成毡状，形似灰白色绒球，直径 4～8mm；可见紫红色或紫黑色的花柱和柱头露

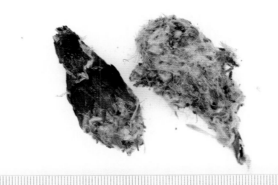

图 7-7-1　雪莲花药材

于冠毛外，组成紫灰相间的斑点。气淡，味微苦、涩。

【鉴别要点】外形似棉球状；长冠毛白色或黑褐色，密集成毡状，形似灰白色绒球，苞片密集包于外。

【功能与主治】清热解毒，消肿止痛。用于头部创伤，炭疽，热性刺痛，妇科病，类风湿性关节炎，中风；外敷消肿。

【炮制】除去杂质。

【化学成分】全草含东莨菪素、伞形花内酯、对羟基苯乙酮、正三十一烷、大黄素甲醚、β- 谷甾醇以及多种葡萄糖苷、雪莲多糖等。

【药理】抗炎镇痛，终止妊娠，兴奋子宫作用，加强心脏和血管收缩，可使肠和气管平滑肌收缩减弱、张力下降，对中枢神经系统有明显的抑制作用。

【文献摘要】

《本草纲目拾遗》：雪莲，生西藏。藏中积雪不消，暮春初夏，生于雪中，状如鸡冠，花叶逼肖，花高尺余，雌雄相并而生，雌者花圆，雄者花尖，色深红。

《晶珠本草》：雪莲花生长在雪上雪线附近的碎石地带……茎中空，被绵状绒毛，生态状如绢毛菊，茎顶开花，花微紫红，状如秃鹰蹲在石岩上。

【附注】雪莲花在《中华本草》中收载了 5 种。除此之外，在附注中又列了 5 种同属植物在产区均作雪莲花入药，即毛头雪莲花（分布于云南）、白毛雪莲花（分布于云南）、苞叶雪莲花（分布于青海、西藏等地）、东方雪莲花（分布于甘肃、青海、四川、西藏等地）、雪兔子（分布于西藏）。

第八节　舒神灵胶囊

一、组方

舒神灵胶囊由百合、郁金、牡蛎、甘草、香附、五味子、北合欢、龙骨、首乌藤、丹参、人参组成。

二、临床应用

疏肝理气，解郁安神。用于神经衰弱、神经官能症、更年期综合征等。

三、原料药材

郁金、牡蛎、甘草、香附、五味子、龙骨、首乌藤、丹参、人参详见前章节。

百合

百合始载于《神农本草经》。鳞茎由鳞瓣数十片相合而成，故称百合。

【别名】甜百合、中庭、强瞿、强仇。

【来源】为百合科植物卷丹 *Lilium lancifolium* Thunb.、百合 *Lilium brownii* F.E.Brown *var.viridulum* Baker 或细叶百合 *Lilium pumilum* DC. 的干燥肉质鳞叶。

【产地与资源】分布很广，野生、家种均有。百合既是药材，又是食品，市场需求量很大，尤其食品，干鲜货需求量都很大。现在市场上的百合商品全为栽培，种植区域广，种植面积大。江苏宜兴、连云港、东台、海安、溧阳，浙江湖州、长兴、桐庐、绍兴、镇海、遂昌、龙泉，湖南邵阳、隆回、安化、长沙、岳阳、平江、沅江、浏阳，甘肃兰州、平凉等地栽培百合历史悠久，尤其是江苏宜兴、浙江湖州、湖南邵阳、甘肃兰州是我国四大著名百合产区。中药材种植普遍存在连作障碍，需要倒茬轮作，大面积栽培需要足够的土地轮作，因此，近年来百合的主产地在发生变迁。目前，以湖南龙山、隆回、甘肃平凉为较大的主产地。龙山栽培的是卷丹，隆回栽培的是百合，平凉栽培的是百合和细叶百合。龙山的种植大户现开始向外发展种植，如到湖北恩施、陕西安康等地租地种植，然后将产品运回龙山销售。

百合多用子鳞茎繁殖，很少用鳞片和珠芽繁殖。鳞片和珠芽繁殖需要 4～5 年时间。一般 9 月栽种，生长期为 1 年。鲜百合从 6 月底就开始陆续上市，持续到 8 月底，9 月开始陆续采挖的百合多加工成干品。

【采收加工】秋季采挖，洗净，剥取鳞叶，置沸水中略烫，干燥。

若需用鲜品，采挖后暂时储存于 2～4℃的冷库，再用冷链车运至需方市场。加工干品，多在秋季茎上叶片开始枯萎时采挖。挖取的鳞茎，除去地上部分及须根。

目前在产区都有集中加工点，种植农户把采挖的百合送到加工点代加工，也有的直接将鲜百合卖给加工点。在加工点，人工将鳞片剥离，分级，然后通过清洗、煮烫、干燥一体化设备完成，既省力又省时。

【植物形态】3 种百合植物形态比较见表 7-8-1。

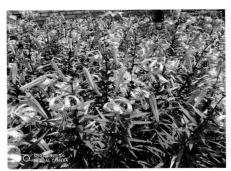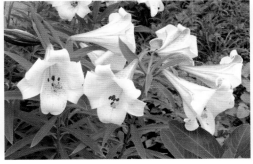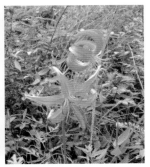

图 7-8-1　卷丹、百合、细叶百合植物

表 7-8-1　3 种百合植物形态比较

品种	叶	花	珠芽
卷丹	叶片披针形或长圆状披针形，长 5～20cm，宽 0.5～2cm，向上渐成苞片状	花 3～6 朵或更多，生于近顶端处，下垂，橘红色，花蕾时被白色绵毛；花被片披针形向外反卷，内面密被紫黑色斑点；雄蕊 6 枚，短于花被，花药紫色；柱头 3 裂，紫色	上部叶腋内常有紫黑色珠芽
百合	具短柄，上部叶常小于中部叶，叶片倒披针形至倒卵形，长 7～10cm，宽 2～3cm，先端急尖，基部斜窄，有 3～5 条脉	花 1～4 朵，喇叭形，有香味，花被片倒卵形，长 15～20cm，宽 3～4.5cm，多为白色，背部带紫褐色，无斑点，先端弯而不卷，蜜腺两边具小乳头状突起；雄蕊 6 枚，前弯，花丝长 9.5～11cm，花粉粒褐红色；柱头 3 裂	无珠芽

续表

品种	叶	花	珠芽
细叶百合	叶散生于茎中部，无柄；叶片条形，长 3～10cm，宽 1～3cm，先端锐尖，基部渐窄，有 1 条明显的脉	花 1 至数朵，生于茎顶或在茎端叶腋间，俯垂，鲜红色或紫红色；花被片长 3～4.5cm，宽 5～7cm，内花被片稍宽，反卷，无斑点或有少数斑点，蜜腺两边有乳头状突起；雄蕊 6 枚，短于花被，花药黄色，具红色花粉粒；柱头比子房长	无珠芽

【药材性状】呈长椭圆形，长 2～5cm，宽 1～2cm，中部厚 1.3～4mm。表面黄白色至淡棕黄色，有的微带紫色，有数条纵直平行的白色维管束。顶端稍尖，基部较宽，边缘薄，微波状，略向内弯曲。质硬而脆，断面较平坦，角质样。气微，味微苦。

以肉厚、色白、质坚、味苦者为佳。

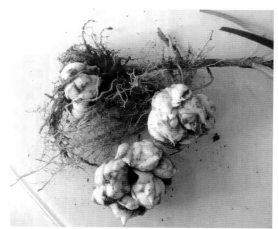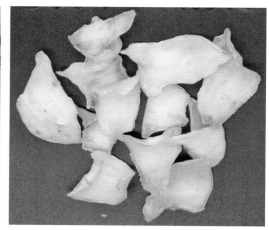

图 7-8-2　卷丹鳞茎和百合饮片（卷丹鳞片）

【鉴别要点】长椭圆形，表面黄白色至淡棕黄色，有的微带紫色，味微苦。

【功能与主治】养阴润肺，清心安神。用于阴虚燥咳，劳嗽咳血，虚烦惊悸，失眠多梦，精神恍惚。

【炮制】蜜百合，除去杂质，取净百合投入煮沸的蜂蜜锅内，用文火炒至不粘手，取出摊凉。

【化学成分】①甾醇皂苷类：目前从 3 种药用百合鳞茎中可分离出百合皂苷、去酰百合皂苷等甾体皂苷类化合物 29 种，其中螺甾烷醇型皂苷 4 种、异螺甾烷醇型皂苷 14 种、变形螺甾烷醇型皂苷 6 种、呋甾烷醇型皂苷 5 种。②甾醇类：目前已发现百合鳞茎中含甾醇及苷类化合物 9 种，其中胆甾烷醇苷 5 种、豆甾烷醇及其苷类 4 种。③酚酸甘油酯类：目前已分离得到 16 种酚酸甘油酯类化合物及其苷类，其中酚酸甘油酯 10 种、酚酸甘油苷 6 种。④黄酮类：目前已分离得到 11 种黄酮类成分，如芦丁、槲皮素、二氢槲皮素、山柰酚、胜草酚、儿茶素等。⑤苯丙素类：对香豆酸、阿魏酸、咖啡酸、绿原酸等 8 种苯丙素类成分。⑥生物碱类：秋水仙碱、β_1-澳洲茄边碱、小檗碱、腺苷等。⑦多糖类：多糖、杂多糖、果胶多糖、糖蛋白等。⑧其他：烷烃、醇、醛、有机酸、酚类及苷类成分，包括氨基酸和微量元素。

【药理】镇咳平喘祛痰，抗应激性损伤，镇静催眠，增强免疫功能，抗肿瘤，抗氧化，降血糖，抗炎，抗抑郁等。

【文献摘要】

《名医别录》：百合生荆州川谷。二月、八月采根曝干。

《本草经集注》：近道处处有。根如胡蒜，数十片相累。人亦蒸熟食之，乃言初是蚯蚓相缠结变作之。俗人皆呼为强仇，仇即瞿也，声之讹也。亦堪服食。

《新修本草》：此药有二种，一种细叶，花红白色；一种叶大，茎长，根粗，花白，宜入药用。

《本草图经》：百合，生荆州川谷，今近道处处有之。春生苗，高数尺，干粗如箭，四面有叶如鸡距，又似柳叶，青色，叶近茎微紫，茎端碧白，四五月开红白花，如石榴嘴而大，根如胡蒜重叠，生二三十瓣。二月、八月采根，暴干。人亦蒸食之，甚益气。又有一种，花黄有黑斑，细叶，叶间有黑子，不堪入药。

《本草衍义》：百合，张仲景用治伤寒坏后百合病，须此也。茎高三尺许，叶如大柳叶，四向攒枝而上。其颠即有淡黄白花，四垂向下覆，长蕊。花心有檀色，每一枝颠，须五六花。子紫色，圆如梧子，生于枝叶间。每叶一子，不在花中，此又异也。根即百合，其色白，其形如松子壳，四向攒生，中间出苗。

《本草纲目》：百合一茎直上，四向生叶。叶似短竹叶，不似柳叶。五六月茎端开大白花，长五寸，六出，红蕊四垂向下，色亦不红。红者叶似柳，乃山丹也。百合结实略似马兜铃，其内子亦似之。其瓣种之，如种蒜法。山中者，宿根年年自生。叶短而阔，微似竹叶，白花四垂者，百合也。叶长而狭，尖如柳叶，红花，不四垂者，山丹也。茎叶似山丹而高，红花带黄而四垂，上有黑斑点，其子先结在枝叶间者，卷丹也。卷丹以四月结子，秋时开花，根似百合。其山丹四月开花，根小少瓣。盖一类三种也。山丹根似百合，小而瓣少，茎亦短小。其叶狭长而尖，颇似柳叶，与百合迥别。四月开红花，六瓣不四垂，亦结小子。燕、齐人采其花跗未开者，干而货之，又名红花菜。卷丹茎叶虽同而稍长大。花六瓣四垂，大于山丹。四月结子在枝叶间，入秋开花在颠顶，诚一异也。其根有瓣似百合，不堪食，别一种也。

【附注】古代药用百合有山丹、卷丹和百合，其来源均为百合科百合属植物，与现今百合商品来源一致。根据《本草纲目》记载，百合的种植历史已有近五百年。

🌿 北合欢

南蛇藤始载于《植物名实图考》。南蛇藤果始载于1935年刊的《药物学备考》。南蛇藤，《植物名实图考》曰："黑茎长韧，参差生叶，叶如南藤，面浓绿，背青白，光润有齿。根茎一色，根圆长，微似蛇，故名。"因与豆科的合欢花功效近似，故有"腾合欢""合欢花"之称，为了与豆科的合欢花相区别，冠以"北合欢"之名。

【别名】藤合欢、南蛇藤果、合欢花。

【来源】为卫矛科植物南蛇藤 *Celastrus orbiculatus* Thunb. 的干燥果实。

【产地与资源】南蛇藤分布很广，生于丘陵、山沟及山坡灌丛中，主产于东北、华北、华东、西北、西南及湖北、湖南等地。

【采收加工】9～10月间，果实成熟后采摘，晒干。

【植物形态】落叶攀援灌木，高达3～8m。单叶互生，叶片近圆形、宽倒卵形或长椭圆状倒卵形，先端渐尖，基部楔形，边缘具锯齿。腋生短聚伞花序，花淡黄绿色，雌雄异株。蒴果球形。花期4～5月，果熟期9～10月。

【药材性状】呈圆球形，果皮常开裂成3瓣，偶有4瓣，基部相连，易脱落，各果瓣长6～9mm，直径6～7mm，鲜黄色至橙黄色，卵圆形，顶部有尖突起，内面有一纵隔。每一果实有种子6粒，外被红色肉质假种皮，集成球形。剥去假种皮可见卵形种子，表面灰棕色，光滑。气清香，味苦、甘。

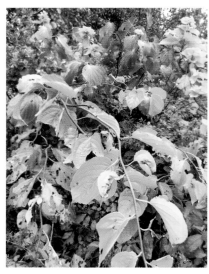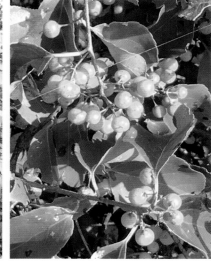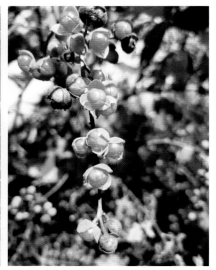

图 7-8-3　北合欢植物

【鉴别要点】蒴果黄棕色，球形，3 裂；种子每室 2 粒，有红色肉质假种皮；味甘酸而带醒。

【功能与主治】养心安神，和血止痛，舒郁，理气活络。用于郁结胸闷，心悸失眠，健忘多梦，视物不清，咽痛牙痛，筋骨痛，腰腿麻木，痈肿，跌打损伤疼痛等。

【炮制】去除果梗及杂质。

【化学成分】含脂肪油、β- 二氢沉香呋喃倍半萜多醇酯、生物碱和黄酮类等。

【药理】具有抑菌、镇静催眠、抑制肿瘤细胞增殖、抑制 NF-kB 活性的作用。

【文献摘要】

《植物名实图考》：南蛇藤生长沙山中。黑茎长韧，参差生叶，叶如南藤，面浓绿，背青白，光润有齿。根、茎一色，根圆长，微似蛇，故名。俚医以治无名肿毒，行血气。

《本草药品实地之观察》：石户谷氏云，东三省及朝鲜药肆之合欢，乃卫矛科 Evonymus 属之果实。据《纲目》引《本经》之文曰：合欢生豫州（河南）山谷，树如狗骨。因考定《本经》之合欢乃即卫矛科之合欢，而属于豆科之 Albizzia 者，乃唐以后之合欢也云。祁州、北平、上海药肆通称为合欢花者，其原植物又得两种：①产于华北、北戴河、烟台之 Evonymus bungeanus Maxim.（白杜，明开夜合），但供于药用之部分为果实，并非花部。② Celastrus articulatus Thumb. 之果实，亦通称合欢花，为球圆形乃至椭圆形之蒴果。至于豆科之合欢 Albizzia julibrissin Durazz，北平药市虽亦备之，但仅用其花，称夜合花。

【附注】北合欢是中成药舒神灵胶囊、心舒胶囊、益心宁神片等处方中的组成药味，质量标准仅载于 1977 年版《吉林省中药材标准》和 2009 年版《辽宁省中药材标准》。

第九节　枣仁地黄胶囊

一、组方

枣仁地黄胶囊由酸枣仁、地黄、黄连、黄芩、白芍、五味子组成。

二、临床应用

滋阴降火，养心安神。用于阴虚火旺型失眠，临床表现为失眠、多梦、心烦、焦虑、疲乏、口干咽燥、五心烦热、舌红、脉细数等。

三、临床研究

明显改善原发性失眠引起的入睡困难、睡时易醒、睡眠质量差；对恐惧、烦躁、害怕、坐立不安等引起的焦虑症效果显著；对改善女性更年期综合征引起的烦躁、失眠、潮热、出汗等症状有效；对失眠健忘、身体虚弱、神经衰弱有效。

四、原料药材

地黄、黄连、黄芩、白芍、五味子详见前章节。

酸枣仁

酸枣仁始载于《神农本草经》。苏颂云："《尔雅》辨枣之种类曰：实小而酸曰樲枣。赵岐注：所谓酸枣是也。"樲，副也。酸枣形小而次于大枣，故名樲，从木，贰声。酸枣似枣而果实味酸，故名。本品即酸枣的种子，因此名酸枣仁。

【别名】枣仁。

【来源】为鼠李科植物酸枣 *Ziziphus jujuba* Mill. *var.spinosa*（Bunge）Hu ex H.F.Chou 的干燥成熟种子。

【产地与资源】酸枣广泛分布于黄河流域及陕西南部、甘肃东南部。主产于河北邢台、内丘、沙河、临城、平山、赞皇、平泉、宽城、兴隆、遵化，河南林州、浚县、鹤壁，山西襄垣、沁县、吉县、交城，内蒙古宁城、赤峰、翁牛特旗，陕西延安、延长、宜川、黄龙、黄陵、渭南、蒲城、大荔，山东沂源、莒南，北京昌平、延庆、密云、平谷等地。以河北邢台、内丘为传统道地加工产区，称为"顺德枣仁"（邢台市旧称"顺德府"）。陕西延安也是著名的道地产区。

酸枣仁以野生为主，生长于向阳干旱的山坡、丘陵、山谷、路旁及荒地。现在陕西、山西、河北等地采用野生酸枣进行嫁接，已有一定的发展面积。

【采收加工】秋末冬初采收成熟果实，过早采收，种仁偏瘦，质量差，出仁率低。采收成熟果实，趁鲜去净果肉，将枣核洗净晒干，用机械碾碎硬壳，除去核壳，收集种子，晒干。目前，酸枣仁在产地加工过程中黄曲霉超标现象较普遍。

【植物形态】落叶灌木或小乔木，枝上有两种刺，一为针状直刺，长 1～2cm；一为向下反曲，长约 5mm。单叶互生，叶片椭圆形至卵状披针形，边缘有细锯齿。花黄绿色，2～3 朵簇生叶腋，花瓣 5。核果近球形，熟时暗红色。花期 6～9 月，果期 9～11 月。

【药材性状】呈扁圆形或扁椭圆形，长 5～9mm，宽 5～7mm，厚约 3mm。表面紫红色或紫褐色，平滑有光泽，有的有裂纹。有的两面均呈圆隆状突起；有的一面较平坦，中间有 1 条隆起的纵线纹，另一面稍突起。一端凹陷，可见线形种脐，另端有细小突起的合点。种皮较脆，胚乳白色，子叶

2个，浅黄色，富油性。气微，味淡。

以粒大、饱满、外皮色紫红、无杂质者为佳。

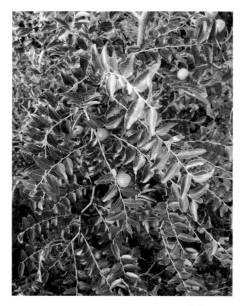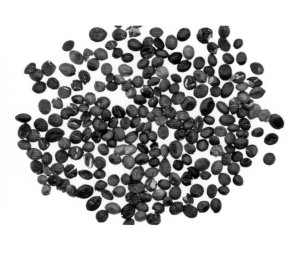

图 7-9-1　酸枣树和酸枣仁（炒）

【鉴别要点】表面红棕色或紫红色，一面平坦，一面中央有明显的纵棱，呈椭圆形或长圆形。

【功能与主治】养心补肝，宁心安神，敛汗生津。用于虚烦不眠，惊悸多梦，体虚多汗，津伤口渴。

【炮制】

1. 净枣仁　除去残留核壳，用时捣碎。

2. 炒酸枣仁　取净酸枣仁置炒制容器内，用文火炒至鼓起，有爆裂声，色微变深，取出放凉，用时捣碎。

【化学成分】①皂苷类：酸枣仁皂苷 A、A_1、B、B_1、C、D、E、G、H，乙酰酸枣仁皂苷 B。②黄酮类：斯皮诺素、酸枣仁黄色、6- 香豆酰斯皮诺素、6- 芥子酰斯皮诺素、当药黄素等。③三萜类：白桦脂酸、白桦脂醇、美洲茶酸、麦珠子酸、白桦脂酸甲酯。④生物碱类：酸枣仁碱 A、酸枣仁碱 B、酸枣仁碱 F、酸枣仁碱 G_1、酸枣仁碱 E、酸枣仁碱 Ia、酸枣仁碱 Ib、酸枣仁碱 K、酸枣仁碱环肽等。⑤其他：酸枣仁油，脂肪酸，甾体化合物胡萝卜苷，酚酸化合物阿魏酸，维生素 C，酸枣多糖，cAMP，Fe、Mn、Zn、Se 等 7 种人体必需的微量元素，酪氨酸、蛋氨酸、缬氨酸、苏氨酸等 8 种人体必需的氨基酸。

【药理】镇静催眠，抗惊厥，抗焦虑，抗抑郁，抗应激溃疡，抗心律失常、心肌缺血及强心作用，防治动脉粥样硬化，降血脂，降血压，改善学习记忆能力等。

【文献摘要】

《名医别录》：生河东川泽，八月采实，阴干，四十日成。

《本草经集注》：今出东山间，云即是山枣树子，似武昌枣而味极酸。

《本草图经》：酸枣生河东川泽，今近京及西北州郡皆有之。野生多在坡坂及城垒间，似枣木而皮细，其木心赤色，茎叶具青花，似枣花。八月结实，紫红色，似枣而圆小，味酸。当月采实，取核中仁，阴干，四十日成。《尔雅》辨枣之种类曰：实小而酸曰樲枣。孟子曰：养其樲枣。赵岐注：所谓酸枣是也。一说，唯酸枣县出者为真，其木高数丈，径围一二尺，木理极细，坚且重，邑人用为车轴及匕箸。其皮亦细，文似蛇鳞，其核仁稍长而色赤如丹，亦不易得。今市之货者，皆棘实耳。用之尤宜祥辨也。本经主烦心不得眠。今医家两用之，睡多生使，不得睡炒熟。

　　【附注】以前在市场上出现过滇枣仁混充枣仁的情况。滇枣仁为鼠李科植物滇枣仁的成熟种子。其区别点是滇枣仁表面黄棕色，中央无明显的纵棱，种皮较薄，种子外形近桃性。

第八章 泌尿系统用药

泌尿系统由肾脏、输尿管、膀胱及尿道组成。其主要功能为排泄。

泌尿系统各器官（肾脏、输尿管、膀胱、尿道）都可发生疾病，并波及整个系统。泌尿系统疾病既可由身体其他系统病变引起，又可影响其他系统，甚至全身。泌尿系统感染疾病是泌尿系统最常见的疾病，其目前已经成为威胁人们健康的主要病种之一，具有发病率高、发病年龄趋于低龄化、复合性感染比例增大的特点。泌尿系统疾病临床表现为尿频、尿急、尿痛、尿失禁、尿潴留、尿液异常、腰痛等症状。

中医学认为，肾主水，膀胱主贮尿和排尿。因此，中医治疗泌尿系统疾病常从肾和膀胱入手，根据不同的临床症状表现进行辨证治疗。

第一节 前列舒通胶囊

一、组方

前列舒通胶囊由黄柏、赤芍、当归、川芎、土茯苓、三棱、泽泻、柴胡、川牛膝、甘草、马齿苋、马鞭草、虎耳草组成。

二、临床应用

清热利湿，化瘀散结。用于湿热下注、瘀血阻滞证，临床表现为尿频、尿急、尿淋沥，甚或尿闭不通，伴下腹胀痛，会阴、下腹或腰骶部坠胀或疼痛，阴囊潮湿，舌质红，舌苔黄腻，脉数。

三、临床研究

单独使用，对Ⅲ型前列腺炎有效；联合抗生素或α受体阻滞剂可明显提高疗效；对前列腺增生有治疗作用。

四、原料药材

黄柏、赤芍、当归、川芎、土茯苓、三棱、泽泻、柴胡、川牛膝、马鞭草、甘草详见前章节。

马齿苋

马齿苋始载于《本草经集注》。李时珍曰："其叶比并如马齿，而性滑利似苋，故名。其性耐久燥，故有长命之称。"苏颂曰："一名五行草，以其叶青。梗赤、花黄、根白、子黑也。"五方亦五行之意。

【别名】马苋、五行草、长命菜、五方草、瓜子菜、马齿菜。

【来源】为马齿苋科植物马齿苋 *Portulaca oleracea* L. 的干燥地上部分。

【产地与资源】生于田野、路旁及荒地，为田间杂草，分布于全国各省区。

【采收加工】8～9月割取全草，除去残根和杂质，洗净，略蒸或烫后晒干或炕干。也多鲜用。

【植物形态】一年生草本，植物体肉质。茎多分枝，平卧地面，淡绿色，有时呈暗红色。单叶，互生，有时为对生，扁倒卵形，先端钝圆或截形，全缘，肉质。花3～8朵，黄色，花瓣5片。花期5～8月，果期7～9月。

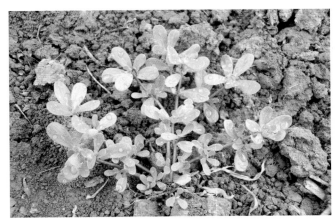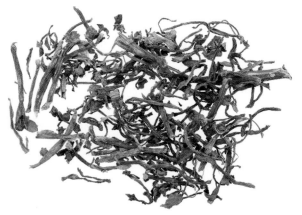

图 8-1-1　马齿苋植物和饮片

【药材性状】多皱缩卷曲，常结成团。茎圆柱形，表面黄褐色，有明显纵沟纹。叶对生或互生，易破碎，完整叶片倒卵形；绿褐色，先端钝平或微缺，全缘。花小。蒴果圆锥形，内含多数细小种子。气微，味微酸。

【功能与主治】清热解毒，凉血止血，止痢。用于热毒血痢，痈肿疔疮，湿疹，丹毒，蛇虫咬伤，便血，痔血，崩漏下血。

【炮制】除去杂质，洗净，稍润，切段，干燥。

【化学成分】含大量去甲肾上腺素和多量钾盐、多巴、多巴胺、甜菜素、异甜菜素、甜菜苷、异甜菜苷、多种氨基酸、糖及生物碱、香豆精、黄酮、强心苷、蒽苷等。

【药理】兴奋子宫；收缩心肌，加速心率，松弛气管平滑肌；松弛骨骼肌；兴奋小肠平滑肌；抗菌等。

【文献摘要】

《本草经集注》：今马苋别一种，布地生，实至微细，俗呼为马齿苋。亦可食，小酸。

《本草图经》：马齿苋旧不著所出州土，今处处有之。虽名苋菜类而苗叶与人苋辈都不相似。又名五行草，以其叶青。梗赤、花黄、根白、子黑也。

《本草纲目》：马齿苋处处园野生之。柔茎布地，细叶对生。六七月开细花，结小坚实，实中细子如葶苈子状。人多采苗煮晒为蔬。

【附注】在民间除了流传一些有关马齿苋的故事外，还有一些谚语，如"马齿苋、地绵草，痢疾腹痛疗效好"等。

虎耳草

虎耳草始载于南宋《履巉岩本草》。《中华本草》曰："本品叶圆，如荷叶，傍石而生，故名石荷叶。又以芙蓉、莲等状之，或以为兽耳，而有虎耳草、猪耳草、猫耳朵等名。其匍匐枝丝状、赤紫色，故又以金线、金丝缀之。"

【别名】石荷叶、金线吊芙蓉、老虎耳、金丝荷叶、月下红、天青地红。

【来源】为虎耳草科植物虎耳草 *Saxifraga stolonifera* Curt. 的干燥全草。

【产地与资源】生于海拔 400～4500m 的林下、灌丛、草甸、阴湿岩石旁和石坎缝隙。分布于华东、中南、西南及陕西、甘肃、河北等地。野生或栽培。药材产于华东、西南各地，陕西、河北、河南、湖南、广东、广西、台湾等地也产。一般采用分株繁殖，多栽植于林下或阴湿的石坎或石壁上。

【采收加工】四季均可采收，将全草拔出，洗净，晾干。

【植物形态】多年生草本，匍匐枝细长，密被卷曲长腺毛，具鳞片状叶。叶片肉质，近心形、肾形至扁圆形，叶面绿色，被腺毛，背面通常红紫色，无毛，有斑点。聚伞花序圆锥状，花瓣白色，中上部具紫红色斑点，基部具黄色斑点，5 枚。花期 4～8 月，果期 7～11 月。

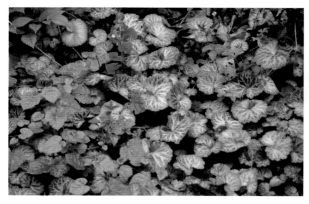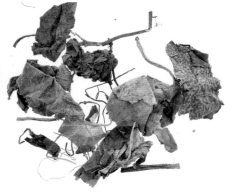

图 8-1-2　虎耳草植物和药材

【药材性状】全体被毛。单叶，基部丛生，叶柄长，密生长柔毛；叶片圆形至肾形，肉质，宽 4～9cm，边缘浅裂，疏生尖锐齿牙；下面紫赤色，无毛，密生小球形的细点。花白色，上面 3 瓣较小，卵形，有黄色斑点，下面 2 瓣较大，披针形，倒垂，形似虎耳，蒴果卵圆形。气微，味微苦。

【鉴别要点】茎、叶形、叶两面色及花序特征。

【功能与主治】祛风清热，凉血解毒。用于风热咳嗽，肺痈，吐血，聤耳流脓，风火牙痛，风疹瘙痒，痈肿丹毒，痔疮肿痛，毒虫咬伤，烫伤，外伤出血。

【化学成分】含岩白菜素、槲皮苷、槲皮素、没食子酸、原儿茶酸、琥珀酸、甲基延胡索酸、儿茶酚、挥发油。此外，还含熊果酚苷、绿原酸、槲皮素 -5-O- 葡萄糖甙、去甲岩白菜素、氨基酸、硝酸钾及氯化钾等。

【药理】主要有强心和利尿作用。

【文献摘要】

《本草纲目》：虎耳，生阴湿处，人亦栽于石山上。茎高五六寸，有细毛，一茎一叶，如荷盖状。

人呼为石荷叶。叶大如钱，状似初生小葵叶，及虎之耳形。夏开小花，淡红色。

《植物名实图考》：栽种者多白纹，自生山石间者淡绿色。有白毛，却少细纹。

【附注】虎耳草治疗中耳炎、风湿瘙痒、痈肿、丹毒、痔疮、水火烫伤、毒虫咬伤、轻度外伤出血效果较好，四川及陕南民间常栽植于房后或水井边，需时采之鲜用。也用于血热月经过多。

第二节　六味地黄丸

一、组方

六味地黄丸由熟地黄、山药、山茱萸、茯苓、泽泻、牡丹皮组成。

二、临床应用

滋阴补肾。用于肝肾阴虚证，临床表现为腰膝酸软、头晕目眩、耳鸣耳聋、盗汗、遗精、消渴、骨蒸潮热、手足心热、口燥咽干、牙齿动摇、足跟作痛、小便淋沥、小儿囟门不合、舌红少苔、脉沉细数等。

六味地黄丸是宋代儿科医家钱乙从《金匮要略》的肾气丸减去附子、肉桂而成，原名"地黄丸"，用治肾怯诸证。其配伍特点为三补三泄，以补为主；肝脾肾三阴并补，以滋补肾阴为主。通过历代医家临床使用认为，本品配方比例以"熟地黄八份，山茱萸和山药各四份，茯苓、泽泻、牡丹皮各三份"疗效较好（配伍口诀："地八山山四，茯苓泽丹三"）。

三、原料药材

熟地黄、山药、山茱萸、茯苓、泽泻、牡丹皮详见前章节。

第三节　复方石韦胶囊

一、组方

复方石韦胶囊由黄芪、石韦、苦参、萹蓄组成。

二、临床应用

清热燥湿，利尿通淋。用于小便不利、尿频、尿急、尿痛、下肢浮肿等症。也用于急慢性肾小球肾炎、肾盂肾炎、膀胱炎、尿道炎以及其他病证见上述症状者。

三、临床研究

有提高机体免疫功能、抗菌、消炎的作用。

四、原料药材

黄芪详见前章节。

🌿 石韦

石韦始载于《神农本草经》。《中华本草》曰："《字林》：'韦，柔皮也。'本品常附生于石上，如皮附石，故名石韦、石皮。"

【别名】石樜、石皮、石苇、刀口药（汉中）。

【来源】为水龙骨科植物庐山石韦 *Pyrrosia sheareri*（Bak.）Ching、石韦 *Pyrrosia lingua*（Thunb.）Farwell 或有柄石韦 *Pyrrosia petiolosa*（Christ）Ching 的干燥叶。

【产地与资源】3 种石韦均为野生。庐山石韦生于海拔 60 ～ 2100m 的林下岩石或树干上，分布于湖北、江西、浙江、安徽、福建、台湾、广东、广西、贵州、四川、云南和陕西南部。石韦生于海拔 100 ～ 2200m 的岩石、树木上，分布于长江以南各省区和陕西南部。有柄石韦生于海拔 250 ～ 2200m 的裸露湿润的岩石上，分布于东北、华北、西南、华东、华南及陕西南部、甘肃东南部。

庐山石韦和石韦药材主产于浙江天合、临海、杭州、兰溪，湖北孝感、恩施，河南嵩县、洛宁、栾川、卢氏，江苏宜兴、震泽、苏州；有柄石韦主产于东北、华北。这 3 种石韦在陕西、四川、湖南、贵州、云南也产。

【采收加工】全年均可采收。采收后，除去根茎和根，晒干或阴干。

【植物形态】多年生草本。根状茎横生或斜升，密生棕色鳞片。叶片上面有小凹点，有的偶见星状毛，下面生黄色紧密的星状毛。孢子囊群在侧脉间排成多行，无盖。

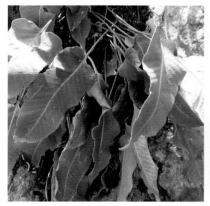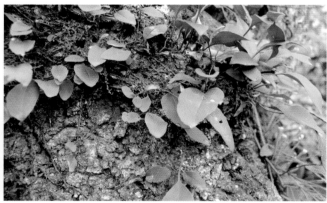

图 8-3-1　石韦植物（左图为庐山石韦，右图为有柄石韦）

【药材性状】庐山石韦叶片略皱缩，展平后呈披针形，长 10 ～ 25cm，宽 3 ～ 5cm。先端渐尖，基部耳状偏斜，全缘，边缘常向内卷曲；上表面黄绿色或灰绿色，散布有黑色圆形小凹点；下表面密生红棕色星状毛，有的侧脉间布满棕色圆点状的孢子囊群。叶柄具四棱，长 10 ～ 20cm，直径

1.5 ～ 3mm，略扭曲，有纵槽。叶片革质。气微，味微涩苦。

石韦叶片披针形或长圆披针形，长 8 ～ 12cm，宽 1 ～ 3cm。基部楔形，对称。孢子囊群在侧脉间，排列紧密而整齐。叶柄长 5 ～ 10cm，直径约 1.5mm。

有柄石韦叶片多卷曲呈筒状，展平后呈长圆形或卵状长圆形，长 3 ～ 8cm，宽 1 ～ 2.5cm。基部楔形，对称；下表面侧脉不明显，布满孢子囊群。叶柄长 3 ～ 12cm，直径约 1mm。

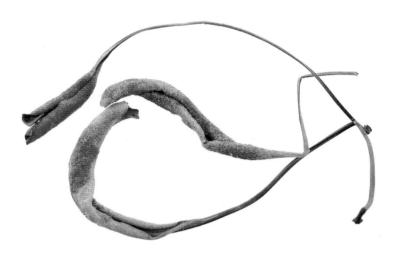

图 8-3-2　石韦药材（有柄石韦）

【功能与主治】利尿通淋，清肺止咳，凉血止血。用于热淋，血淋，石淋，小便不通，淋沥涩痛，肺热喘咳，吐血，衄血，尿血，崩漏。民间用其背部星状毛治外伤出血。

【炮制】除去杂质，洗净，切段，干燥，筛去细屑。

【化学成分】全草含里白烯、芒果苷、异芒果苷、香草酸、原儿茶酸、延胡索酸、咖啡酸、β-谷甾醇、蔗糖、异杧果甙、绿原酸等。

【药理】镇咳祛痰，抗菌，抗病毒，还可升高因化疗引起的白细胞下降。

【文献摘要】

《本草经集注》：蔓延石上，生叶如皮，故名石韦。今处处有，以不闻水声、人声者佳，出建平者叶长大而厚。

《本草图经》：叶如柳，皆有毛，而斑点如皮。

《本草纲目》：多生阴崖险罅处。其叶长近尺，阔寸余，柔韧如皮，背有黄毛，亦有金星，名金星草，叶凌冬不凋。

【附注】

（1）作石韦入药的同属植物还有：①北京石韦（华北石韦），分布于东北、华北及陕西、甘肃、宁夏、山东、湖北、湖南、四川。②西南石韦，分布于湖北、四川、云南。③毡毛石韦，分布于西南及陕西、河南、湖北。④贴生石韦，分布于福建、广东、广西、云南、海南、台湾。⑤相异石韦，分布于华中、西南及浙江、江西、福建。⑥相似石韦，分布于广西。

（2）商品中常见的 5 种石韦植物形态比较见表 8-3-1。

表 8-3-1　5 种石韦植物形态比较

品种	株高	叶型	叶片
庐山石韦	20 ～ 60cm	叶簇生，一型	坚革质，阔披针形，长 20 ～ 40cm，宽 3 ～ 5cm，向顶部渐窄，锐尖，基部稍宽，为不等圆耳形或心形，不下延；叶柄粗壮，长 10 ～ 30cm，以关节着生。侧脉两面略下凹
石韦	10 ～ 30cm	叶远生，近二型	革质，披针形至圆状披针形，长 6 ～ 20cm，宽 2 ～ 5cm，先端渐尖，基部渐窄并下延于叶柄，不育叶与能育叶同型或略短阔，中脉上凹下凸；叶柄长 3 ～ 10cm，深棕色，有浅沟，以关节着生

续表

品种	株高	叶型	叶片
有柄石韦	5～20cm	叶远生，二型	厚革质，长圆形或卵状长圆形，先端锐尖或钝头，基部略下延；孢子叶柄远长于叶片，长3～12cm，营养叶柄与叶等长。叶脉不明显
北京石韦	高达25cm	叶远生，一型	软革质，线形至披针形，长3～8cm，宽6～15mm；叶柄长2～5mm，以关节着生。叶脉不明显
西南石韦	高达25cm	叶近生，一型	软革质，狭披针形，向两端渐变窄，长3～10cm，中部宽6～15mm；叶柄长2～5cm，以关节着生。叶脉不明显

苦参

苦参始载于《神农本草经》。李时珍曰："苦以味名，参以功名。槐以叶形名也。"

【别名】地槐、山槐、野槐、好汉枝。

【来源】为豆科植物苦参 *Sophora flavescens* Ait. 的干燥根。

【产地与资源】生于山地、平原、沙质地。除新疆、青海未见外，几乎分布于全国各地。苦参适应性较强，对土壤要求不严，但苦参是深根植物，对土质疏松、土层深厚的土地生长良好。用种子繁殖，播种后需3年采收。

陕西、甘肃、山西、河北等地均有较大面积种植。

截至2015年底，山西省长治市沁县牛寺乡西安庄村、里庄村、南涅水村、韩家庄村、走马岭、申则村、狮子沟村、辉坡村的苦参种植基地通过了国家GAP认证。

【采收加工】春、秋二季采挖，除去根头和小支根，洗净，干燥，或趁鲜切片，干燥。

【植物形态】亚灌木或多年生草本。枝绿色。奇数羽状复叶。总状花序，顶生。花黄白色。荚果，圆柱形，呈不明显的念珠状，先端有喙。花期6～7月，果期8～9月。

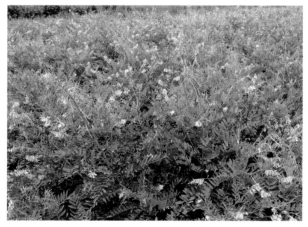 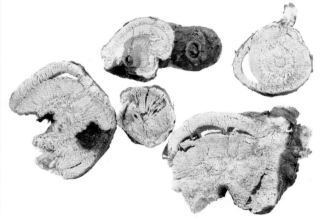

图 8-3-3　苦参植物和饮片

【药材性状】呈长圆柱形，下部常有分枝，长10～30cm，直径1～6.5cm。表面灰棕色或棕黄色，具纵皱纹和横长皮孔样突起，外皮薄，多破裂反卷，易剥落，剥落处显黄色，光滑。质硬，不易折断，断面纤维性；切片厚3～6mm；切面黄白色，具放射状纹理和裂隙，有的具异型维管束呈同心性环列或不规则散在。气微，味极苦。

以条匀、断面色黄白、无须根味苦者为佳。

【鉴别要点】①表面灰棕色或棕黄色，具纵皱纹和横长皮孔样突起，外皮薄，多破裂反卷，剥落处显黄色或棕黄色，光滑。②切面黄白色，纤维性，具放射状纹理和裂隙，有的具异型维管束呈同心性环列或不规则散在。③味极苦。

【功能与主治】清热燥湿，杀虫利尿。用于热痢，便血，黄疸尿闭，赤白带下，阴肿阴痒，湿疹，湿疮，皮肤瘙痒，疥癣麻风；外治滴虫性阴道炎。

【炮制】若未切片的，取原药材除去杂质及残留的根头，洗净，略浸，润透，切厚片，干燥，筛去碎屑。

【化学成分】含20多种生物碱，主要为苦参碱、氧化苦参碱。其次，有羟基苦参碱、N-甲基金雀花碱、安娜吉碱等。另外还含微量元素锌、硒等。

【药理】①对心血管的作用：对心脏呈正性肌力作用；抗心律失常作用；抗心肌缺血作用；有明显扩张血管作用及降血压作用。②对中枢神经系统有镇静、镇痛、抗惊厥的作用。③平喘，抗过敏，免疫抑制，抗肿瘤，抗炎，抗病原微生物。④对血液系统有明显升高外周白细胞作用和防治因丝裂霉素所致的白细胞减少症。

【文献摘要】

《名医别录》：苦参，生汝南山谷及田野。叶极似槐树，花黄色，子作荚，根味至苦恶。三月、八月、十月，采根，暴干。

《本草图经》：苦参生海南（今河南汝山）山谷及田野，今近道处处皆有之。其根黄色，长五七寸许，两指粗细，三五茎并生，苗高三四尺以来。叶碎，青色，极似槐叶，春生冬凋。其花黄白色，七月结实如小豆子。

《本草纲目》：苦以味名，参以功名。槐以叶形名也。七八月结角如萝卜子，角内有子二三粒，如小豆而坚。

【附注】李时珍谓苦参"苦以味名，参以功名"。古人认为苦参通过除湿导热达到补肾、补阴、补中的作用，"虽在五参之外，亦属有补"。黄连与苦参同为清热燥湿药，但黄连苦清，苦参苦浊，因苦浊更有利驱逐中焦的湿浊，使中焦受益，这就是苦参名之内涵。

🌿 萹蓄

萹蓄始载于《神农本草经》。本品原系路边小草，茎叶似竹，卧地而生，古名"扁竹"或"扁筑"。一说"萹蓄"之名即由此转音而来。

【别名】蓄辩、萹蔓、萹竹、粉节草、道生草、萹蓄蓼、百节草、铁绵草。

【来源】为蓼科植物萹蓄 *Polygonum aviculare* L. 的干燥地上部分。

【产地与资源】生于山坡、田野、路旁及水边潮湿地，分布于全国大部分地区。全国各地均产，但以东北及河北、河南、山西、湖北等地产量较大。

【采收加工】夏季叶茂盛时采收，除去根和杂质，晒干。

【植物形态】一年生草本。茎平卧或直立。叶窄椭圆形，长圆状倒卵形，全缘。托叶鞘包茎，棕色，膜质。花生于叶腋，1～5朵簇生；花被绿色，5裂，边缘白色或粉红色。花期4～8月，果期6～9月。

【药材性状】茎呈圆柱形而略扁，有分枝，长15～40cm，直径0.2～0.3cm。表面灰绿色或棕红色，有细密微突起的纵纹；节部稍膨大，有浅棕色膜质的托叶鞘，节间长约3cm；质硬，易折断，断面髓部白色。叶互生，近无柄或具短柄，叶片多脱落或皱缩、破碎，完整者展平后呈披针形，全缘，两面均呈棕绿色或灰绿色。气微，味微苦。

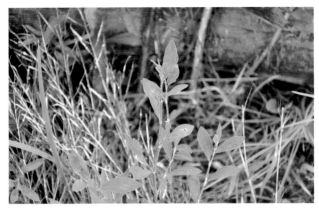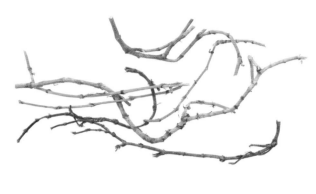

图 8-3-4　萹蓄植物和药材

【鉴别要点】茎呈圆柱形而略扁，表面灰绿色或棕红色，节部稍膨大，有浅棕色膜质的托叶鞘；切面髓部白色；叶片多破碎。

【功能与主治】利尿通淋，杀虫止痒。用于热淋涩痛，小便短赤，虫积腹痛，皮肤湿疹，阴痒带下。

【炮制】除去杂质，洗净，切段，干燥。

【化学成分】全草含黄酮类、香豆精类、酸类及水溶性多糖等成分。

【药理】有利尿、抗菌、降压、止血等作用。

【文献摘要】

《名医别录》：萹蓄生东莱山谷，五月采，阴干。

《本草经集注》：处处有，布地生，花节间白，叶细绿，人亦呼为萹竹。

《本草图经》：萹蓄，今处处有之。春中布地生道傍，苗似瞿麦，叶细绿如竹，赤茎如钗股，节间花出甚细，微青黄色，根如蒿根。四月、五月采苗，阴干。

《救荒本草》：叶、苗味苦，采苗叶焯熟，水淘净，油盐调食。

《本草纲目》：其叶似落帚叶而不尖，弱茎引蔓，促节，三月开细红花。如蓼蓝花，结细子。

《植物名实图考》：零娄农曰：淇澳之竹，古训以为萹蓄。此草喜铺生阴湿地，美白如箦，诚善体物矣。

【附注】《现代中药药理学》中记载，用新鲜萹蓄煎剂治疗 25 例细菌性痢疾，每天 200～300g，分 2 次服，治愈率 100%；用萹蓄鲜草 25g 捣烂，加适量生石灰水和 1 个鸡蛋的蛋清调敷患处，敷药后 4～12 小时体温下降，20 余例腮腺炎 1～3 日均治愈；用萹蓄 50～100g 水煎分 2 次服，治愈 80 例牙痛，服药 2～3 日疼痛消失。

第四节　温肾前列片

一、组方

温肾前列片由熟地黄、淫羊藿、山药、茯苓、山茱萸、泽泻、牡丹皮、肉桂、牛膝、虎杖、萹蓄、车前子、附子、瞿麦组成。

二、临床应用

益肾利湿。用于肾虚夹湿的良性前列腺增生症，临床表现为小便淋漓、腰膝酸软、身疲乏力等。

三、原料药材

熟地黄、淫羊藿、山药、茯苓、山茱萸、泽泻、牡丹皮、肉桂、牛膝、虎杖、萹蓄、车前子详见前章节。

🌿 附子

附子始载于《神农本草经》。附子是乌头的侧根。陶弘景云："形似乌鸟之头，故谓之乌头。"附乌头而生，如子附母，故名。

【别名】乌头子根、乌药、盐乌头、鹅儿花、铁花。

【来源】为毛茛科植物乌头 *Aconitum carmichaelii* Debx. 的子根的加工品。

【产地与资源】附子属于栽培品，主产于四川江油市，沿涪江两岸江油市的中坝镇、河西镇、太平镇、彰明镇、治城镇、三合镇、永顺镇等地。其中以中坝镇产品品质最优，称为道地药材。此外，陕南的城固、南郑、勉县、洋县也是历史上的产区。目前，以四川凉山州布拖县（沿金沙江流域、西溪河地区）和汉中南郑、城固、洋县沿汉江两岸产量最大。云南丽江的永胜、大理的巍山，湖北的竹山、竹溪、房县等地也有少量出产。全国附子年需用量约 1500 吨，正常年份均满足需求。

附子的种源是由野生乌头进行人工无性繁殖而来的。野生乌头在山野由种子自然繁殖，自然繁殖的块根较小，必须通过在山区移栽才能得到适合栽种的块根，然后作为平坝培育附子的种根。野生乌头在四川平武、青川、安县、北川，陕西秦巴山区及贵州、云南等山区均有分布。在当地药农采取野生乌头的块根，栽于山地阳坡、贫瘠的土地上，不要过多施肥（若土壤肥沃则培育的块根栽种后生长不良）。立冬节气挖出作为附子的种子。在江油产区有"江油附子青川种"之谚语。栽种时间一般在大雪到冬至季节。在江油产区，附子生长过程中要经过 2 次修根，去掉小块根，因此产出的附子个头大、价格高。汉中和布拖产区不修根，产量大，但个头小。

截至 2015 年底，四川省绵阳市江油市彰明镇，太平镇普照村、合江村、桥楼村、竹林村、泗洲村、月爱村、双胜村，凉山州布拖县西溪河区火烈乡、补洛乡、乐安乡的附子种植基地通过了国家 GAP 认证。

【采收加工】附子在栽种第二年小暑至大暑（7月）节气间采挖，挖起全株，抖净泥土，除去须根，摘下子根（附子），砍下母根。将母根晒干，即为"乌头"（即川乌）；摘下的子根，习称"泥附子"。附子含乌头碱，有剧毒，采收后 24 小时内必须放入胆水（制食盐的副产品，主要成分为氯化镁）内浸渍，以防腐烂，并可消除毒性。之后加工成下列几种规格。

（1）盐附子：选择个大、均匀的泥附子，洗净，浸入食用胆巴的水溶液中过夜，再加食盐继续浸泡，每日取出晾晒，并逐渐延长晾晒时间，直至附子表面大量出现结晶的盐粒（盐霜），体质变硬为止。

（2）黑顺片：取泥附子按大小分别洗净，浸入食用胆巴水溶液中数日，连同浸液煮至透心，捞出，水漂，纵切成约 0.5cm 的厚片（过去还用红糖、菜油制成调色液将附片染成浓茶色），再蒸至出现油面、光泽后，烘至半干，再晒干或继续烘干即可。

（3）白附片：选择大小均匀的泥附子、洗净，浸入食用胆巴水溶液中数日，连同浸液煮至透心，捞出，剥去外皮，纵切成厚约 0.3cm 的片，用水浸漂，取出，蒸透，再放入竹匾内，均匀放平，不能重叠，晒至全干即可。

【植物形态】多年生草本，高 60～120cm。块根通常 2 个连生。茎直立；叶互生，叶片卵圆形，革质，拳状三裂几乎达基部，两侧裂片再 2 裂，中央裂片菱状楔形。总状花序窄长；花青紫色，盔瓣盔形，侧瓣近圆形，外被短毛，雄蕊多数；心皮 3～5 个，离生。蓇葖果长圆形。花期 6～7 月，果期 7～8 月。

【药材性状】盐附子呈圆锥形，长 4～7cm，直径 3～5cm。表面灰黑色，被盐霜，顶端有凹陷的芽痕，周围有瘤状突起的支根或支根痕，习称"钉角"。体重，横切面灰褐色，可见充满盐霜的小空隙和多角形形成层环纹，环纹内侧导管束排列不整齐。气微，味咸而麻，刺舌。

黑顺片为纵切片，上宽下窄，长 1.7～5cm，宽 0.9～3cm，厚 0.2～0.5cm。外皮黑褐色，切面暗黄色，油润具光泽，半透明状，并有纵向导管束。质硬而脆，断面角质样。气微，味淡。

白附片无外皮，黄白色，半透明，厚约 0.3cm。

盐附子以个大、坚实、灰黑色、表面起盐霜者为佳。黑顺片以片大、厚薄均匀、表面油润光泽者为佳。白附片以片大、色白、半透明者为佳。

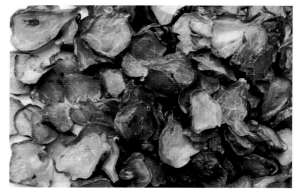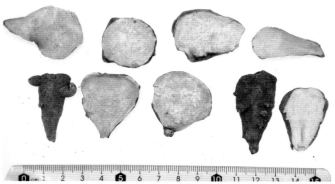

图 8-4-1　黑顺片和生附片

【鉴别要点】形状特别；切面有多角形形成层环纹。

【功能与主治】回阳救逆，补火助阳，散寒止痛。用于亡阳虚脱，肢冷脉微，心阳不足，胸痹心痛，虚寒吐泻，脘腹冷痛，肾阳虚衰，阳痿宫冷，阴寒水肿，阳虚外感，寒湿痹痛。

【炮制】炮附片，取砂置锅内，用武火炒热，加入净附片，拌炒至鼓起并微变色，取出，筛去砂，放凉。

【化学成分】含生物碱，其中主要为有剧毒的双酯类生物碱。附子系加工品，原来生品中所含毒性很强的双酯类生物碱，在加工炮制过程中易水解，失去一分子醋酸，生成毒性较小的单酯类生物碱苯甲酰乌头胺、苯甲酰中乌头胺和苯甲酰次乌头胺；如继续水解，又失去一分子苯甲酸，生成毒性更小的不带酯键的胺醇类生物碱乌头胺、中乌头胺和次乌头胺。因此，炮制品附子的毒性均较其生品小。盐附子尚含少量的中乌头碱、乌头碱、次乌头碱，故其毒性较蒸煮过的黑顺片、白附片大。中乌头碱为镇痛的主要活性成分。此外，尚含有强心成分氯化棍掌碱、去甲猪毛菜碱及去甲乌药碱。

【药理】具有抗炎、镇痛、镇静、强心和升压作用。乌头多糖有降低血糖作用。

【文献摘要】

《名医别录》：附子生犍为山谷及广汉。冬月采为附子，春月采为乌头。

《本草经集注》：乌头与附子同根。附子八月采，八角者良。乌头四月采，春时茎初生有头脑，如乌鸟之头，故谓之乌头。有两歧共蒂，状如牛角者，名乌喙。

《蜀本草》：似乌鸟头为乌头，两歧者为乌喙，细长三四寸为天雄，旁生如芋名附子，连生者为侧子，五物同出而异名。苗高二尺许，叶似石龙芮及艾。

《本草图经》：绵州彰明县多种之，唯赤水最佳。

【附注】

（1）《彰明附子记》系北宋元丰（公元 1078～1085 年）年间进士，彰明县令杨天惠所著，为我国较早的单味药物专著。李时珍对其评价较高，并摘要写入了《本草纲目》。《彰明附子记》中写道："绵州乃故广汉地，领县八，唯彰明出附子，彰明县领乡二十，唯赤水（今河西镇）、廉水（今让水镇）、会昌（今彰明镇）、昌明（今德胜镇）产附子，和四乡之产得附子一十六万斤以上，然赤水为多，廉水次之，而会昌所出甚微。"

（2）汉中的城固、南郑种植附子的历史也很悠久，是我国仅次于江油的第二大传统附子产区。据清代《城固县乡土志》记载，附子年产 15000 千克，陆运销至甘肃、新疆。

（3）附子的加工规格，在江油产地传统加工品种甚多，除上述盐附子、黑顺片、白附子外，还有黄附片、熟片、刨片、卦片（黑附瓣）等。

🌿 瞿麦

瞿麦始载于《神农本草经》。李时珍曰："按陆佃解韩诗外传云：生于两旁谓之瞿。此麦之穗旁生故也。尔雅作蘧。有渠、衢二音。"

【别名】野麦、石柱花、十样景花、巨麦。

【来源】为石竹科植物瞿麦 *Dianthus superbus* L. 或石竹 *Dianthus chinensis* L. 的干燥地上部分。

【产地与资源】生于山坡、草地、路旁和林下，分布于全国大部分地区。药材主产于河北、河南、陕西、山东、四川、湖北、湖南、浙江、江苏。石竹生于山坡旷野草丛中，广泛栽培于公园、庭院，全国大部分地区均有分布。药材主产于东北各地，河北、河南、陕西、山东、江苏等地也产。

瞿麦和石竹耐寒，喜潮湿，忌干旱。砂质土壤或黏壤均好。种子或分根繁殖。

【采收加工】夏、秋二季花果期采割，除去杂质，干燥。

【植物形态】瞿麦与石竹植物形态比较见表 8-4-1。

表 8-4-1 瞿麦与石竹植物形态比较

比较		瞿麦	石竹
相同点		多年生草本，高达 1m。茎丛生，直立，无毛，上部二歧分枝，节明显。叶对生，线性或线状披针形，先端渐尖，基部成短鞘状包茎，全缘，两面均无毛。两性花，单生或数朵集成稀疏歧式分枝的圆锥花序；小苞片 4～6 片，排成 2～3 轮，花萼筒形，先端 5 裂，边缘膜质，有细毛，花瓣 5 片，基部有长爪；雄蕊 10 枚；子房上位，1 室，花柱 2 个，细长。蒴果长圆形，与宿萼近等长。种子黑色	
不同点	苞片	宽倒卵形，具突尖，长约为萼筒的 1/4	卵形、叶状披针形，开张，长为萼筒的 1/2，先端尾尖
	萼筒	长 4cm，裂片披针形	萼筒长 2～2.5cm，裂片宽披针形
	花瓣	淡红色、白色或淡紫红色，先端深裂成细线形（流苏状）	通常紫红色，喉部有斑纹和疏生须毛，先端浅裂成锯齿状
	花果期	花期 8～9 月，果期 9～11 月	花期 4～8 月，果期 5～9 月
	生态环境	山坡、草地、路旁或林下	海拔 1000m 以下的山坡草丛中

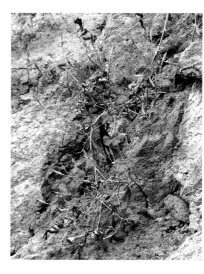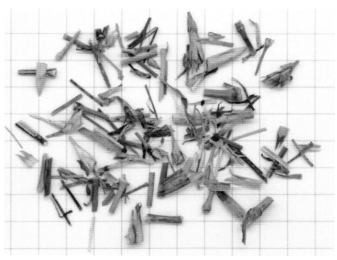

图 8-4-2　瞿麦植物和饮片

【药材性状】瞿麦茎圆柱形，上部有分枝，长 30 ～ 60cm；表面淡绿色或黄绿色，光滑无毛，节明显，略膨大，断面中空。叶对生，多皱缩，展平叶片呈条形至条状披针形。枝端具花及果实，花萼筒状，长 2.7 ～ 3.7cm；苞片 4 ～ 6 片，宽卵形，长约为萼筒的 1/4；花瓣棕紫色或棕黄色，卷曲，先端深裂成丝状。蒴果长筒形，与宿萼等长。种子细小，多数。气微，味淡。

石竹萼筒长 1.4 ～ 1.8cm，苞片长约为萼筒的 1/2；花瓣先端浅齿裂。

【功能与主治】利尿通淋，活血通经。用于热淋，血淋，石淋，小便不通，淋沥涩痛，经闭瘀阻。

【炮制】除去杂质，洗净，稍润，切段，干燥。

【化学成分】主要含黄酮类化合物如花色苷，三萜类化合物如石竹皂苷 A、B，吡喃酮苷，瞿麦吡喃酮苷等。

【药理】有利尿作用和对平滑肌的作用。

【文献摘要】

《名医别录》：瞿麦生太山山谷，立秋采实，阴干。

《本草经集注》：今出近道，一茎生细叶，花红紫赤可爱，合子叶刈取之，子颇似麦子，故名瞿麦。此类有两种，一种微大，花边有叉桠。复有一种叶广，相似而有毛，花晚而甚赤。按《经》云：采实。中子至细，燥热便脱尽。今市人唯合茎、叶用，而实正空壳无复子尔。

《本草图经》：今处处有之。苗高一尺以来，叶尖小，青色，根紫黑色，形如细蔓菁。花红紫赤色，亦似映山红，二月至五月开。七月结实作穗，子颇似麦，故以名之。立秋后合子、叶收采阴干用。河阳河中府出者，苗可用。淮甸出者根细，村民取作刷帚。《尔雅》谓之大菊，《广雅》谓之茈萎是也。

《本草纲目》：石竹叶似地肤叶而尖小，又似初生小竹叶而细窄，其茎纤细有节，高尺余，梢间开花。田野生者，花大如钱，红紫色。人家栽者，花稍小而妖媚，有红白、粉红、赤紫、斑斓数色，俗呼为洛阳花。结实如燕麦，内有小黑子。其嫩苗焯熟水淘过，可食。

【附注】在产区作瞿麦入药的还有长萼石竹（分布于东北及河北、山西、陕西、山东、江苏、浙江、湖北、湖南、广东、云南、台湾等地）、高山石竹（分布于东北）和东方石竹（分布于宁夏、新疆、西藏等地）。

第九章　妇科用药

医学中以妇女病为研究对象的科目，称为妇科。女性生殖系统所患的疾病称为妇科疾病。常见的妇科疾病有子宫肌瘤、卵巢囊肿、阴道炎、宫颈炎、宫颈糜烂、盆腔炎、附件炎、功能性子宫出血、乳腺疾病、不孕症、月经不调、子宫内膜炎、白带异常等。女性从青年期开始，就应该懂得月经、生育、妊娠、分娩、绝经等一些基本的医学常识，并经常保持乐观的情绪，这样才能避免或减少妇产科疾病的发生。中国早在春秋战国时期就有了专治妇科疾病的女科。

第一节　康妇炎胶囊

一、组方

康妇炎胶囊由蒲公英、赤芍、薏苡仁、苍术、当归、川芎、泽泻、白花蛇舌草、延胡索、败酱草、香附组成。

二、临床应用

清热解毒，化瘀行滞，除湿止带。用于湿热蕴结所致的带下色黄量多、气味较重，或见月经量多、痛经，舌暗红，苔黄腻，脉滑数等症。

三、临床研究

具有类雌激素样作用，双向调节子宫平滑肌，抗菌消炎，免疫调节，镇痛等。

四、原料药材

蒲公英、赤芍、薏苡仁、苍术、当归、川芎、泽泻、白花蛇舌草、延胡索详见前章节。

❀ 败酱草

败酱草始载于《神农本草经》。陶弘景曰："根作陈败豆酱气，故以为名。"
【别名】黄花龙牙、败酱。
【来源】为败酱科植物黄花败酱 *Patrinia scabiosaefolia* Fisch、白花败酱 *Patrinia vilosa* Juss 的干燥

全草。

【产地与资源】常野生于海拔 500 ～ 1000m 山地的溪沟边、山坡疏林下、林缘、路边、灌丛及草丛中。黄花败酱分布于东北、华北、华东、华南以及四川、贵州。药材主产于辽宁、吉林、黑龙江、内蒙古、河北、山东、江西、河南、湖南及云南。白花败酱分布于东北、华北、华东、华南和西南等地。药材主产于河南、四川、福建、江西、湖南。

两种败酱均喜生于较湿润和稍阴的环境，较耐寒，对土壤要求不甚严格，但以肥沃的砂质壤土为佳。用种子和分株繁殖。

【采收加工】野生者夏、秋季采挖，栽培者可在夏季开花前采收。洗净，晒干。

【植物形态】两种败酱植物形态比较见表 9-1-1。

表 9-1-1　两种败酱植物形态比较

比较		黄花败酱	白花败酱
相同点		地下根茎细长，横走，有特殊臭气。聚伞圆锥花序在茎顶集成疏大伞房状。瘦果椭圆形，有 3 棱。花 7 ～ 9 月，果 9 ～ 10 月	
不同点	基生叶柄	基生叶丛生，有长柄，花时叶枯落	基生叶柄较叶片稍长
	茎下部叶	卵圆形至披针形，常羽状深裂或全裂	茎下部叶片宽卵形或近圆形，边缘粗锯齿
	叶柄长	柄长 1 ～ 2cm，上部叶渐无柄	叶柄长 1 ～ 3cm，上部叶渐近无柄
	叶片	叶片披针形或窄卵形，长 5 ～ 15cm，2 ～ 3 对羽状深裂，中央裂片最大，椭圆形或卵形，两侧裂片窄椭圆形至线形，两面疏被粗毛或无毛	叶片卵形、菱状卵形或窄椭圆形，先端渐尖至窄长渐尖，基部楔形下延，叶 2 对羽状分裂
	茎	茎枝被脱落性白粗毛	具倒生白色长毛
	花冠	花冠黄色，直径 2 ～ 4mm	花冠白色，直径 4 ～ 5mm
	果实	无膜质翅状苞片（该属唯此种果实无翅）	有膜质翅状苞片

【药材性状】黄花败酱：全体常折叠成束。根茎圆柱形，弯曲，长 5 ～ 15cm，直径 2 ～ 5mm，顶端粗达 9mm；表面有栓皮，易脱落，紫棕色或暗棕色，节疏密不等，节上有芽痕及根痕；断面纤维性，中央具棕色"木心"。根长圆锥形或长圆柱形，长达 10cm，直径 1 ～ 4mm；表面有纵纹，断面黄白色。茎圆柱形，直径 2 ～ 8mm；表面黄绿色或黄棕色，具纵棱及细纹理，有倒生粗毛。茎生叶多卷缩或破碎，两面疏被白毛，完整呈多羽状深裂或全裂，裂片 5 ～ 11，边缘有锯齿；茎上部叶较小，常 3 裂。有的枝端有花序或果序；小花黄色。瘦果长椭圆形，无膜质羽状苞片。其特异，味微苦。

白花败酱：根茎短，长约至 10cm，有的具细长的匍匐茎，断面无棕色"木心"；茎光滑，直径可达 1.1cm；完整野卵形或长椭圆形，不裂或基部具 1 对小裂片；花白色；苞片膜质，多具 2 两条主脉。

【功能与主治】清热解毒，消痈排脓，活血行瘀。用于肠痈，肺痈，痈肿，痢疾，产后瘀滞腹痛。

【化学成分】黄花败酱含败酱皂苷，黄花败酱皂苷 A_1、B_1、C_1、D_1、E、F、G、H、J、K、L，齐墩果酸，常春藤皂苷元，β- 谷甾醇 -β-D- 葡萄糖苷等。多种皂苷中已知结构的有败酱皂苷 C、D、C_1、D_1。根中尚含挥发油（8%）、生物碱、鞣质、淀粉等。

白花败酱含白花败酱皂苷、白花败酱醇、莫罗忍冬苷、白花败酱醇苷、齐墩果酸等。

【药理】具有镇静、抗菌、抗病毒等作用。

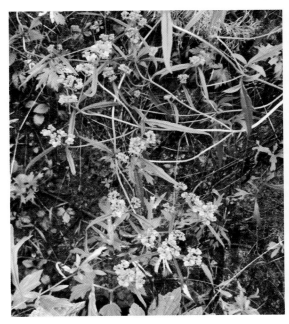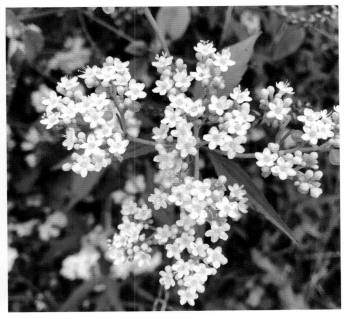

图 9-1-1　黄花败酱和白花败酱植物

【文献摘要】

《名医别录》：败酱生江夏川谷，八月采根。

《本草经集注》：出近道，叶似豨莶，根形似柴胡，气如败豆腐，故以为名。

《新修本草》：此药不出近道，多生岗岭间，叶似水莨及薇衔，丛生，花黄，根紫，作陈酱色，其叶殊不似豨莶也。

《本草纲目》：处处原野有之，俗名苦菜，野人食之，江东人每采收储焉。春初生苗，深冬始凋。初时叶布地生，似菘菜叶而狭长，有锯齿，绿色，面深背浅。夏秋茎高二三尺而柔韧，数寸一节。节间生叶，四散如伞。颠顶开白花成簇。其根白紫，颇似柴胡。

【附注】 败酱在全国各地应用的基原不同，比较复杂，因此仅 1977 年版《中国药典》收载过，其他版均未收载。1977 年版《中国药典》收载的是败酱科植物黄花败酱和白花败酱的全草。通过文献资料表明，古代使用的败酱是败酱科植物，但在北方地区多用菊科苣荬菜，商品称"北败酱"；江苏、安徽、浙江、湖北等地用十字花科菥蓂，商品称"苏败酱"。

香附

香附始载于《名医别录》。李时珍曰："其根相附连续而生，可以合香，故谓之香附子。上古谓之雀头香。"

【别名】 莎草根、香附子、香附米、雷公头。

【来源】 为莎草科植物莎草 *Cyperus rotundus* L. 的干燥根茎。

【产地与资源】 生长于山坡草地、路边荒地、田沟边等向阳处，为砂壤地杂草，分布于全国，主要分布于山东、浙江、湖南、湖北、福建、广东、广西、江西、四川、贵州、云南、辽宁、河北、河南、山西、江苏、安徽、陕西、甘肃、台湾等地。药材主产于山东泰安、郯城、莒南、日照、临沂、沂水、菏泽，浙江东阳、义务、缙云、永康、武义、金华、兰溪、嵊州、新昌、台州，安徽安庆、宁国，河南嵩县、伊川、洛宁、汝阳等地。以山东产的质量为优，有"东香附"之称，为道地药材。浙江产的也佳。以广东湛江为中心的粤西沿海平原产的香附称为"广香附"。《本草蒙筌》和《药物出产辨》均认为"广香附"是所有香附子中最好的。现在广东湛江以人工种植方式培育的香附，产量稳定，质量优良。湛江为"广香附"的道地产区。

香附喜温暖湿润气候和潮湿环境，耐寒。栽培宜选用疏松的砂质土壤为宜。用种子和分株繁殖。

【采收加工】秋季采挖，燎去毛须，置沸水中略煮或蒸透后晒干，或燎后直接晒干，称"毛香附"。将香附晒至七八成干，用石碾轧压，去须毛后称"香附米"。

【植物形态】多年生宿根草本，高 15～50cm。匍匐根茎细长，顶端或中部膨大成纺锤形块茎，块茎紫黑色，有棕毛或黑褐色的毛状物。茎直立，三棱形，基部块茎状。叶基生，短于秆，叶鞘棕色，常裂成纤维状；叶片窄线形，先端尖，全缘。聚伞花复穗状；每颖着生 1 朵小花。小坚果椭圆形，具 3 棱。花期 6～8 月，果期 7～11 月。

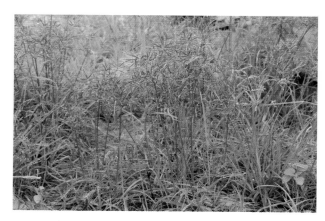
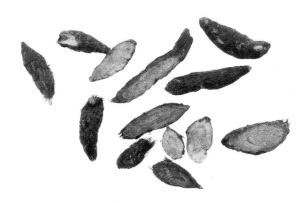

图 9-1-2　香附子植物和饮片

【药材性状】多呈纺锤形，有的略弯曲，长 2～3.5cm，直径 0.5～1cm。表面棕褐色或黑褐色，有纵皱纹，并有 6～10 个略隆起的环节，节上有未除净的棕色毛须和须根断痕；去净毛须者较光滑，环节不明显。质硬，经蒸煮者断面黄棕色或红棕色，角质样；生晒者断面色白而显粉性，内皮层环纹明显，中柱色较深，点状维管束散在。气香，味微苦。

以个大、质坚实、红棕色、香气浓者为佳。

【鉴别要点】呈纺锤形，有的略弯曲，长 2～3.5cm，直径 0.3～1cm；表面通常有环节，节上有的具细毛须，细根直径约 0.5mm。气香，味微苦。

广香附较长，达 4cm，断面粉性者较多，色白，少数角质样，浅棕色。

【功能与主治】疏肝解郁，理气宽中，调经止痛。用于肝郁气滞，胸胁胀痛，疝气疼痛，乳房胀痛，脾胃气滞，脘腹痞闷，胀满疼痛，月经不调，经闭痛经。

【炮制】过去临床常用的炮制规格有香附米、醋制香附、酒炙香附、香附炭、四制香附等，现在四制香附已经少见。

1. 香附粒或片　取原药材除去毛须及杂质，碾成绿豆大粒，或润透切薄片，干燥，筛去碎屑。

2. 醋香附　取净香附粒块或片加入定量米醋拌匀，稍闷润，待醋被吸尽后，置炒至容器内，用文火炒干，取出晾凉，筛去碎屑。还可以取净香附加入定量米醋，与米醋等量的水，共煮至醋液基本吸尽，用文火加热，再蒸 5 小时，闷片刻，取出微凉，切薄片，干燥，筛去碎屑；或取出干燥后碾成绿豆大粒块。

3. 酒香附　取净香附粒或片加入定量黄酒拌匀，稍闷润，待酒被吸尽后，置炒制容器内，用文火炒干，取出晾凉，筛去碎屑。

4. **香附炭**　取净香附大小分开，置炒制容器内，用中火炒至表面黑色，内部焦褐色，喷淋清水少许，灭尽火星，取出晒干，筛去灰屑。

5. **四制香附**　取净香附粒或片，加入定量的生姜汁、米醋、黄酒、盐水拌匀，稍闷润，待汁液被吸尽后，置炒制容器内，用文火炒干，取出晾凉。筛去碎屑。香附每 100kg，用生姜 5kg（取汁），米醋、黄酒各 10kg，食盐 2kg（清水溶化）。

【化学成分】主要含有挥发油，油中的主要成分为香附烯、香附醇、β- 芹子烯、α- 香附酮、β- 香附酮、广藿香酮、β- 蒎烯、桉叶素、樟烯等。

【药理】抑制子宫的收缩和张力；有雌激素样作用；对中枢神经系统有镇痛、催眠、麻醉作用；对肠道和气管平滑肌有直接抑制作用；对心血管系统有强心和减慢心率的作用；抗炎，抗病原微生物，利胆等。

【文献摘要】

《名医别录》：莎草生田野，二月、八月采。

《新修本草》：此草根名香附子，一名雀头香，所在有之，茎叶都似三棱，根若附子，周匝多毛，交州者最胜，大者如枣，近道者如杏仁许。

《本草图经》：今处处有之，近道生者苗叶如薤而瘦，根如箸头大。

《本草衍义》：莎草，其根上如枣核者，又谓之香附子。

《本草纲目》：莎叶似老韭叶而硬，光泽有剑脊棱，五六月中抽一茎，三棱中空，茎端复出数叶，开青花成穗如黍，中有细子其根有须，须下结子一二枚，转相延生，子上有细黑毛，大者如羊枣而两头尖。采得燎去毛，暴干货之。

【附注】一般孕妇慎用理气行气药，但香附有安胎的作用，可用于胎动不安。《圣惠方》中的二香散即由香附和藿香组成，治疗妊娠恶阻、胎动不安。二香散还用于鼻突失嗅觉。《现代中药药理学》中用香附、木贼外洗治愈青年扁平疣 2 例；用香附治腰痛 2 例，腰椎肥大 1 例，湿热下注之淋证 1 例，用药后腰痛减轻。

第二节　消乳散结胶囊

一、组方

消乳散结胶囊由柴胡、白芍、香附、夏枯草、瓜蒌、丹参、牡丹皮、当归、全蝎、黄芩、玄参、昆布、牡蛎、猫爪草、土贝母、山慈菇组成。

二、临床应用

疏肝解郁，化痰散结，活血止痛。用于肝郁气滞、痰瘀凝聚所致的乳腺增生，临床表现为乳房作胀，乳房肿块、按之疼痛，胸胁满闷，急躁善怒，苔白脉弦。

三、原料药材

柴胡、白芍、香附、夏枯草、瓜蒌、丹参、牡丹皮、当归、全蝎、黄芩、玄参详见前章节。

昆布

昆布始载于《名医别录》。《吴普本草》曰："纶布，一名昆布。"纶，青丝绶也。纶布即以形命名。郝懿行谓："《释文》：'纶，占顽反。'纶昆声近，故以昆布为纶。"《医学入门》曰："昆，大也，形长大如布，故名昆布。"

【别名】黑菜、鹅掌菜、五掌菜。

【来源】为海带科植物海带 *Laminaria japonica* Aresch. 或翅藻科植物昆布 *Ecklonia kurome* Okam. 的干燥叶状体。

【产地与资源】海带生于肥沃海区大干潮线 2～3m 深的岩礁、木桩上。野生者分布于辽宁、山东、浙江、福建、广东；人工养殖主产于浙江、江苏、福建、广东沿海地区。昆布生于肥沃海区大干潮线 7～8m 深的岩礁上，主产于浙江、福建。目前市场上几乎都是海带，昆布很少见。

【采收加工】一般于夏、秋季选晴天低潮时下海采割，用长柄刀或收割器将采割下来的昆布捞出，摊在海滩上晒干，捆成把即可。

【药材性状】海带卷曲折叠成团状，或缠结成把。全体呈黑褐色或绿褐色，表面附有白霜。用水浸软则膨胀成扁平长带状，长 50～150cm，宽 10～40cm，中部较厚，边缘较薄而呈波状。类革质，残存柄部扁圆柱状。气腥，味咸。

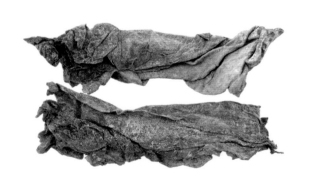

图 9-2-1　昆布药材

昆布片部卵形或扁圆形，1～2 次羽状深裂，裂片长舌状，边缘有疏齿或全缘。气腥，微咸。水浸泡，手捻分层。

以片大、体厚、色青绿者为佳。

【功能与主治】消痰，软坚散结，利水消肿。用于瘿瘤，瘰疬，睾丸肿痛，痰饮水肿。

【炮制】除去杂质，漂净，稍晾，切宽丝，晒干。

【化学成分】①多糖化合物：褐藻酸盐，系褐藻酸及其钠、钾、铵、钙盐等；岩藻依多糖，系含硫酸根、岩藻糖和其他组分的多糖化合物；海带淀粉，系 β-1，3 葡聚糖的直链聚合物。②脂多糖和 3 个水溶性含砷糖。③胡萝卜素，维生素 B_1、B_2、C、P、硫，钾，镁，钙，磷，铁，锰，钼，碘，铝，磷酸根，碳酸根，硫酸根等。④褐藻酸及其钠盐、海带淀粉、甘露醇、维生素、卤化物、硫酸盐、磷酸盐、碘和其他微量元素。⑤抗凝血的聚硫酸盐藻多糖 B-Ⅰ、C-Ⅰ、C-Ⅱ。⑥抗纤溶酶的二苯双噁衍生物鹅掌菜酚等。

【药理】对心血管系统有兴奋心脏、收缩离体心房和降压作用；降血脂，抗凝血，降血糖，抗肿瘤，抗放射；能明显增强机体免疫功能；松弛药物引起的肠道平滑肌收缩，拮抗组胺。

【文献摘要】

《名医别录》：昆布生东海。

《本草经集注》：今唯出高丽，绳把索之如卷麻，作黄黑色，柔韧可食。

《海药本草》：谨按《异志》：生东海水中，其草顺流而生，新罗者黄黑色，叶细，胡人采得搓之为索，阴干，舶上来中国。

《本草纲目》：昆布生登、莱者，搓如绳索之状。出闽、浙者，大叶似菜。盖海中诸菜性味相近，主疗一致。虽稍有不同，亦无大异。

【附注】产于辽宁、山东、浙江等地的裙带菜，又名裙带、海芥菜，实际也是昆布药材的来源之一。本品的特点是片部 1 次羽状深裂，中央有隆起的中肋。气腥，微咸。

牡蛎

牡蛎始载于《神农本草经》。李时珍曰："道家方以左顾是雄，故名牡蛎，右顾则牝砺也……其生着石，皆以口在上。举以腹向南视之，口斜向东，则是左顾。"砺，"言其粗大也"。

【别名】海蛎子、蚝壳。

【来源】为牡蛎科动物长牡蛎 *Ostrea gigas* Thunberg、大连湾牡蛎 *Ostrea talienwhanensis* Crosse 或近江牡蛎 *Ostrea rivularis* Gould 的贝壳。

【产地与资源】我国沿海地区均产。长牡蛎主产于山东以及北至东北沿海。大连湾牡蛎主产于辽宁、河北、山东等沿海地区。近江牡蛎主产地较广，北起东北，南至广东省、海南省沿海地区。多为野生，现沿海地区、江河入海口已有养殖。

牡蛎生于海水中，分为左壳和右壳。左壳，又称"下壳"，较大而厚，固着岩石上或其他物体上；右壳，又称"上壳"，较小且较薄。习惯认为左壳质量较好，故称"左牡蛎"。

【采收加工】全年均可生产。以冬、春二季产量较大。渔民从海水中牡蛎固着的岩石或其他物体上敲取，亦有海水落潮时在海滩上拾来的。肉供食用，将壳洗净晒干即可。

【药材性状】3 种牡蛎药材性状比较见表 9-2-1。

表 9-2-1　3 种牡蛎药材性状比较

品种	整体性状	左壳	右壳
长牡蛎	呈长片状，背腹缘几乎平行，长 10～50cm，高 4～15cm。气微，味微咸	左壳凹陷深，鳞片较右壳粗大，壳顶附着面小。质硬，断面层状，洁白	右壳较小，鳞片坚厚，层状或层纹状排列。壳外面平坦或具数个凹陷，淡紫色、灰白色或黄褐色；内面瓷白色，壳顶两侧无小齿
大连湾牡蛎	呈类三角形，背腹缘呈"八"字形。气微，味微咸	左壳同心鳞片坚厚，自壳顶部放射肋数个，明显，内面凹下呈盒状，铰合面小。断面厚 0.3～13mm，层次不明显角质层重叠	右壳外面淡黄色，具疏松的同心鳞片，鳞片起伏呈波浪状，内面白色
近江牡蛎	呈圆形、卵圆形、三角形等。无臭，味微咸	左壳凹陷，大而厚	右壳外表面稍不平，稍小，有灰、紫、棕、黄等色，环生同心鳞片，幼体者鳞片薄而脆，多年生者，鳞片厚而坚。内表面白色，边缘有时淡紫色。质硬，断面层状明显，厚 2～10mm

均以个大、整齐、质坚、内面光洁、色白者为佳。

【功能与主治】重镇安神，潜阳补阴，软坚散结。用于惊悸失眠，眩晕耳鸣，瘰疬痰核，癥瘕痞块。煅牡蛎收敛固涩，制酸止痛，用于自汗盗汗、遗精滑精、崩漏带下、胃痛吞酸。

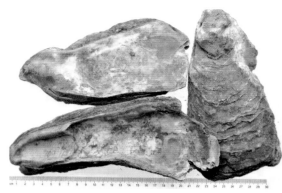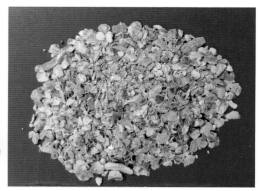

图 9-2-2　牡蛎药材和饮片

【炮制】煅牡蛎，取净牡蛎置耐火容器内或无烟炉火上，用武火加热，煅至酥脆时取出，放凉，碾碎。

【化学成分】含碳酸钙 80%～85%，并含磷酸钙、硫酸钙、氧化铁、氧化铝、氧化镁、氧化硅等。另含硬蛋白质和水解氨基酸等。不同牡蛎无机元素含量及种类均有差异。

【药理】增强免疫，镇静，抗胃溃疡，调节电解质平衡，局部有麻醉作用等。

【文献摘要】

《名医别录》：生东海池泽，采无时。

《本草经集注》：今出东海、永嘉、晋安皆好。生著石，皆以口在上，举以腹向南视之，口即向东侧是，或云以尖头左顾者，未详孰是，例以大者为好。又，生广州亦如此，但多右顾，不用尔。丹方以泥釜，皆除其甲口，只取脒脒如粉处尔。

《蜀本草》：海中蚌属，以牡者良。今莱州昌阳县海中多有二月、三月采之。

《本草图经》：今海旁皆有之，而南海、闽中及通、泰间尤多。此物附石而生，魂礌相连如房，故名砺房，一名嵲山，晋安人呼为蚝莆。初生海边才如拳石，四面渐长，有一二丈者，崭岩如山。每一房内有蚝肉一块，肉之大小随房所生，大房如马蹄，小者如人指面。每潮来则诸房开，有小虫入则合之以充腹。海人取之皆凿房以烈火逼开之，挑取其肉当食，其味美好更有益也。

《本草纲目》：南海人以其砺房砌墙，烧灰粉墙，食其肉谓之砺黄。

【附注】除上述几种大型种类外，尚有小型种类的壳也可供药用，如褶牡蛎、棘刺牡蛎、咬齿牡蛎等的贝壳。

猫爪草

猫爪草始载于《中草药手册》。《中华本草》曰："块根数枚，短而成丛，先端质硬，形如猫爪。故名。"

【别名】猫爪儿草、三散草。

【来源】为毛茛科植物小毛茛 *Ranunculus terrnatus* Thunb. 的干燥块根。

【产地与资源】生于平原湿草地、田边荒地或山坡草丛中，在海拔 1000m 以上的中山山地亦可见生长。分布于河南、江苏、安徽、浙江、江西、福建、台湾、湖北、湖南、广东、广西、四川、贵州、云南等地。药材主产于长江中下游各地及河南南部。现河南、江苏、安徽等地均有种植，陕西渭南和汉中也有少量种植。一般用种子繁殖，也可分株繁殖。

【采收加工】栽种 2～3 年后，于秋末或早春采挖。挖回后，除去茎叶及须根，洗净泥土，晒干。

【植物形态】多年生小草本，块根数个簇生，肉质，近纺锤形或近球形。茎高 10 ～ 17cm。基生叶丛生，有长柄，三出复叶或 3 浅裂至 3 深裂的单叶，茎生叶多无柄，较小。聚伞花序有花 1 ～ 3 朵，花瓣 5 片，黄色；多数瘦果集成球状聚合果。花期 3 ～ 4 月，果期 4 ～ 5 月。

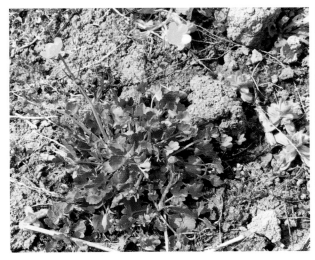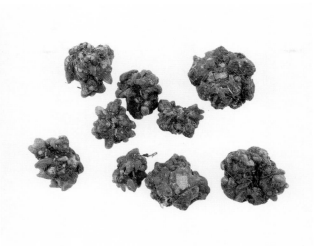

图 9-2-3　猫爪草植物和药材

【药材性状】由数个至数十个纺锤形的块根簇生，形似猫爪，长 3 ～ 10mm，直径 2 ～ 3mm，顶端有黄褐色残茎或茎痕。表面黄褐色或灰黄色，久存色泽变深，微有纵皱纹，并有点状须根痕和残留须根。质坚实，断面类白色或黄白色，空心或实心，粉性。气微，味微甘。以色黄褐、质坚实者为佳。

【鉴别要点】由数个至数十个纺锤形的块根簇生，形似猫爪；断面白色，粉性。

【功能与主治】化痰散结，解毒消肿。用于瘰疬痰核，疔疮肿毒，蛇虫咬伤。

【炮制】除去须根和泥沙，晒干

【化学成分】主要含挥发油、内酯类、甾醇类、不饱和脂肪酸、微量元素、多糖、氨基酸等。

【药理】有抗肿瘤、抗结核、调节免疫功能、抗氧化等作用。近年来，临床发现猫爪草具有较好的抗肿瘤和抗结核活性。

【文献摘要】

《中药材手册》：本品为民间治疗淋巴结结核的良药。在纲目及纲目拾遗中均未记载。主产于河南信阳专区等地。此外，江苏、浙江各地亦产。冬初采收。将根挖出后，除去地上茎叶，晒干即可。民间用作治颈上瘰疬结核（俗称老鼠疮）。

【附注】治疗颈淋巴结核，可取猫爪草 15g，夏枯草 15g，皂角 9g，天冬、麦冬、百部各 6g，水煎服，每日 1 剂，连服 30 日。

🌿 土贝母

土贝母始载于《本草从新》。《中华本草》曰：本品药用肉质块茎，与贝母相似，又呈苦胆形，故有"土贝""大贝母""地苦胆"诸名。

【别名】土贝，地苦胆，草贝，大贝母。

【来源】为葫芦科植物土贝母 *Bolbostemma paniculatum*（Maxim.）Franquet 的干燥块茎。

【产地与资源】生于阴山坡、林下，分布于辽宁、河北、河南、山东、山西、陕西、甘肃、湖北、湖南、四川、云南等地。现已广泛栽培，主产于河南、陕西、山西、河北。

【采收加工】秋季采挖，洗净，掰开，煮至无白心，取出，晒干。

【植物形态】多年生攀援草本。鳞茎肥厚，肉质，白色，扁球形或不规则球形，直径可达 3cm，茎细弱，长达数米，无毛，卷须单一或分 2 叉。叶片轮廓心形或卵形，掌状 5 深裂，再 3～5 浅裂。花淡绿色。花期 6～8 月，果期 8～9 月。

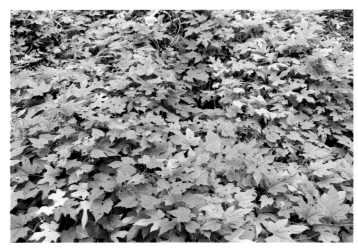
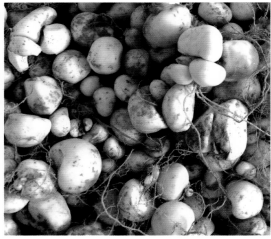

图 9-2-4　土贝母植物和鲜块茎

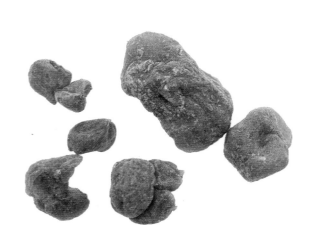

图 9-2-5　土贝母药材

【药材性状】为不规则的块，大小不等。表面淡红棕色或暗棕色，凹凸不平。质坚硬，不易折断，断面角质样，气微，味微苦。

【鉴别要点】大小与浙贝母相似。浙贝母单鳞茎外形呈新月形；土贝母呈块状。

【功能与主治】解毒，散结，消肿。用于乳痈，瘰疬，痰核。

【化学成分】主要含有秋水仙素，三萜类土贝母糖苷Ⅰ、Ⅱ、Ⅲ、Ⅳ、Ⅴ。

【药理】主要有抗癌和抗炎作用。

【文献摘要】

《本草纲目拾遗》：一名大贝母。《本草镜》云：土贝形大如钱，独瓣不分，与川产迥别，各处皆产，有出自安徽六安之安山者，有出江南宜兴之章注者，有出宁国府之孙家埠者，浙江唯宁波鄞县之樟树村及象山有之，入药选白大而燥，皮细者良。

【附注】土贝母之名虽然首次出现在《本草从新》中，但在唐宋时期已有记载。如陆玑诗疏曰："叶如瓜蒌而细小，其子在根下如芋子，正白。"张子诗有"贝母阶前蔓百寻"。《本草图经》中的蔓生贝母即为此。

🍃 山慈菇

山慈菇始载于唐代《本草拾遗》。《本草拾遗》曰："生山中湿地，一名金灯花，叶似车前，根如慈菇。"因此而得名。

【别名】金灯花、鹿蹄草、山茨菇、慈姑、毛慈姑、人头七。

【来源】为兰科植物杜鹃兰 Cremastra appendiculata（D.Don）Makino、独蒜兰 Pleione bulbocodioides（Franch.）Rolfe 或云南独蒜兰 Pleione yunnanensis Rolfe 的干燥假鳞茎。前者习称"毛慈菇"，后二者习称"冰球子"。

【产地与资源】杜鹃兰生于海拔 500～2900m 的山坡及林下阴湿处，分布于陕西、山西、甘肃、安徽、河南、湖北、湖南、浙江、江西、江苏、广东、台湾、贵州、四川、云南、西藏。独蒜兰生于海拔 630～3000m 的林下、林缘或沟谷旁有泥土的石壁上，分布于陕西、甘肃、安徽、浙江、江西、河南、湖北、湖南、广西、贵州、四川、云南、西藏。云南独蒜兰生于海拔 1100～3500m 的灌木林缘或苔藓覆盖的岩石，分布于四川、贵州、云南、西藏。

以上 3 种药材主产于四川、贵州、云南。目前全为野生，未见有栽培报道。

【采收加工】4～6 月花未开时或秋季地上叶子开始变黄时采挖，除去地上部分及泥沙，按大小分开，置沸水锅中蒸煮至透心，干燥。干透后撞去粗皮或不撞皮。

【植物形态】3 种山慈菇植物形态比较见表 9-2-2。

表 9-2-2　3 种山慈菇植物形态比较

品种	假鳞茎	花	蒴果
杜鹃兰	卵球形，肉质，顶生 1～2 片叶，叶披针状长椭圆形	花茎直立，疏生 3 叶鞘，抱茎，总状花序疏生 5～22 朵花，下垂，绿色至红紫色	长 2～2.5cm，下垂
独蒜兰	卵形或卵状圆锥形，上端有颈，顶端 1 叶，叶窄椭圆状披针形或近倒披针形。花期叶幼嫩	花葶生于无叶假鳞茎基部，下部包在圆筒状鞘内，顶端具 1（2）花，粉红至淡紫色，唇瓣有深色斑	长 2.7～3.5cm
云南独蒜兰	瓶状，顶有杯状齿状。叶顶生 1 片，披针形	花顶生 1 朵，花先于叶出现，淡紫色	同独蒜兰

【药材性状】毛慈菇呈不规则扁球形或圆锥形，顶端渐突起，基部有须根痕。长 1.8～3cm，膨大部直径 1～2cm。表面黄棕色或棕褐色，有纵皱纹或纵沟，中部有 2～3 条微突起的环节，节上有鳞片叶干枯腐烂后留下的丝状纤维。质坚硬，难折断，断面灰白色或黄白色，略呈角质。气微，味淡，带黏性。

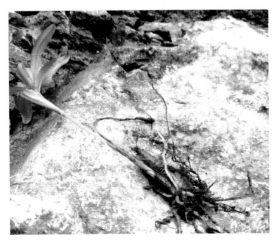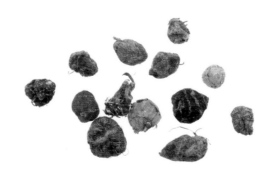

图 9-2-6　冰球子植物和山慈菇药材

冰球子呈圆锥形，瓶颈状或不规则团块，直径 1～2cm，高 1.5～2.5cm。顶端渐尖，尖端断头处呈盘状，基部膨大且圆平，中央凹入，有 1～2 条环节，多偏向一侧。撞去外皮者表面黄白色，带表皮者浅棕色，光滑，有不规则皱纹。断面浅黄色，角质半透明。

以身干、个大、形体完整、有明显金黄色环纹（俗称"玉带缠腰"）、质坚、半透明、断面白色、明亮者为佳。

【功能与主治】清热解毒，化痰散结。用于痈肿疔毒，瘰疬痰核，蛇虫咬伤，癥瘕痞块。

【炮制】除去杂质，水浸约 1 小时，润透，切薄片，干燥或洗净干燥，用时捣碎。

【化学成分】主要含杜鹃兰素 I 和 II 等。

【药理】抗肿瘤，抗菌，抗辐射，降血糖，镇痉，增强骨髓造血功能，降压，阻断毒蕈碱 M3 受体，激活酪氨酸酶，抑制细胞分裂等。

【文献摘要】

《本草拾遗》：山慈菇根，有小毒。主痈肿、疮瘘、瘰疬结合等，醋磨敷之。亦剥人面皮，除䵟黯。生山中湿地，一名金灯花，叶似车前，根如慈菇。

【附注】目前市场上有多种植物的根茎或鳞茎或块根作山慈菇。其大致分为 3 类，一是光慈菇（百合科老鸦瓣的球茎），二是毛慈菇（兰科杜鹃兰、独蒜兰及近缘多种植物的假球茎），三是金果榄（防己科青牛胆的块根）。应以《本草拾遗》最早记载的山慈菇，即兰科杜鹃兰的假鳞茎为正品。

第三节　宫瘤消胶囊

一、组方

宫瘤消胶囊由牡蛎、香附、土鳖虫、三棱、莪术、白花蛇舌草、仙鹤草、牡丹皮、党参、白术、吴茱萸组成。

二、临床应用

活血化瘀，软坚散结。用于子宫肌瘤属气滞血瘀证者，临床表现为月经量多、有大小血块、经期延长，或有腹痛，舌暗红，或边有瘀斑，脉细弦或细涩。

三、原料药材

牡蛎、香附、土鳖虫、三棱、莪术、白花蛇舌草、仙鹤草、牡丹皮、党参、白术详见前章节。

🌿 吴茱萸

吴茱萸始载于《神农本草经》。吴，指吴地（今苏州一带），为本品原产地。"茱萸"二字义不详。一说"茱"通"朱"，指果实成熟时之颜色（紫红）；"萸"，指果实成熟时之形态。

【别名】吴萸、茶辣、漆辣子、辟邪翁。

【来源】为芸香科植物吴茱萸 *Euodia rutaecarpa* (Juss.) Benth.、石虎 *Euodia rutaecarpa* (Juss.)

Benth *var. officinalis*（Dode）Huang 或 疏 毛 吴 茱 萸 *Euodia rutaecarpa*（Juss.）Benth. *var. bodinieri*（Dode）Huang 的干燥近成熟果实。

【产地与资源】吴茱萸主要来源于栽培品，亦有少量来源于野生资源，主要分布于贵州、四川、云南、湖北、湖南、浙江、福建。石虎主要分布于贵州、四川、湖北、湖南、浙江、江西及广西。疏毛吴茱萸主要分布于贵州、江西、湖南、广东及广西。吴茱萸商品主产于贵州铜仁、松桃、印江、德江、沿河、江口、务川、凤岗、习水、遵义、镇远、施秉、安顺、清镇、关岭，重庆西阳、秀山、彭水、石柱、黔江、开县、忠县，湖北利川、恩施，云南富宁、广南、丽江、云龙，湖南新晃、保靖、湘阴，广东怀集，广西百色、龙州，福建泰宁，浙江缙云，安徽广德、贵池，江西鄱阳、靖安，陕西洋县、城固、南郑、镇巴、略阳、石泉等地。吴茱萸有 3 个道地产区，分别是产于贵州、湖南、重庆交界处的贵州铜仁，湖南新晃，重庆黔江、西阳、秀山及周边地区的吴茱萸，量大质优。过去因交通不便，多集散于湖南常德，称为"常吴萸"；产于浙江丽水缙云、金华磐安、杭州临安及其周边地区者，称为"杜吴萸"；产于江西樟树及周边地区者，称为"江吴萸"。这 3 个产区产的药材均为道地药材。

野生于低海拔的灌丛、疏林下或林缘，野生较少。多栽培于村旁、路边、低山、丘陵空地上。喜温暖、阳光充足、土质肥沃疏松、排水良好的酸性土壤。

【采收加工】7 ～ 8 月待果实呈茶绿色而果实尚未开裂时，在露水未干前，剪下果枝，晒干或低温干燥，除去枝、叶、果梗等杂质。

【植物形态】灌木或小乔木，高达 9m。奇数羽状复叶，小叶背面稀见覆盖有白粉及乳头状突起，全缘或有不明显的钝锯齿。雄雌异株，聚伞花序顶生，外面无毛或被疏毛，内面近无毛至被柔毛。蒴果通常有 5 个心皮。花期 4 ～ 6 月，果期 8 ～ 11 月。

【药材性状】呈球形或略呈五角状扁球形，直径 2 ～ 5mm。表面暗黄绿色至褐色，粗糙，有多数点状突起或凹下的油点。顶端有五角星状的裂隙，基部残留被有黄色茸毛的果梗。质硬而脆，横切面可见子房 5 室，每室有淡黄色种子 1 粒。气芳香浓郁，味辛辣而苦。

以饱满、色绿、香气浓烈者为佳。

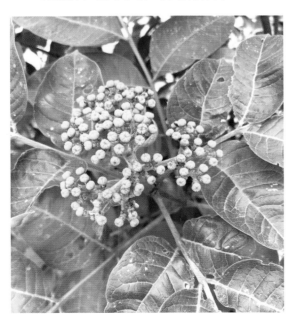
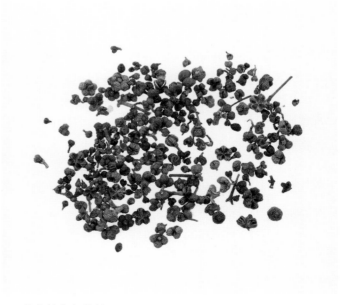

图 9-3-1　吴茱萸植物和药材

表9-3-1 3种植物形态比较

比较	吴茱萸	石虎	疏毛吴茱萸
小枝	具有特殊的刺激性气味。幼枝、叶轴及花轴均被锈色绒毛	具有较浓的特殊刺激性气味	小枝被黄锈色或丝光质的疏长毛。叶轴被长柔毛
叶片	小叶5～9片，椭圆形至卵形，先端聚狭成短尖，全缘或有不明显的钝锯齿，侧脉不明显，两面均被淡黄褐色长柔毛，脉上尤多，有明显的油点	小叶3～11片，叶片较狭，长圆形至狭披针形，先端渐尖或长渐尖，各小叶片相距较疏远，侧脉较明显，全缘，两面密被长柔毛，脉上最密，油腺粗大	小叶5～11片，叶形变化较大，长圆形、披针形、卵状披针形，上表面中脉略被疏短毛，下面脉上被短柔毛，侧脉清晰，油腺点小
花轴	花轴粗壮，密被黄褐色长柔毛	花序轴常被淡黄色或无色的长柔毛	同前
果序	成熟果序紧密。种子黑色，有光泽	成熟果序较吴茱萸稀散。种子带蓝黑色	同前

【鉴别要点】球形或略呈五角状扁球形，绿褐色，顶端有五角星状的裂隙，气芳香浓郁，味辛辣而苦。

【功能与主治】散寒止痛，降逆止呕，助阳止泻。用于厥阴头痛，寒疝腹痛，寒湿脚气，经行腹痛，脘腹胀痛，呕吐吞酸，五更泄泻。

【炮制】

1. 吴茱萸　取原药材，除去杂质，洗净，干燥。

2. 制吴茱萸　取甘草切片或破碎，加适量煎汤，去渣，趁热加入净吴茱萸，泡至裂开或煮沸至透，汤液被吸尽后，再用文火炒至微干，取出，晒干。

【化学成分】主要含生物碱类（吲哚类生物碱、喹诺酮类生物碱及其他生物碱）、柠檬苦素类、挥发油类等成分。还含挥发油0.4%以上，油中的主要成分为吴茱萸烯、罗勒烯、吴茱萸内酯等。

【药理】①对消化系统的作用：抗实验性胃溃疡，影响胃肠运动，保肝利胆。②对中枢神经系统有镇痛作用。③对心血管系统的作用：对实验动物有升压和降压双向作用，能增强实验动物心肌收缩力和心脏功能，对心肌损伤有一定保护作用。④抑制纤维蛋白血栓形成及延长凝血时间。⑤对子宫平滑肌产生收缩作用。⑥抗菌杀虫作用。

【文献摘要】

《名医别录》：吴茱萸生上谷川谷及冤句，九月九日采，阴干。陈久者良。

《本草拾遗》：茱萸南北总有，入药以吴地者为好，所以有吴之名也。

《本草图经》：今处处有之，江浙、蜀汉尤多，木高丈余，皮青绿色，叶似椿而阔厚，紫色，三月开红紫细花，七月、八月结实似椒子，嫩时微黄，至熟则深紫，或去颗粒紧小，经久色青绿者是吴茱萸，颗粒大，经久色黄黑者是食茱萸。

《本草纲目》：茱萸枝柔而肥，叶长而皱，其实结于梢头，累累成簇而无核，与椒不同，一种粒大，一种粒小，小者入药为胜。

【附注】

（1）有大花吴茱萸与小花吴茱萸之分。大花吴茱萸来源于吴茱萸，其果实单个或数个集结在一起，有时果实开口，以不开口者为好；小花吴茱萸来源于石虎或疏毛吴茱萸，果实较小，表面呈绿豆色，质量较优。

（2）同科植物臭辣子是常见的吴茱萸伪品。其蓇葖果4～5个上部离生，直径4～7mm；外表面红棕色至暗棕色，有许多点状突起的油点，内表面类白色，密被细毛；内果皮常与果皮分离脱出，呈翼状，表面黑色，有光泽；有不适的臭气，味辛而麻。

（3）吴茱萸有个别名，叫"辟邪翁"，《淮南万毕术》云："井上宜种茱萸，叶落井中，人饮其水，无瘟疫，悬其子于屋，辟鬼魅。"这说明吴茱萸有驱疫防病的作用。这与现代研究"其香味能改善人的精神状况，增强人抵抗疾病的能力"相吻合。

（4）唐代诗人王维的《九月九日忆山东兄弟》中"遥知兄弟登高处，遍插茱萸少一人"的"茱萸"就是吴茱萸。古时在黄河中下游、淮河、长江流域等地的民间有一种风俗习惯，每年农历九月初九重阳节时，采茱萸插戴头上，称为"插茱萸"，或用茱萸制成囊佩带，俗信能驱邪治病。农历九月初九正是吴茱萸果红气芳香之时。

第四节　妇科调经胶囊

一、组方

妇科调经胶囊由当归、川芎、香附、炒白术、白芍、赤芍、延胡索、熟地黄、大枣、甘草组成。

二、临床应用

养血，调经，止痛。用于月经不调、经期腹痛。

三、原料药材

当归、川芎、香附、白术、白芍、赤芍、延胡索、地黄、大枣、甘草详见前章节。

第五节　田七痛经胶囊

一、组方

田七痛经胶囊由三七、五灵脂、蒲黄、延胡索、川芎、木香、小茴香、冰片组成。

二、临床应用

通调气血，止痛调经。用于经期腹痛及因寒所致的月经失调。

三、原料药材

三七、五灵脂、蒲黄、延胡索、川芎、木香、冰片详见前章节。

小茴香

小茴香始载于《新修本草》。"茴"字声符"回"，兼表意。《千金翼方·食治》曰："除口气，臭肉和水煮，下小许，即无臭气，故曰茴香。酱臭末中亦香。"即有去臭气、回复香气之功，以此得名茴香。李时珍曰："怀香，俚人俗多怀之衿衽咀嚼，恐蘘香之名或以此也。"

【别名】怀香、小香。

【来源】为伞形科植物茴香 Foeniculum vulgare Mill. 的干燥成熟果实。

【产地与资源】全国各地均有栽培，主产于内蒙古、山西、黑龙江。以内蒙古产者为优，山西产量较大。小茴香用种子繁殖。春、秋皆可播种。喜温暖凉爽气候，耐盐，适应性强。

【采收加工】秋季（8～10月）果实初熟（呈黄绿色，并有淡黑色纵线）时采割植株，晒干，打下果实，除去杂质。

【植物形态】多年生草本，有强烈的香气，全体有白粉，无毛；茎直立，有棱，上部分枝。茎生叶三至四回羽状分裂，最终裂片线性至丝状，叶柄基部呈鞘状，抱茎。复伞花序顶生；花小，金黄色，双悬果黄绿色，有5条隆起的纵棱。花期7～9月，果期8～10月。

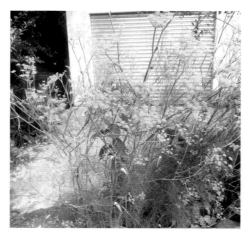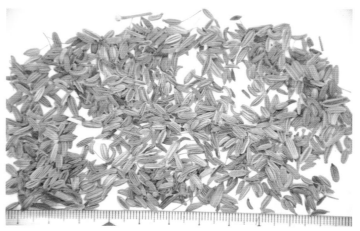

图 9-5-1　小茴香植物和药材

【药材性状】为双悬果，呈圆柱形，有的稍弯曲，长4～8mm，直径1.5～2.5mm。表面黄绿色或淡黄色，两端略尖，顶端残留有黄棕色突起的柱基，基部有时有细小的果梗。分果呈长椭圆形，背面有纵棱5条，接合面平坦而较宽。横切面略呈五边形，背面的四边约等长。有特异香气，味微甜、辛。

以粒大饱满、黄绿色、气味浓香者为佳。

【鉴别要点】分果呈长椭圆形，背面有纵棱5条，接合面平坦而较宽；横切面略呈五边形，背面的四边约等长；香气特异。

【功能与主治】散寒止痛，理气和胃。用于寒疝腹痛，睾丸偏坠，痛经，少腹冷痛，脘腹胀痛，食少吐泻。盐小茴香暖肾散寒止痛，用于寒疝腹痛、睾丸偏坠、经寒腹痛。

【炮制】盐小茴香，除去杂质，取净小茴香用盐水拌匀，略闷，待盐水被吸尽后，置炒制容器内，用文火炒至微黄色，略鼓起即有香气溢出时，取出放凉。

【化学成分】①脂肪油：小茴香果实中含脂肪油约18%，其中，洋芫荽子酸60%、油酸22%、亚油酸14%、棕榈酸4%；尚含大量的十八醇、花生酸、山嵛酸、豆甾醇、7-羟基香豆精、6,7-二羟基香豆素、齐墩果酸、胆碱和乙酰胆碱等。②挥发油：3%～6%。主要有苯甲醚、反式茴香脑、爱草脑、小茴香酮，尚含 α- 烯、茨烯、二戊烯、茴香醛、茴香酸、苯甲醚、东当归肽内酯和亚丁基苯酚等。③甾醇及糖苷：主要为甾醇基 -β- 呋喃果糖苷、谷甾醇、豆甾醇、菜油甾醇等。④氨基酸：主要为谷氨酸、谷酰胺、天门冬氨酸、天门冬酸、脯氨酸、精氨酸、丙氨酸和 γ- 氨基丁酸等。⑤其他：小茴香果实中还含有丰富的维生素 E、维生素 B_1、维生素 B_2、核黄素、胡萝卜素及微量元素（Fe、Cu、Zn、Mn、Se）等。

【药理】促进胃肠道蠕动，抗溃疡，利胆；可使气管内液体增加，松弛气管平滑肌；促进肝组织再生；性激素样作用。小茴香聚多糖具有抗肿瘤作用。挥发油对真菌孢子、鸟型结核杆菌、金黄色葡萄球菌有灭菌作用。

【文献摘要】

《新修本草》：怀香子，叶似老胡荽极细，茎粗，高五六尺，丛生。

《本草图经》：《本经》不载所出，今交、广、诸番及近郡皆有之。入药多用番舶者，或云不及近处者有力。三月生叶，似老胡荽，极疏细，作丛，至五月高三四尺；七月生花，头如伞盖，黄色，结实如麦而小，青色，北人呼为土茴香。茴、怀声近，故云耳。八九月采实，阴干，今近道人家园圃种之甚多。

《本草衍义》：怀香子，今人止呼为茴香。

《本草蒙筌》：小茴香，家园栽种，类蛇床子，色褐轻虚。

《救荒本草》：今处处有之，人家园圃多种，苗高三四尺，茎粗如笔管，旁有淡黄裤叶，拊茎而生。裤叶上发生青色细叶，似细蓬叶而长，极疏细如丝发状。裤叶间分生叉枝，梢头开花，花头如伞盖，结子如莳萝子，微大而长，亦有线瓣。采苗叶煠熟，换水淘净，油盐调食。

《本草纲目》：茴香宿根，深冬生苗，作丛，肥茎丝叶，五六月开花如蛇床花而色黄，结子大如麦粒，轻而有细棱，俗呼为大茴香，今唯以宁夏出者第一。其他出者小，谓之小茴香。自番舶来者，实大如柏实，裂成八瓣，一瓣一核，大如豆，黄褐色，有仁，味更甜，俗呼舶茴香，又曰八角茴香（广西左右江峒中亦有之），形色与中国茴香迥别，但气味同耳。北人得之，咀嚼荐酒。八角茴香亦名大茴香，本品比之则甚小，故名小茴香。八角茴香古时多从舶来，小茴香则为本土自产，故称土茴香、野茴香。因形如麦粒，又称谷茴香、谷香、香子诸名。

《植物名实图考长编》：按胡荽结子时，极与茴香相类。

【附注】同科植物莳萝的果实，曾经在吉林、甘肃、内蒙古、四川、贵州、山西、广西等地误作小茴香药用。莳萝果实较小而圆，分果呈广椭圆形，扁平，背棱稍突起，侧棱延展成翅。

第六节　妇科止痒胶囊

一、组方

妇科止痒胶囊由败酱草、白花蛇舌草、蒲公英、横经席、茜草、鸡血藤、当归、延胡索组成。

二、临床应用

清热燥湿，杀虫止痒。用于阴道炎属湿热型患者。

三、原料药材

败酱草、白花蛇舌草、蒲公英、茜草、鸡血藤、当归、醋延胡详见前章节。

🍃 横经席

横经席始载于《常用中草药手册》。因其叶中脉两面隆起，侧脉纤细，密集，呈规则的横行排列，干后两面明显隆起，形似竹席，故名横经席。

【别名】跌打将军、碎骨莲、皮子黄、梳篦王、薄叶红厚壳、独脚风。

【来源】为藤黄科胡桐属植物薄叶胡桐 *Calophyllum membranaceum* Gardn. et Champ. 的干燥全株。《中华本草》收载的入药部位是根，《广西壮族自治区瑶药材质量标准》第一卷收载的入药部位是全株。

【产地与资源】多生长于海拔 200～1000m 山地的疏林或密林中，主产于广东南部、海南、广西南部及沿海部分地区。

【采收加工】全年或秋冬采，趁鲜切片晒干。

【植物形态】灌木至小乔木，高 1～5m，幼枝四棱形，具狭翅。叶薄革质，长圆形或长圆状披针形，顶端渐尖、急尖或尾状渐尖，基部楔形，边缘反卷，两面具光泽，干时暗褐色；中脉两面隆起，侧脉纤细，密集，呈规则的横行排列，干后两面明显隆起。聚伞花序腋生，花通常为 3 朵；花两性，白色略带浅红；花瓣 4 片，倒卵形，等大；雄蕊多数，花丝基部合生成 4 束；果卵状长圆球形，成熟时黄色。花期 3～5 月，果期 8～10 月。

【药材性状】主根呈长圆锥形或圆柱形，粗细不等；表面棕色至淡棕红色，有细纵皱纹，栓皮脱落处呈棕红色。茎圆柱形，表面灰绿色至灰褐色。斜切片椭圆形，厚约 5mm，边缘表面棕色至淡棕色，有细纵皱纹；干枝呈灰色或灰绿色。切面淡黄红色或淡黄色，年轮明显，中心有棕色小髓孔，孔径约 2mm，有的具白色的髓。幼枝四棱形，有翅，黄绿色，有对生的叶柄脱落痕。叶片多破碎，完整者长圆形或披针形，长 6～12cm，宽 1.5～4cm，黄绿色至灰绿色，两面有光泽，无毛，顶端渐尖、急尖或尾状渐尖，基部楔形，全缘，微反卷，中脉两面凸起，侧脉多而细密，排列整齐，与中脉近垂直。有时可见核果，长圆形，直径约 8mm。气微，味苦涩。

【功能与主治】祛风湿，强筋骨，活血止痛。用于风湿痹证，肾虚腰痛，月经不调，痛经，跌打损伤。

【炮制】去除杂质。

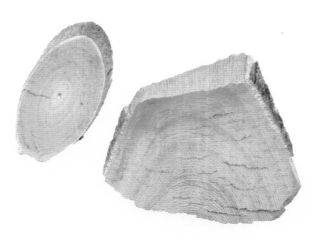

图 9-6-1　横经席药材

【化学成分】含木栓酮、海棠果醇、木栓醇、3，4- 二羟基苯甲酸、穗花杉双黄酮、7- 羟基香豆素、紫花前胡苷、紫花前胡苷元。

【药理】在产地民间用作防腐剂、收敛剂、祛痰剂、利尿剂、催吐泻下剂。

【附注】

（1）从市场上购得的样品为地上全株切片，未见根部，也未见到叶片，应该是冬季采收的。该药材特征为呈椭圆形的斜切片，厚约 5mm，边缘表面呈灰色或灰绿色。切面淡黄红色或淡黄色，年轮明显，中心有棕色小髓孔，孔径约 2mm，多数具白色的髓。气微，味苦涩。

（2）横经席叶可用于外伤出血。藤黄科红厚壳属（又称胡桐属）植物我国有 4 种，分布于西南部至东南部，分别为红厚、薄叶红厚壳、滇南红厚壳、兰屿红厚壳，这 4 种均有药用价值。

第七节　宫血停颗粒

一、组方

宫血停颗粒由黄芪、党参、益母草、枳壳、牡蛎、当归、女贞子、旱莲草、升麻、蒲黄、龙骨组成。

二、临床应用

补益脾肾，化瘀止血。用于脾肾两虚、气虚血瘀而致的月经过多及崩漏。

三、临床研究

具有止血、生新、调节月经周期的作用。

四、原料药材

黄芪、党参、枳壳、牡蛎、当归、女贞子、旱莲草详见前章节。

益母草

益母草始载于《神农本草经》，列在"茺蔚子"条中，原名"茺蔚"。《本草纲目》曰："此草及子皆充盛密蔚，故名茺蔚。"《本草便读》曰："消瘀化水，是其所长。以产母必有瘀浊停留，此物能消之化之，邪去则母受益，故有益母之名。"益母草是根据其功用命名的。

【别名】益母蒿、益母艾、红花艾、坤草、灯笼草、月母草。

【来源】为唇形科植物益母草 Leonurus japonicus Houtt. 的新鲜或干燥地上部分。

【产地与资源】生于田埂、路旁、溪边、河滩、山坡草地等处，尤以向阳地带为多，分布于全国各地。商品主产于河南嵩县、栾川，安徽六安、蚌埠，四川温江、邛崃，江苏南京、镇江，浙江奉化、嵊州。此外广东、广西、河北、山西、陕西等全国大部分地区均产。益母草性喜温暖湿润气候，对土壤要求不严，但以向阳、肥沃、排水良好的砂质土壤栽培为宜。用种子繁殖。

【采收加工】全草在每株开花 2/3 时收获，选晴天齐地割下，随即摊放晾晒，晒干后打成捆，或晾至半干切段晒干。

【植物形态】见"茺蔚子"条。

【药材性状】茎呈方柱形，四面凹下成纵沟，表面灰绿色或黄绿色；体轻，质韧，断面中部有髓。叶片灰绿色，多皱缩、破碎，易脱落，但仍能看到羽状深裂或浅裂成 3 片的叶轮廓。轮伞花序腋生，小花淡紫色，花萼筒状，花冠二唇形。切段者长约 2cm。

以质嫩、叶多、色灰绿者为佳。

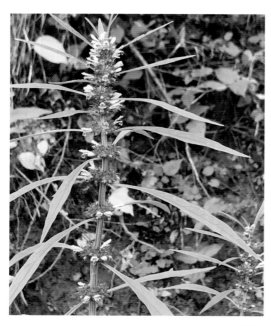
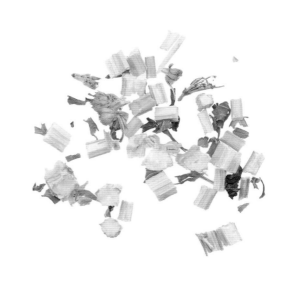

图 9-7-1 益母草植物和饮片

【功能与主治】活血调经，利尿消肿，清热解毒。用于月经不调，痛经经闭，恶露不尽，水肿尿少，疮疡肿毒。

【炮制】

1. 益母草段 取原药材除去杂质、残根，洗净，润透，切段，干燥。

2. 酒益母草 取益母草段喷淋定量黄酒拌匀，稍闷润，待酒被吸尽后，置炒制容器内，用文火炒干，取出晾凉。

【化学成分】全草含益母草碱、水苏碱、芸香碱、延胡索酸、亚麻酸、β- 亚油酸、月桂酸、苯甲酸等。

【药理】兴奋子宫，增强机体细胞免疫功能，抗菌，利尿；对心血管系统有增加冠状动脉流量和减慢心率的作用；抗血小板聚集及抗血栓形成；对呼吸中枢有直接兴奋作用；对肠平滑肌有松弛作用。

【文献摘要】

《名医别录》：一名贞蔚，叶如荏，方茎，子形细长，具三棱。生海滨，五月采。

《经效产宝》：返魂丹注：益母，叶似艾叶，茎类火麻，方梗凹面。四、五、六月，节节开花，红紫色如蓼花，南北随处皆有，白花者不是。于端午、小暑，或六月六日，花正开时，连根收采，阴干，用叶及花、子。

《本草纲目》：茺蔚近水湿处甚繁。春初生苗如嫩蒿，入夏长三四尺，茎方如黄麻茎。其叶如艾叶而背青，一梗三叶，叶有尖歧。寸许一节，节节生穗，丛簇抱茎。四五月间，穗内开小花，红紫色，亦有微白色者。每萼内有细子四粒，粒大如茼蒿子，有三棱，褐色。益母草之根、茎、花、叶、实，并皆入药，可同用。若治手、足厥阴血分风热，明目益精，调女人经脉，则单用茺蔚子为良。若治肿毒疮疡，消水行血，妇人胎产诸病，则宜并用为良。盖其根、茎、花、叶专于行，而子则行中有补故也。

【附注】分布于内蒙古、河北北部、山西、陕西西北部、甘肃等地的细叶益母草的全草也作益母草用。本品茎中部叶呈卵形，基部宽楔形，掌状三全裂，裂片有羽状分裂成线状小裂片。花序上是苞片明显三深裂，小裂片线状。

升麻

升麻始载于《神农本草经》。李时珍曰："其叶似麻，其性上升，故名。"

【别名】龙眼根、周麻、窟窿牙根、绿升麻。

【来源】为毛茛科植物大三叶升麻 *Cimicifuga heracleifolia* Kom.、兴安升麻 *Cimicifuga dahurica* (Turcz.) Maxim. 或升麻 *Cimicifuga foetida* L. 的干燥根茎。

【产地与资源】大三叶升麻生长于海拔1000m以下的山坡草丛中或林缘灌丛中，分布于辽宁、吉林、黑龙江及内蒙古。商品主产于辽宁本溪、凤城、铁岭，吉林永吉、桦甸，黑龙江尚志、五常、铁力等地，习称"关升麻"。

兴安升麻生于山地林缘灌丛、山坡树林或草地中，分布于黑龙江、吉林、河北、山西、内蒙古等地，辽宁、河南、湖北亦有分布。商品主产于河北承德、龙关、赤城、张家口，北京怀柔、密云、延庆、平谷、昌平、门头沟、房山及山西、内蒙古等地，习称"北升麻"。以河北和山西产量大。

升麻生于山地林缘、林中或路旁草丛中，分布于河南、山西、湖北、陕西、宁夏、甘肃、青海、四川、云南、西藏等地。商品主产于四川南坪、松潘、都江堰、西昌及青海、陕西、甘肃等地，河南、湖北、云南亦产。四川产量大，习称"川升麻"。

目前，升麻主要为野生，人工种植未形成商品。升麻喜温暖湿润气候。耐寒，当年幼苗在－25℃低温下能安全越冬。幼苗期怕强光直射，开花结果期需要充足光照，怕涝，忌土壤干旱，喜微酸性或中性的腐殖质土，在碱性或重黏土中栽培生长不良。用种子繁殖。种子生命力较弱，种子采收后室内干燥贮存2个月，发芽率在10%以下，贮存1年后多数不能发芽。

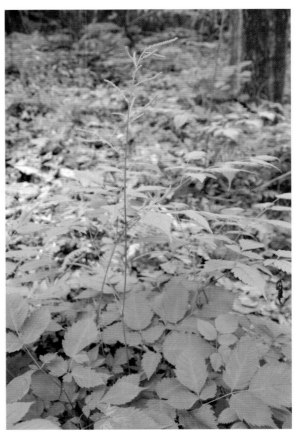

图 9-7-2　升麻植物

【采收加工】一般在秋季地上部分枯萎时采收，挖出根茎，去净泥土，晒至七八成干时（此时细根已干，根茎未干），将其放在用铁丝编制的燎床上，下面烧火，随时翻动，以燎去细根为准；现在在产区，摊在晒场上，晒至七八成干时，用喷火枪边烧边翻，至烧净细根，最后再放入机械设备中撞净（此时根茎未干不影响质量），晒干。在陕西汉中产地有"火烧棒打升麻"的俗语。

【植物形态】3 种升麻植物形态比较见表 9-7-1。

表 9-7-1　3 种升麻植物形态比较

比较		大三叶升麻	兴安升麻	升麻
相同点		多年生草本。根状茎粗壮，表面黑色，有许多下陷圆洞状的老茎残迹。茎直立；苞片钻形；萼片 5 片，花瓣状，黄白色，倒卵状圆形或宽椭圆形，早落；心皮离生；蓇葖果长圆形，具果柄长。种子椭圆形		
不同点	茎	茎高 1m 或更高，无毛	高达 1m，无毛或微被毛	高 1～2m，上部有分枝，被短柔毛
	上部叶	茎上部叶通常为一回三出复叶	茎上部叶似下部叶，但较小，具短柄	叶为二至三回三出羽状复叶；叶柄长达 15cm。茎上部的叶较小，具短柄或近无柄，常一至二回三出羽状复叶
	下部叶	下部茎生叶为二回三出复叶，无毛；叶柄长达 20cm，无毛；顶生 1 片小叶片倒卵形至倒卵状椭圆形，长 6～12cm，宽 4～9cm，顶端三浅裂，侧生小叶斜卵形，比顶生小叶小，无毛或下面沿脉疏被白色柔毛	下部茎生叶为二回或三回三出复叶，叶柄长达 17cm；顶生小叶宽菱形，长 5～10cm，宽 3.5～9cm，3 深裂基部微心形或圆形，边缘有不规则锯齿，侧生小叶长椭圆状卵形，稍斜，边缘具不规则锯齿，上面无毛，下面沿脉被疏柔毛	茎下部叶的顶生小叶具长柄，菱形，长 7～10cm，宽 4～7cm，常 3 浅裂，边缘有锯齿，侧生小叶具短柄或无柄，斜卵形，比顶生小叶略小，边缘有锯齿；上面无毛，下面沿脉疏被白色柔毛
	复总状花序	复总状花序，具 2～9 条分枝；花序轴及花梗被灰色腺毛和柔毛	复总状花序；雄株花序大，长达 30cm，分枝 7～20 个，雌株花序稍小，分枝少；花序轴和花梗被灰色腺毛和短柔毛	复总状花序具分枝 3～20 个，长达 45cm，下部的分枝长达 15cm；花序轴密被灰色或诱色的腺毛及短柔毛
	花	花两性	花单性，雌雄异株	花两性
	退化雄蕊	退化雄蕊椭圆形，顶部不分裂，白色，无空花药	退化雄蕊叉状二深裂，先端有 2 个乳白色的空花药	退化雄蕊宽椭圆形，长约 3mm，顶端微凹或二浅裂
	心皮	心皮 3～5 个，无毛，有短柄	心皮 4～7 个，被灰色柔毛或近无毛，无柄或有短柄	心皮 2～5 个，密被灰色柔毛，无柄或柄极短；顶端有短喙
	种子	种子 2 粒，四周生膜质鳞翅	种子 3～4 粒，四周及中央生鳞翅	种子 3～8 粒，全体生膜质鳞翅

【药材性状】呈不规则的长形块状，多分枝，呈结节状，长 10～20cm，直径 2～4cm。表面黑褐色或棕褐色，粗糙不平，有坚硬的细须根残留，上面有数个圆形空洞的茎基痕，洞内壁显网状沟纹；下面凹凸不平，具须根痕。体轻，质坚硬，不易折断，断面不平坦，有裂隙，纤维性，黄绿色或淡黄白色。气微，味微苦而涩。

【鉴别要点】表面黑褐色或棕褐色，粗糙不平，有坚硬的细须根残留；有数个圆形空洞，洞内壁显网状沟纹；断面黄绿色或淡黄白色。

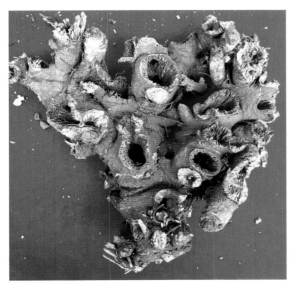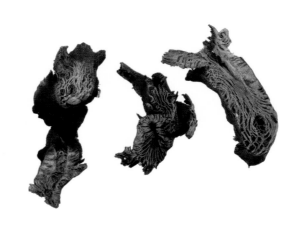

图 9-7-3　升麻药材和饮片

【功能与主治】清热解毒，消肿散结，利尿通淋。用于疔疮肿毒，乳痈，瘰疬，目赤，咽痛，肺痈，肠痈，湿热黄疸，热淋涩痛。

【炮制】

1. 升麻片　取原药材除去杂质，用清水略泡，洗净，润透，切厚片，干燥，筛去碎屑。

2. 蜜升麻　取炼蜜用适量开水稀释，淋入升麻片内拌匀，闷润，置炒制容器内，用文火炒至不粘手时，取出放凉。

【化学成分】含阿魏酸、异阿魏酸、咖啡酸、吲哚酮、升麻精、齿阿米素、去甲齿阿米素、齿阿米醇、北升麻萜、12- 羟升麻环氧醇阿拉伯糖苷及 β- 谷甾醇糖苷等。

【药理】抗菌，抗炎，解热，镇痛，松弛小肠平滑肌；对循环系统有降压、抑制心肌、减慢心率的作用；对中枢神经系统有镇静作用；升高白细胞，抑制血小板的聚集及释放等。

【文献摘要】

《本草经集注》：旧出宁州者第一，形细而黑，极坚实，顷无复有。今唯出益州，好者细削，皮青绿色，谓之鸡骨升麻。北部间亦有，形又虚大，黄色；建平间亦有，形大味薄，不堪用，人言是落新妇根，不必尔。其形自相似，气色非也。

【附注】中药"红升麻"是虎耳草科植物落新妇的根茎，具有散瘀止痛、祛风除湿、清热止咳的作用。

蒲黄

蒲黄始载于《神农本草经》。《中华本草》曰："蒲，《说文》云：'从艹，浦声。'浦，水滨也。蒲为水草，故取浦声。本品为香蒲花上黄粉，因称蒲黄。其果穗呈棒状，故又名蒲棒花粉。"

【别名】香蒲、蒲草、蒲花、蒲棒花粉。

【来源】为香蒲科植物水烛香蒲 *Typha angustifolia* L.、东方香蒲 *Typha orientalis* Presl 或同属植物的干燥花粉。

【产地与资源】多种香蒲的花粉均作蒲黄药用。香蒲类植物为水生植物，均生于沼泽地、池塘、浅水中及沟边。野生和种植均有。

1. **水烛香蒲**　又名狭叶香蒲，主产于江苏、浙江、河南、山东、安徽、湖北等地。
2. **东方香蒲**　产于华东、华北、东北及贵州、陕西、湖南、云南等地。
3. **宽叶香蒲**　产于东北、四川、陕西等地。
4. **长苞香蒲**　产于东北、山西等地。
5. **小香蒲**　产于东北、西北、西南及河北、河南等地。

香蒲常选择向阳、肥沃的池塘边或浅水处栽培，用分株繁殖。

【采收加工】宜6～7月初采收。若采收太早则花不成熟，色较浅；若采收过晚则花粉扬散。而且产期时间较短，故必须按季节及时采收。采取蒲棒上部的黄色雄花序，晒干后搓碎，过细箩除去茸毛及杂质，筛下的细粉即为蒲黄。若剪去雄花序，晒干，搓碎或碾碎则成为花粉、花药、花丝的混合物，被称为"草蒲黄"。

【植物形态】5种香蒲植物形态比较见表9-7-2。

表9-7-2　5种香蒲植物形态比较

品种	叶	花序	雌花小苞片
水烛香蒲	叶狭线性，宽5～8mm	穗状花序长圆柱形，雌雄花序离生，雄花序在上部，长20～30cm，雌花序长9～28cm	匙形，较柱头短，茸毛早落，约与小苞片等长，柱头线形或线状长圆形
东方香蒲	叶条形，宽5～10mm，基部鞘状抱茎	穗状花序圆柱形，雄花序与雌花序彼此连接，雄花序在上，长3～5cm，雌花序长6～15cm	无小苞片，有多数基生的白色长毛，毛与柱头近等长，柱头匙形，不育雌蕊棍棒状
宽叶香蒲	阔线性，长约1m，宽10～15mm，先端长尖，基部鞘状，抱茎	穗状花序圆柱形，雌雄花序紧相连结，雄花序在上，长8～15cm，雌花序长约10cm，直径约2cm	无小苞片，具多数基生的白色长毛
长苞香蒲	叶条形，宽6～15mm，基部鞘状，抱茎	穗状花序圆柱状，粗壮，雌雄花序共长达50cm，雌花序和雄花序分离，雄花序在上，长20～30cm，雌花序比雄花序为短	小苞片与柱头近等长，柱头条状长圆形，小苞片及柱头均比毛长
小香蒲	叶通常基生，鞘状，无叶片，叶鞘边缘膜质	雌雄花序远离，雄花序长3～8cm，雌花序长1.6～4.5cm	具小苞片，白色丝状毛先端膨大呈圆形，与不育雌花及小苞片近等长，均短于柱头

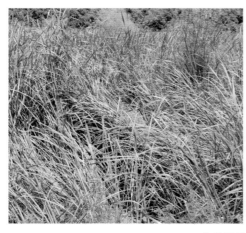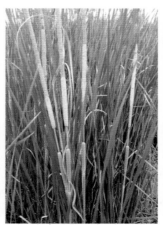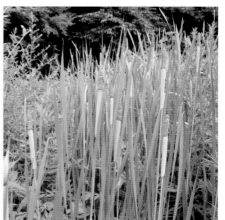

图9-7-4　蒲黄植物（左图为水烛，中图为香蒲，右图为宽叶香蒲）

【药材性状】净蒲黄为黄色粉末。体轻，放水中则飘浮水面。手捻有滑腻感，易附着手指上。气微，味淡。显微镜下观察，花粉粒类圆形或椭圆形，表面有网状雕纹。草蒲黄多呈棕黄色絮状，手捻之易成团。

以粉细、质轻、色鲜黄、滑腻感强者为佳。草蒲黄品质较次。

【功能与主治】止血，化瘀，通淋。用于吐血，衄血，咯血，崩漏，外伤出血，经闭痛经，胸腹刺痛，跌扑肿痛，血淋涩痛。

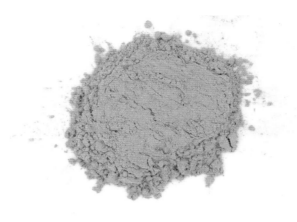

图 9-7-5　蒲黄药材

【炮制】蒲黄炭，取净蒲黄置炒至容器内，用中火加热，炒至棕褐色，喷淋少许清水，灭尽火星，取出晾干。

【化学成分】几种香蒲的花粉均黄酮类成分，如异鼠李素 -3-O- 新橙皮糖苷、香蒲新苷、芦丁、槲皮素、异鼠李素、山柰酚等。另外还含脂肪油、氨基酸、β- 谷甾醇及无机盐（Zn、Cu）等。

【药理】对心血管系统的作用；降血脂，抗动脉粥样硬化；对凝血作用的影响；对子宫及肠道平滑肌的作用；对免疫功能的影响；抗炎、抗菌等。

【文献摘要】

《名医别录》：生河东池泽，四月采。

《本草经集注》：此即蒲厘花上黄粉也，伺其有便拂取之，甚疗血。

《新修本草》：香蒲，此即甘蒲，作荐者，春初生，用白为菹，亦堪蒸食。山南名此蒲为香蒲，谓菖蒲为臭蒲。陶隐居所引菁茅，乃三脊茅也。其燕麦、薰草、香茅，野俗皆识，都不为类也。并非例也。蒲黄，即此香蒲花是也。

《本草图经》：蒲黄生河东池泽、香蒲、蒲黄苗也，而泰州者为良。春初生嫩叶，未出水时，红白色茸茸……至夏抽梗于丛叶中，花抱梗端，如武士棒杵……花黄即花中蕊屑也，细若金粉，当其欲开时，有便取之。

《本草衍义》：蒲黄，处处有，即蒲槌中黄粉也。今京师谓槌为蒲棒。初得黄，细罗，取萼别贮，以备他用。

《本草纲目》：蒲，从省丛生水际，似莞而褊，有脊而柔。

【附注】

（1）过去习惯上在长江以北、华北、西北等地用纯净花粉，华东、中南、华南、西南等地用带雄花的花粉，称草蒲黄。虽不符合《中国药典》标准，但当地已成习惯，市场上还能见到此规格。

（2）蒲黄虽然分布广，但产量少，市场常出现缺货，因此市场上常出现掺假现象。如掺关黄柏细粉，但关黄柏细粉颜色较深而味苦；掺小米细粉，但颜色较淡而体较重；掺黄色染料粉或非食用黄色添加剂等，有害人体健康，采购时切记注意。

龙骨

龙骨始载于《神农本草经》。龙是古代传说中被神化的一种巨型动物。按许慎《说文解字》，龙字为篆文象形。古人把远古时代多种巨型哺乳动物骨骼化石看作是龙的遗骨，故名。

【来源】为古代哺乳动物如象类、犀牛类、三趾马、牛类等的骨骼的化石。

【产地与资源】主产于山西晋中、晋东、晋北、晋南，陕西延安、榆林地区、咸阳北部，内蒙古阿拉善盟、鄂尔多斯等地。其中以陕西吴起县"五花龙骨"最为驰名。此外，广西来宾、上林及河北、河南、甘肃、湖北、四川也有少量出产。商品中分龙骨（又名土龙骨）、五花龙骨两类。

【采收加工】在山西产区，有经验的药农在冬天下雪时，雪积地面，四处寻找目标，如地下有龙骨，则该地积雪比其他地方先融化。如下雪，则处积雪，有龙骨的地方不积雪，即使积雪，也先融化。药农发现后即插上标记，待解冻后，在农闲时进行采挖，一般有数百斤之多。全年皆可采挖，挖出后，除去泥土，将龙骨拣出。五花龙骨见风极易破裂，故常用毛边纸粘贴，只露一两处花色较好部分，以便区别。

【药材性状】龙骨又称土龙骨、白龙骨，呈骨骼状或不规则块状，大小不一。表面粉白色或淡棕色，多较平滑，有的纹理与裂隙或棕色条纹和斑点。质硬，砸碎后，断面不平坦，色白或黄白，有的中空。关节处膨大，断面有蜂窝状小孔。吸湿力强。无臭，无味。以质硬、色白、吸湿力强者为佳。

五花龙骨呈圆筒状或不规则块状，大小不一，直径 5～25cm。表面淡灰白色、淡黄棕色，夹有蓝灰色（青花）及红棕色（五花）深浅粗细不同的大理石样的花纹，偶有不具花纹者，平滑，时有小裂隙。质硬，较酥脆，易成片状剥落。横断面粗糙，可见宽窄不一的同心环纹，吸湿性强，舐之吸舌。无臭，无味。

以质硬、分层有大理石样花纹、横断面具同心指纹、吸湿力强者为佳。

药用以土龙骨为主，习惯认为五花龙骨优于土龙骨，但产量很少。龙骨是不可再生资源，会越用越少，因此不宜多开发。

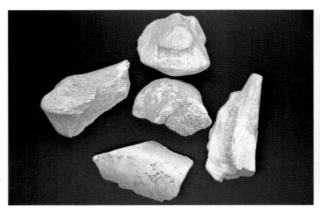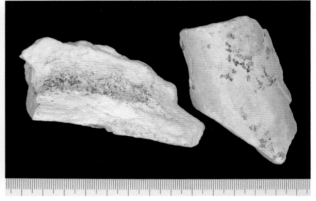

图 9-7-6　龙骨药材

【功能与主治】镇心安神，平肝潜阳，固涩收敛。用于心悸怔忡，失眠健忘，惊痫癫狂，头晕目眩，自汗盗汗，遗精遗尿，崩漏带下，久泻久痢，溃疡久不收口及湿疮。

【炮制】煅龙骨，取净的龙骨，在无烟的炉火上或坩埚内煅红透，取出，放凉，碾碎。

【化学成分】龙骨主要含有碳酸钙（$CaCO_3$）及磷酸钙 $[Ca_3(PO_4)_2]$，尚含铁、钾、钠、氯、硫酸根等。

【药理】促进血凝，降低血管壁通透性，抑制骨骼肌兴奋等。

【文献摘要】

《名医别录》：龙骨，生晋地川谷及太山岩水岸土穴中死龙处。采无时。

《本草经集注》：龙骨，今多出梁、益州间，巴中亦有，骨欲得脊脑，作白地锦文，舐之着舌者良，齿小强，犹有齿形，角强而实。

《新修本草》：今出晋地，生硬者不好，五色具者良。

【附注】

（1）龙齿系挖掘龙骨时，拣出的牙齿化石。

（2）犬齿呈圆锥形，先端弯而尖，长约 7cm，直径约 3.5cm。先端断面中空。臼齿呈圆柱形或方柱形，亦略弯曲。一端较细，长 2～20cm，直径 1～9cm。有深浅不一的沟棱。青龙齿暗棕绿色，上有棕黄色条纹，质坚实。白龙齿黄白色，无花纹，有棕色斑点，质较青龙齿硬，年限浅者尚残存珐琅质。二者断面凹凸不平，或有不规则凸起棱线，摸之粗糙。无臭，无味。有吸湿性，可吸舌。

（3）齿墩即牙床，为不规则方形，约 7cm 见方。表面灰白色，粗糙或光滑，在龙齿脱落处有明显痕迹，断面同龙齿，亦有吸湿性。品质以不带牙床、吸湿强者为佳。味甘、涩，性凉，归心肝经。具有镇心安神、定惊痫的功效，用于心神不安、心下结气、烦闷、惊痫、血晕。

（4）需要注意的是，凡是古代动物的骨骼及牙齿化石均可药用，但必须有吸湿性，舔之黏舌。如果无吸湿性或用火烘之变黑或有焦臭气味，则不能药用，说明它尚未达到化石程度。

（5）目前市场上龙骨药材掺假、造假现象很严重，除了吸舌特点外，还需从颜色、密度、质地和表面的性状来区分。

第八节　安坤片

一、组方

安坤片由牡丹皮、栀子、当归、白术、白芍、茯苓、女贞子、墨旱莲、益母草组成。

二、临床应用

滋阴清热，健脾养血。用于放置宫内节育器（IUD）后引起的出血，月经提前、量多或月经紊乱，腰骶酸痛，下腹坠痛，心烦易怒，手足心热。

三、原料药材

牡丹皮、栀子、当归、白术、白芍、茯苓、女贞子、墨旱莲、益母草详见前章节。

第九节　复方益母片

一、组方

复方益母片由益母草、当归、川芎、木香组成。

二、临床应用

活血行气，化瘀止痛。用于气滞血瘀证所致的痛经，临床表现为月经期小腹胀痛拒按、经血不畅、血色紫暗成块、乳房胀痛、腰部酸痛。

三、原料药材

益母草、当归、川芎、木香详见前章节。

第十节　红核妇洁洗液

一、组方

红核妇洁洗液是山楂核经干馏加工制成的洗液。

二、临床应用

解毒祛湿，杀虫止痒。外用洗剂，用于湿毒下注之阴痒、带下病，霉菌性阴道炎和非特异性阴道炎见上述症候者。

三、临床研究

对假丝酵母菌、金黄色葡萄球菌、淋病奈瑟球菌等有较强的抑制作用。

四、原料药材

🌿 山楂核

山楂核始载于《滇南本草》。

【别名】山楂子。

【来源】为蔷薇科植物山里红 *Crataegus pinnatifida* Bge.var.major N.E.Br. 或山楂 *Crataegus pinnatifida* Bge. 的干燥种子。

【产地分布】见"山楂"条。主产于山东、河南。

【采收加工】加工山楂片或山楂糕时，收集种子，晒干。

【药材性状】呈橘瓣状椭圆形或卵形，长 3～5mm，宽 2～3mm。表面浅黄色或黄棕色，背面稍隆起，左右两面平坦或有凹痕。质坚硬，不易破碎。气微。

【功能与主治】消食散结，催生，杀虫止痒。用于食积不化，疝气，睾丸偏坠，难产，湿热下注。

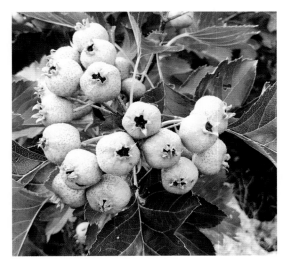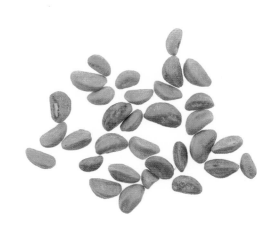

图 9-10-1　山楂植物和山楂核药材

【化学成分】含 10- 二十九烷醇、熊果酸、胡萝卜苷、豆甾醇、香草醛、琥珀酸、延胡索酸、金丝桃苷、槲皮素、糠醛、愈创木酚等。北山楂核中的脂溶性成分有 29 种，其中以 3- 甲基己烷（44.9%）和庚烷（34.7%）为主要成分。另外还含亚油酸和硬脂酸等。

【药理】抗动脉粥样硬化，降血脂，抗菌，抗肿瘤等。

【文献摘要】见"山楂"条。

【附注】清光绪皇帝有腰痛病，清宫御医曾用山楂核，瓦上煅焦存性，研末，每服 3 钱，10 服，用老陈醋冲服，专治腰痛。

第十一节　洁身洗液

一、组方

洁身洗液由苦参、关黄柏、苍术、野菊花、蛇床子、土槿皮、花椒组成。

二、临床应用

清热解毒，燥湿杀虫。外用搽或洗，适用于湿热蕴结所致的湿疹、阴痒带下。

三、原料药材

苦参、关黄柏、苍术、野菊花详见前章节。

🌿 蛇床子

蛇床子始载于《神农本草经》。蛇床子形似粟米，李时珍曰："蛇虺喜卧于下食其子，故有蛇床、蛇粟诸名。"

【别名】蛇米、蛇珠、蛇粟、蛇床仁、蛇床实、双肾子、癞头花子。

【来源】为伞形科植物蛇床 *Cnidium monnieri* (L.) Cuss 的干燥成熟果实。

【产地与资源】生于低山坡、田野、路旁、沟边、河边湿地，几乎遍布全国各地。主产于河北、山东、江苏、浙江、四川。此外，内蒙古、陕西、山西等地也产。

【采收加工】夏、秋二季果实成熟时采收，打下果实，除去杂质，晒干。

【植物形态】一年生草本。株高 20～80cm。基生叶轮廓长圆形或卵形，2～3 回羽状全裂；一回羽片具短柄或无柄，披针形；最终裂片线形或线状披针形，茎生叶与基生叶同形。复伞形花序，伞幅不等长；小伞形花序着生 20～30 朵，花瓣白色，先端具内卷的小舌片。花期 6～7 月，果期 7～8 月。

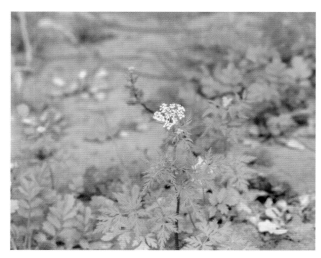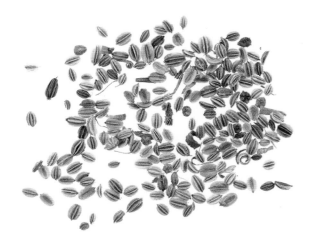

图 9-11-1　蛇床子植物和药材

【药材性状】为双悬果，呈椭圆形，长 2～4mm，直径约 2mm。表面灰黄色或灰褐色，顶端有 2 枚向外弯曲的柱基，基部偶有细梗。分果的背面有薄而突起的纵棱 5 条，接合面平坦，有 2 条棕色略突起的纵棱线。果皮松脆，揉搓易脱落。种子细小，灰棕色，显油性。气香，味辛凉，有麻舌感。

【功能与主治】燥湿祛风，杀虫止痒，温肾壮阳。用于阴痒带下，湿疹瘙痒，湿痹腰痛，肾虚阳痿，宫冷不孕。

【化学成分】含挥发油约 1.3%，主要为左旋蒎烯、左旋莰烯及异戊酸龙脑酯等。尚有哥伦比亚绿草素、圆当归素、食用白芷素、佛手柑内酯、蛇床子素等。此外，尚含有白色结晶性香豆精类成分甲氧基欧芹酚（约 1%），为治疗阴道毛滴虫病的有效成分。近些年从蛇床子总香豆素中分离出 6 个单体，其中蛇床子素是最主要的，其含量占总香豆素的 60%。

【药理】①对心血管系统的作用：抗心律失常，抑制心脏收缩力和收缩频率，扩张血管。②性激素样作用。③抗真菌、病毒、滴虫，杀精。④祛痰平喘，抗变态反应，抗诱变，延缓衰老，局部麻醉。⑤拮抗激素引起的骨质疏松，保护和增强腺垂体 – 肾上腺皮质轴。⑥升白细胞，升血小板等。

【文献摘要】

《名医别录》：生临淄川谷及田野。五月采实，阴干。

《本草经集注》：近道田野墟落间甚多。花、叶正似靡芜。

《本草图经》：三月生苗，高三二尺，叶青碎，作丛，似蒿枝，每枝上有花头百余，结同一窠，似马芹类。四、五月开白花，又似散水，子黄褐色，如黍米，至轻虚，五月采实，阴干。

《本草纲目》：蛇床，蛇虺喜卧其下，故有蛇床、蛇粟诸名。其花如碎米攒簇，其子两片合成，似莳萝子而细，亦有细棱。凡花实似蛇床者，当归、川芎、水芹、藁本、胡萝卜是也。

【附注】蛇床子同属植物有数种，果实性状相似，都曾入药。正品的特点：①直径约2mm（兴安蛇床子长约4mm）。②分果椭圆形或近圆形，结合面平坦，有2条棱线，中央略内凹（碱蛇床接合面向内凹陷呈弧状；滨蛇床分果卵圆形，接合面中央略隆起）。③种子灰棕色或暗棕色，而其他几种植物的种子淡黄色至淡黄棕色（《王满恩饮片验收经验》）。

土槿皮

土槿皮始载于《药材资料汇编》。《中华本草》曰："本品功能与木槿皮相似，但种类不同，故名土槿皮。叶至秋后变黄，金光闪闪，'金钱松'之名，当由于此。"

【别名】土荆皮、金钱松皮、罗汉松皮。

【来源】为松科植物金钱松 *Pseudolarix amabilis*（Nelson）Rehd. 的干燥根皮或近根树皮。

【产地与资源】生于海拔100～1500m的山地针、阔叶树混交林中，分布于江苏、安徽、浙江、江西、福建、湖南、湖北、四川及广东。多为栽培。

【采收加工】春、秋两季采挖，剥取根皮，除去外粗皮，晒干。

【植物形态】落叶乔木，高20～40cm。茎干直立，枝轮生，平展；叶在长枝上螺旋状散生，在短枝上15～30片簇生，呈辐射状。叶线形，下面沿中脉有多条气孔带。花单性，雌雄同株；雄花柔荑状，下垂，黄色，数个或数十个聚生于短枝顶端，雌球花单生于短枝顶端，苞鳞大于珠鳞，珠鳞的腹面基部有胚珠2枚。花期4～5月。果期10～11月。

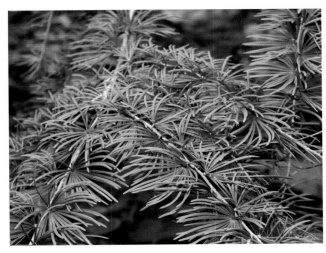
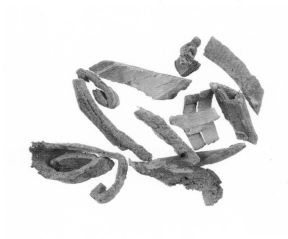

图 9-11-2　土荆皮植物和饮片

【药材性状】根皮呈不规则的长条状，扭曲而稍卷，大小不一，厚2～5mm。外表面灰黄色，粗糙，有皱纹和灰白色横向皮孔样突起，粗皮常呈鳞片状剥落，剥落处红棕色；内表面黄棕色至红棕色，平坦，有细致的纵向纹理。质韧，折断面呈裂片状，可层层剥离。气微，味苦而涩。

树皮呈板片状，厚约8mm，粗皮较厚。外表面龟裂状，内表面较粗糙。

【功能与主治】杀虫，疗癣，止痒。用于疥癣瘙痒。

【化学成分】土槿皮酸A、B、C、D、E，去甲基土槿皮酸，土槿皮酸A-β-D-葡萄糖苷，土槿皮酸B-β-D-葡萄糖苷，金钱松呋喃酸，白桦脂酸，β-谷甾醇，β-谷甾醇-β-D-葡萄糖苷等。

【药理】抗真菌，抗生育，止血，抗肝癌肿瘤，还具有显著的抗肿瘤新生血管形成的作用。土槿皮乙酸可激活过氧化物酶增殖物激活受体。

【文献摘要】

《本草纲目拾遗》曰：汪连仕采药书，罗汉松一名金钱松，又名径松，其皮治一切血，杀虫瘩癣，合芦荟、香油调搽。

🍂 花椒

花椒始载于《神农本草经》。《中华本草》曰："主产于古代秦地、蜀地，故名秦椒、蜀椒。川椒、巴椒、汉椒义同蜀椒。果实成熟时开裂如花，故名花椒。花椒外果皮上多见疣状突起，故称点椒。花椒使用时微炒至汗出，而称汗椒。"

【别名】樄、大椒、秦椒、蜀椒、川椒。

【来源】为芸香科植物青椒 *Zanthoxylum schinifoliun* Sieb. et Zucc. 或花椒 *Zanthoxylum bungeanum* Maxim. 的干燥成熟果皮。

【产地与资源】青椒生于林缘、灌木丛中或坡地石旁，分布于辽宁、河北、山东、河南、山西、江苏、安徽、浙江、江西、湖南、广东、广西等地。商品主产于辽宁、江苏、广东等地。

花椒生于山坡、林缘、路旁等阳光充足、土壤肥沃的地方，多栽培于地边、村边、庭园，分布于中南、西南及辽宁、河北、陕西、甘肃、山东、江苏、安徽、浙江、江西、西藏等地。商品主产于四川、陕西、山东、河北等地。以四川汉源产者品质最佳，习称"大红袍"。在陕西宝鸡各县和韩城都有大面积种植。宝鸡凤县产的花椒，称为"凤椒"；韩城产的也称"大红袍"，均久负盛名。

【采收加工】秋季 9～10 月果实成熟，选晴天，剪下果穗，摊开晾晒，待果实开裂，果皮与种子分离后，除去种子和杂质，晒干。

【植物形态】两种植物形态比较见表 9-11-1。

表 9-11-1 两种植物形态比较

比较		花椒	青椒
相同点		落叶灌木或小乔木，高 1～3m，具香气。茎干通常有增大的皮刺，幼枝黑紫红色。当年小枝被短柔毛。奇数羽状复叶互生；叶轴腹面两侧有狭小的叶翼，背面散生向上弯的小皮刺；叶柄两侧常有一对扁平基部特宽的皮刺；小叶无柄，先端急尖或渐尖，通常微凹，近基楔尖，边缘具钝齿或为波状圆锯齿，齿缝处有大而透明的腺点。纸质。花单性，绿白色；种子卵圆形直径 3.5cm，有光泽	
不同点	叶片	叶片 5～11 片	小叶 15～21 片
	叶形	卵形或卵状长圆形，长 1.5～7cm，宽 1～3cm，主脉不下陷，侧脉明显	对生或近对生，呈不对称的卵形至椭圆状披针形，长 1～3.5cm，宽 0.5～1cm；主脉下陷，侧脉不明显
	花序	聚伞圆锥花序顶生	伞房状圆锥花序顶生
	花	花被单一，花被片 6～8 片，狭三角形	花被明显分为花萼和花瓣，排成两轮
	蓇葖果	蓇葖果球形，红色或紫红色，密生粗大而凸起的腺点	蓇葖果表面草绿色、黄绿色至暗绿色，表面有细皱纹，腺点色深，呈点状下陷，先端有极短的喙状尖

【药材性状】青椒多为 2～3 个上部离生的小蓇葖果，集生于小果梗上，蓇葖果球形，沿腹缝线

开裂，直径 3 ～ 4mm。外表面灰绿色或暗绿色，散有多数油点和细密的网状隆起皱纹；内表面类白色，光滑。内果皮常由基部与外果皮分离。残存种子呈卵形，长 3 ～ 4mm，直径 2 ～ 3mm，表面黑色，有光泽。气香，味微甜而辛。

花椒蓇葖果多单生，直径 4 ～ 5mm。外表面紫红色或棕红色，散有多数疣状突起的油点，直径 0.5 ～ 1mm，对光观察半透明；内表面淡黄色。香气浓，味麻辣而持久。

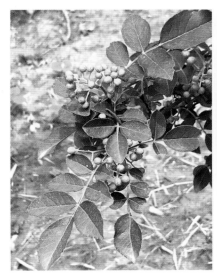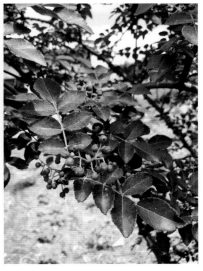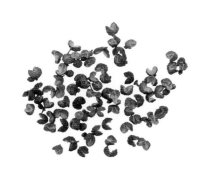

图 9-11-3　青椒植物　　　　　　　　　　　图 9-11-4　花椒植物和药材

【功能与主治】温中止痛，杀虫止痒。用于脘腹冷痛，呕吐泄泻，虫积腹痛；外治湿疹，阴痒。

【炮制】

1. **净花椒**　取原药材除去椒目（另作药用）、果柄及杂质。

2. **炒花椒**　取净花椒置炒制容器内，用文火炒至颜色加深，有香气，呈油亮光泽（出汗），取出晾凉。

【化学成分】主要含挥发油，其中以柠檬烯、1，8- 桉叶素、月桂烯为主，还含 α- 蒎烯、β- 蒎烯、香桧烯、β- 水芹烯、对伞花烃、α- 松油烯、紫苏烯、芳樟醇、4- 松油烯酸、爱草脑、α- 松油醇、反式丁香烯、乙酸松油酯、葎草烯、乙酸橙花醇酯、β- 荜澄茄烯、乙酸牻牛儿醇酯、橙花叔醇异构体等。另外，还含香草木宁碱、茵芋碱、单叶芸香品碱、青椒碱等生物碱。

【药理】①对消化系统的影响：抗实验性溃疡，对肠道平滑肌有双向作用，抗腹泻，保肝。②镇痛，抗炎，局部麻醉，抑菌，杀疥螨。③对实验血栓形成及凝血系统的影响。

【文献摘要】

《名医别录》：秦椒生太山川谷及秦岭上或琅琊，八月、九月采实。蜀椒生武都川谷及巴郡。八月采实，阴干。

《本草经集注》：秦椒，今从西来，形似椒而大，色黄黑，味亦有椒气，或呼为大椒。蜀椒出蜀都北部，人家种之。皮肉厚，腹里白，气味浓。江阳、晋原及建平间亦有而细赤，辛而不香，力势不如巴郡巴椒。

《新修本草》：秦椒树、叶及茎、子都似蜀椒，但味短实细，蓝田南、秦岭间大有也。

《本草图经》：秦椒，初秋生花，秋末结实。九月、十月采。蜀椒，人家多作园圃种之。高四五尺，似茱萸而小，有针刺，叶坚而滑。四月结子，无花，但生于叶间，如小豆颗而圆，皮紫赤色。

八月采实，焙干。此椒江淮及北土皆有之，茎、实都相类，但不及蜀中者皮肉厚，腹里白，气味浓烈耳。

《本草衍义》：此秦地所实者，故言秦椒。大率椒株皆相似，秦椒但叶差大，椒粒亦大而纹低，不若蜀椒皱纹高为异也，然秦地亦有蜀种椒。

《本草纲目》：秦椒，花椒也。始产于秦，今处处可种，最易繁衍。其叶对生，尖而有刺。四月生细花。五月结实，生青熟红，大于蜀椒，其目亦不及蜀椒目光黑也。蜀椒肉厚皮皱，其子光黑，如人之瞳仁，故谓之椒目。

第十二节　盆炎清栓

一、组方

盆炎清栓是由毛冬青提取物与吲哚美辛制备而成的外用栓剂。

二、临床应用

清热解毒，活血通经，消肿止痛。用于毒瘀蕴结胞宫证，临床表现为少腹胀痛、月经不调、痛经、白带过多、舌质暗红、苔薄黄、脉弦数。

三、原料药材

🍃 毛冬青

毛冬青始载于《广西中草药》。冬青为常绿灌木，冬季常青。本品与冬青同科同属，状亦略似，因其叶两面有粗毛，故名毛冬青。

【别名】细叶冬青、茶叶冬青、乌尾丁、山冬青、六月霜。

【来源】为冬青科冬青属植物毛冬青 *Ilex pubescens* Hook.et Arn 的干燥根。

【产地与资源】生于海拔 180 ～ 500m 的山坡灌丛中或山野草丛中。除四川、湖北外，广布于长江以南各地。主产于广东、广西、福建、江西等地。

【采收加工】夏、秋二季采挖，洗净，切成块片，晒干。

【植物形态】常绿灌木或小乔木，高 3 ～ 4m。小枝灰褐色，纤细呈四棱形，密被粗毛，单叶互生，叶柄短且密生短毛。叶片卵形、椭圆形或卵状长椭圆形，前端尖，常有小凸头，边缘有稀疏的小尖齿或近全缘，中脉上面凹下，两面有疏粗毛，沿脉有稠密短粗毛。雌雄异株，花序簇生，花朵粉红或白色。核果浆果状，呈球形，成熟时为红色。花期 5 ～ 5 月，果期 7 ～ 8 月。

【药材性状】根呈圆柱形，有的分枝，长短不一，直径 1 ～ 4 cm。表面灰褐色至棕褐色，根头部具茎枝及茎残基；外皮稍粗糙，有纵向细皱纹及横向皮孔。质坚实，不易折断，断面皮部菲薄，木部发达，土黄色至灰白，有致密的放射状纹理及环纹。气微，味苦、涩而后甜。商品多为块片状，大小不等，厚 0.5 ～ 1 cm。

【功能与主治】清热解毒，活血通络，消肿止痛，镇咳祛痰。用于胸痹心痛，中风偏瘫，血管闭塞性脉管炎，外感风热，肺热咳喘，咽痛乳蛾，目疾视昏（中心性视网膜炎），痈疽丹毒，烧伤烫伤，跌打肿痛。

【化学成分】3，4-二羟基苯乙酮、氢醌、东莨菪素、马栗树皮素、高香草酸和秃毛冬青素等。近些年又从毛冬青中分离出化合物毛冬青酸、毛冬青甲素、毛冬青皂苷甲、冬青素A、毛冬青皂苷B、毛冬青皂苷B_1、毛冬青皂苷B_2、毛冬青皂苷B_3、毛冬青皂苷D、具栖冬青苷等。

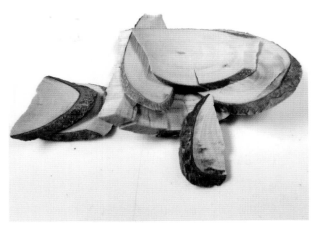

图 9-12-1 毛冬青药材

【药理】①对心血管系统的作用：增大冠状动脉流量，抗急性心肌缺血，降压，抗心律失常。②抑制血小板聚集及抗血栓形成。③抗炎，镇咳祛痰，抗菌，降血糖，抗氧化，增强免疫，保护心脏和脑组织。④对肿瘤放疗有一定增敏作用。

第十章 肿瘤科用药

肿瘤是由于机体组织遗传性改变而产生的具有相对自主性增强能力的细胞群。肿瘤组织由癌细胞及间质构成，癌细胞是正常细胞转化来的异常增生细胞。肿瘤可发生在人体许多器官和组织。根据肿瘤对人体的危害大小及其生长功能特性将肿瘤分为良性肿瘤和恶性肿瘤两大类。

我国早在殷墟甲骨文中就有"瘤"这一病名，宋代东轩居士著的《卫济宝书》中第一次使用了"癌"的病名，并对癌的临床进行了描述。中医文献的"痈疽""积聚""癥瘕""瘿瘤""乳岩""噎膈""失荣""石疽""锁肛痔"等病名，都包含了不少有关癌症的记载，并在治疗方面积累了许多宝贵的经验。

中医治疗肿瘤一般采用扶正祛邪法。在培补机体正气的基础上，应用活血化瘀药进行软坚散结，或用毒性中药以毒攻毒等。

第一节 养正合剂

一、组方

养正合剂由红参、黄芪、枸杞子、女贞子、茯苓、猪苓组成。

二、临床应用

益气健脾，滋养肝肾。用于肿瘤患者化疗后引起的气阴两虚，临床表现为神疲乏力、少气懒言、五心烦热、口干咽燥及白细胞减少等。

三、临床研究

提高机体免疫功能，恢复身体功能状态，改善放疗、化疗前后乏力、食欲不振、睡眠不佳等症状，保护骨髓粒细胞系统等。

四、原料药材

黄芪、红参、枸杞子、女贞子、茯苓详见前章节。

🍃 猪苓

猪苓始载于《神农本草经》。《本草经集注》曰："是枫树苓，其皮至黑，作块似猪矢，故以名之。"李时珍曰："马屎曰通，猪屎曰零，其块零落而下故也。""苓"与"零"通。

【别名】豕苓、粉猪苓、野猪粪、地乌桃、猪茯苓、猪屎苓、结猪苓。

【来源】为多孔菌科真菌猪苓 *Polyporus umbellatus*（Pers.）Fries 的干燥菌核。

【产地与栽培】生于阔叶林或混交林中，菌核埋生于地下树根旁。全国大部分地区有分布，主要分布于云南丽江、香格里拉、维西、腾冲、德钦、福贡，陕西宝鸡、太白、凤县、留坝、勉县、略阳、宁陕、安康、丹凤，四川都江堰、北川、理县、金川、茂县、汶川、天全，河北赞皇、平山、阜平、涞源、蔚县，山西文水、交城、岢岚、五台、兴县、代县、吉县，吉林通化、柳河、长白、抚松、靖宇，辽宁凤城、桓仁、本溪，黑龙江穆棱、黑河、铁岭，以及内蒙古、青海、贵州、宁夏等地。过去以云南产量大，陕西质量优。目前，以陕西留坝、略阳、勉县栽培面积大，已成商品主流，略阳有"猪苓之乡"之称，并获得了国家地理标志产品认证。

猪苓与茯苓一样属于寄生真菌，茯苓通过松树根汲取营养而生长，猪苓则通过蜜环菌分解非油脂类的柞、槭、橡、榆、杨、柳、竹等树木的木质素而获得营养生长。喜生长于海拔 1000～2000m 的向阳山坡、林下及腐殖质丰富的土壤中。因此，人工栽培猪苓的关键是生长环境的选择，菌材的选择、培育和蜜环菌的培育。汉中的猪苓栽培技术较成熟，产量较高。

【采收加工】栽种后的第 3 年，春季 3～5 月、秋季 9～11 月，结合猪苓的翻栽进行采挖，逐层从边向中心采挖，挖出后，选出略显灰白、有弹性较嫩的作种子，其余除去泥沙，洗净，干燥。

【植物形态】菌核呈不规则凹凸不平瘤状突起的块状或球状、稍偏，有的有分枝如姜状，表面棕黑色或黑褐色，油漆光泽，内部白色至淡褐色，半木质化，子实体在夏秋季条件适宜时从菌核体内伸出地面，伞形或伞状半圆形，有柄，上部多次分枝，形成一丛菌盖，菌盖肉质柔软，近圆形而薄。孢子无色。

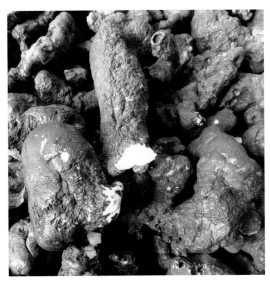
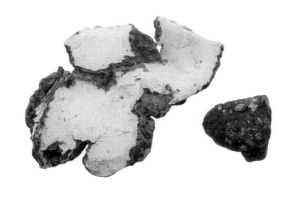

图 10-1-1 猪苓药材和饮片

【药材性状】呈条形、类圆形或扁块状，有的有分枝，长 5～25cm，直径 2～6cm。表面黑色、灰黑色或棕黑色，皱缩或有瘤状突起。体轻，质硬，断面类白色或黄白色，略呈颗粒状。气微，味淡。

以个大、外皮乌黑光润、断面洁白、体较实者为佳。

【鉴别要点】表面黑色；断面类白色或黄白色；味淡。

【功能与主治】利水渗湿。用于小便不利，水肿，泄泻，淋浊，带下。

【炮制】除去杂质，洗净，润透，切厚片，干燥。

【化学成分】含水溶性多聚糖化合物猪苓聚糖 I（0.12%～0.61%）、粗蛋白（约 7.8%）、麦角甾醇、α- 羟基二十四碳酸、生物素（维生素 H）、猪苓酮等。猪苓多糖有抗肿瘤作用，对细胞免疫功能的恢复有明显的促进作用。

【药理】利尿，增强免疫功能，抗肿瘤，保肝，抗菌，抗辐射等。

【文献摘要】

《名医别录》：猪苓生衡山山谷，及济阴、冤句。二月、八月采，阴干。

《本草经集注》：是枫树苓，其皮去黑作块似猪屎，故以名之。肉白而实者佳，用之削去黑皮乃称之。

《本草图经》：猪苓生衡山山谷及济阴、冤句，今蜀州、眉州亦有之。旧说是枫木苓，今则不必枫根下乃有，生土底，皮黑作块，似猪粪。

《本草纲目》：猪苓亦是木之余气所结，如松之余气结茯苓之义。他木皆有，枫木为多耳。猪苓淡渗，气升而又能降，故能开膳理，利小便，与茯苓同功，但入补药不如茯苓也。

《药材出产辨》：以陕西兴安县、江中府为佳。

第二节 得力生注射液

一、组方

得力生注射液（生产文号已注销）由红参、黄芪、生蟾酥、生斑蝥组成。

该药品治疗肝硬化及肝癌疗效较好，但所含斑蝥素易引起脉管炎。此处列出，有待之后继续研究。

二、原料药材

红参、黄芪详见前章节。

🌿 蟾酥

蟾酥以"蟾蜍眉酥"之名始载于《药性论》，《本草衍义》始有蟾酥之名。取自蟾，呈白色浆液状，故称蟾酥。以耳后腺取出者为多，古人讹其腺为眉，故称为蟾蜍眉脂、蟾蜍眉酥。《本草衍义》曰："眉间有白汁，谓之蟾酥。"

【别名】蟾蜍眉脂、蟾蜍眉酥。

【来源】为蟾蜍科动物中华大蟾蜍 *Bufo bufo gargarizans* Cantor 或黑眶蟾蜍 *Bufo melanostictus* Schneider 的干燥分泌物。

【产地与资源】全国各地均有分布，主要分布于河北、山东、湖南、江苏、浙江等地。主产于江苏启东、泰兴，山东日照、莒南、莒县，安徽宿县、滁州，河北玉田、丰田，浙江海宁、萧山、慈溪等地。江苏启东产者最为有名，有"蟾酥之乡"之美誉。

蟾蜍白天多隐藏在阴暗潮湿的地方，常居于石下、草丛、土穴中，傍晚出来觅食，常见于河边、沟沿湿润的地方。现在江苏和浙江等地有养殖池塘。

【采收加工】多于夏、秋二季捕捉蟾蜍，洗净，挤取耳后腺和皮肤腺的白色浆液，加工，干燥。将浆液涂于玻璃板、磁盘或竹箬上，晒干即为片酥；或将浆液倒入扁圆形模具中，晒干为团酥。

【动物形态】两种蟾蜍动物形态比较见表 10-2-1。

表 10-2-1　两种蟾蜍动物形态比较

比较		中华大蟾蜍	黑眶蟾蜍
相同点		头宽大于头长，吻端圆，吻棱显著；鼻孔近吻端；眼间于鼻间；鼓膜明显，无犁骨齿，上下颌亦无齿。皮肤极粗糙，布满大小不等之圆形疣粒	
不同点	身长	大于 10cm 以上	7～10cm
	头顶	头顶部较平滑，两侧有大而长的耳后膜	头顶部有黑色骨质棱或黑色线
	雄体	雄性个体较小，内侧 3 指有黑色婚垫。无声囊	雄性第 1、2 指基部内侧有黑色婚垫。有单咽下内声囊
	生殖期体色	雄性背面多为黑绿色，体侧有浅色的斑纹；雌性背面色较浅，瘰疣乳黄色，有时自眼后沿体侧有斜行之黑色纵斑，腹面乳黄色，有棕色或黑色细花纹	体色变异较大，一般为黄棕色略具棕红色斑纹，腹面乳黄色

【药材性状】呈扁圆形团块状或片状，棕褐色或红棕色。团块状者质坚，不易折断，断面棕褐色，角质状，微有光泽；片状者质脆，易碎，断面红棕色，半透明。气微腥，味初甜而后有持久的麻辣感，粉末嗅之作嚏。

以色红棕、断面角质状、半透明、有光泽、不含杂质、蘸水即呈乳白色隆起者为佳。

【功能与主治】解毒止痛，开窍醒神。用于痈疽疔疮，咽喉肿痛，中暑神昏，痧胀腹痛吐泻。

【炮制】蟾酥粉，取蟾酥捣碎，加白酒浸渍，时常搅动至呈稠膏状，干燥，粉碎。每 10kg 蟾酥，用白酒 20kg。

【化学成分】①蟾蜍甾二烯类化合物：游离蟾毒苷元，至今已发现 20 多种，如蟾毒灵、远华蟾毒精、日本蟾毒它灵、蟾毒它灵、脂蟾毒苷元等；结合性蟾毒类，如蟾毒、蟾毒配基脂肪酸酯、蟾毒苷元硫酸酯等。②强心甾烯蟾毒类：有沙门苷元 –3- 辛二酸精氨酸酯、沙门苷元 –3- 庚二酸精氨酸酯、沙门苷元 –3- 硫酸酯、沙门苷元 –3- 酸性辛二酸酯等。③吲哚类生物碱：有蟾酥碱、蟾酥甲碱、去氢蟾酥碱、蟾酥硫碱及 5- 羟色胺等。④甾醇类：有胆甾醇、7α- 羟基胆甾醇、7β- 羟基胆甾醇、麦角甾醇、菜油甾醇、β- 谷甾醇等。⑤其他：有多糖类、有机酸、肽类、肾上腺素、多种氨基酸及无机元素（锌、铜、锰、铬）等。

【药理】①对心血管的作用：强心作用；能增加心肌营养性血流量，改善微循环，增加心肌供氧，对急性心肌缺血有一定保护作用；能逐渐降低动作电位幅值（APA）和静息电位（RP），减慢 V_{max}，缩短动作电位时程（APD）和有效不应期（ERP），并能增加舒张期去极化斜率，使自律性增高，有时可诱发自发节律；有短暂升高动脉血压的作用；抗休克。②对血液流变学和内脏血管的影响：对血小板聚集程度与速度均有抑制作用；可使小动脉和静脉收缩，肾血管阻力增大。③可使输精管张力增加。④对实验动物的免疫功能有明显增强作用。⑤对中枢神经系统的作用："致幻"作用和中枢性呼吸兴奋作用。⑥对豚鼠有浸润麻痹作用。⑦能兴奋平滑肌，使其加快收缩。⑧抗肿瘤，抗炎，抗辐射，抗病原微生物，抗内毒素休克，镇咳等。

【文献摘要】

《本草衍义》：眉间有白汁，谓之蟾酥。以油单（纸）裹眉裂之，酥出单（纸）上，入药用。

《本草纲目》：取蟾酥不一，或以手捏眉棱，取白汁于油纸上及桑叶上，插背阴处，一宿即自干，安置竹筒内盛之，真者轻浮，入口味甜也。或以蒜及胡椒等辣物纳口中，则蟾身白汁出，以竹篦刮下，面和成块，干之。

【附注】

（1）蟾蜍脱下的皮，称为蟾衣，用于抗癌。一般见不到蟾衣，蟾蜍在春季结束冬眠后要脱去一层皮，脱下后自己就吃了。人工养殖时，在脱下后需立即取走，否则也会被吃掉。

（2）江苏和浙江等地的一些养殖户，春天在山里收购野生蟾蜍，连同大小一并，在养殖池育肥至冬季休眠前。期间可取蟾衣4次（自然状态，蟾蜍在春季惊蛰后出来活动时脱1次皮，养殖户为了多获取蟾衣，用特制药水刺激，使其脱4次皮），每月可取1～2次蟾酥，至秋末，将成年蟾蜍剥取皮，为蟾皮，也是一味治疗肿瘤中药。将蟾肉卖到餐饮做烧烤等，来年继续在山里收购补充养殖池。

（3）蟾酥也常出现伪品或掺伪品。据报道，曾检测出几种伪品，为棕黄色至深棕色，粒状，半透明角质样；于研钵中很难研细，颗粒呈韧性；粉末气微，口尝后绝无真品特有的刺激感；断面遇水不溶解，更不会成乳白色泡沫状隆起。

（4）干蟾：系除去内脏的干燥蟾蜍，又称蟾蜍皮。东北及华北各地也有不除去内脏而直接晒干的整个蟾蜍。具有消肿解毒、止痛利尿的作用，对慢性气管炎、脉管炎、痈疽、淋巴结核和肠粘连等有一定疗效。

（5）蟾酥是《中华人民共和国禁止进出境物品表》中的国家明确禁止出境的中药材（不含配以微量蟾酥的中成药）。

斑蝥

斑蝥始载于《神农本草经》。李时珍曰："斑言其色，蝥、刺，言其毒如矛刺也。亦作螌蝥，俗讹为斑猫，又讹斑蚝为斑尾也。"

【别名】斑蚝、花斑毛、斑猫、芫青、花壳虫、章瓦、黄豆虫。

【来源】为芫青科昆虫南方大斑蝥 *Mylabris phalerata* Pallas 或黄黑小斑蝥 *Mylabris cichorii* Linnaeus 的干燥体。

【产地与资源】主产于河南、广西、安徽、江苏、湖南、贵州、新疆等地。群集于大豆、花生、茄子、棉花及瓜果类植物的叶、花、芽上。

【采收加工】在5～10月均可捕捉，以6～8月最盛，多在清晨露水未干，斑蝥翅湿不易飞起时捕捉，捕捉时应戴手套和口罩，以免刺激皮肤和黏膜，引起炎症。日出后可用纱兜捕捉。将捕捉到的斑蝥用沸水烫死，取出晒干或烘干。

【药材性状】南方大斑蝥呈长圆形，长1.5～2.5cm，宽0.5～1cm。头及口器向下垂，有较大的复眼角各1对，触角多已脱落。背部具革质鞘翅1对，黑色，有3条黄色或棕黄色的横纹；鞘翅下面有棕褐色薄膜状透明的内翅2片。胸腹部乌黑色，胸部有足3对。有特殊的臭气。

黄黑小斑蝥体型较小，长1～1.5cm。

均以个大、完整、颜色鲜明、无败油气味者为佳。

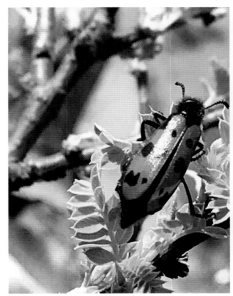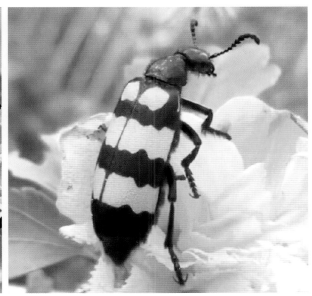

图 10-2-1 黄黑小斑蝥和南方大斑蝥

【功能与主治】破血逐瘀，散结消癥，攻毒蚀疮。用于癥瘕，经闭，顽癣，瘰疬，赘疣，痈疽不溃，恶疮死肌。

【炮制】临床用时与大米拌炒，待米粒炒黄，出锅，去除米粒即可。斑蝥为毒性中药，炮制用过的米粒要深埋，以防动物或小孩捡食中毒；用过的锅要认真清洗。

【化学成分】南方大斑蝥主含斑蝥素（斑蝥酸酐 $C_{10}H_{20}O_4$）0.427% ～ 1.452%。此外，尚含脂肪油（12%）、树脂、蚁酸、色素等。黄黑小斑蝥含斑蝥素 0.564% ～ 2.163%。两种斑蝥均含无机元素 K、Mg、Ca、Fe、Mn、Cu、Mn、Sr 等，以 K 含量最高。

【药理】抗肿瘤，升高白细胞，增强免疫功能，抗炎，抗病毒，抗菌，促雌激素样作用，局部刺激等。

【文献摘要】

《本草经集注》：豆花时取之，甲上黄黑斑色，如巴豆大者是也。

《蜀本草》：七月、八月大豆叶上甲虫，长五六分，黄斑纹，乌腹者，今所在有之。

《本草图经》：斑猫生河东川谷，今处处有之。七月八月大豆盛时此虫多在叶上，长五六分，甲上黄黑斑纹，乌腹尖喙如巴豆大，就叶上采之，阴干。古方书多有用此，其字或做斑蝥，亦作斑蚝。入药不可令生，生即吐泻人。

《太平御览》：春食芫花为芫青，夏食葛花为亭长，秋食豆花为斑蝥，冬入地中为地胆。

《本草崇原》：斑蝥甲上有黄黑斑点，芫青青绿色，亭长黑身赤头，地胆黑头赤身，色虽不同，功亦相近。

【附注】斑蝥素是抗癌的有效成分，但毒性大，临床用其半合成品羟基斑蝥胺，疗效类似而毒性只有斑蝥素的1/500。斑蝥素具强臭及发泡性，一部分游离，另一部分以镁盐形式存在，主要分布在生殖腺、血液和内脏中，以胸腹部含量最高，而头、翅、足含量较低，是芫青科动物特有的防御或攻击物质。

第十一章　骨科用药

1998 年 WHO 统计发现，全世界已有约 3.5 亿人患有各种骨关节疾病，亚洲地区则是每 10 人中就有 1 人。据 WHO 估计，到 2025 年全球罹患关节炎人口将超过 8 亿，罹患率仅次于心血管系统疾病。在骨关节疾病中骨关节炎又被称为"不死癌症"，成为威胁人类健康的第三大杀手。骨关节炎的发病呈全球性分布，是全球范围内最常见的骨关节病。我国患骨关节病的人群，约占 1.5 亿，而且没有明显的地域性。其中 55 岁以上的人群，X 线显示关节炎表现者约占 60%；65 岁以上老年人，骨关节的发病率可达 85%；75 岁以上的老年人中，几乎每个人至少有 1 个关节有骨关节炎的变化。人的身体是否具备运动自如的活动能力，是机体健康与否的标志性特征。随着全球人口老龄化给人类健康带来的新问题，骨关节病已成为当前严重威胁中国老年人健康的常见疾病之一。一半以上的骨关节病患者，随着病变的发展，病变关节出现不同程度的强直、畸形，导致关节活动能力丧失，甚至瘫痪在床，生活不能自理。

骨关节系统常见的疾病有骨关节炎、类风湿关节炎、骨质增生、肩周炎、骨质疏松等。

中医学认为，骨关节疾病是肾和肝气血虚，外邪风、寒、湿、热等乘虚而入形成的。中医治疗骨关节疾病的方法和药物极其丰富，"祛风湿药"是中草药中的一大类。

第一节　祛风止痛胶囊

一、组方

祛风止痛胶囊由威灵仙、红花、老鹳草、制草乌、槲寄生、续断、独活组成。

二、临床应用

祛风止痛，舒筋活血，强壮筋骨。用于四肢麻木、腰膝疼痛、风寒湿痹等症。

三、原料药材

威灵仙、红花详见前章节。

🍂 老鹳草

老鹳草始载于《滇南本草》。《中华本草》曰："蒴果先端宿存花柱长喙状，如鹳之喙，故名老鹳草。音转为老官草、老贯草。天罡者，北斗七星之柄也，亦可状其蒴果先端而名。小花 5 瓣，而又称五瓣花。叶裂片 5 ～ 9 片，故言之为五叶草。"

【别名】五叶草、五瓣花、老鹳嘴、老鸦嘴、老贯筋。

【来源】为牻牛儿苗科植物牻牛儿苗 *Erodium stephaniahum* willd.、老鹳草 *Geranium wilfordii* Maxim. 或野老鹳草 *Geranium carolinianum* L. 的干燥地上部分，前者习称"长嘴老鹳草"，后两者习称"短嘴老鹳草"。

【产地与资源】牻牛儿苗生于山坡、草地、田埂、路边、沟边村庄住宅附近，分布于东北、华北、西北、华中及云南西部、西藏等地。主产于天津、河北、山东。以山东、河北产量较大。此外河南、陕西、辽宁、吉林、黑龙江、山西、新疆等地也产。

老鹳草生于山坡草地、平原路边和树林下，分布于东北、华北、华东及湖北、湖南、四川、云南、贵州等地。主产于云南、四川、湖北等地。

野老鹳草生于海拔 800m 以下的草地，分布于江苏、浙江、河南、四川盐源、云南丽江等地。主产于江苏、浙江等地。

【采收加工】夏、秋二季果实近成熟时采割，捆成把，晒干。

【植物形态】3 种老鹳草植物形态比较见表 11-1-1。

表 11-1-1 3 种老鹳草植物形态比较

品种	不同点
牻牛儿苗	茎半卧或斜升，叶卵形或椭圆状三角形，二回羽状深裂；羽片基部下延至叶轴，小羽片线形或有 1 ～ 3 粗齿。伞形花序，腋生，有 2 ～ 5 花，花冠淡紫色或蓝紫色，蒴果先端具长喙，成熟时喙部呈螺旋状卷曲
老鹳草	茎直立，下部稍匍匐，叶片深裂，略呈五角形，基部心形，中央裂片稍大，倒卵形，有缺刻或浅裂，顶端尖。花对生于叶腋，萼片顶端有芒，花瓣淡红色，具深红色纵脉；蒴果球形，成熟时由下向上开裂
野老鹳草	茎直立或上升，叶片轮廓肾状圆形，下部叶互生，上部叶对生，叶片深裂，小裂片条形，锐尖；聚合花序有 2 花，密聚于茎顶或叶腋；苞片线状钻形；花瓣淡红色，分果顶端具长喙，成熟果瓣裂开并向上卷曲

【药材性状】长嘴老鹳草茎长 30 ～ 50 cm，直径 0.3 ～ 0.7cm，多分枝，节膨大。表面灰绿色或带紫色，有纵沟纹和稀疏茸毛。质脆，断面黄白色，有的中空。叶对生，具细长叶柄；叶片卷曲皱缩，质脆易碎，完整者为二回羽状深裂，裂片披针线形。果实长圆形，长 0.5 ～ 1cm。宿存花柱长 2.5 ～ 4cm，形似鹳喙，有的裂成 5 瓣，呈螺旋形卷曲。气微，味淡。

短嘴老鹳草茎较细，略短。叶片圆形，3 或 5 深裂，裂片较宽，边缘具缺刻。果实球形，长 0.3 ～ 0.5cm。花柱长 1 ～ 1.5cm，有的 5 裂向上卷曲呈伞形。野老鹳草叶片掌状 5 ～ 7 深裂，裂片条形，每裂片又 3 ～ 5 深裂。

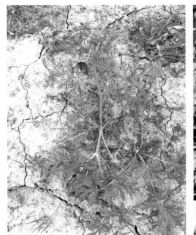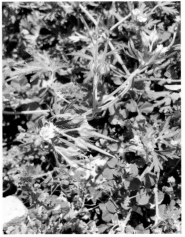

图 11-1-1 老鹳草植物（左图为牻牛儿苗，右图为野老鹳草）

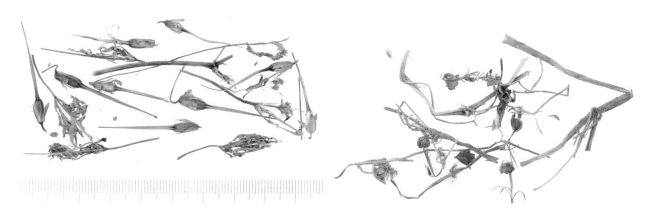

图 11-1-2　老鹳草药材（左图为长嘴老鹳草，右图为短嘴老鹳草）

【鉴别要点】具有如鹳嘴一样的宿存花柱。长嘴老鹳草与短嘴老鹳草的主要区别是前者宿存花柱长 2.5 ～ 4cm，形似鹳喙；后者花柱较短，长 1 ～ 1.5cm，叶多破碎。

【功能与主治】祛风湿，通经络，止泻痢。用于风湿痹痛，麻木拘挛，筋骨酸痛，泄泻痢疾。

【炮制】除去残根及杂质，略洗，切段，干燥。

【化学成分】牻牛儿苗全草含挥发油牻牛儿醇、槲皮素等。老鹳草全草含老鹳草鞣质和金丝桃苷等。

【药理】抗病毒，抗菌，抑制诱变，抗氧化，止泻，凝血，利尿，祛痰等。

【文献摘要】

《救荒本草》：牻牛儿苗又名斗牛儿苗。生田野中。就地拖秧而生，茎蔓细弱，其茎红紫色。叶似芫荽叶，瘦细而稀疏。开五瓣小紫花。结青菁葵果儿，上有一嘴甚尖锐，如细锥子状。

《植物名实图考》：按汜水俗称牵巴巴，牵巴巴者，俗呼啄木鸟也。其角极似鸟嘴，因以名焉。

【附注】除了上述 3 种外，作老鹳草入药的还有：①西伯利亚老鹳草，又名鼠掌老鹳草，生于河岸、湿地、山林下、林旁、路边及山地，分布于东北、华北、西北、湖北、四川、西藏等地。②尼泊尔老鹳草，又名短嘴老鹳草，生于山坡、路旁、田野、杂草丛中，分布于东北、华北、西北、华中、西南各地。③块根老鹳草，又名粗根老鹳草，生于草甸、林缘、灌丛间，分布于东北、华北、西北及四川等地。④毛蕊老鹳草，分布于东北、华北、西北及湖北、四川等地。⑤草原老鹳草，分布于东北、华北及四川等地。以上 5 种在商品中均属"短嘴老鹳草"。

草乌

乌头始载于《神农本草经》，列为下品。至宋代《宝庆本草折衷》始将草乌头分立专条。形如乌乌之头，因谓之乌头。李时珍曰："乌头有两种，其产于江左、山南等处者，乃《本经》所列乌头，今谓之草乌头是也。"以其多属野生者，故名，简称草乌。

【来源】为毛茛科植物北乌头 *Aconitun kusnezoffii* Reichb. 的干燥块根的炮制加工品。

【产地与资源】生于高山阴坡、溪流岸边及凉爽阴湿的草地、林下，分布于黑龙江、吉林、辽宁、河北、山西、内蒙古、陕西、四川等地。

北乌头虽多为野生，但也可栽培。分根或种子繁殖，多采用分根繁殖。北乌头喜凉爽湿润气候，耐寒，冬季地下根部可耐 -30℃左右的严寒。天气干旱或土壤缺水时植株生长缓慢，叶缘干枯，叶片脱落，但雨季要注意防涝，防止在高温、高湿季节根部腐烂。土壤以肥沃疏松的砂质壤土为最好。黏土或低洼易积水地区不宜栽培。

全国每年需草乌 350～500 吨，资源分布广，各地习用种类有异，应注意鉴别。

【采收加工】秋季茎叶枯萎时采挖，除去须根和泥沙，干燥。

【植物形态】多年生草本。株高可达 150cm，无毛。块根倒圆锥形。茎中部叶五角形，基部心形，3 裂；中央裂片菱形，近羽状深裂；上面被微柔毛，下面无毛。花序常分枝，下萼片长圆形。花瓣 2 片，无毛。雄蕊多数，无毛；心皮 4～5 个，无毛。蓇葖果。种子有膜质翅。花果期 7～9 月。

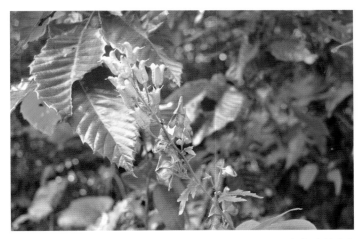
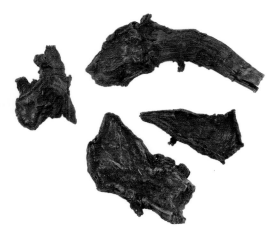

图 11-1-3　北乌头植物和制草乌饮片

【药材性状】呈不规则圆形或近三角形的片。表面黑褐色，有灰白色多角形形成层环和点状维管束，并有空隙，周边皱缩或弯曲。质脆。气微，味微辛辣，稍有麻舌感。

【功能与主治】祛风除湿，温经止痛。用于风寒湿痹，关节疼痛，心腹冷痛，寒疝作痛及麻醉止痛。

【炮制】制草乌，取净草乌大小分开，用水浸泡至内无干心，取出，加水煮沸 4～6 小时，或蒸 6～8 小时，取大个及实心者切开内无白心，口尝微有麻舌感时，取出，晒至六成干，切薄片，干燥，筛去碎屑。

【化学成分】含总生物碱 0.70%～1.3%，其中主要为剧毒的双酯类生物碱，如中乌头碱、乌头碱、次乌头碱、杰斯乌头碱、异乌头碱及北草乌碱等。

【药理】镇痛抗炎，局部麻醉，诱发心律失常等。

【文献摘要】

《本草纲目》：乌头之野生于他处者，俗谓之草乌头，亦曰竹节乌头，出江北者曰淮乌头。《日华子本草》所谓土附子是也。处处有之，根苗花实并与川乌头相同，但此系野生，又无酿造之法。其根外黑内白，皱而枯燥为异尔，然毒则甚焉。

【附注】

（1）草乌的商品实际来源于多种野生乌头的块根。根据文献资料表明，包括北乌头、乌头、毛叶乌头、多根乌头、直喙乌头、展毛乌头、黄花乌头等。

（2）生草乌属于剧毒中药。《淮南子》云："夫天下之物，莫凶于奚毒。"高诱注云："奚毒，乌头也。"

槲寄生

槲寄生始载于《神农本草经》。李时珍云："此物寄寓他木而生，如鸟立于上，故曰寄生、寓木、茑木。俗呼为寄生草。"

【别名】柳寄生、寄生、寄生子、北寄生、寄生包（汉中）。

【来源】为桑寄生科植物槲寄生 *Viscum coloratum*（Komar.）Nakai 的干燥带叶茎枝。

【产地与资源】生于海拔 500～2200m 的阔叶林中，寄生于榆、柳、杨、栎、梨、李、枫杨及椴树等植物上，分布于东北、华北、华东、华中及陕西、宁夏、甘肃、青海、广西等地。药材主产于河北莱阳、易县、青龙、平泉、遵化、承德，辽宁绥中、铁岭、开源、桓仁、凤城、宽甸、本溪，吉林通化，安徽滁县，河南嵩县、栾川、洛宁、卢氏，北京怀柔、密云、昌平、延庆，陕西西安、宝鸡、延安，以及山西、内蒙古、浙江、湖南、四川等地。虽为野生，但分布广，产量大。

【采收加工】四季可采，但以冬季至次春采割最好，除去粗茎，切段，干燥，或蒸后干燥。

【植物形态】寄生灌木，高 0.3～0.8m，茎、枝均圆柱形，绿色，二歧或三歧、稀多歧分枝，节稍膨大。叶对生，厚革质或革质，长椭圆形至椭圆状披针形。雄花序聚伞式穗状，具花 3～5 朵；雌花，花蕾时长卵状球形。果球形，具宿存花柱，成熟时淡黄色或橙红色，果皮平滑。花期 4～5 月，果期 9～11 月。

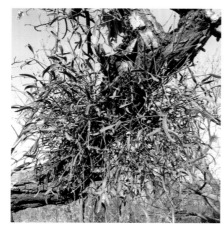
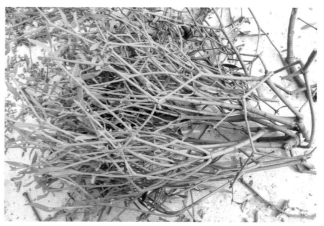

图 11-1-4　槲寄生植物和药材

【药材性状】茎枝呈圆柱形，2～5 叉状分枝，长约 30cm，直径 0.3～1cm；表面黄绿色、金黄色或黄棕色，有纵皱纹；节膨大，节上有分枝或枝痕；体轻，质脆，易折断，断面不平坦，皮部黄色，木部色较浅，射线放射状，髓部常偏向一边。叶对生于枝梢，易脱落，无柄；叶片呈长椭圆状披针形，长 2～7cm，宽 0.5～1.5cm；先端钝圆，基部楔形，全缘；表面黄绿色，有细皱纹，主脉 5 出，中间 3 条明显；革质。气微，味微苦，嚼之有黏性。

以枝细嫩、色黄绿、叶未脱落、嚼之发黏者为佳。

【鉴别要点】节膨大，节上有分枝或枝痕；皮部黄色，木部色较浅，射线放射状，髓部常偏向一边。叶片先

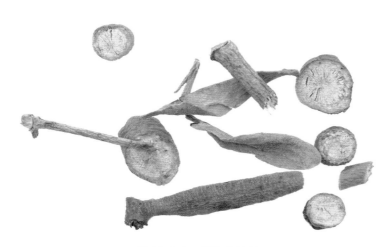

图 11-1-5　槲寄生饮片

端钝圆，基部楔形；革质。

【功能与主治】祛风湿，补肝肾，强筋骨，安胎元。用于风湿痹痛，腰膝酸软，筋骨无力，崩漏经多，妊娠漏血，胎动不安，头晕目眩。

【炮制】除去杂质，略洗，润透，切厚片，干燥。

【化学成分】主含黄酮类化合物、三萜类化合物、紫丁香苷等苷类及有机酸。

【药理】①对心血管系统的作用：降低动脉压，减慢心率，抗心肌缺血，抗心律失常，改善微循环。②抗血小板聚集，抗肿瘤，增强免疫功能。

【文献摘要】

《本草经集注》：桑上者，名桑上寄生耳。诗人云：施于松上。方家亦有用杨上、枫上者，则各随其树名之，形类犹是一般，但根津所因处为异，法生树枝间，寄根在皮节之内。叶圆青赤，厚泽易折。旁自生枝。冬夏生，四月花白，五月实赤，大如小豆。今处处皆有，以出彭城者为胜。

《新修本草》：此多生槲、榉、柳、水杨、枫等树上，子黄、大如小枣子。唯虢州有桑上者，子汁甚粘，核大似小豆；叶无阴阳，如细柳叶而厚；脆茎粗短。

《本草图经》：叶似龙胆而厚阔，茎短似鸡脚，作树形，三月、四月花黄赤色，六月、七月结子，黄绿色，如小豆，以汁稠黏者良也。寄生实，九月始熟而黄。

《本草纲目》：寄生高者二三尺，其叶圆而微尖，厚而柔，面青而光泽，背淡紫而有茸。人言川蜀桑多，时有生者，他处鲜得，须自采或连桑采者乃可用。世俗多以杂树上者冲之，气性不同，恐反有害也。按郑樵《通志》云：寄生有两种，一种大者，叶如石榴叶；一种小者，叶如麻黄叶，其子皆相似。大者曰白茑，小者曰女萝。

【附注】

（1）槲寄生与桑寄生是同科不同属的两种植物，药材性状差异很大。过去北方习惯用槲寄生，因为它遍布北方，易得，且色泽黄绿圆润；南方习惯用桑寄生，也是因为生长区域和交通运输的原因。但这两种均统称为桑寄生。2005年版《中国药典》始将两种寄生分别单列，但功效相同。药厂投料因标准要求必须基原明确。桑寄生主产于广东三水、南海、顺德、中山，广西容县、苍梧，云南、贵州亦产。两种寄生均为野生。

（2）桑寄生科植物因寄生树木种类较多，因此也有很多种类。《中国植物志》收载桑寄生科植物共11属66种，分为桑寄生亚科和槲寄生亚科。古人没有现代植物学分类知识，因此古本草对桑寄生的形态描述比较混乱。如《蜀本草》云："按诸树多有寄生，茎叶并相似。"又云："叶如橘而厚软，茎如槐而肥脆，今处处有。方家唯须桑上者，然非自采即难以别，可断茎而视之，以色深黄者为验。"《本草图经》云："叶似龙胆而厚阔，茎短似鸡脚，作树形，三月、四月花黄赤色，六月、七月结子，黄绿色，如小豆，以汁稠粘者良也。"包括《本草纲目》中的描述。这些经现代植物学专家分析，包括了桑寄生科多个属的植物。《中国药典》收载的这两种，是历史延续使用、分布最广的。

（3）桑寄生科植物扁枝槲寄生的带叶茎枝，在四川、广州等个别地区也作桑寄生用。本品茎枝扁平，具2～3个叉状分枝，长15～30cm，表面黄绿色或黄棕色，有明显的纵条纹或皱纹；节膨大而略扁，每节上部宽，下部渐尖。叶于枝梢上呈鳞片状凸起。质软，不易折断。气微，味微苦。

续断

续断始载于《神农本草经》。李时珍曰："续断、属折、接骨，皆以功命名也。"鼓槌草、和尚头等，因其花序球形而得名。

【别名】川续断、川断、和尚头。

【来源】为川续断科植物川续断 *Dipsacus asper* Wall. ex Henry 的干燥根。

【产地与资源】生于土壤肥沃、潮湿的山坡、路旁、沟边、草地，有野生及栽培。主产于湖北长阳、五峰、鹤峰、巴东、建始，四川绵阳、乐山，重庆石柱。贵州、云南、湖南、江西等地也产。以五峰、鹤峰产品质优，俗称"五鹤续断"。四川西昌也是道地产区，有较大面积种植。

续断喜较凉爽湿润的气候，耐寒，忌高温。适宜土层深厚、肥沃、疏松的土壤栽培。有种子繁殖和分株繁殖两种方法。

【采收加工】秋播第 3 年采收，春播第 2 年采收。在霜冻前采挖，将全根挖起，除去根头、须根和泥土，用微火烘至半干，堆置"发汗"至内部变绿色时，再烘干。也可将鲜根置沸水中烫至根稍软时，堆起，用稻草覆盖发汗至草上产生水珠时，再摊开晒干或烤至全干，去掉须根、泥土。不宜日晒，日晒变硬，断面类白，质次。

【植物形态】多年生草本。茎直立，茎有棱，棱上疏生刺毛。基生叶具长柄，羽状全裂，中央裂片最大，椭圆形或宽披针形，顶端渐尖，两侧裂片 1 ～ 2 对，较小，边缘有粗锯齿，两面被短毛和刺毛。头状花序圆形，花冠白色或浅绿色，雄蕊 4 枚，着生于花冠筒上部，伸出花冠外。瘦果椭圆状楔形，具 4 棱，淡褐色。花期 8 ～ 9 月，果期 9 ～ 10 月。

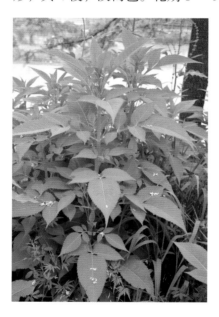
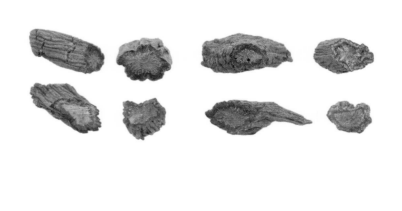

图 11-1-6　续断植物和饮片

【药材性状】呈圆柱形，略扁，有的微弯曲，长 5 ～ 15cm，直径 0.5 ～ 2cm。表面灰褐色或黄褐色，有稍扭曲或明显扭曲的纵皱及沟纹，可见横列的皮孔样斑痕和少数须根痕。质软，久置后变硬，易折断，断面不平坦，皮部墨绿色或棕色，外缘褐色或淡褐色，木部黄褐色，导管束呈放射状排列。气微香，味苦、微甜而后涩。

以条粗质软、内呈黑绿色者为佳。

【鉴别要点】皮部墨绿色或棕色，外缘褐色或淡褐色，木部黄褐色，导管束呈放射状排列。气微香，味苦、微甜而后涩。

【功能与主治】补肝肾，强筋骨，续折伤，止崩漏。用于肝肾不足，腰膝酸软，风湿痹痛、跌扑损伤、筋伤骨折，崩漏，胎漏。酒续断多用于风湿痹痛、跌扑损伤、筋伤骨折。盐续断多用于腰膝酸软。

【炮制】

1. 续断片　取原药材除去杂质，洗净，润透，切薄片，干燥，筛去碎屑。

2. 酒续断　取续断片加入定量黄酒拌匀，稍闷润，待酒被吸尽后，置炒制容器内，用文火炒至微带黑色时，取出放凉，筛去碎屑。

3. 盐续断　取续断片用盐水拌匀，稍闷润，待盐水被吸尽后，置炒制容器内，用文火炒干，取出放凉，筛去碎屑。

【化学成分】①环烯醚萜糖苷：当药苷、马钱子苷、荼茱萸苷。②三萜皂苷：木通皂苷 D 及五糖苷、七糖苷和八糖苷。③挥发性成分：有莳萝爱菊酮、2，4，6- 三叔丁基苯酚等 41 种。④常春藤皂苷、3-O-α-L- 吡喃阿拉伯糖齐墩果酸 -28-O-β-D- 吡喃葡萄糖醌苷、胡萝卜苷、β- 谷甾醇、龙胆碱及较多的微量元素钛。

【药理】对心血管的作用表现在显著降低动脉压和平滑肌的紧张度，还具有抗维生素 E 缺乏症、镇痛和促进组织再生等作用。

【文献摘要】

《本草纲目》：续断之说不一……今人所用，以川中来，色赤而瘦，折之有烟尘起者为良焉。

《滇南本草》：鼓槌草，独苗对叶，苗上开花似槌。

《植物名实图考》：今所用皆川中产。今滇中生一种续断，极似芥菜，亦多刺，与大蓟微类。稍端夏出一苞，黑刺如球，大如千日红花，苞开花白，宛如葱花，茎劲，经冬不折。

【附注】

（1）续断之名首见于《神农本草经》，其后《名医别录》《本草经集注》《新修本草》《蜀本草》《日华子诸家本草》《本草图经》等诸家本草均有记载，但来源比较混乱，直到李时珍才把续断的来源理清楚。

（2）川续断的种子，中药名为"苣胜子"，北方称"南苣胜"。具有补肝益肾、填精助阳的功效。其种子呈方柱形，具四棱，长约 6mm，横宽 1.5mm；淡褐色，种仁白色，富油质，味苦。

独活

独活始载于《神农本草经》。《名医别录》曰："此草得风不摇，无风自动。"故有独活、独摇草之名。《神农本草经》言此草"久服轻身耐老"，故称之长生草。

【别名】胡王使者、长生草、独滑、川独活、西独活、肉独活。

【来源】为伞形科植物重齿毛当归 Angelica pubescens Maxim.f.biserrata Shan et Yuan 的干燥根。

【产地与资源】生于海拔 1000 ～ 1700m 的阴湿山坡，林下草丛中或稀疏灌丛中，分布于安徽、浙江、江西、湖北、四川等地。四川、重庆、湖北、陕西等地的高山地区有栽培。主产于重庆的奉节、巫山、巫溪、城口，四川达州，湖北巴东、长阳、鹤峰、五峰、兴山、神农架、房山、竹山、竹溪，陕西安康、汉中等地。此外，甘肃岷县、天水、湖北恩施等地也有栽培。以湖北、重庆、四川、陕西一带产量大，质量优，称为道地药材。

独活喜阴凉潮湿气候，耐寒，宜生长在海拔 1200 ～ 2000m 的高寒山区。以土层深厚、富含腐殖质的黑色灰泡土、黄沙土栽培，不宜在土层浅、积水地和黏性土壤上种植。

【采收加工】野生者在春初苗刚发芽或秋末茎叶枯萎时采挖；育苗移栽者在当年 10 ～ 11 月；直播者在生长 2 年后采挖。挖取根部，除去须根和泥沙，烘至半干，堆置 2 ～ 3 天，发软后再烘至全干。

传统的加工方法为将挖取的根部，摊开晾干水汽后，堆放炕楼上，用柴火熏炕，炕至五成干时，将每支顺直捏拢，扎成小捆，炕至全干即成。

【植物形态】多年生高大草本。高 1～2m，根类有特殊香气。茎中空，常带紫色，下部光滑或稍有浅纵沟纹，上部有短糙毛。叶片宽卵形，二回三出式羽状全裂；末回裂片卵状长圆形，先端渐尖，基部沿叶轴下延，边缘有不整齐的尖锯齿或重锯齿，两面沿叶脉及边缘有短柔毛。伞形花序，花白色。果实椭圆形，侧翅与果体等宽或略狭，背棱线形，隆起，棱槽间有油管 2～3 个，合生面有油管 2～4（6）个。花期 8～9 月，果期 9～10 月。

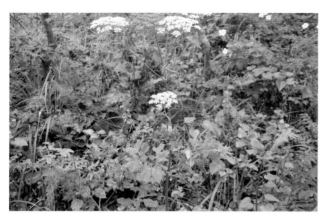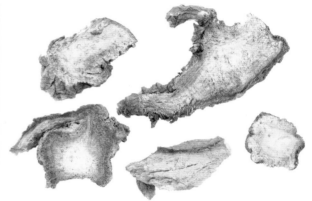

图 11-1-7　独活植物和饮片

【药材性状】根略呈圆柱形，下部 2～3 分枝或更多，长 10～30cm。根头部膨大，圆锥状，多横皱纹，直径 1.5～3cm，顶端有茎、叶的残基或凹陷。表面灰褐色或棕褐色，具纵皱纹，有横长皮孔样突起及稍突起的细根痕。质较硬，受潮则变软，断面皮部灰白色，有多数散在的棕色油室，习称"油润"或"油性"，木部灰黄色至黄棕色，形成层环棕色。有特异香气，味苦、辛、微麻舌。

以根条粗壮、油润、香气浓者为佳。

【鉴别要点】根表面有横长皮孔样突起及稍突起的细根痕，断面皮部灰白色，有多数散在的棕色油室，形成层环棕色有特异香气

【功能与主治】祛风除湿，通痹止痛。用于风寒湿痹，腰膝疼痛，少阴伏风头痛，风寒夹湿头痛。

【炮制】除去杂质，洗净，润透，切薄片，晒干或低温干燥。

【化学成分】含若干香豆精化合物，二氢山芹醇及其乙酸酯，欧芹酚甲醚，异欧前胡内酯，香柑内酯，花椒毒素，二氢山芹醇当归酸酯，毛当归醇，当归醇 D、G、B。还含 γ- 氨基丁酸及挥发油，挥发油中有 50 多种成分，其中含量较多的有佛术烯、百里香烯、α- 柏木烯、葎草烯、蛇床子素等。

【药理】①对心血管系统的作用：增加动脉压和心缩力。②对血小板聚集功能的影响：抑制血小板的聚集和抗血栓形成作用。③镇痛，镇静，抗炎，光敏，解痉，抗肿瘤，抗菌等。

【文献摘要】

《神农本草经》：一名羌活，一名羌青，一名护羌使者。

《名医别录》：生雍州川谷或陇西南安。

《本草经集注》：此州郡县并是羌活，羌活形细而多节软润，气息极猛烈。出益州北部、西川为独活，色微白，形虚大，为用亦相似而小不知。

《本草图经》：独活、羌活，出雍州川谷，或陇西安南，今蜀汉出者佳。春生苗，叶如青麻，六月开花作丛，或黄或紫。结实时，叶黄者是夹石上生，叶青者是土脉中生。此草得风不摇，无风自动，

故一名独摇草。《本经》云：二物同一类，今人以紫色而节密者为羌活，黄色而作块者为独活。按陶隐居云：独活生西川、益州北部，色微白，形虚大，用以羌活相似。今蜀中乃有大独活，类桔梗而大，气味了不与羌活相类，用之微寒而少效。今又有独活，亦自蜀中来，形类羌活，微黄而极大，收时寸解，干之气味亦芳烈，小类羌活。又有槐叶气者，今京下多用之，极效验，意此为真者。而市人或择羌活之大者为独活，殊未为当。大抵此物有两种：西川者色黄，香如蜜；陇西者紫色，秦陇人呼为山前独活。古方单用独活，今方既用独活而又用羌活，兹为谬矣。

《本草纲目》：独活、羌活，乃一类二种，以他地者为独活，西羌者为羌活，苏颂所说颇明。按王贶《全生指迷方》云：羌活须用紫色有蚕头鞭节者。独活是极大羌活有臼如鬼眼者，寻常皆以老宿前胡为独活者，非矣。近时江淮山中出一种土当归，长近尺许，白肉黑皮，气亦芳香，如白芷气，人亦谓之水白芷，用充独活，解散亦或用之，不可不辨。

【附注】

（1）《神农本草经》将独活列为上品，云："一名羌活，一名羌青，一名护羌使者。"说明以前将独活与羌活视为同一物，两者是混用的。到南北朝时，陶弘景首次从产地与形态不同方面区分了羌活、独活。李时珍在《本草纲目》中也进行了明确区分，其"西羌者为羌活"和"羌活须用紫色有蚕头鞭节者"与现在所用的羌活很吻合。但又曰"独活、羌活，乃一类二种"，只是产地不同，又把两味药混为一谈了。

（2）独活在全国一些地区还存在使用当地产的地方习用品。如在浙江、安徽、江西等产地用的"香独活"，是伞形科植物毛当归的干燥根；四川西部以及汉中民间草医用的"牛尾独活"，是伞形科植物独活的干燥根；四川、云南、贵州、湖北等地用的"九眼独活"，是五加科植物短序楤木和食用楤木的干燥根茎及根；东北地区有些地方用的"大独活"，是伞形科兴安当归的根及根茎。

第二节　抗骨增生片

一、组方

抗骨增生片由熟地黄、鹿衔草、骨碎补、鸡血藤、肉苁蓉、淫羊藿、莱菔子组成。

二、临床应用

补肾，活血，止痛。用于肥大性脊柱炎，颈椎病，跟骨刺，增生性关节炎，大骨节病。

三、原料药材

熟地黄、骨碎补、鸡血藤、肉苁蓉、淫羊藿、莱菔子详见前章节。

🍃 鹿衔草

鹿衔草始载于《滇南本草》。《植物名实图考》曰："因其叶似鹿蹄，故名。"

【别名】鹿蹄草、鹿含草。

【来源】为鹿蹄草科植物鹿蹄草 *Pyrola calliantha* H.Andres 或普通鹿蹄草 *Pyrola decorata* H.Andres 的干燥全草。全年均可采挖，除去杂质，晒至叶片较软时，堆置至叶片变紫褐色，晒干。

【产地与资源】鹿衔草种类较多，分布较广，同属多种植物常混在一起药用，以野生为主。虽然分布广，但其生物量较小，整体资源不充足，可人工繁殖栽培。鹿蹄草主产于浙江、安徽、贵州、陕西、云南、西藏、山东等地。普通鹿蹄草主产于河南、甘肃、陕西、浙江、安徽、江西、湖北、湖南、广东、广西、福建、贵州、四川、云南、西藏等地。

鹿衔草喜阴冷湿润、排水良好、腐殖质土层较厚的林下。用分株繁殖，在 9～10 月，结合采收，连匍匐茎一起拔出，分成单株，每株都带有匍匐茎和须根。在选好的林下，把灌木和杂草除去，不要翻动土层，就地势，按行距 25cm，开深 6～7cm 的小沟，把幼苗放入沟里，每隔 10cm 放 1 株，斜靠沟壁，盖腐殖土与地面平，栽后浇 1 次水。平时要勤于管理，每年冬季盖腐殖土拌石灰。

【采收加工】全年均可采挖，除去杂质，晒至叶片较软时，堆置至叶片变成紫红色或紫褐色，再摊开晒干。栽培的在栽后 3～4 年采收，在 9～10 月结合分株繁殖进行。采大留小，拔密留稀。每隔 1 年采收 1 次。

【植物形态】两种鹿蹄草植物形态比较见表 11-2-1。

表 11-2-1　两种鹿蹄草植物形态比较

比较		鹿蹄草	普通鹿蹄草
相同点		常绿小草本，高 15～35cm。根茎细长，横生或斜升，有分枝。叶 3～7 片，叶革质，先端钝尖，基部楔形或阔楔形，下延于叶柄，总状花序	
不同点	叶片	圆卵形至圆形，边缘强度反卷，叶下面常有白霜，呈灰蓝绿色	长圆形至倒卵状长圆形或匙形，上面绿色，沿叶脉为淡绿白色或稍白色，下面色较淡，常带紫色，边缘有疏齿
	花萼及花	萼片较长，长 5～7.5mm，边缘近全缘；花较大，直径 1.5～2cm，花瓣白色或稍带粉红	萼片先端急尖，边缘色较淡；花冠碗形，淡绿色、黄绿色或近白色

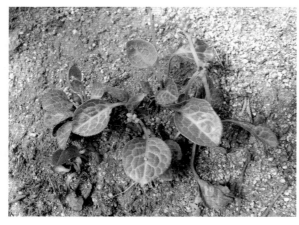
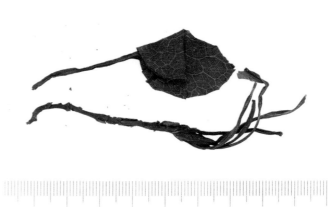

图 11-2-1　鹿衔草植物和药材

【药材性状】根茎细长。茎圆柱形或具纵棱，长 10～30cm。叶基生，长卵圆形或近圆形，长 2～8cm，暗绿色或紫褐色，先端圆或稍尖，全缘或有稀疏的小锯齿，边缘略反卷，上表面有时沿脉具白色的斑纹，下表面有时具白粉。总状花序有花 4～10 余朵；花半下垂，萼片 5 片，舌形或卵状长圆形；花瓣 5 片，早落，雄蕊 10 枚，花药基部有小角，顶孔开裂；花柱外露，有环状突起的柱头盘。蒴果扁球形，直径 7～10mm，5 纵裂，裂瓣边缘有蛛丝状毛。气微，味淡、微苦。

【鉴别要点】叶圆，革质；暗绿色或紫褐色，边缘略反卷，上表面有时沿脉具白色的斑纹，下表面有时具白粉；叶脉末端相连略呈圆形。

【功能与主治】祛风湿，强筋骨，止血止咳。用于风湿痹痛，肾虚腰痛，腰膝无力，月经过多，久咳劳嗽。

【炮制】除去杂质，清水洗净，稍润，切段，干燥。

【化学成分】鹿蹄草含 N- 苯基 -2- 萘胺、伞形梅笠草素、高熊果酚苷、没食子酸、原儿茶酸、鹿蹄草素、槲皮素、没食子鞣质、肾叶鹿蹄草苷、6-O- 没食子酰高熊果酚苷、金丝桃苷、没食子酰金丝桃苷等。普通鹿衔草含鹿蹄草素、山柰酚 -3-O- 葡萄糖苷、槲皮素 -3-O- 葡萄糖苷等。

【药理】强心，降压，扩血管；对人淋巴细胞转化率有明显促进作用；抗炎，抗菌，抑瘤，抑制胰岛素降解等。

【文献摘要】

《滇南本草》：鹿衔草，紫背者好。叶团，高尺余。出落雪厂者效。

《本草纲目》：鹿蹄草，按《轩辕述宝藏论》云：鹿蹄多生江广平陆及寺院荒处，淮北绝少，川陕亦有。

《植物名实图考》：鹿衔草，九江建昌山中有之。铺地生绿叶，紫背，面有白缕，略似蕺菜而微长，根亦紫。

【附注】同属多种植物的全草在不同地区也作鹿衔草入药。

第三节　三痹热宝熨剂

一、组方

三痹热宝熨剂由当归、防风、川芎、白芷、花椒、冰片、薄荷脑、三七、红花、土鳖虫、乳香、没药、血竭、吴茱萸、石菖蒲、甘草、草乌、川乌、羌活、马钱子、胆南星、山柰、干姜、升麻组成。

二、临床应用

祛风散寒，活血化瘀，除湿通络。用于由风、寒、湿邪引起的关节炎、关节冷痛。外用，敷患处。

三、原料药材

当归、防风、川芎、白芷、花椒、冰片、薄荷脑、三七、红花、土鳖虫、乳香、没药、血竭、吴茱萸、石菖蒲、甘草、草乌、干姜详见前章节。

川乌

川乌始载于《神农本草经》。陶弘景云："形似乌鸟之头，故谓之乌头。"栽培于四川，故称川乌头，简称川乌。李时珍云："出彰明者，即附子之母，今人谓之川乌头。"以区别其他地区所产的草乌头。

【别名】乌头、乌喙、奚毒。

【来源】为毛茛科植物乌头 *Aconitum carmichaelii* Debx. 的干燥母根。

【产地与资源】川乌全部为栽培，主产于四川布拖、江油，陕西城固、南郑、勉县，云南维西等地。陕西户县、周至、太白亦产。全国年需量 300 ～ 400 吨。

【采收加工】6 月下旬至 8 月上旬采挖，除去子根、须根及泥沙，晒干。

【植物形态】乌头与北乌头的植物形态比较见表 11-3-1。

表 11-3-1　乌头与北乌头的植物形态比较

品种	相同点	不同点
乌头	多年生草本，叶拳状 3 裂几乎达基部，蓇葖果	块根通常 2 个连生，侧根倒卵圆形，叶革质，两侧裂片再 2 裂，花青紫色盔瓣盔形
北乌头		块根倒圆锥形，茎中部叶五角形，基部心形，叶纸质，最终裂片披针形或线状披针形，花紫色，时常枯萎

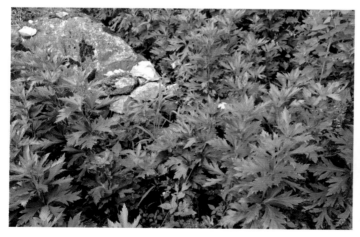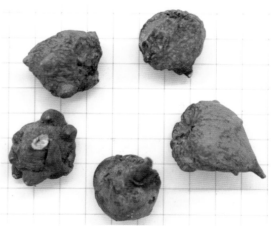

图 11-3-1　川乌植物和药材

【药材性状】呈不规则的圆锥形，稍弯曲，顶端常有残茎，中部多向一侧膨大，长 2 ～ 7.5cm，直径 1.2 ～ 2.5cm。表面棕褐色或灰棕色，皱缩，有小瘤状侧根及子根脱离后的痕迹。质坚实，断面类白色或浅灰黄色，形成层环纹呈多角形。气微，味辛辣、麻舌。

以饱满质坚实、断面色白有粉性者为佳。

【鉴别要点】不规则的圆锥形，有小瘤状侧根及子根脱离后的痕迹；形成层环纹呈多角形。

【功能与主治】祛风除湿，温经止痛。用于风寒湿痹，关节疼痛，心腹冷痛，寒疝作痛及麻醉止痛。

【炮制】生川乌，取原药材拣净杂质，润透，切片，晒干，筛净灰屑。

【化学成分】含有生物碱及乌头多糖。总生物碱含量为 0.82% ～ 1.56%，其中主要为剧毒的双酯类生物碱（中乌头碱、乌头碱、次乌头碱、杰斯乌头碱、异翠雀花碱等）。此外，尚含塔拉弟胺、川乌碱甲、川乌碱乙、酯乌头碱、酯次乌头碱、酯中乌头碱等。

【药理】抗炎，镇痛，降血糖，扩张血管、降压、强心，局部麻醉等。

【文献摘要】见"附子"条。

【附注】据李时珍云："乌头功同附子而稍缓。"又云："附子性重滞，温脾逐寒；川乌头性轻疏，温脾祛风。若是寒疾即用附子，风疾即用川乌头。"以此区别二药的功用。因此，在临床应用中以母根作川乌，子根作附子。

羌活

羌活始载于《神农本草经》。《神农本草经》中羌活、独活不分，因产于羌地，故名羌活。护羌使者、胡王使者也因产地得名。善祛风，又名退风使者。

【别名】羌青、护羌使者、胡王使者、退风使者、黑药。

【来源】为伞形科植物羌活 *Notopterygium incisum* Ting ex H.T.Chang 或宽叶羌活 *Notopterygium franchetii* H.de Boiss. 的干燥根茎和根。

【产地与资源】羌活生于海拔 2000 ～ 4500m 的林缘灌丛下、沟谷草丛，分布于陕西，甘肃、青海、四川、西藏等地。宽叶羌活生于海拔 1700 ～ 4800m 的林缘、灌丛下，分布于山西、内蒙古、陕西、甘肃、青海、湖北、四川、云南等地。产于四川小金、松潘、黑水、理县、南坪（九寨沟）、平武、青川等地者，称为"川羌"，主要为蚕羌，野生和家种均有，小金县有较大面积种植。产于甘肃天祝、岷县、临夏、武威、张掖、酒泉、天水，青海海北、黄南、海南、化隆、互助、循化等地者，称为"西羌"，以大头羌、竹节羌和条羌为主，野生和家种均有。以四川阿坝藏族羌族自治州所产者为道地药材。羌活年需求量约 2000 吨。

栽培羌活需要土质疏松、土层深厚、排水良好、富含腐殖质的砂质壤土。用种子育苗移栽或根茎繁殖。

【采收加工】春、秋二季采挖，除去须根及泥沙，晒干。

【植物形态】两种羌活植物形态比较见表 11-3-2。

表 11-3-2　两种羌活植物形态比较

品种	相同点	不同点
羌活	多年生草本，茎带紫色，叶片为羽状复叶，复伞形花序	叶片末回裂片边缘缺刻状浅裂至羽状深裂，花瓣白色或绿白色，卵形或长圆状卵形，分果长圆形，主棱均扩展为翅，翅等宽或不等宽，合生面 6 油管
宽叶羌活		植株更高，小裂片长圆形卵形披针状，总苞片早落，小总苞片线性，花瓣淡黄色，倒卵形，果近球形，合生面 4 油管

【药材性状】羌活为圆柱状略弯曲的根茎，长 4 ～ 13cm，直径 0.6 ～ 2.5cm，顶端具茎痕。表面棕褐色至黑褐色，外皮脱落处呈黄色。节间缩短，呈紧密隆起的环状，形似蚕，习称"蚕羌"；节间延长，形如竹节状，习称"竹节羌"。节上有多数点状或瘤状突起的根痕及棕色破碎鳞片。体轻，质脆，易折断，断面不平整，有多数裂隙，皮部黄棕色至暗棕色，油润，有棕色油点，木部黄白色，射线明显，髓部黄色至黄棕色。气香，味微苦而辛。

宽叶羌活为根茎和根。根茎类圆柱形，顶端具茎和叶鞘残基，根茎圆锥形，有纵皱纹和皮孔；表面棕褐色，近根茎处有较密的环纹，长 8 ～ 15cm，直径 1 ～ 3cm，习称"条羌"。有的根茎粗大，不规则结节状，顶部具数个茎基，根较细，习称"大头羌"。质松脆，易折断，断面略平坦，皮部浅棕色，木部黄白色。气味较淡。

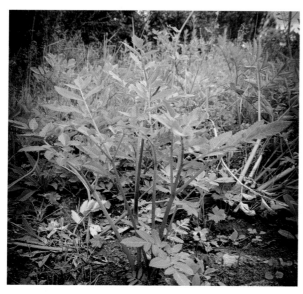
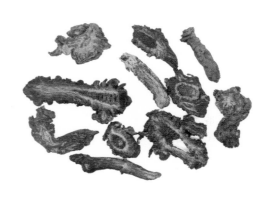

图 11-3-2　羌活植物（甘肃种植的宽叶羌活）和饮片

　　均以条粗长、表面棕褐色、有环节、断面紧密、油点多（朱砂点多）、香气浓郁者为佳。两种羌活药材性状比较见表 11-3-3。

表 11-3-3　两种羌活药材性状比较

品种	不同点
羌活	圆柱状略弯曲的根茎，顶端具茎痕。节间缩短，呈紧密隆起的环状，形似蚕，习称"蚕羌"；节间延长，形如竹节状，习称"竹节羌"。断面不平整，有多数裂隙，皮部黄棕色至暗棕色，油润，气香
宽叶羌活	根茎类圆柱形，根类圆锥形，顶端具茎和叶鞘残基。近根茎处有较密的环纹，习称"条羌"，有的根茎粗大，顶部具数个茎基，根较细，习称"大头羌"。皮部浅棕色，气味较淡

　　【功能与主治】解表散寒，祛风除湿，止痛。用于风寒感冒，头痛项强，风湿痹痛，肩背酸痛。

　　【炮制】除去杂质，洗净，润透，切厚片，晒干。

　　【化学成分】①香豆素类化合物：异欧前胡内酯、8- 甲氧基异欧前胡内酯、5- 羟基香柑素、香柑内酯、5- 去甲基香柑内酯等。②酚性化合物：对羟基苯乙基茴香酸酯、阿魏酸。③甾醇类化合物：β-谷甾醇葡萄糖苷、β- 谷甾醇。④挥发油：α- 侧柏烯、α- 蒎烯、β- 蒎烯、β- 罗勒烯、γ- 松油烯、柠檬烯、α- 苧烯、α- 萜品烯醇、萜品烯四醇、乙酸冰片酯等。⑤脂肪酸类：十四碳酸甲酯、12- 甲基十四碳酸甲酯、十六碳酸甲酯、油酸甲酯等 14 种。⑥氨基酸类：谷氨酸、精氨酸、亮氨酸、异亮氨酸、缬氨酸、苏氨酸、苯丙氨酸等 19 种。⑦糖类：鼠李糖、果糖、葡萄糖及蔗糖。⑧苯乙基阿魏酸酯等。

　　宽叶羌活含挥发油，主要有 20 种成分，含量较高的有 α- 蒎烯、β- 蒎烯、柠檬烯等。

　　【药理】解热镇痛，抗炎，抗过敏，抗心肌缺血，抗心律失常，抗血栓形成，抗癫痫，抗氧化，抗菌等。

　　【文献摘要】见"独活"条。

【附注】

（1）羌活的商品有川羌和西羌之分，由于性状不同分为蚕羌、条羌、竹节羌、大头羌等，一般认为蚕羌质优，条羌和竹节羌次之，大头羌最差。

（2）在四川小金、甘肃岷县及宕昌阿乌镇、青海部分地区大面积种植的"宽叶羌活"，当地称"黑药"。其外皮和断面均与羌活相似，但整体形状同当归，通体不具备环节，切片后作羌活销售。其基原正确与否或是否为种植变异，需进一步调查和研究。

马钱子

马钱子始载于《本草纲目》。李时珍曰："状似马之连钱，故名马钱。"马前为其音讹。与木鳖相似而生南番，故名番木鳖。

【别名】 番木鳖、苦实把豆、苦实、马前、马前子。

【来源】 为马钱科植物马钱 *Strychnos nux-vomica* L. 的干燥成熟种子。

【产地与资源】 马钱原产于印度、越南、缅甸、泰国、斯里兰卡，生于热带、亚热带地区的深山老林中。我国云南、福建、台湾、广东、海南、广西、云南等地有引种栽培。我国栽培的生物碱含量差异太大，目前商品主要来源于进口。

【采收加工】 秋、冬季摘取成熟果实，取出种子，洗净，晒干。

【植物形态】 常绿乔木。叶对生，全缘，革质，有光泽。聚伞花序顶生，花小形，白色筒状。浆果球形，熟时橙色，种子 3～5 粒或更多，纽扣状，表面密被银色毛茸，种柄生于一侧的中央。花期春夏两季，果期 8 月至翌年 1 月。

【药材性状】 种子扁圆纽扣状，一面微凹，另一面稍隆，表面灰绿色或灰黄色，密生匐状的银灰色丝状茸毛，从中央向四周射出；底面中央有突起的圆点状种脐，边缘有微尖突的珠孔，种脐与珠孔间隐约可见一条隆起线。质坚硬。沿边缘剖开，剖面可见淡黄白色胚乳，角质状，子叶心形，叶脉 5～7 条。味极苦，剧毒。

商品有马钱子和云南马钱子两种，前者系进口品，后者系国产品，均以个大饱满、质坚肉厚、色灰黄有光泽者为佳。

【鉴别要点】 扁圆纽扣状，密生丝状茸毛，底面有圆点状种脐。边缘有微尖突的珠孔，种脐与珠孔间隐约见一条隆起线。

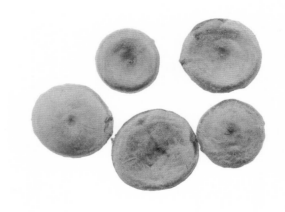

图 11-3-3 马钱子药材

【功能与主治】 通络止痛，散结消肿。用于跌打损伤，骨折肿痛，风湿顽痹，麻木瘫痪，痈疽疮毒，咽喉肿痛。

【炮制】 生马钱子有剧毒，是国家管制毒性中药材，因此临床常用制马钱子。取砂子置锅内，用武火炒热后，加入净马钱子，不断翻动，烫至鼓起并显棕褐色或深棕色，取出，筛去砂子，放凉。

【化学成分】 马钱子含多种生物碱，一般分为 3 种类型：① "正"系列生物碱：士的宁、异士的宁、士的宁氮氧化物、β-可鲁勃林、16-羟基-β-可鲁勃林、16-羟基-α-可鲁勃林。② "伪"系列生物碱：伪士的宁等。③ "N-甲基伪"系列生物碱：N-甲基-断-伪士的宁、番木鳖次碱、N-甲基－断－伪士的宁。种子所含生物碱以"正"系列为主。种子经高温加热（220～260℃，3分钟），剧毒成分士的宁含量明显降低，而异士的宁、士的宁氮氧化物及马钱子碱氮氧化物含量增高。

【药理】中枢兴奋，镇痛，健胃，镇咳祛痰；对淋巴细胞有丝分裂双向作用；抑制皮肤真菌和细菌等。

【文献摘要】

《本草纲目》：生回回国，今西土邛州诸处皆有之。蔓生，夏开黄花。七、八月结实如瓜蒌，生青熟赤，亦如木鳖。其核小于木鳖而色白。

《本草原始》：圆形，有毛。

【附注】国产的马钱子为长籽马钱子，又名皮氏马钱、云南马钱、尾叶马钱。生于海拔600m以下较炎热的半山凹地、山谷湿处或杂木林树丛中，分布于云南、越南。国内产量不大，有时从越南进口。其种子长扁圆形，边缘较薄略向上翘成盘状，长2～3cm，直径1.5～2.2cm，表面密生灰黄色或淡棕色光亮的毛茸，自中央向四周辐射状匍匐排列。子叶卵形而薄，叶脉3条。气微，味极苦，剧毒。

🍃 胆南星

胆南星始载于《本草纲目》。其为制天南星与家畜的苦胆复制而成，故名。

【别名】胆星、陈胆星。

【来源】为制天南星的细粉与牛、羊或猪胆汁经加工而成，或为生天南星细粉与牛、羊或猪胆汁经发酵加工而成。

【产地与资源】天南星药材分布于全国大部分地区，主要以东北、华北及陕西、宁夏、山东、江苏、河南等地为多。生产胆南星须有合法资质的中药饮片厂生产。

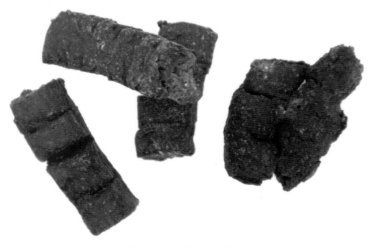

图 11-3-4　胆南星药材

【药材性状】呈方块状或圆柱状。棕黄色、灰棕色或棕黑色。质硬。气微腥，味苦。

【功能与主治】清热化痰，息风定惊。用于痰热咳嗽，咯痰黄稠，中风痰迷，癫狂惊痫。

【炮制】取制南星细粉，加入净胆汁（或胆膏粉及适量清水）拌匀，蒸60分钟至透，取出放凉，制成小块，干燥；或取生南星粉，加入净胆汁（或胆膏粉及适量清水）拌匀，放温暖处，发酵7～15天后，再连续蒸或隔水炖9个昼夜，每隔2小时搅拌1次，除去腥臭气，至呈黑色浸膏状，口尝无麻味为度，取出，晾干。再蒸软，趁热制成小块。制南星细粉每100kg，用牛（或猪、羊）胆汁400kg（胆膏粉40kg）。

【文献摘要】

《本草正》：胆星，七制九制者方佳。较之南星味苦性凉，故善解风痰热滞。

《本草汇言》：天南星，前人以牛胆制之，名曰胆星。牛胆苦寒而润，有益肝镇惊之功，制星之燥而使不毒。

《药品化义》：胆星，意不重南星而重胆汁，借星以收取汁用，非如他药监制也，故必须九制则纯。是汁色染为黄，味变为苦，性化为凉，专入肝胆。假胆以清胆气，星以豁结气，大能益肝镇惊。《本草》言其功如牛黄者，即胆汁之精华耳。

《疡科纲要》：天南星，非制过不可用，其生者仅可为止血定痛消肿外敷药料中之辅佐品。后世盛行牛胆制法，今已久为通用之品，则取用其开宣化痰之长，而去其峻烈伤阴之弊。古称南星大毒，然如此用之，已可谓之无毒，法至善也。但市肆中之所谓陈胆星者，形色亦颇不一，唯以黑色润如膏者为佳，其枯硬干燥者，亦不堪用。

山奈

山奈始载于《本草纲目》。李时珍曰："山奈俗讹为三奈，又讹为三赖，皆土音也。或云：本名山辣，南人舌音呼山为三，呼辣如赖，故致谬误。其说甚通。"

【别名】三奈子、三赖、沙姜、三奈、山辣。

【来源】为姜科植物山奈 *Kaempferia galanga* L. 的干燥根茎。

【产地与资源】生于山坡、林下、草丛中，现多为栽培，分布于福建、台湾、广东、海南、广西、云南等地。主产于广西、广东，云南、福建、台湾亦产。用种子和根茎繁殖。山奈喜高温湿润气候和阳光充足的环境，较耐旱，不耐寒，7、8月气温在 30 ～ 36℃时生长旺盛。对土壤要求不严，但以富含有机质、疏松的砂壤土栽培为宜。

【采收加工】12月至翌年3月收获。挖起全株，洗去泥土，除去须根，横切成厚 3 ～ 5mm 的薄片，晒干。切忌火炕烘干，否则易变成黑色，损失香气，影响质量。

【植物形态】多年生草本，根茎块状，单生或丛生，浅褐色，具横纹，芳香。叶通常2片，对生，平铺地面，广椭圆形或近圆形，干时上面可见红色小点；近无柄。花半藏于叶鞘中，白色，芳香。蒴果长圆形。花期 8 ～ 9 月。

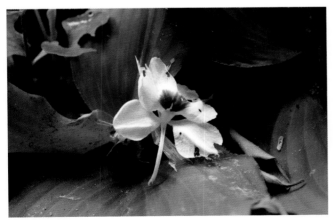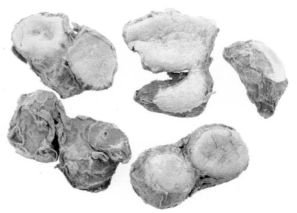

图 11-3-5 山奈植物和饮片

【药材性状】多为圆形或近圆形的横切片，直径 1 ～ 2cm，厚 0.3 ～ 0.5cm。外皮浅褐色或黄褐色，皱缩，有的有根痕或残存须根；切面类白色，粉性，常鼓凸。质脆，易折断。气香特异，味辛辣。

以色新鲜、芳香气浓、辛辣味强者为佳。

【鉴别要点】圆形或近圆形的横切片，切面类白色，常鼓凸；辛辣味强烈。

【功能与主治】行气温中，消食，止痛。用于胸膈胀满，脘腹冷痛，饮食不消。

【化学成分】含挥发油、黄酮、香豆素、蛋白质、黏液质等。干品中含挥发油 3%～4%，主要是对甲氧基桂皮酸乙酯、顺式及反式桂皮酸乙酯、龙脑、樟烯、3-蒈烯、对-甲氧基苏合香烯、α-侧柏烯、α-蒎烯、β-蒎烯、苯甲醛、香桧烯、α-水芹烯、β-水芹烯等；黄酮类成分，有山柰酚、山柰素。另外，还含维生素 P。

【药理】对单胺氧化酶有抑制作用；抗癌，抑真菌，杀虫；对肠道平滑肌的作用等。

【文献摘要】

《本草品汇精要》：其根分蒔，春月抽芽，直上抽一叶似车前而卷，至秋旁生一茎，开碎花黄白色，不结子，其本旁生小根，作丛，每根发芽，亦生一叶，至冬则凋，土人取根作段，市之，其香清馥逼人。出广东及福建皆有之。

《本草纲目》：山柰生广中，人家栽之，根叶皆如生姜，作樟木香气，土人食其根如食姜，切段暴干，则皮赤黄色，肉白色。山柰，古之所谓廉姜，恐其类也。段成式《酉阳杂俎》云：柰只出拂林国，苗长三四尺，根大如鸭卵，叶似蒜，中心抽条甚长，茎端有花六出，红白色，花心黄赤，不结子，其草冬生夏死。取花压油，涂身去风气。按此说颇似山柰，故附之。

《植物名实图考》：按《救荒本草》草三柰，叶似襄草而狭长，开小淡红花，根香，味甘微辛，可煮食，叶亦可焯食。核其形状，与今广中所产无小异。盖香草多以岭南为地道，其实各处亦间有之，采求不及耳。

参考文献

［1］国家药典委员会. 中华人民共和国药典一部（2015 版）［M］. 北京：中国医药科技出版社，2020.

［2］顿宝生. 步长中成药［M］. 西安：世界图书出版西安有限公司，2011.

［3］崔树德. 中药大全［M］. 哈尔滨：黑龙江科学技术出版社，1989.

［4］黄璐琦，张瑞贤. 道地药材理论与文献研究［M］. 上海：上海科学技术出版社，2016.

［5］顾观光. 神农本草经［M］. 杨鹏举，校注. 北京：学苑出版社，2007.

［6］吴普. 吴普本草［M］. 尚志钧等，辑校. 北京：人民卫生出版社，1987.

［7］陶弘景. 名医别录［M］. 尚志钧，辑校北京：人民卫生出版社，1986.

［8］陶弘景. 本草经集注［M］. 尚志钧，尚元胜，辑校. 北京：人民卫生出版社，1994.

［9］雷敩. 雷公炮炙论［M］. 张骥补，辑. 南京：江苏科学技术出版社，1985.

［10］苏敬，等. 新修本草［M］. 尚志钧，辑校. 合肥：安徽科学出版社，1981.

［11］孙思邈. 千金翼方［M］. 苏凤琴等，校注. 太原：山西科学技术出版社，2010.

［12］孟诜. 食疗本草［M］. 尚志钧，辑校. 合肥：安徽科学技术出版社，2003.

［13］陈藏器. 本草拾遗［S］. 尚志钧，辑复，手写本影印，1973.

［14］李珣. 海药本草［M］. 尚志钧，辑校. 北京：人民卫生出版社，1997.

［15］李珣. 海药本草［M］. 尚志钧，辑释. 合肥：安徽科学技术出版社，2005.

［16］韩保升. 蜀本草［M］. 尚志钧，辑复. 合肥：安徽科学技术出版社，2005.

［17］卢多逊，李昉，等. 开宝本草辑复本［M］. 尚志钧，辑校. 合肥：安徽科学技术出版社，1998.

［18］掌禹锡，等复. 嘉祐本草辑复本［M］. 尚志钧，辑. 北京：中国古籍出版社，2009.

［19］苏颂. 本草图经［M］. 尚志钧，辑校. 合肥：安徽科学技术出版社，1994.

［20］寇宗奭. 本草衍义［M］. 颜正华，常章富，黄幼军，点校. 北京：人民卫生出版社，1990.

［21］唐慎微. 重修政和经史证类备用本草（影印本）［M］. 北京：人民卫生出版社，1957.

［22］王介. 履巉岩本草［M］. 郑金生，校注. 北京：人民卫生出版社，2007.

［23］陈嘉谟. 本草蒙筌［M］. 周超凡，等，点校. 北京：人民卫生出版社，1988.

［24］朱橚. 救荒本草［M］. 文渊阁四库全书影印本. 开封，1406（明永乐四年）.

［25］李时珍. 本草纲目［M］. 刘衡如，校点. 北京：人民卫生出版社，1982.

［26］李中立. 本草原始［M］. 张卫，张瑞贤，校注. 北京：学苑出版社，2011.

［27］倪朱谟. 本草汇言［M］. 郑金生，甄雪燕，杨梅香，点校. 北京：中国古籍出版社，2005.

［28］赵学敏. 本草纲目拾遗［M］. 北京：人民卫生出版社，1963.

［29］张志聪. 本草崇原［M］. 北京：华夏出版社，1998.

［30］吴仪洛. 本草从新［M］. 上海：上海科学技术出版社，1982.

［31］杨时泰. 本草述钩元［M］. 上海：上海科学技术出版社，1958.

［32］吴其濬. 植物名实图考［M］. 北京：中华书局，1963.

［33］张锡纯. 医学衷中参西录［M］. 上海：上海中医药大学出版社，1997.

［34］张传玺，杨济安. 中国古代史教学参考地图集及中国古今地名对照表［M］. 北京：北京大学出版社，1984.

［35］陈仁山. 药物出产辨［M］. 广州中医专门学校铅印本影印，1932.

［36］赵橘黄. 本草药品实地之观察［M］. 福州：福建科学出版社，2006.

［37］李云昌，李江，马百平. 药趣［M］. 北京：军事医学科学出版社，1997.

［38］田吉生，王满恩. 中药小辞典［M］. 北京：中医古迹出版社，1990.

［39］王满恩，赵昌. 饮片验收经验［M］. 太原：山西科学技术出版社，2019.

［40］任仁安. 中药鉴定学［M］. 上海：上海科学技术出版社，1986.

［41］陈士林，等. 中国药材产地生态适宜性区划［M］. 北京：北京科学技术出版社，2011.

［42］王文全. 中药资源学［M］. 北京：中国中医药出版社，2012.

［43］李培生. 伤寒论讲义［M］. 上海：上海科学技术出版社，1985.

［44］谢宗万. 全国中草药汇编［M］. 2版. 北京：人民卫生出版社，1996.

［45］全国中草药汇编编写组. 全国中草药汇编彩色图谱［M］. 北京：人民卫生出版社，1977.

［46］王本详. 现代中药药理学［M］. 天津：天津科学技术出版社，1999.

［47］中国药材公司. 中国常用中药材［M］. 北京：科学出版社，1995.

［48］徐国钧，等. 中国药材学［M］. 北京：中国医药科技出版社，1996.

［49］卢赣鹏. 500味常用中药材的经验鉴别［M］. 北京：中国中医药出版社，1999.

［50］国家中医药管理局中华本草编委会. 中华本草［M］. 上海：上海科学技术出版社，1999.

［51］张贵君. 现代中药材商品通鉴［M］. 北京：中国中医药出版社，2001.

［52］肖培根. 新编中药志［M］. 北京：化学工业出版社，2002.

［53］金世元. 金世元中药材传统经验鉴别［M］. 北京：中国中医药出版社，2010.

［54］中国科学院《中国植物志》编委会. 中国植物志［M］. 北京：科学出版社，1979.

［55］卫生部药政局. 中药材手册［M］. 北京：人民卫生出版社，1959.

［56］陕西省食品药品监督管理局. 陕西省中药饮片标准［M］. 西安：陕西出版集团陕西科学技术出版社，2009.

［57］陕西省食品药品监督管理局. 陕西省中药饮片标准（2015年版）［M］. 西安：陕西新华出版传媒集团陕西科学技术出版社，2016.

［58］徐国均，徐珞珊，王峥涛. 常用中药材品种整理和质量研究［M］. 福州：福建科学技术出版社，1999.

［59］楼之岑，秦波. 常用中药材品种整理和质量研究［M］. 北京：北京医科大学、中国协和医科大学联合出版社，1995.

［60］中华人民共和国卫生部药典委员会. 中华人民共和国药典一部（1977年版）［M］. 北京：人民卫生出版社，1978.

［61］王惠清. 中国药材产销［M］. 成都：四川科学技术出版社，2004.

［62］冯耀南，刘明，等. 中药材商品规格质量鉴别［M］. 广州：暨南大学出版社，1995.

［63］吴启南，闫永红. 中药材商品学［M］. 北京：中国中医药出版社，2013.

［64］黄璐琦，郭兰萍，詹志来. 中药材商品规格等级标准汇编［M］. 北京：北京科学技术出版社，1999.

［65］黄璐琦，郭兰萍，詹志来. 道地药材标准汇编［M］. 北京：北京科学技术出版社，2020.

［66］陈金水. 中医学［M］. 北京：人民卫生出版社，2020.

［67］杨文明. 中西医结合神经病学临床研究［M］. 北京：人民卫生出版社，2019.

［68］穆毅. 太白本草［M］. 西安：陕西科学技术出版社，2011.

［69］中国医学科学院药物研究所，等. 中药志·第三册［M］. 北京：人民卫生出版社，1984.

［70］孙洁，魏劲恒，毛润乾，等. 广地龙古今入药品种对比研究［J］. 中药材，2018，46（6）：1312-1316.

中成药索引

心脑血管系统用药

呼吸系统用药

消化系统用药

内分泌系统用药

泌尿系统用药

妇科用药

肿瘤科用药

骨科用药

药材索引